U0879042

普通高等教育“十一五”国家级规划教材
医 学 高 等 专 科 学 校 教 材

人体解剖学

（第二版）

主　编　胡梦娟　杨桂姣
副主编　吴建中　朱望东
编　者　（按姓氏笔画为序）
王　辉　张家口医学院
支　晔　华北煤炭医学院
边进才　河北省职工医学院
朱望东　河北工程学院
杨桂姣　山西医科大学
吴建中　华北煤炭医学院
沈　丽　北京大学医学部
张书永　北京大学医学部
陈小迅　北京大学医学部
胡梦娟　北京大学医学部
赵士斌　内蒙古医学院
皇甫平　山西医科大学
梁邦领　荷泽医学专科学校
董振岭　河北工程学院
戴维国　河北工程学院
主编助理　陈小迅

北京大学医学出版社

图书在版编目（CIP）数据

人体解剖学/胡梦娟，杨桂姣主编．—2版．—北京：北京大学医学出版社，2006.8（2013.8重印）
医学高等专科学校教材
ISBN 978-7-81071-451-8

Ⅰ.人…　Ⅱ.①胡…②杨…　Ⅲ.人体解剖学-医学院校-教材　Ⅳ.R322

中国版本图书馆CIP数据核字（2003）第021661号

人体解剖学（第二版）

主　　编：胡梦娟　杨桂姣
出版发行：北京大学医学出版社（电话：010-82802230）
地　　址：（100191）北京市海淀区学院路38号　北京大学医学部院内
网　　址：http://www.pumpress.com.cn
E　mail：booksale@bjmu.edu.cn
印　　刷：北京东方圣雅印刷有限公司
经　　销：新华书店
责任编辑：许立　责任校对：周励　责任印制：郭桂兰
开　　本：787 mm×1092 mm　1/16　印张：24　字数：608千字
版　　次：2006年8月第2版　2013年8月第6次印刷
书　　号：ISBN 978-7-81071-451-8
定　　价：31.00元
版权所有，违者必究
凡属质量问题请与本社发行部联系退换）

出 版 说 明

为了适应学科发展和教学改革的新形势，我社组织北京大学医学部以及首都医科大学、山西医科大学、内蒙古医学院、华北煤炭医学院、承德医学院、张家口医学院、河北省职工医学院、邯郸医学高等专科学校的专家教授对我社 1994 年出版的医学大专教材作了修订，出版第二版，尽可能将最优秀的教材奉献给读者。这套医学大专教材，包括人体解剖学、组织学与胚胎学、医学基础化学、人体生理学、医学生物化学、医学寄生虫学、医学免疫学与微生物学、医学遗传学、病理学、病理生理学、药理学、诊断学基础、预防医学、护理学基础、内科学、外科学、妇产科学、儿科学、五官科学（耳鼻咽喉科学、眼科学、口腔科学）、皮肤性病学、传染病学、中医学等 22 本。其中 14 门基础医学教材为“中央广播电视大学医科类大专指定教材”。

本套教材是根据医学大专学生的培养目标和教学大纲，在总结各校教学经验的基础上编写的。强调少而精和实用性，保证基本理论和基本知识的内容，适当反映学科发展趋势。这套系列教材除主教材外，各书配有辅导教材，即学习指导，便于学生自学。本套教材适用于医学高等专科学生（含临床医学、预防医学、口腔医学、护理学、妇幼卫生、精神卫生、医学检验、医学影像等专业）、大专层次的高职教育、网络教育、成人教育及专业证书班学生。授课教师可根据专业和学时数，选择重点讲授。

本套教材在策划、组稿、编写过程中，得到有关院校领导和中央电大医科课程主持教师的大力支持和各位编审人员的通力合作，在此一并致以衷心的感谢。

再 版 前 言

《人体解剖学》第一版自1995年出版以来，至今已增印8次，发行量达15万册。第二版在第一版的基础上，依据各校在使用过程中的反馈意见，并参考柏树令主编的《系统解剖学》（全国高等医学院校教材，第5版，人民卫生出版社，2001）进行内容的修订、增删和概念的更新，旨在编写出更为适用的高质量的医学基础专科教材。

《人体解剖学》第二版由北京大学医学部、山西医科大学主编，联合邯郸医学高等专科学校、华北煤炭医学院、内蒙古医学院、张家口医学院和河北省职工医学院7所院校的教师编写而成。第二版编写仍遵循精简内容、突出重点、联系应用、图文并茂、便于自学等原则。第二版骨学和关节学的几乎全部插图及其他章节的个别插图共76幅进行了重新绘制，以进一步提高插图的质量。新图由北京大学医学部金铎绘制。

《人体解剖学》第二版仍包括系统解剖学和局部解剖学两部分。主体是系统解剖学，局部解剖学可供学生在学习临床课程或进行临床实践中查阅参考。

本书的编写，由于水平有限，不当或错误之处在所难免，希望广大师生和读者不吝指正和提出修改意见，使教材随着医学教育的改革和发展不断提高并日臻完善。本书的出版要感谢北京大学医学出版社的大力协作。

胡梦娟　杨桂姣

2003年1月

目　录

系统解剖学

局部解剖学

绪　论

一、人体解剖学的定义

人体解剖学 human anatomy 是研究人体正常器官形态结构、位置关系及其发生发展的科学，属于生物科学中形态学的范畴。它是医学基础课之一，也是其他医学基础课和临床医学课程的基础。大家知道，形态学是功能学（如生理学等）的结构基础，不掌握形态，就不能很好地掌握该器官的生理功能；不掌握正常的形态和功能，就不能很好地理解病理变化，因而也就不能掌握好临床各学科并对疾病进行正确诊断和治疗。因此，人体解剖学是一门重要的基础医学课程。

二、人体解剖学的分类

人体解剖学可分为**系统解剖学 systematic anatomy** 和**局部解剖学 topographic anatomy**。前者是把人体按照器官功能系统（运动系统、消化系统、呼吸系统、泌尿系统、生殖系统、脉管系统、感觉器、神经系统和内分泌系统）叙述各器官的形态、结构和位置等；后者是按人体各局部（头、颈、胸、腹、盆、上肢和下肢）由浅及深地主要对各器官的配布、结构层次、位置毗邻及联属等关系进行描述。这些解剖学主要是用刀剖割和肉眼观察的方法研究人体形态结构，统称为大体解剖学或巨视解剖学。

随着科学技术的发展，形态学的研究手段也不断改进，于是又出现了借助于显微镜（光学显微镜和电子显微镜等）观察的方法研究器官组织的微细结构的微体解剖学，如研究组织结构的**组织学 histology**、研究细胞的形态结构的**细胞学 cytology** 和运用特殊染色方法研究组织或细胞的化学组成的**组织化学 histochemistry** 或**细胞化学 cytochemistry**，以及研究由受精卵发展到成体过程中形态结构衍变的**胚胎学 embryology** 或称发生解剖学。

此外，结合临床应用，还分化出密切联系外科手术的外科解剖学、研究人体表面形态特征的表面解剖学、运用 X 线摄影技术研究人体形态结构的 X 线解剖学、研究人体各局部或器官的断面形态结构的断面解剖学和以研究人体运动器官的形态结构、提高体育运动效果为目的的运动解剖学等。

三、人体解剖学发展简史

解剖学是一门古老的科学。早在公元前 500 年，我国战国时期的第一部医学经典著作《内经》中，就有了关于人体解剖学知识的记述。如“若夫八尺之士，皮肉在此，外可度量循切而得知，其死可解剖而视之”，“脏之坚脆，腑之大小，谷之多少，脉之长短……皆有大数”等。在此已提出了“解剖”、“度量循切”等古老的解剖学研究方法，并对主要脏器的名称、大小和位置等都有描述和调查统计的数据。这可能是最早的解剖学记载。

在古希腊时代（公元前 300 ~ 500 年），希波克拉底（Hippocrates，西方医学之祖）和亚里斯多德（Aristotle，哲学家、动物学家），也进行了动物解剖，并著有书籍。

西方最早的、比较完整的解剖学论著，可能是 Galen（公元 130 ~ 201 年）的《医经》，这部书对血液运行，神经分布，脑、心等器官均有比较具体的描述记载。由于当时的宗教统治，禁止解剖人体，其资料主要来自动物解剖，故书中错误较多。

16世纪文艺复兴时代的解剖学家Vesalius(1514～1564)，是创立现代解剖学的奠基人。他的巨著《人体的结构》一书共有7册，比较系统地记述了人体各器官的形态结构，纠正了Galen的许多错误，为医学的发展开辟了新的道路。1665年Hooke发明了显微镜，首先提出了“细胞”这个概念。1840年Schleiden和Schwann分别在植物和动物组织的研究中总结出动植物均由细胞构成，在此基础上创立了细胞学说。1858年Virchow发现了细胞分裂，提出了细胞来自细胞的理论，从而逐步建立和发展了组织学、细胞学和细胞病理学，奠定了西方医学的基础。

进入20世纪，随着科学技术的突飞猛进，人体解剖学的研究手段和方法不断更新，原来的传统解剖学逐步发展成为一门多学科性的解剖科学。1932年M.Knoll和E.Ruska发明了透射电子显微镜，这使得原来用光学显微镜放大几十倍至1000倍的微细结构，一下子能放大到几十万倍至100多万倍的超微结构。超高压电镜更能观察和研究生物高分子，如蛋白质分子。分析电镜更可分析晶体结构与元素，使生物的形态学研究进入到分子生物学水平。1935年发明了扫描电镜，这使得超微结构的研究有了一个较为立体的影像。此外，还可应用组织化学、免疫细胞化学等方法，研究有关结构的化学性质；应用超声成像技术、放射性核素成像技术及CT、核磁共振等，研究人活体器官的影像形态；应用内镜技术，可观察到各体腔、脏器内部的形态；利用更先进的技术在实验动物上直接观察器官、组织、细胞的动态变化；借助电子计算机进行定量研究和图像分析等。各种解剖技术的发展，正有效地推动着解剖科学的飞速发展。

我国的解剖学研究，虽然起步早，但由于长期封建社会制度和半殖民地半封建制度的压迫和思想束缚，未能得到较大发展。我国现代解剖学主要是在19世纪末到20世纪初由西欧传入而发展起来的，造就了老一辈解剖学家，对解剖学、组织学、神经解剖学和人类学的研究做出了一定的贡献。特别是20世纪70年代以来，医学事业和解剖学取得了飞跃的发展，引进了先进的技术和理论，培养了新一代的解剖学家，解剖学工作者的队伍不断壮大，在教学和科学研究各方面都取得了迅速的发展。现在广大的解剖学工作者正在为提高我国解剖学技术，促进我国解剖科学的发展而努力奋斗着。

四、解剖学姿势和常用方位术语

（一）解剖学姿势

为了学习和叙述人体各系统、器官的形态和位置，解剖学采用如下的标准姿势：人体直立，两眼向正前方平视，两臂自然下垂，手掌向前，两足并立，足尖向前。描述任何人体结构时，均应以此姿势为标准。

（二）常用方位术语

按照上述的解剖学姿势，又规定了一些相对的方位术语。

1. **上 superior** 和**下 inferior** 是描述部位高低的关系，近头者为上；近足者为下。在描述人脑时，常用**颅侧 cranial** 和**尾侧 caudal** 代替上与下。

2. **前 anterior** 和**后 posterior** 凡近腹者为前，也称**腹侧 ventral**；近背者为后，也叫**背侧 dorsal**。

3. **内 interior** 和**外 exterior** 适用于空腔器官，近内腔者为内，远离内腔者为外。

4. **内侧 medial** 和**外侧 lateral** 描述各部位与人体正中矢状面相对距离的位置关系。近正中矢状面者为内侧；远离正中矢状面者为外侧。前臂的内侧和外侧又称**尺侧 ulnar** 和**桡侧**

radial；小腿的内侧和外侧又称**胫侧 tibial** 和**腓侧 fibular**。

5. **浅 superficial** 和**深 deep** 或 **profundal** 是指与皮肤表面的相对距离，近皮肤者为浅；远者为深。

6. **近侧 proximal** 和**远侧 distal** 在四肢，近连接躯干的一端为近侧；远离者为远侧。

（三）轴和面

为准确地说明某结构在人体的位置，按解剖学姿势假设人体有三个相互垂直的轴和面（见下图）。

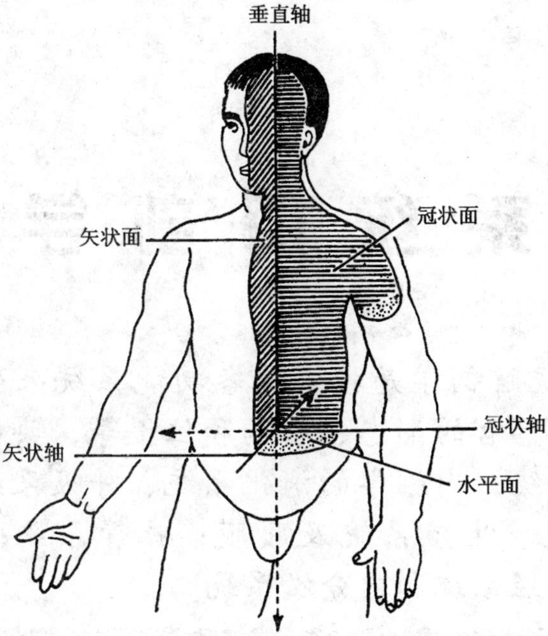

人体的轴和面

1. **轴** 是描述某些器官的形态，特别是关节运动时常用的术语：

（1）**矢状轴 sagittal axis**：自前向后与身体的长轴垂直的轴。

（2）**冠状轴 coronal axis**：为左右方向的水平轴，与矢状轴呈直角交叉，又称**额状轴 frontal axis**。

（3）**垂直轴 vertical axis**：与地平面相垂直的轴。

2. **面** 按上述三种轴，人体可设以下相互垂直的三个面：

（1）**矢状面 sagittal plane**：按矢状轴方向，将人体分成左右两部分的纵切面为矢状面。其中将人体分成左右二等份的，称为**正中矢状面 median sagittal plane**。

（2）**冠状面 coronal plane**：按冠状轴方向，将人体分为前后两部分的纵断面，又称**额状面 frontal plane**。

（3）**水平面 horizontal plane**：与上述两面垂直并与地面平行的断面，将人体横断为上下两部分，又称**横切面 transverse plane**。

（胡梦娟）

系统解剖学

系统解剖学是按人体各功能系统来研究该系统各器官的形态、结构和位置等，共包括有运动系统；内脏学的消化系统、呼吸系统、泌尿系统、生殖系统及腹膜；脉管系统；感觉器；神经系统和内分泌系统。

运动系统

运动系统由骨、关节和骨骼肌三部分组成，在神经系统的调节和其他系统的配合下，对人体起支持、保护和运动作用。

全身骨通过关节相连构成骨骼，形成人体的支架，构成体腔的壁，支持和保护脑、心、肺、肝、脾等器官，并与肌共同赋予人体以基本形态。骨骼肌附着于骨，收缩时以关节为支点牵引骨，改变位置，产生运动。在运动中，骨起杠杆作用，关节为运动的枢纽，骨骼肌则提供运动的动力。所以，骨骼肌是运动的主动部分，而骨和关节是运动的被动部分。

第一章　骨　学

第一节　总　论

骨 bone 是一种器官，主要由骨组织构成，每块骨都具有一定的形态和功能，含有丰富的血管、淋巴管和神经，不断进行新陈代谢和生长发育，并具有修复、再生和改建的能力，经常锻炼可促进骨的良好发育，长期废用会萎缩退化。

一、骨的分类

成人共有骨 206 块（图 1－1），约占体重的 1/5。按骨在体内的部位，可分为**颅骨**、**躯干骨**和**附肢（四肢）骨**三部分。前两者统称**中轴骨**。按骨的形态，一般可分为四类：

1. **长骨** long bone　呈管状，有一体两端。体又称**骨干** diaphysis，shaft，内有空腔称**髓腔** medullary cavity，容纳骨髓。两端膨大称**骺** epiphysis，其表面有光滑的关节面。长骨多分布于四肢，在运动中起杠杆作用。

2. **短骨** short bone　一般呈立方形，分布于既承受较大压力又运动复杂的部位，如腕骨和跗骨。

3. **扁骨** flat bone　呈宽扁的板状，常构成颅腔、胸腔及盆腔的壁，对腔内器官起保护作用，如颅盖骨、胸骨和肋骨等。

4. **不规则骨** irregular bone　形状不规则，主要分布于躯干、颅底和面部，如椎骨。有些不规则骨内有含气的腔，称为**含气骨** pneumatic bone，如上颌骨等。

二、骨的构造和功能

骨由骨质、骨膜、骨髓和神经、血管等构成（图 1－2，3）。

1. **骨质**　是骨的主要成分，由骨组织构成，分密质和松质。**骨密质** compact bone 致密坚硬，具有较大的耐压性。**骨松质** spongy bone 呈海绵状，由片状或线状的**骨小梁**交织而成，

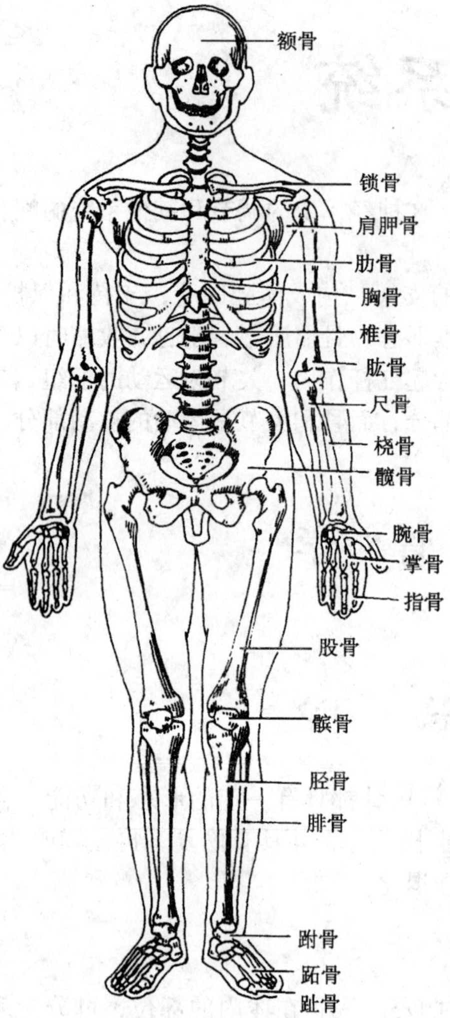

图 1－1　全身骨骼

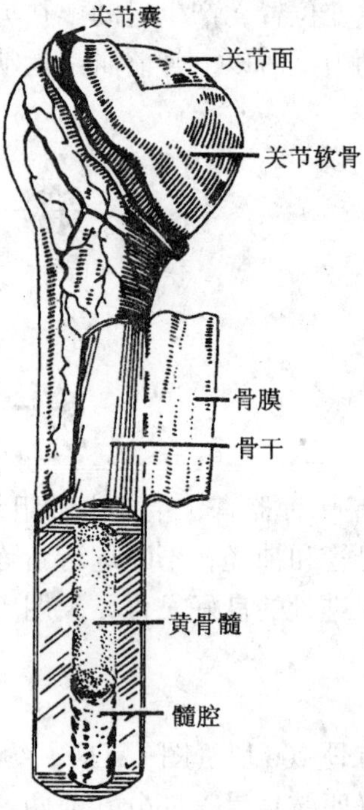

图 1－2　长骨的构造

骨小梁按所承受的压力和张力方向排列，因而能承受较大的重量。

骨密质配布于骨的表层，骨松质则位于骨的内部，在不同类型的骨，两者的分布也有所不同。长骨的骨干主要由骨密质构成，形成较厚的管壁，管腔即髓腔。长骨的骺、短骨和不规则骨的表面为一薄层骨密质，其内部是骨松质。扁骨由两层骨密质中间夹着一层骨松质构成。颅盖骨表层的密质称为**内板**和**外板**，其间夹的松质称**板障**。

2. **骨膜** periosteum　紧紧贴覆在除关节面以外的骨表面。骨膜由纤维结缔组织构成，含有丰富的神经和血管，对骨的营养、再生和感觉有重要作用。骨膜内层含有成骨细胞和破骨细胞，分别具有生成新骨和破坏骨质的功能，对骨的生长、发育、改建、修复等起着重要作用。当骨膜剥离后，骨不易修复，且易于坏死。

3. **骨髓** bone marrow　充填于骨髓腔和松质间隙内，分为**红骨髓**和**黄骨髓**两种。胎儿和幼儿的骨髓内含有发育不同阶段的红细胞和某些白细胞，称红骨髓，有造血功能。约 5 岁以后，长骨骨干内的红骨髓逐渐被脂肪组织代替，呈黄色，称为黄骨髓，失去造血机能。红骨

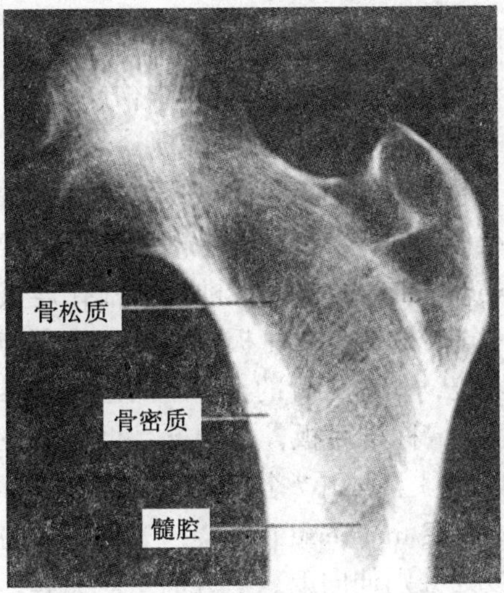

长骨

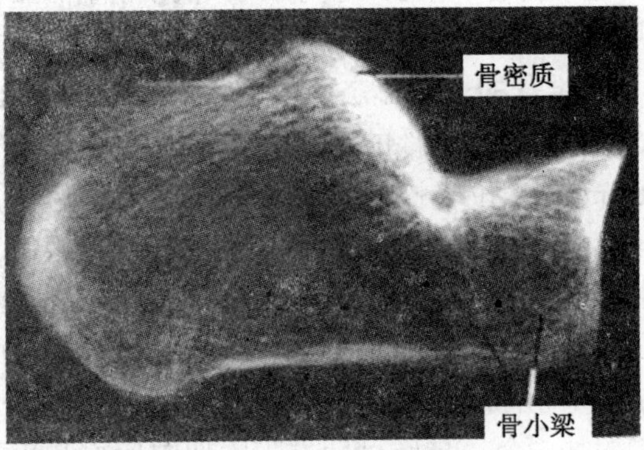

短骨

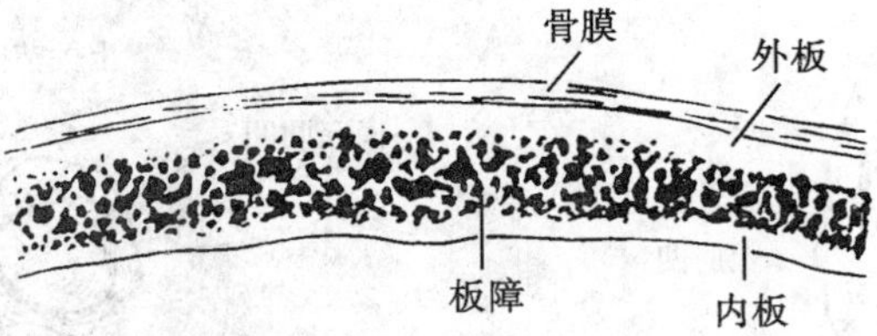

扁骨

图 1－3　骨的内部构造

髓则保留在松质的腔隙内可终生造血。慢性失血过多时，黄骨髓可逐渐转化成红骨髓，恢复造血功能。

三、骨的化学成分和物理性质

骨主要由有机质和无机质构成。有机质主要是骨胶原纤维和粘多糖蛋白等，它们构成骨的支架，赋予骨的弹性和韧性。无机质主要是以碱性磷酸钙为主的钙盐类，使骨坚硬挺实。骨的化学成分和物理性质随着年龄的增长而发生变化。幼儿的骨有机质和无机质约各占一半，故弹性较大，硬度小，较柔软，易弯曲变形，在外力作用下不易骨折或折而不断，称“青枝状骨折”。成年人骨中有机质和无机质的比例为 3:7，最为适当，骨的弹性和坚硬性都处于最佳状态。老年人骨中，有机质减少，无机质增多，比例达 2:8，使骨变脆，易发生骨折。

第二节　中轴骨骼

一、躯干骨

躯干骨包括 24 块椎骨、1 块骶骨、1 块尾骨、1 块胸骨和 12 对肋。它们分别参与脊柱、骨性胸廓和骨盆的构成。

（一）椎骨

幼年时有33块，分为颈椎7块，胸椎12块，腰椎5块，骶椎5块及尾椎4块。成年后5块骶椎融合成一块骶骨，4块尾椎融合成一块尾骨。

1. 椎骨的一般形态（图1－4）　**椎骨** vertebrae 一般由椎体和椎弓两部分构成。**椎体** vertebral body 位于椎骨的前部，呈短圆柱状，主要由骨松质构成，外包薄层的骨密质。**椎弓** vertebral arch 位于椎体的后方，椎弓与椎体围成**椎孔** vertebral foramen，各椎骨的椎孔连成**椎管** vertebral canal，容纳脊髓、血管、神经根等。椎弓又分椎弓根和椎弓板两部分：椎弓与椎体相连接的部分较细，称**椎弓根**，其上、下缘各有一切迹，相邻椎骨的上、下切迹围成**椎间孔** intervertebral foramina，有脊神经通过；椎弓的后部宽阔，称**椎弓板**，两侧椎弓板在后正中线愈合，胚胎期因某种因素影响愈合可形成脊柱裂。自椎弓上发出7个突起：①**棘突** spinous process，一个，自椎弓后方正中伸向后方和后下方。②**横突** transverse process，一对，伸向两侧。③**上关节突和下关节突**，是自椎弓根和椎弓板相接处分别伸向上、下方的一对突起，各关节突上都有关节面，相邻椎骨的上、下关节突构成关节。

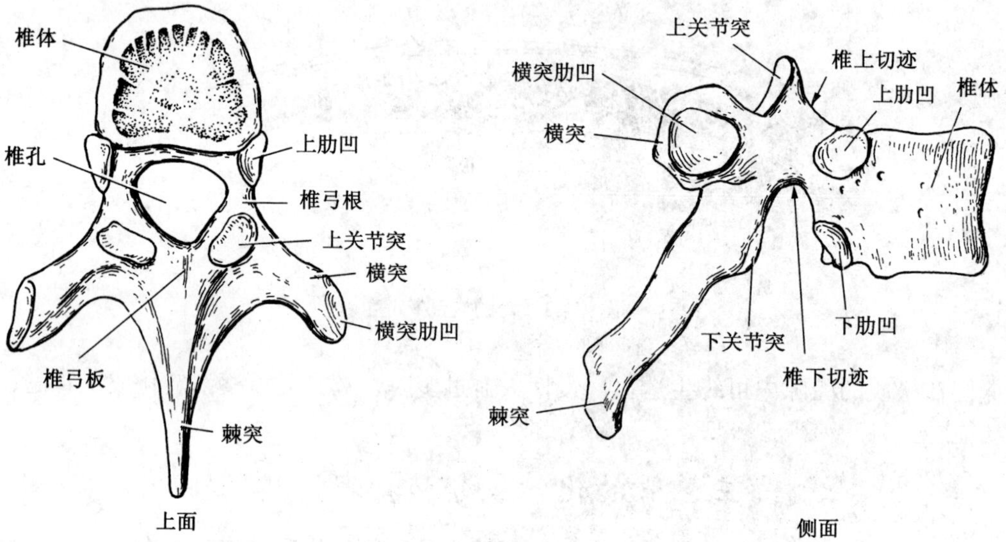

图1－4　胸椎

2. 各部椎骨的主要特征

（1）**颈椎** cervical vertebrae（图1－5）：椎体小，呈椭圆形。椎孔较大，呈三角形。上、下关节突的关节面几乎呈水平位。横突有孔，称**横突孔** transverse foramen，内有椎动脉和椎静脉通过。第2～6颈椎的棘突较短，末端分叉。第7颈椎又称**隆椎**（图1－6），棘突长，末端不分叉，皮下易于触及，常作为计数椎骨的标志。

第1颈椎又名**寰椎** atlas（图1－7），呈环形，无椎体、棘突和关节突。由前弓、后弓和两个侧块组成。**前弓**较短，后面有一小关节面与枢椎的齿突相关节。**侧块**连接前后两弓，上面有椭圆形关节面，与枕髁相关节，下面为圆形关节面，与枢椎的上关节面相关节。

第2颈椎又名**枢椎** axis（图1－8），椎体向上有一指状突起称**齿突**，与寰椎前弓的后面相关节。

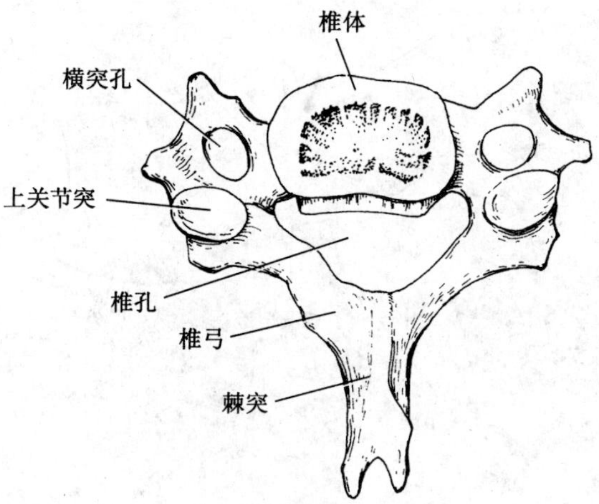

图 1-5　颈椎（上面）

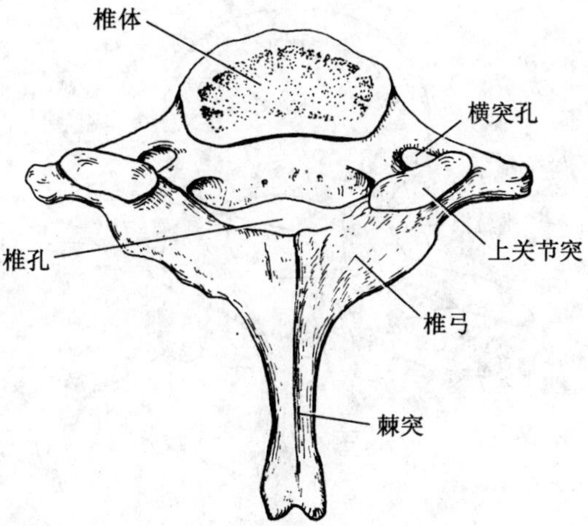

图 1-6　隆椎（上面）

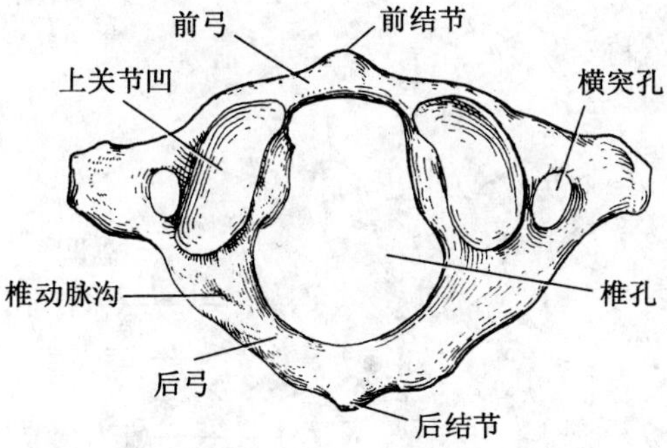

图 1-7　寰椎（上面）

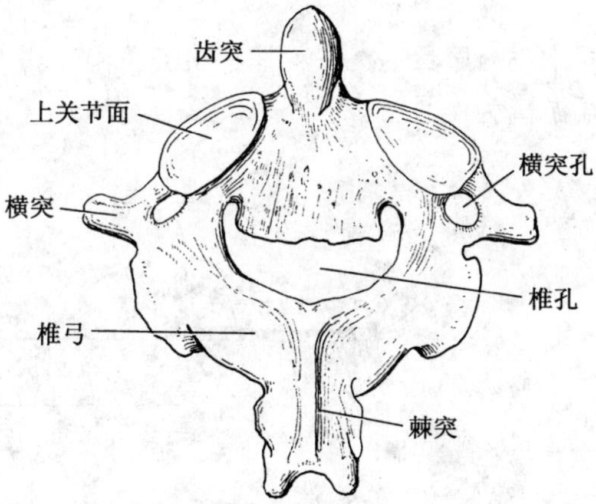

图 1-8　枢椎（上面）

（2）**胸椎** thoracic vertebrae（图 1-4）：椎体呈心形，其两侧的上、下缘后部各有一半圆形**肋凹，**与肋头相关节。横突末端前面有与肋结节相关节的**横突肋凹**。关节突上的关节面几乎呈冠状位。棘突较长，伸向后下方，呈叠瓦状排列。

（3）**腰椎** lumbar vertebrae（图 1-9）：椎体粗壮，横断面呈肾形。椎孔大，呈三角形。上、下关节突的关节面几乎呈矢状位。棘突宽扁呈板状，几乎水平伸向正后方，各棘突之间的间隙较宽。

（4）**骶骨** sacrum（图 1-10）：由 5 块骶椎融合而成，呈三角形，底向上，与第 5 腰椎体相连，其前缘向前隆凸为**岬** promontory，女性骶骨的岬是产科测量骨盆入口的重要标志之一。骶骨尖向下，与尾骨相连接。骶骨前面光滑凹陷，为盆面，中部有四条横线，为骶椎体愈合的痕迹。横线的两侧有四对**骶前孔**。骶骨的背面和侧面粗糙隆凸，沿正中线有骶椎棘突融合而成的**骶正中嵴**。骶正中嵴的外侧有 4 对**骶后孔**。骶前、后孔均通骶管，分别有骶神经的前支和后支通过。**骶管** sacral canal 纵贯骶骨中央，上端连椎管，下端的裂孔称**骶管裂孔** sacral hiatus，裂孔两侧有向下突出的**骶角** sacral horn，临床上作骶管麻醉时，以骶角作为确定骶管裂孔的标志。骶骨的侧部上宽下窄，其上部有**耳状面**，与髋骨相关节。

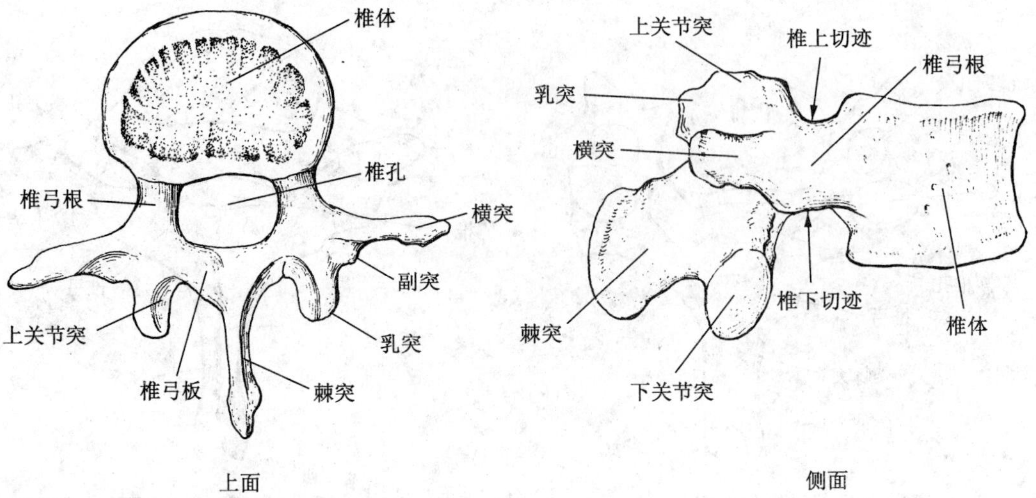

图 1－9　腰椎

(5) **尾骨** coccyx（图 1－10）：由 4 块退化的尾椎融合而成。略呈三角形，上接骶骨，下端游离为尾骨尖。

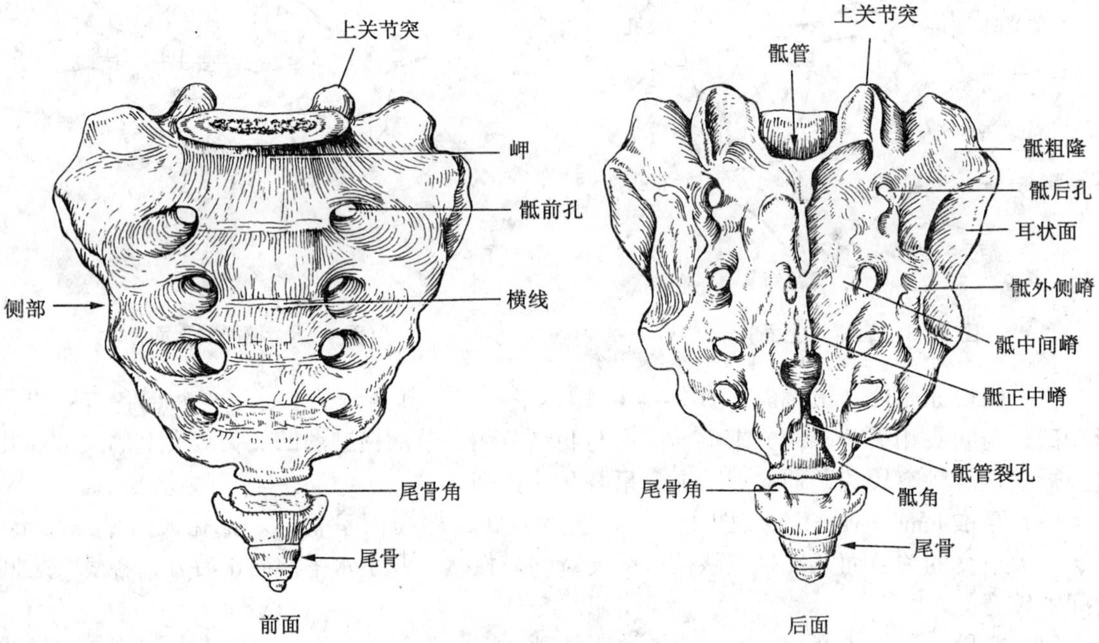

图 1－10　骶骨和尾骨

(二) 肋

肋 ribs 由肋骨与肋软骨构成，共 12 对。第 1～7 对肋的前端与胸骨相连，称**真肋**。第 8～10 对肋前端借肋软骨与上位肋软骨连接，形成**肋弓** costal arch，称**假肋**。第 11、12 对肋前端游离于腹壁肌层中，称**浮肋**。肋的后端与胸椎相关节。

肋骨 costal bone（图 1－11）为细长的弓形扁骨，可分为体及前、后端。中部为**肋体**，扁而长，可分为内、外两面和上、下两缘。内面接近下缘处有**肋沟** costal groove，肋间神经、血管沿此沟走行。肋骨前端稍宽，与肋软骨相连；后端膨大，称**肋头**，有关节面与胸椎的肋凹相关节。肋头外侧缩细的部分称**肋颈**。肋颈与肋体交界处的后方有一隆起称**肋结节**，有关节面与胸椎横突肋凹相关节。

第 1 肋骨短宽，分上、下两面，内、外两缘。在上面近内缘处有**前斜角肌结节**，其前、后各有一浅沟，分别有锁骨下静脉及锁骨下动脉通过。

（三）胸骨

胸骨 sternum（图 1－12）是位于胸前壁正中的扁骨，可分为胸骨柄、胸骨体和剑突三部分，两侧接第 1～7 对肋软骨。**胸骨柄** manubrium sterni 上宽下窄，其上缘正中的凹陷为**颈静脉切迹** jugular notch，两侧是锁切迹与锁骨相关节。柄与体连接处，形成微向前突的横嵴，称**胸骨角** sternal angle，两侧与第 2 对肋软骨相接，胸骨角位置表浅，为临床上计数肋骨的标志。**胸骨体** body of sternum 是长方形骨板，外侧缘接第 2～7 肋软骨。**剑突** xiphoid process 扁而薄，下端游离。

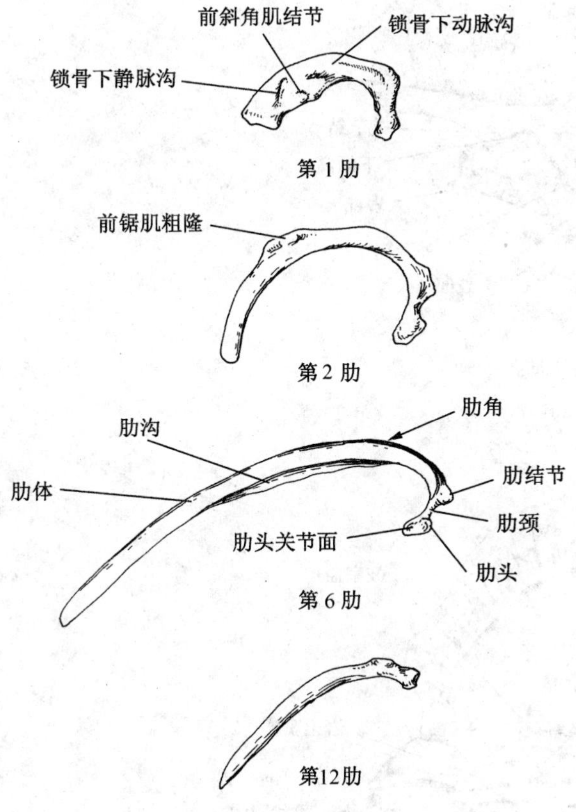

图 1－11　肋骨

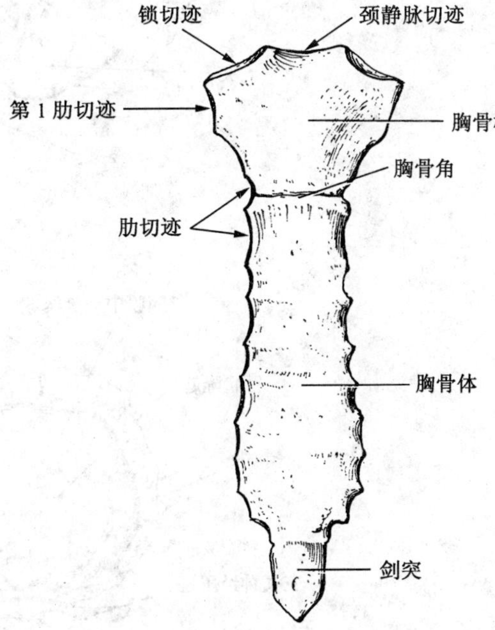

图 1－12　胸骨（前面）

二、颅

颅 cranium，skull 位于脊柱上方，由 23 块颅骨组成（不包括 3 对听小骨）。除下颌骨和舌骨外，其余各骨借缝和软骨牢固连结，对脑及感觉器起着支持、保护作用，并且是消化系统和呼吸系统的起始部。

颅分为**脑颅**和**面颅**两部分。脑颅位于颅的后上部，围成颅腔。面颅为颅的前下部，形成面部的轮廓，构成眶、鼻腔和口腔。二者以眶上缘和外耳门上缘的连线为分界线。

（一）脑颅骨

脑颅骨（图 1－19，17）共 8 块，包括前方一块**额骨** frontal bone，后方一块**枕骨** occipital bone，上方两块**顶骨** parietal bone，两侧各有一块**颞骨** temporal bone，颅底的中部是单一的**蝶骨** sphenoid bone，蝶骨前方为一块**筛骨** ethmoid bone。

脑颅骨中颞骨、蝶骨和筛骨的形态较为复杂。

1. 颞骨（图 1－13） 形态不规则，可以外耳门为中心分为三部分：其前上方的鳞状骨片为**鳞部**；围成外耳道前、下和后壁的半环形薄骨片为**鼓部**；伸向前内方的三棱锥形骨突为**岩部**（锥体），岩部的后下部在外耳门后方向下突起称为**乳突**。

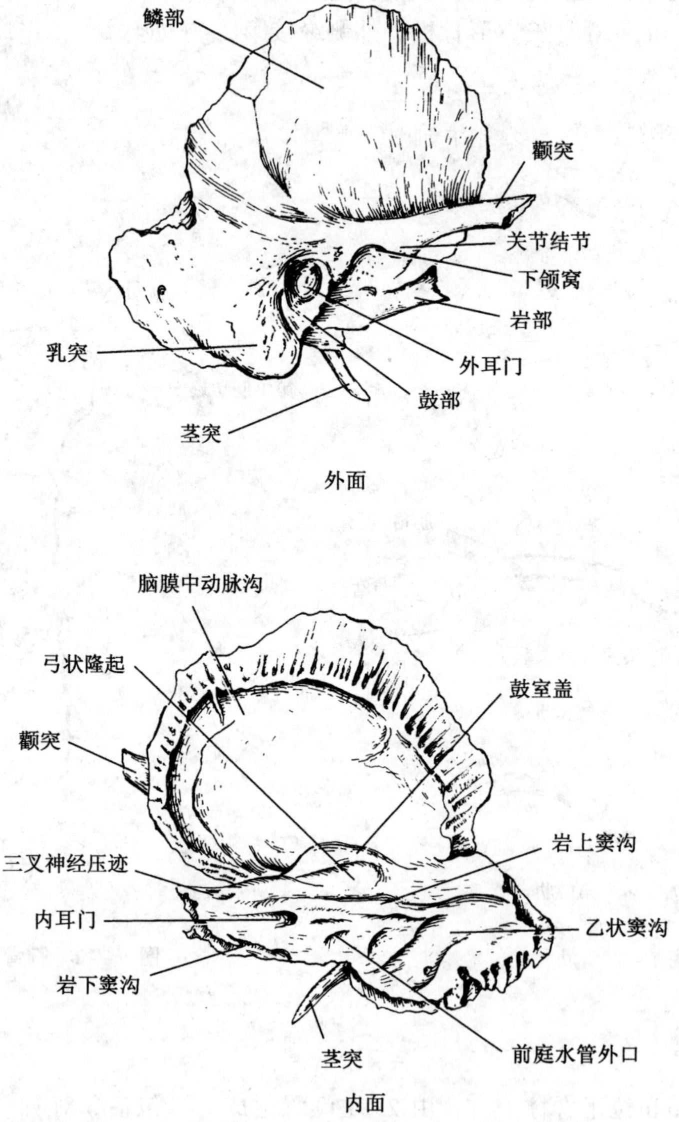

图 1－13 颞骨

2. **蝶骨**（图 1－14） 形似展翅的蝴蝶，中央为**蝶骨体**，体内有一对空腔为**蝶窦**，自体伸出三对突起，前上方一对称**小翼**，两侧的一对为**大翼**，在体和大翼结合处向下伸出一对**翼突**。

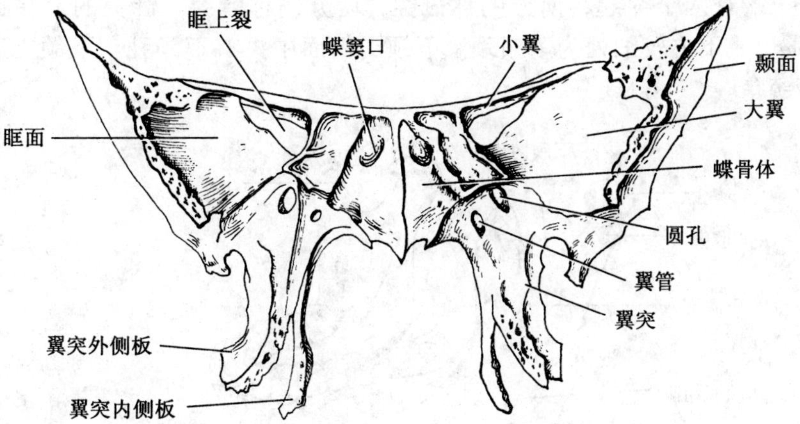

图 1－14 蝶骨（前面）

3. **筛骨**（图 1－15） 前面观呈“巾”字形。水平位的为**筛板**，分隔颅腔和鼻腔；正中矢状位的为**垂直板**，构成骨鼻中隔的上部；两侧部为**筛骨迷路**，介于鼻腔与眶之间，迷路由菲薄的骨片围成许多含气的小腔，称**筛窦**。迷路内侧壁具有两个卷曲的小骨片，即**上鼻甲**和**中鼻甲**。

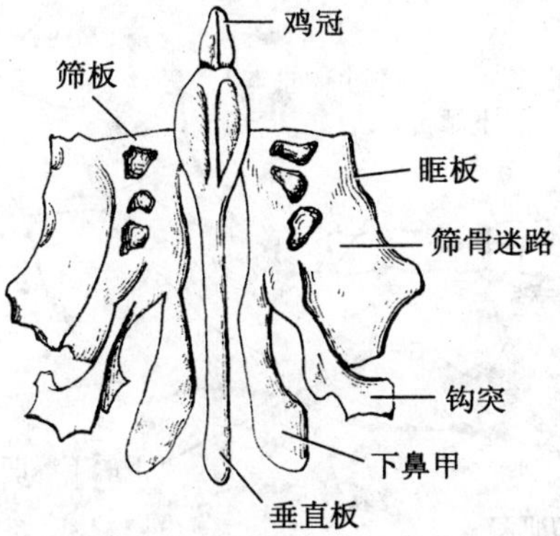

图 1－15 筛骨（前面）

（二）面颅骨

面颅骨（图 1－21）共 15 块，下方为一块可活动的呈马蹄铁形并生有牙的**下颌骨** mandible，其上方为也生有牙的**上颌骨** maxilla，上颌骨构成颜面的中央部。紧靠两上颌骨后方各有一块**腭骨** palatine bone，两上颌骨之间有形成鼻背的一对**鼻骨** nasal bone，上颌骨的外上方为一对**颧骨** zygomatic bone，它形成面的颧部。鼻腔正中有一块**犁骨** vomer，构成骨鼻中隔的下部，鼻腔外侧壁下部左、右各有一块**下鼻甲** inferior nasal concha。眶内侧壁前部各有一块小的**泪骨** lacrimal bone。此外，还有位于颈上部游离的一块**舌骨** hyoid bone。

面颅骨中下颌骨的形态特点比较重要。

下颌骨（图 1－16）可分为一体两支：①**下颌体**，呈向前凸的弓形，为下颌骨的中间部，其下缘为下颌底，上缘构成牙槽弓，有容纳牙根的牙槽。体的前面正中向前隆凸，两侧各有一**颏孔**。体内面的正中处，有几个小突起，称**颏棘**。②**下颌支**，是由体后方伸向后上方的方形骨板，末端有两个突起，前方的称**冠突**，后方的称**髁突**。髁突的上端膨大为**下颌头** head of mandible，头下方较细处为**下颌颈**。下颌支内面中央有**下颌孔**。下颌支后缘与下颌底相交处，称**下颌角**。

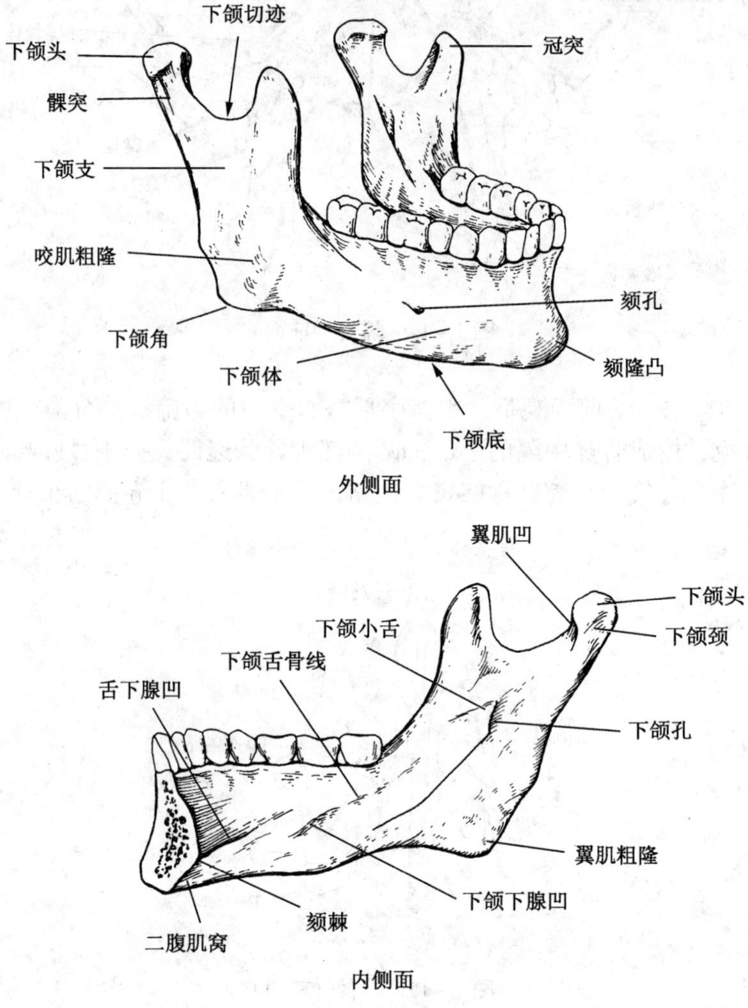

图 1－16　下颌骨

（三）颅的整体观

1. **顶面观**　在额骨与顶骨之间有**冠状缝** coronal suture，左右顶骨之间有**矢状缝** sagittal suture，两顶骨和枕骨之间是**人字缝** lambdoid suture。顶骨的最隆凸处称**顶结节**。

2. **内面观**　颅盖内面凹陷，沿中线有一条从前向后的浅沟为**上矢状窦沟**，沟的两侧有许多**颗粒小凹**。

颅底内面（图 1－17）承托脑，与脑底形态相适应，形成颅前窝、颅中窝和颅后窝。

（1）**颅前窝** anterior cranial fossa：中央低凹部是筛骨的**筛板**，板上有许多**筛孔**通鼻腔。

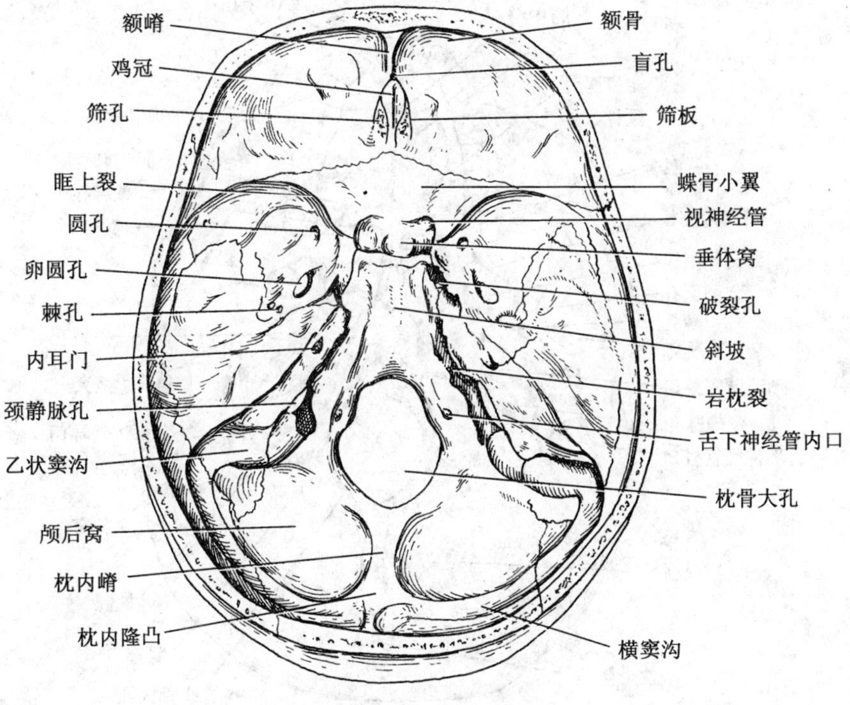

图 1－17　颅底内面观

（2）**颅中窝** middle cranial fossa：较颅前窝低。中央是蝶骨体，体上面的凹陷为**垂体窝**。窝的前外侧有**视神经管**，管口的外侧有**眶上裂**，两者均通眶。蝶骨体两侧，从前向后有**圆孔、卵圆孔**和**棘孔**。自棘孔起有**脑膜中动脉沟**行向外上方，并分为前、后支。颞骨岩部尖端与蝶骨体之间围成**破裂孔**。岩部前面近尖端处有一浅凹，称**三叉神经压迹**。

（3）**颅后窝** posterior cranial fossa：最深，中央有**枕骨大孔**，孔的前外缘上有**舌下神经管内口**。孔的后上方有一隆起，称**枕内隆凸**。隆凸的两侧有横行的**横窦沟**，此沟转向下内移行为**乙状窦沟**，其末端续于**颈静脉孔** jugular foramen。颞骨岩部后面中央有**内耳门**，由此续为**内耳道**。

3. **颅底外面观**　颅底外面（图 1－18）前部为面颅遮盖。后部中央是**枕骨大孔**，孔的后上方有**枕外隆凸**，孔的前外侧有椭圆形关节面，称**枕髁**，髁前外侧有**舌下神经管外口**。枕髁外侧，枕骨与颞骨岩部交界处有一不规则的孔即**颈静脉孔**。在颞骨岩部下面中央有一圆孔，称**颈动脉管外口**，由此向颞骨岩部内延续为**颈动脉管**及**颈动脉管内口**，内口对向破裂孔上方。颈静脉孔的外侧有一细长的**茎突**，茎突后方有**茎乳孔**。茎突前方有大而深陷的**下颌窝**，窝前方的横行隆起，称为**关节结节**。

4. **侧面观**　颅的侧面（图 1－19）可见**外耳门**，向内通**外耳道**。外耳门后方为**乳突**，前方是**颧弓**。颧弓平面将颅侧面分为上方的**颞窝** temporal fossa 和下方的**颞下窝** infratemporal fossa。在颞窝，额、顶、颞、蝶四骨会合处，常构成 H 形的缝，称为**翼点**。此处薄弱，内面紧邻脑膜中动脉，若发生骨折时，容易损伤该动脉，出现硬脑膜外血肿。颞下窝的内侧壁，在上颌骨与蝶骨翼突之间有一裂隙，经此裂向内通**翼腭窝** pterygopalatine fossa。翼腭窝向下、向内侧、向前、向后及向外分别与口腔、鼻腔、眶、颅腔及颞下窝相交通，是许多血管神经

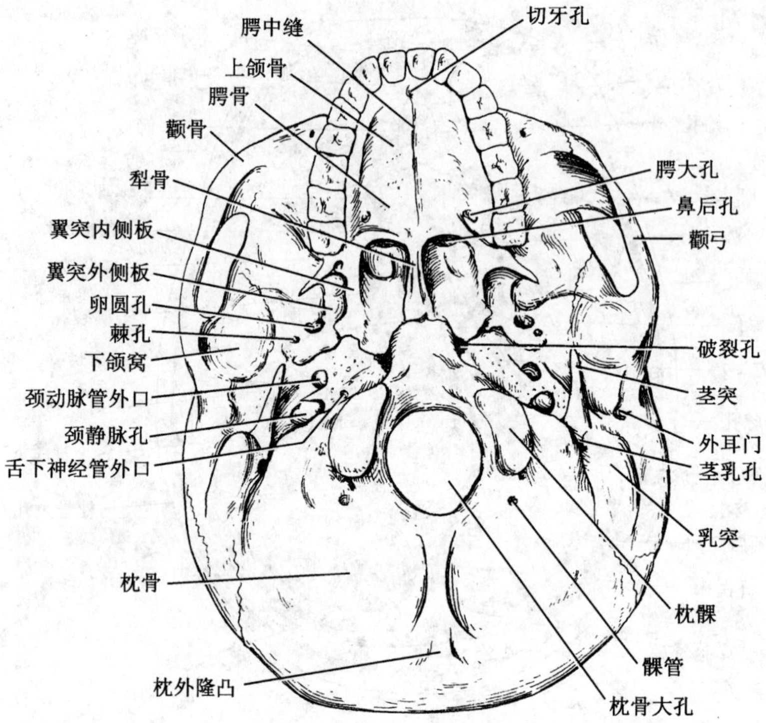

图 1－18　颅底外面观

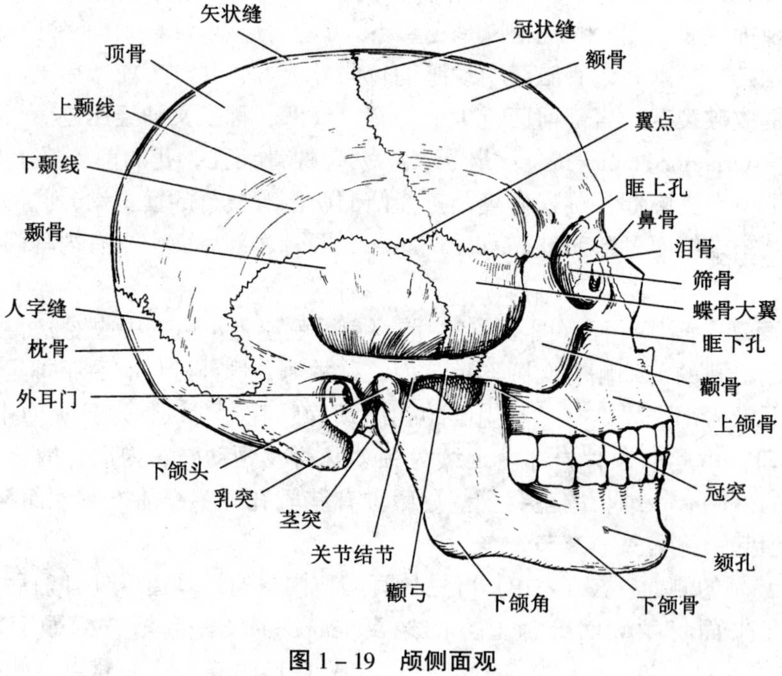

图 1－19　颅侧面观

的通道（图 1－20）。

5. **前面观**　颅的前面(图 1－21)由额骨和面颅骨构成,并围成眶、骨性鼻腔和骨性口腔。

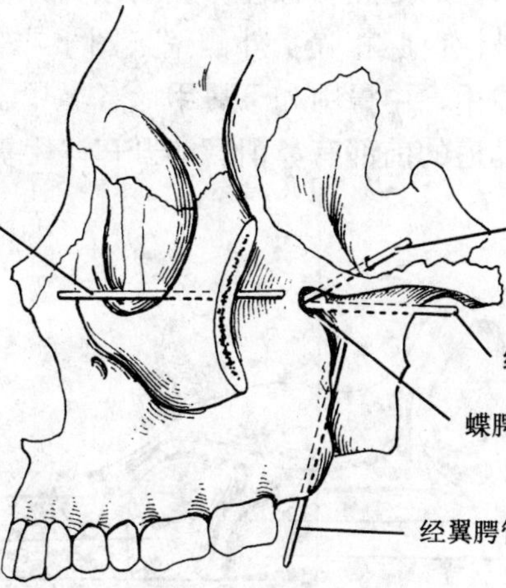

图 1－20　翼腭窝

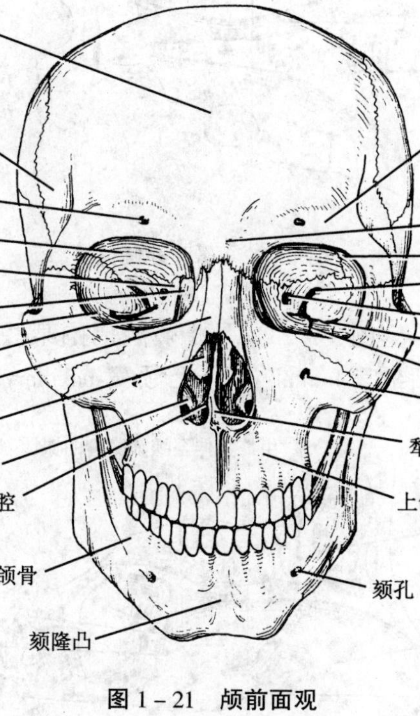

图 1－21　颅前面观

（1）**额区**：两侧可见显著隆起的**额结节**，其下方有与眶上缘平行的弓形隆起，称**眉弓**。

（2）**眶** orbit：呈四面锥体形，容纳视器。尖向后内，经视神经管通颅中窝。底朝前外，其上、下缘分别称为**眶上缘**和**眶下缘**。眶上缘中、内 1/3 交界处有**眶上切迹**或**眶上孔**。眶下缘中点下方有**眶下孔**。眶有四壁，上壁的前外侧部有**泪腺窝**，容纳泪腺。下壁的中部有**眶下沟**，向前经**眶下管**开口于**眶下孔**。内侧壁前下部有长圆形的**泪囊窝**，容纳泪囊。泪囊窝向下经**鼻泪管**通鼻腔。外侧壁与上、下壁后部交界处有**眶上裂**和**眶下裂**。

（3）**骨性鼻腔** bony nasal cavity：位于面颅中央，被**骨鼻中隔**分为左右两部分。前方经**梨**

状孔通外界，后方借成对的**鼻后孔**通咽腔。骨性鼻腔的顶为筛板，经筛孔通颅前窝。底为**骨腭**（由腭骨和上颌骨构成）与骨性口腔相隔。外侧壁（图 1-22）结构复杂，有三个向下卷曲的骨片，由上而下依次称**上鼻甲**、**中鼻甲**和**下鼻甲**。各鼻甲下方都有相应的腔隙，分别称**上鼻道**、**中鼻道**和**下鼻道**。下鼻道的前部有鼻泪管的开口。上鼻甲后上方与蝶骨之间的间隙为**蝶筛隐窝**。

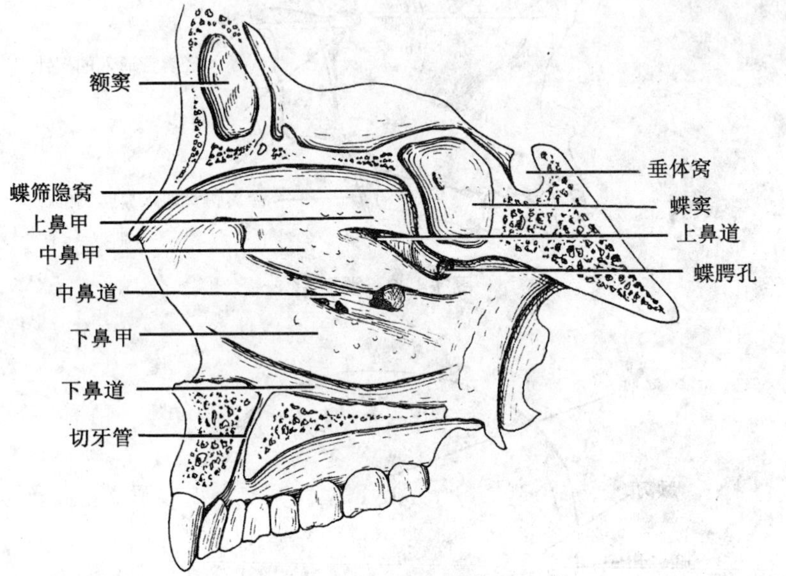

图 1-22　鼻腔外侧壁

（4）**鼻旁窦** paranasal sinuses（图 1-23）：是指鼻腔周围某些颅骨内与鼻腔相通的含气空腔，也称副鼻窦。鼻旁窦包括**额窦** frontal sinus、**上颌窦** maxillary sinus、**筛窦** ethmoidal sinus 和**蝶**

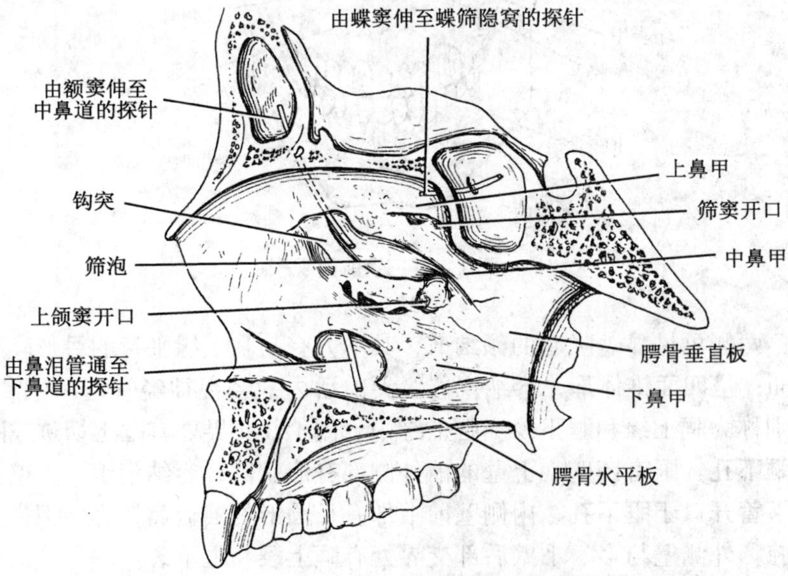

图 1-23　鼻旁窦及其开口

窦 sphenoidal sinus,各窦均位于同名骨内。筛窦由许多蜂窝状小房组成,可分为前、中、后三群。额窦、上颌窦及筛窦的前、中群开口于中鼻道,筛窦的后群开口于上鼻道,蝶窦开口于蝶筛隐窝。

(5) **骨性口腔** bony oral cavity:由上颌骨、腭骨及下颌骨构成。顶为骨腭,其前方正中有**切牙孔**,由此向上通鼻腔。骨腭后部两侧各有一个**腭大孔**,向上可通翼腭窝。前壁及两侧壁由上颌骨向下呈弧形突起的牙槽突、上颌骨和牙围成。向后通咽。骨性口腔的底缺如,由软组织封闭。

(四) 新生儿颅的特征和生后变化

胎儿的脑和感觉器比咀嚼器官发育的早,鼻旁窦和上、下颌骨均不发达,没有牙和牙槽,所以,新生儿脑颅比面颅大,其比例为 8∶1(成人为 4∶1),且口、鼻显得很小。

新生儿颅骨尚未发育完全,颅盖骨之间留有明显的间隙,被结缔组织膜所封闭,称为**颅囟** cranial fontanelles(图 1-24)。**前囟**(额囟)最大,成菱形,位于矢状缝和冠状缝相交处,生后 1~2 岁期间闭合。前囟闭合的早晚可作为婴儿发育的标志和颅内压变化的摸试部位。**后囟**(枕囟)呈三角形,位于矢状缝与人字缝相交处,生后不久即闭合。

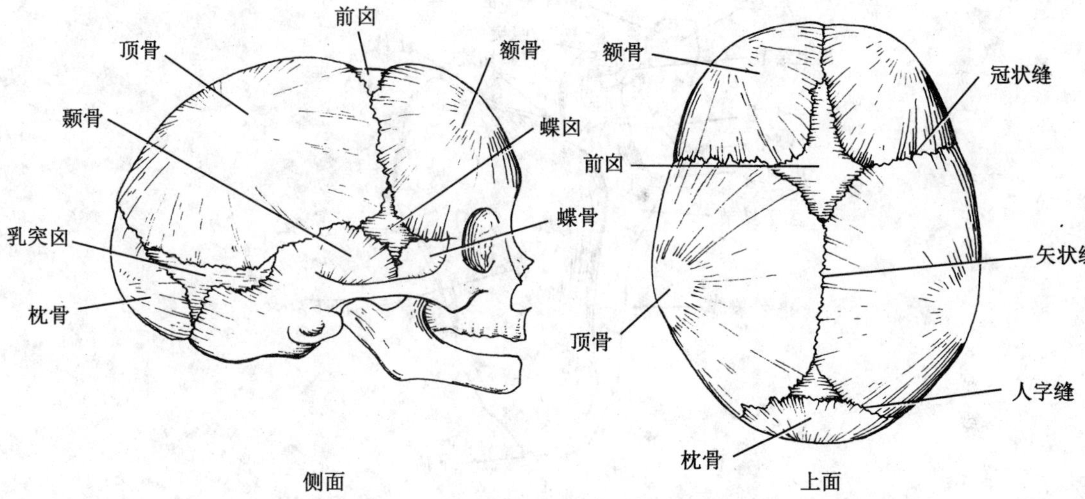

图 1-24 新生儿颅

第三节 附 肢 骨

附肢骨包括上肢骨和下肢骨。上、下肢骨均由肢带骨和自由肢骨组成。自由肢骨借肢带骨连于躯干。上、下肢骨的数目和排列方式大致相同。由于人类直立行走,上肢成为劳动器官,故上肢骨细小轻巧;下肢起支持和移动人体的作用,因而下肢骨粗大坚固。

一、上 肢 骨

(一) 上肢带骨

1. **锁骨** clavicle(图 1-25) 呈"~"状,位于胸廓前上部。全长于皮下均可摸到,是重要的骨性标志。锁骨内侧 2/3 凸向前,外侧 1/3 凸向后。内侧端粗大,为胸骨端,有关节面与胸骨柄相关节。外侧端扁平,为肩峰端,有小关节面与肩胛骨的肩峰相关节。锁骨上面

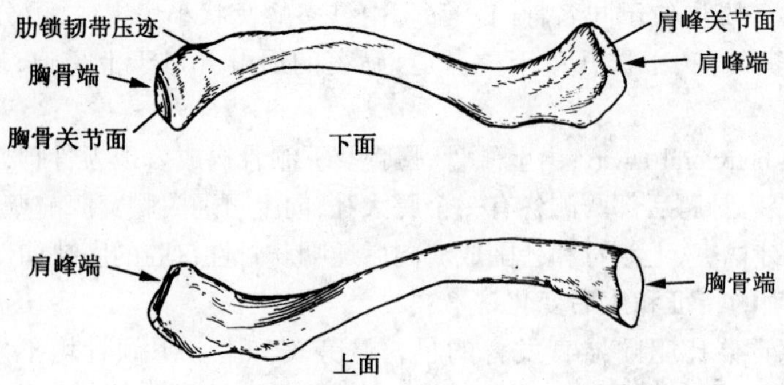

图 1－25　锁骨

光滑，下面粗糙。锁骨支撑肩胛骨，使上肢骨与胸廓保持一定距离，利于上肢的灵活运动。锁骨骨折多见于锁骨中、外 1/3 交界处。

2. **肩胛骨** scapula（图 1－26）　是三角形的扁骨，位于胸廓后部的外上方，介于第 2～7

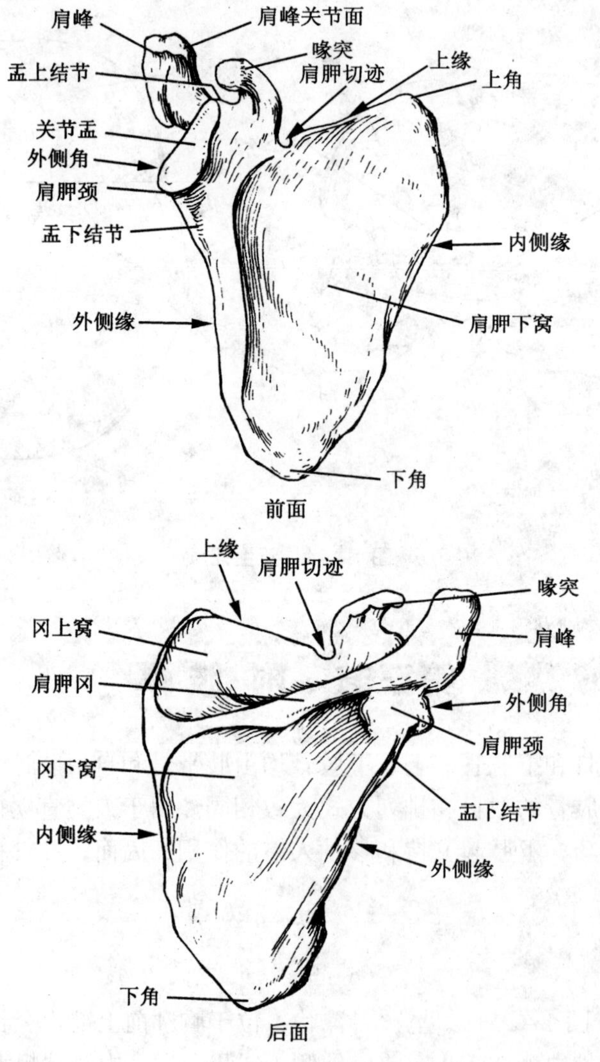

图 1－26　肩胛骨

肋骨之间，可分为三个缘、三个角和两个面。**上缘**短而薄，其外侧部有一呈屈指状的突起，称**喙突** coracoid process。**内侧缘**长而薄。**外侧缘**肥厚。**上角**和**下角**位于内侧缘的上端和下端，分别平对第 2 和第 7 肋骨，可作为计数肋的标志。**外侧角**肥厚，有一朝向外侧微凹的关节面，称**关节盂** glenoid cavity，与肱骨头相关节。**前面**为一大的浅窝，称**肩胛下窝**。**后面**有一横行的骨嵴，称**肩胛冈** spine of scapula，它把后面分成上、下两个浅窝，分别称**冈上窝**和**冈下窝**。肩胛冈的外侧端扁宽，伸向外上方，称**肩峰** acromion。肩胛冈、内侧缘、肩胛骨下角、肩峰和喙突均在皮下可以摸到。

（二）自由上肢骨

1. **肱骨** humerus（图 1 – 27）　位于臂部，属长骨，可分为一体和两端。

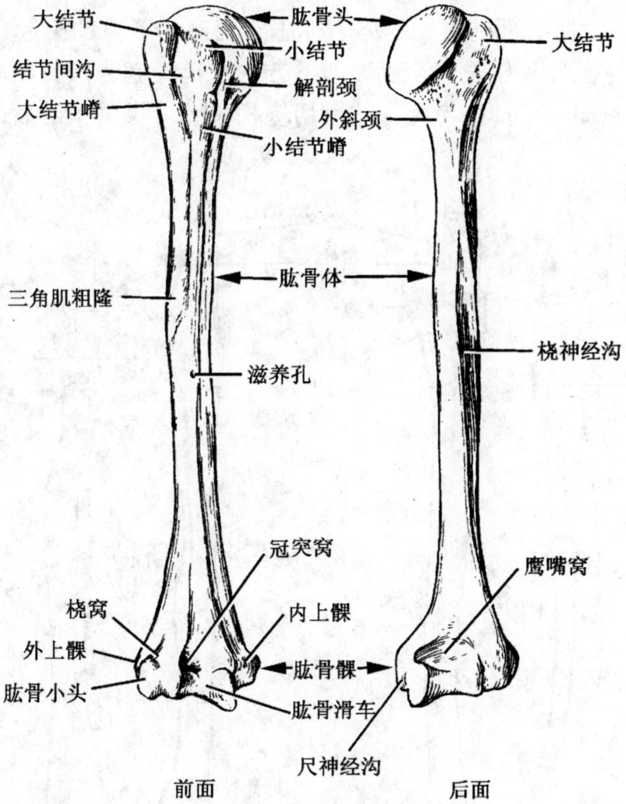

图 1 – 27　肱骨

上端有半球形的**肱骨头** head of humerus，与肩胛骨关节盂相关节。肱骨头外侧的隆起为**大结节** great tubercle；前方的隆起为**小结节** lesser tubercle，两者之间有**结节间沟**。大、小结节向下延为粗长的骨嵴。两结节下方，与体交界处稍细为**外科颈** surgical neck，是易发生骨折之处。

肱骨体中部外侧，骨面粗糙而隆起称**三角肌粗隆** deltoid tuberosity，在体的后面有自内上斜向外下的浅沟，称**桡神经沟** sulcus for radial nerve。

下端前后扁，外侧部为半球形的**肱骨小头** capitulum of humerus，内侧部为滑车状的**肱骨滑车** trochlea of humerus。滑车后上方的深窝叫**鹰嘴窝**。下端向内、外侧各有一突起分别称**内上髁** medial epicondyle 和**外上髁** lateral epicondyle，在体表均可摸到。内上髁后下方的浅沟称**尺**

神经沟。肱骨髁上骨折常发生在肱骨下端内、外上髁稍上方，此处骨质较薄弱，以小儿最多见。

2. **桡骨** radius（图 1－28） 位于前臂的外侧部，上端细小，下端粗大，体为三棱柱形。上端有圆盘状的**桡骨头** head of radius。头上面的关节凹与肱骨小头相关节。头周围的**环状关节面**与尺骨的桡切迹相关节。头的下方较细，称**桡骨颈**。颈下方的后内侧有一粗糙的突起，称**桡骨粗隆**。**桡骨体**的内侧缘锐利。下端前面凹，后面凸，其内侧面有与尺骨头相关节的**尺切迹**，外侧有向下的突起称**茎突** styloid process，在腕部桡侧皮下可摸到。下端下面有凹陷的**腕关节面**，与腕骨相关节。

3. **尺骨** ulna（图 1－28） 位于前臂内侧部，上端粗大，下端细小，体亦为三棱柱形。上端前面有凹陷的关节面，称**滑车切迹** trochlear notch，与肱骨滑车相关节。切迹后上方的突起，称**鹰嘴** olecranon，为肘后部的重要的体表标志；切迹前下方的突起，称**冠突**。冠突外侧的关节面为**桡切迹**，与桡骨头相关节。冠突前下方的粗糙突起为**尺骨粗隆**。**尺骨体**的外侧缘锐利。下端称**尺骨头** head of ulna，与桡骨的尺切迹相关节。尺骨头的后内侧有向下的突起即**茎突**，也可在皮下摸到。

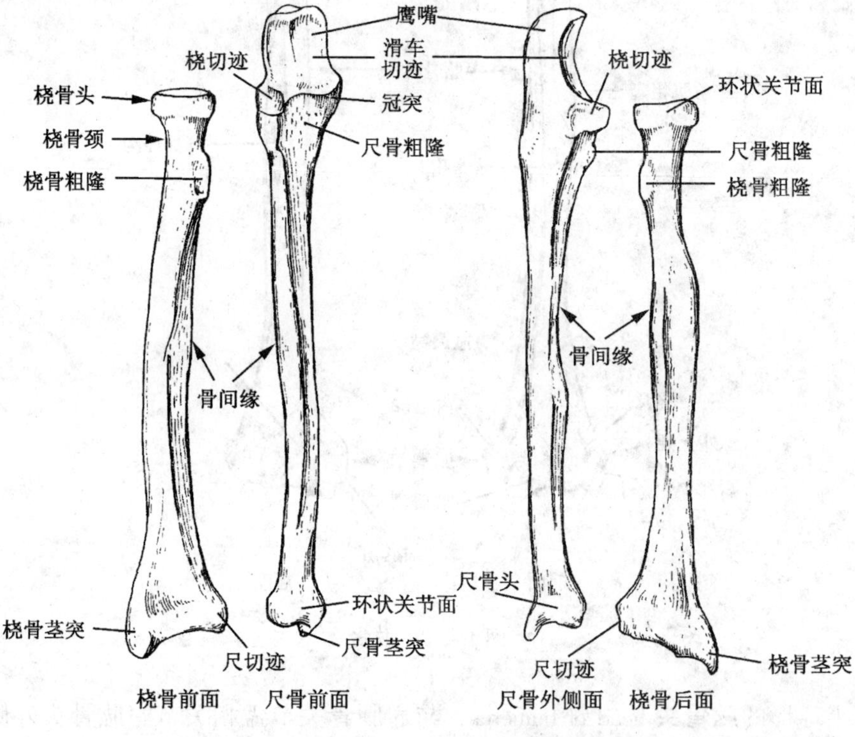

图 1－28 桡骨和尺骨

4. **手骨**（图 1－29） 由腕骨、掌骨和指骨构成。

（1）**腕骨** carpal bones：属短骨，共 8 块，排成两列。近侧列由桡侧向尺侧依次为：**手舟骨** scaphoid bone、**月骨** lunate bone、**三角骨** triquetral bone 和**豌豆骨** pisiform bone。前三块骨的近侧面共同形成椭圆形、隆凸的关节面，参加桡腕关节的组成。远侧列由桡侧向尺侧依次为：**大多角骨** trapezium bone、**小多角骨** trapezoid bone、**头状骨** capitate bone 和**钩骨** hamate bone。全部腕骨相互连结，掌面凹陷形成腕骨沟。

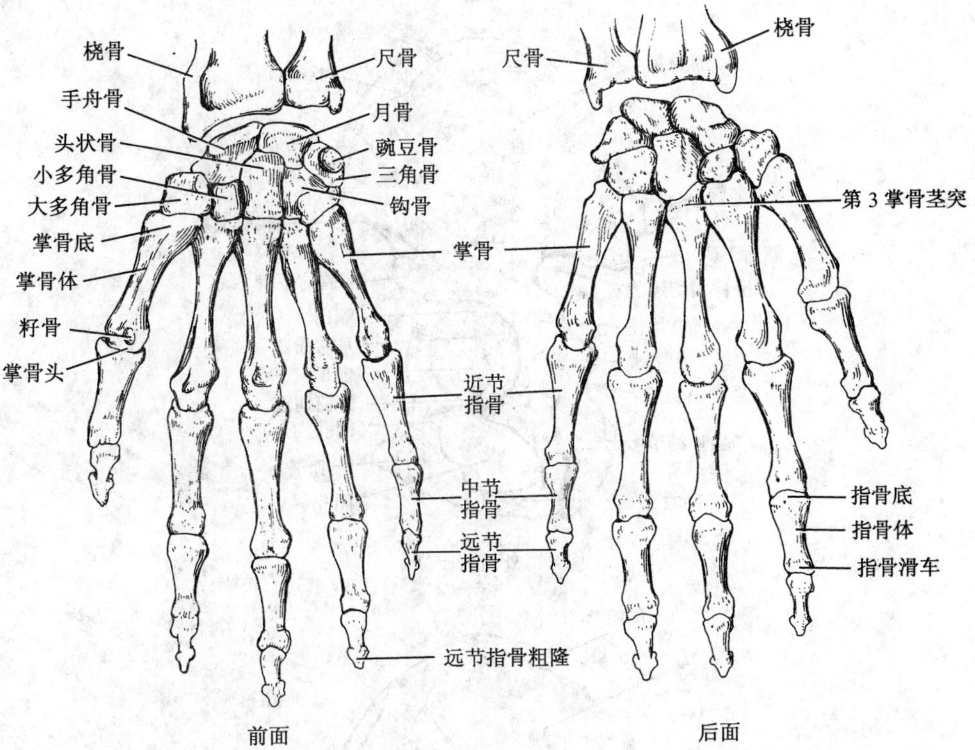

图 1－29　手骨

（2）**掌骨** metacarpal bones：有 5 块，由桡侧向尺侧分别称为第 1～5 掌骨。掌骨属于长骨，近侧端为**底**，与腕骨相关节。中部为**体**。远侧端为**头**，与指骨相关节。

（3）**指骨** phalanges of fingers：有 14 块，拇指有 2 节指骨，其余 4 指均为 3 节。由近侧向远侧依次为**近节指骨、中节指骨**和**远节指骨**。指骨属长骨，近侧端为**底**，中部为**体**，远侧端为**滑车**。远节指骨远侧端无滑车，其掌面粗糙，称**远节指骨粗隆**。

二、下 肢 骨

（一）下肢带骨

髋骨 hip bone（图 1－30）为不规则的扁骨，由髂骨、坐骨和耻骨在 16 岁左右由软骨结合转变为骨性结合而构成。髋骨外侧面有一深窝，为三块骨的骨体融合处，称**髋臼**，其关节面与股骨头相关节。

1．**髂骨** ilium　位于髋骨的上部，分为体和翼两部分。**髂骨体**肥厚，构成髋臼的上 2/5，髂骨翼扁而宽，上缘称**髂嵴** iliac crest，两侧髂嵴最高点连线约平第 4 腰椎棘突，髂嵴的前、后端分别称**髂前上棘** anterior superior iliac spine 和**髂后上棘** posterior superior iliac spine，髂嵴外侧缘距髂前上棘 5～7cm 处有向外突出的**髂结节**，它们都是重要的体表标志。髂骨翼内面的浅窝称**髂窝**，窝的下界为**弓状线**。髂窝的后下方有粗糙的**耳状面**，与骶骨相关节。耳状面下方的骨缘凹陷，称**坐骨大切迹**。

2．**坐骨** ischium　位于髋骨的后下部，分体和支两部分。**坐骨体**的上部构成髋臼的后下 2/5，其下部的粗大隆起，称**坐骨结节** ischial tuberosity，可在体表摸到。体的后缘有三角形的

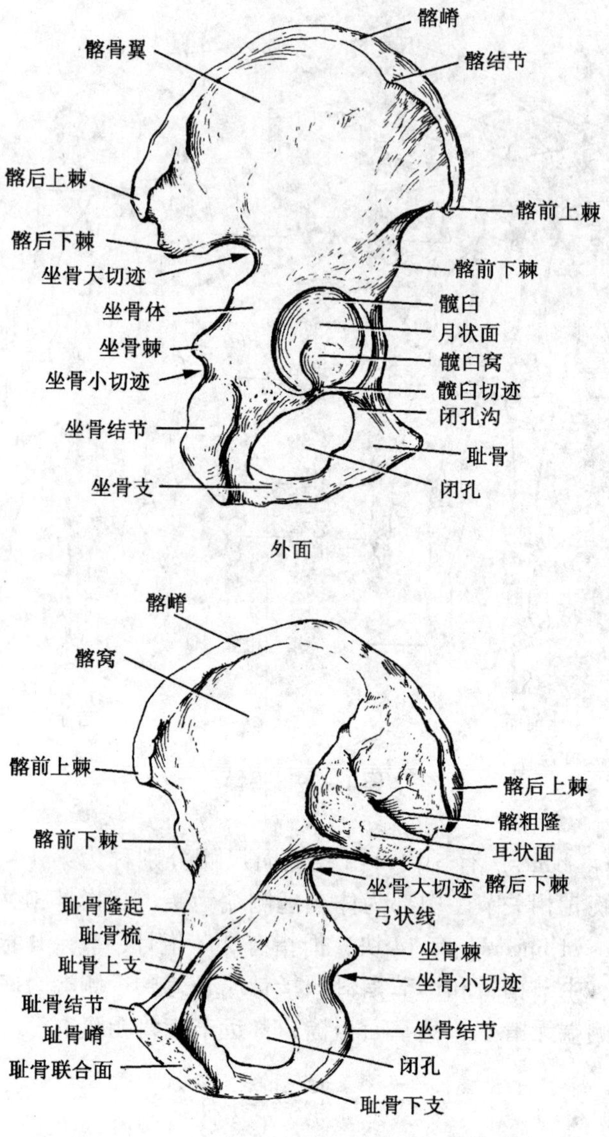

图 1－30　髋骨

锐棘，称**坐骨棘** ischial spine。坐骨棘的下方有**坐骨小切迹**。自坐骨结节伸向前、内、上方的骨板，称**坐骨支**，其末端与耻骨下支结合。

3. **耻骨** pubis　位于髋骨的前下部，可分为体、上支和下支三部分。**耻骨体**构成髋臼的前下 1/5，其上面与髂骨体结合处有粗糙的隆起，称**髂耻隆起**。自体向前内方伸出**耻骨上支**，其末端急转向下为**耻骨下支**。耻骨上支的上缘为一锐嵴，称**耻骨梳**，其向后与弓状线相续，向前终于**耻骨结节** pubic tubercle，后者是重要的体表标志。耻骨结节向内移行的粗钝骨缘为**耻骨嵴**。耻骨上、下支移行处的内侧，有卵圆形的粗糙面，称**耻骨联合面**。耻骨下支与坐骨支相结合，两骨共同围成**闭孔**。

（二）自由下肢骨

1. **股骨** femur（图 1 – 31）　位于大腿部，是人体最长的骨，可分为体和上、下两端。

上端有球形的**股骨头** femoral head，与髋臼相关节。头下外侧的狭细部分称**股骨颈** neck of femur。颈与体交界处外上侧的方形隆起，称**大转子** greater trochanter，可在体表摸到。内下方的隆起，称**小转子** lesser trochanter。

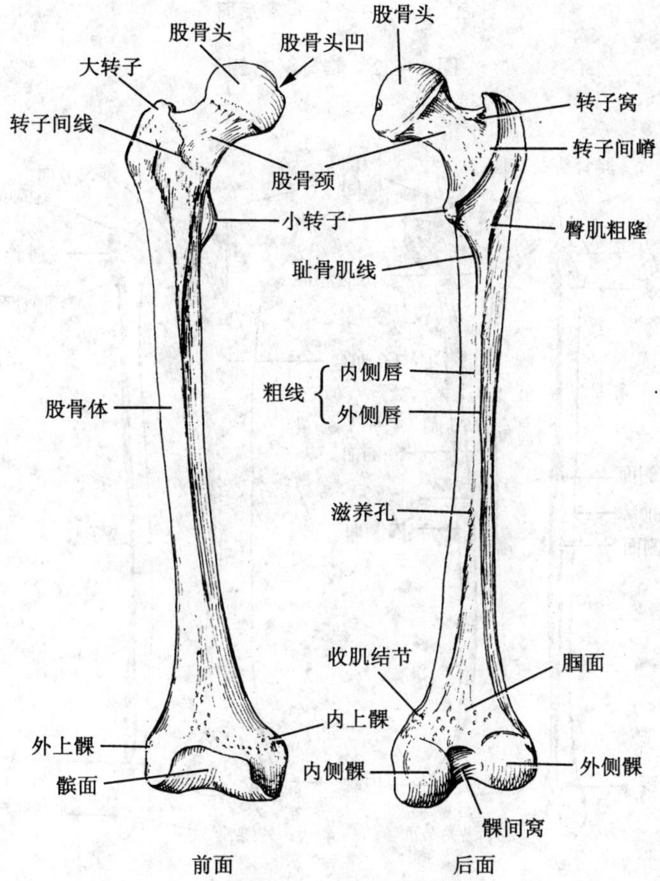

图 1 – 31　股骨

股骨体微向前弓，后面有纵行的骨嵴，其上端向外延续为粗糙的**臀肌粗隆**。

下端有两个突向下后方的膨大，分别称为**内侧髁** medial condyle 和**外侧髁** lateral condyle，两髁之间为**髁间窝**。两髁的前、下和后面都是光滑的关节面，与髌骨和胫骨相关节。内侧髁内侧面和外侧髁外侧面上的粗糙隆起分别称为**内上髁**和**外上髁**，都是重要的体表标志。

2. **髌骨** patella（图 1 – 32）　位于股四头肌腱内，是全身最大的籽骨。上宽下尖，前面粗糙，后面有关节面，与股骨两侧髁前面的关节面相关节，参加膝关节的构成。髌骨可在皮下摸到。

3. **胫骨** tibia（图 1 – 33）　位于小腿内侧部，可分为一体和两端。上端粗大向两侧突出，分别称**内侧髁**和**外侧髁**。两髁上面各有**上关节面**，与股骨两侧髁相关节。两髁上关节面之间的隆起，称**髁间隆起**。外侧髁的后下方有小关节面，与腓骨头相关节。**胫骨体**呈三棱柱

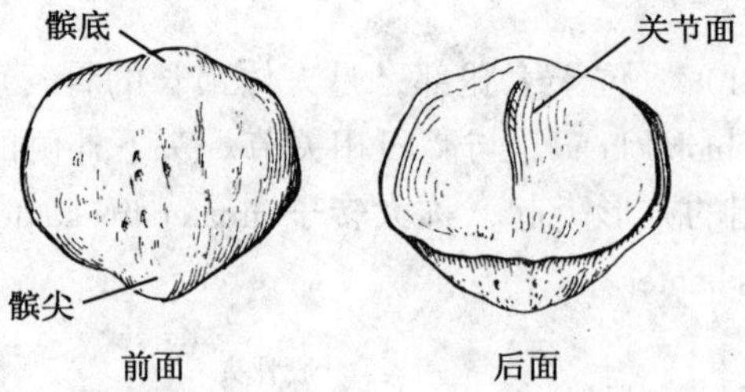

图 1－32　髌骨（右侧）

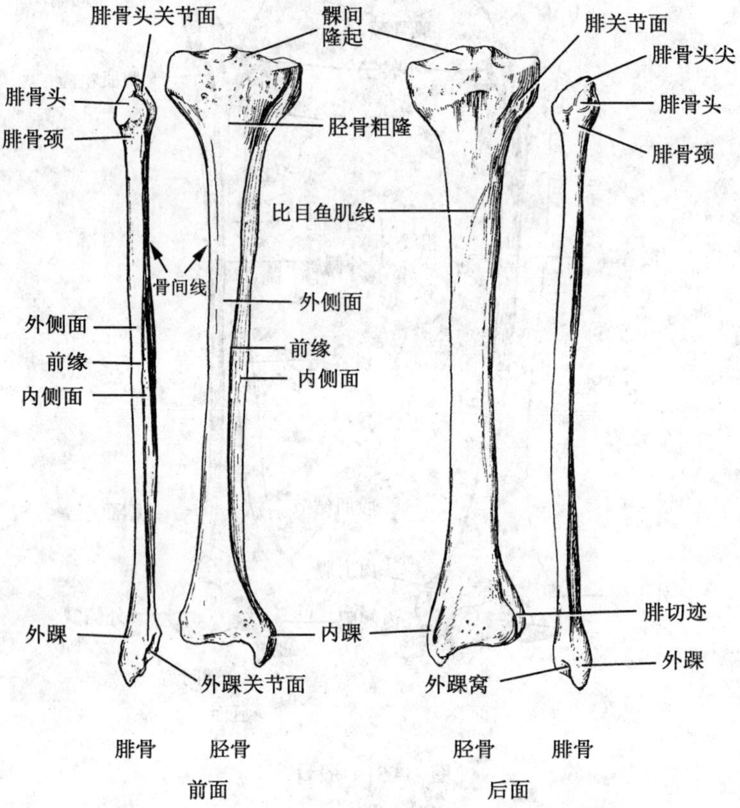

图 1－33　胫骨和腓骨（右侧）

状，前缘锐利，向上止于一粗糙隆起，称**胫骨粗隆** tibial tuberosity，它们均可在皮下被摸到。下端的内侧有向下的扁突，称**内踝** medial malleolus，是一重要体表标志；外侧面呈切迹状与腓骨相接。下端的下面及内踝的外侧面都有关节面与距骨相关节。

4. **腓骨** fibula（图 1－33）　位于小腿的外侧部，细长，可分为一体和两端。上端略膨大，称**腓骨头**，有关节面与胫骨相关节。头下方缩细部，称**腓骨颈**。**腓骨体**的内侧缘锐利。下端膨大为**外踝** lateral malleolus，其内侧面有关节面与距骨相关节。外踝和腓骨头都是重要的体表标志。

5. **足骨**（图 1－34）　由跗骨、跖骨和趾骨组成。

(1) **跗骨** tarsal bones：属短骨，共 7 块，可分为三列。后列有位于上方的**距骨** talus 和下方的**跟骨** calcaneus。距骨上面有前宽后窄的关节面，称**距骨滑车**，与胫、腓骨下端相关节。跟骨后端的隆突为**跟骨结节**。中列为位于距骨前方的**足舟骨** navicular bone。前列由内侧向外侧依次为**内侧楔骨** medial cuneiform bone、**中间楔骨** intermediate cuneiform bone、**外侧楔骨** lateral cuneiform bone 和**骰骨** cuboid bone。

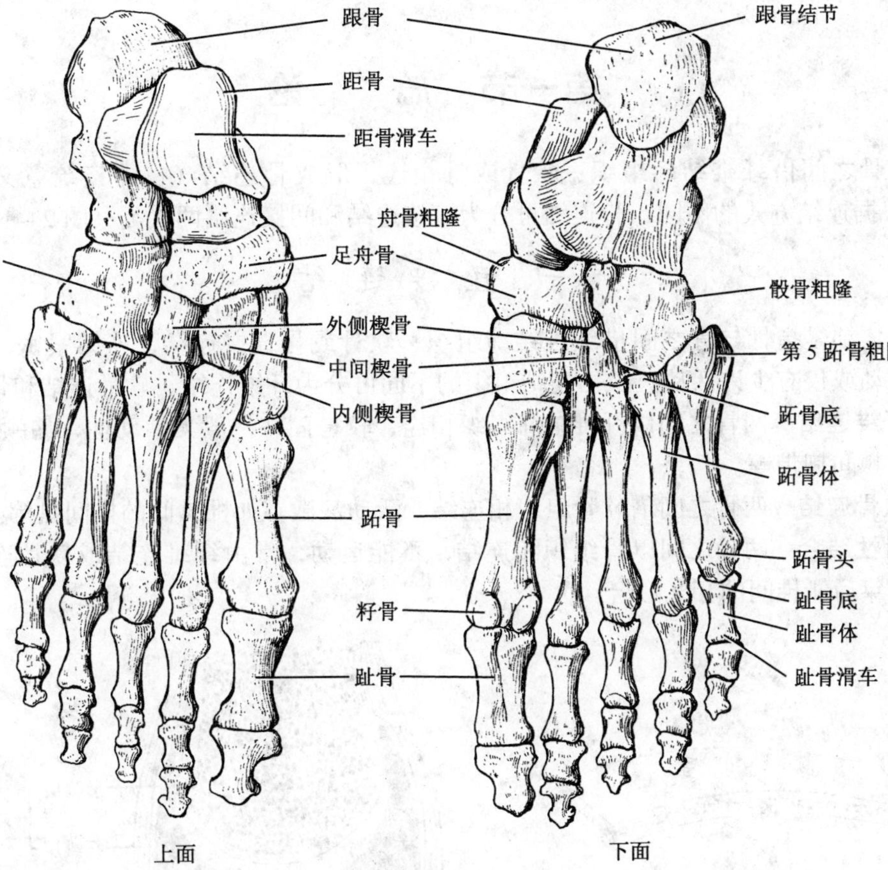

图 1－34 足骨

(2) **跖骨** metatarsal bones：属长骨，共5块，由内侧向外侧依次称为第1～5跖骨。跖骨近侧为**底**，与前列跗骨相关节；中部为**体**；远侧端为**头**，与近节趾骨相关节。第5跖骨底的外侧份突向后，称**第5跖骨粗隆**。

(3) **趾骨** phalanges of toes：共14块。䠀趾为2节，其余各趾均为3节。形态和名称同指骨。

（陈小迅）

第二章 关节学

第一节 总 论

骨与骨之间借纤维结缔组织、软骨或骨相连，形成骨连结（也即笼统意义上的关节 joint）。根据连结方式的不同，骨连结可分为直接连结和间接连结两大类（图 2-1）。

一、直接连结

直接连结是指骨与骨之间借纤维结缔组织、软骨或骨直接连结，连结紧密，其间无间隙，不活动或仅有少许活动。根据连结组织的不同可分为纤维连结、软骨连结和骨性结合。

1. **纤维连结** 两骨之间以纤维结缔组织相连，较稳固，一般无活动性，如颅骨间的缝、椎骨间的棘间韧带等。

2. **软骨连结** 两骨之间借软骨组织相连结，活动甚微。如椎骨间的椎间盘等。

3. **骨性结合** 两骨之间以骨组织相连结，不能运动，常由纤维连结或软骨连结骨化而成，如成年后骶椎间的相互融合。

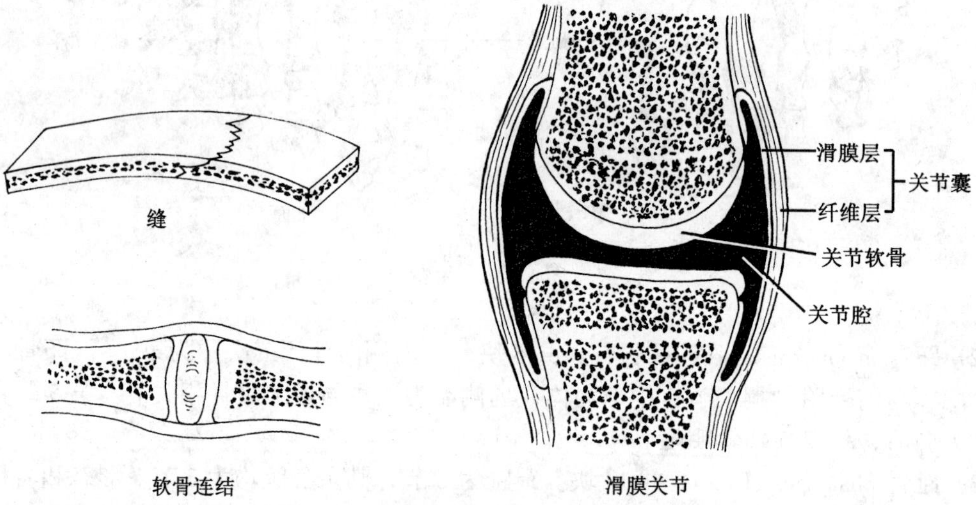

图 2-1 骨连结的分类与关节的主要构造

二、间接连结

间接连结是指**滑膜关节** synovial joint，通常简称**关节**，是骨连结的最高分化形式，其特点是相关节的相对骨面互相分离，关节面之间有间隙，面的周围以结缔组织相连，在肌的牵动下能够产生运动。

（一）关节的结构

关节的结构包括基本结构和辅助结构。

1. **关节的基本结构**　每个关节都必须具备的基本结构有关节面、关节囊和关节腔（图2-1）。

（1）**关节面** articular surface：指相关节的骨的相对面或接触面，每个关节至少包括两个关节面，一般为一凸一凹，凸者称关节头，凹者称关节窝。在活体骨的关节面上都覆有一层透明软骨或纤维软骨，称**关节软骨** articular cartilage，光滑而富有弹性，可减少运动时的摩擦、缓冲震荡和冲击。

（2）**关节囊** articular capsule：由结缔组织构成，附着于关节面周缘及其附近的骨面上，分内、外两层：外层为**纤维层**，由致密结缔组织构成，含有丰富的血管和神经；内层为**滑膜层**，是薄而光滑的疏松结缔组织膜，紧贴纤维层的内面，附着于关节软骨的周缘，包被着关节内除关节软骨、关节唇和关节盘以外的所有结构。滑膜富有血管，能分泌少量滑液，起润滑作用，可以减少运动时的摩擦，并对关节软骨有一定营养作用。

（3）**关节腔** articular cavity：是由关节囊滑膜层和关节软骨围成的密闭腔隙，腔内为负压，对维持关节的稳固性有一定作用。关节腔内含有少量滑液。

2. **关节的辅助结构**　某些关节除具备上述基本结构以外，为适应其机能还可出现某些辅助结构（图2-2），它们可增加关节的稳固性或增加关节的灵活性。

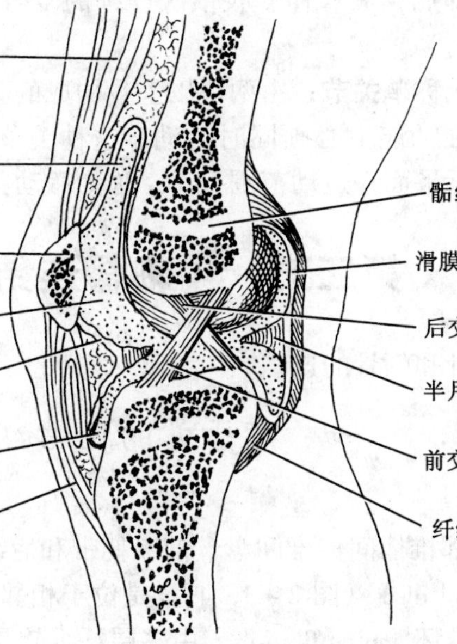

图2-2　膝关节辅助结构示意图

（1）**韧带** ligament：由致密结缔组织构成，连接相邻两骨。位于关节囊外的称**囊外韧带**，有的为关节囊纤维层的局部纤维增厚，有的独立于关节囊外，不与囊相连；位于关节囊内的（有滑膜包裹）称**囊内韧带**。韧带可增加关节的稳固性或限制关节的过度运动。

（2）**关节盘** articular disc：是位于两关节面之间的纤维软骨板，周缘附着于关节囊，将关节腔分为两部分。关节盘多呈圆盘状，有的呈半月形，称半月板。关节盘使两关节面更为适合，有利于关节的稳定，减少冲击和震荡，也增加了关节的运动形式和范围。

(3) **关节唇** articular labrum：为附着于关节窝周缘的纤维软骨环，使关节窝加深，关节面增大，以增加关节的稳固性。

(4) **滑膜襞和滑膜囊**：有些关节囊的滑膜层向关节腔内突出形成的皱襞称**滑膜襞**，襞内常含脂肪组织，它可填补关节腔内的空隙。有时滑膜层经纤维层的薄弱处向外突出，形成**滑膜囊**，它多位于肌腱与骨面之间，可以减少运动时肌腱与骨面间的摩擦。

(二) 关节的运动

关节的运动形式和范围主要取决于关节面的形状和大小。关节是围绕着运动轴而进行各种运动的，其运动形式基本上可以关节的三个轴分为三组互相拮抗的动作。

1. **屈和伸** 一般是指围绕关节冠状轴所作的运动。运动时两骨相互靠拢、角度变小，称**屈** flexion；反之则为**伸** extension。

2. **收和展** 一般是指围绕关节矢状轴所作的运动。运动时骨向身体正中矢状面靠拢，称**内收** adduction；远离正中矢状面称**外展** abduction。手指的收、展以中指为准，足趾的收、展以第2趾为准。

3. **旋转** 关节沿其垂直轴进行的运动称**旋转** rotation，骨的前面转向内侧时称**旋内** medial rotation；转向外侧时称**旋外** lateral rotation。在前臂，桡骨是围绕通过桡骨头和尺骨头间的轴线旋转的，将手背转向前的运动称**旋前** pronation；将手掌转向前的运动称**旋后** supination。

凡具有冠状和矢状两轴的关节都还可作**环转运动** circumduction，运动时骨的近端在原位转动，远端作圆周运动，即屈、展、伸、收依次连续的复合运动，全骨描绘成一圆锥形轨迹。

一般关节多由两骨构成称**单关节**；由两块以上骨构成的关节称**复关节**；两个或两个以上结构完全独立的关节，但在功能上必须同时运动，这种关节称**联动关节**（也称联合关节）。另有一类关节的关节面接近平面，运动范围很小，称为**微动关节**。

第二节 中轴骨连结

中轴骨连结包括躯干骨和颅骨的连结。

一、躯干骨的连结

(一) 椎骨间的连结

1. **椎体间的连结** 相邻椎体间借椎间盘、前纵韧带和后纵韧带相连结。

(1) **椎间盘** intervertebral discs（图2-3，4）：是位于相邻两椎体间的纤维软骨盘，由内、外两部分构成。外部称**纤维环** anulus fibrosus，由多层纤维软骨以同心圆紧密排列而成，坚韧而富有弹性。内部为**髓核** nucleus pulposus，为柔软而富有弹性的胶状物质。椎间盘不仅将相邻椎体牢固地连结，还可承受压力、吸收震荡、减缓冲击，保护脑和内脏，并赋予脊柱一定的运动功能。椎间盘各处厚度不同，胸部中段最薄，向上、向下则逐渐增厚，腰部最厚，故脊柱腰段活动度最大。椎间盘的形状可随运动而改变，当脊柱向前弯曲时，椎间盘的前份被挤压变薄，而后份增厚，当脊柱伸直时，椎间盘也恢复原状，随着椎间盘的变形，髓核也向增厚侧稍有移动。成年人由于椎间盘发生退行性改变，在过度劳损、负重、体位骤变或用力不当等情况下，可致纤维环破裂，因纤维环前厚后薄，髓核易向后或后外脱出，突入椎管或椎间孔，压迫脊髓或脊神经根，产生腰腿痛等症状，称椎间盘突出症。该症多发生在运动幅

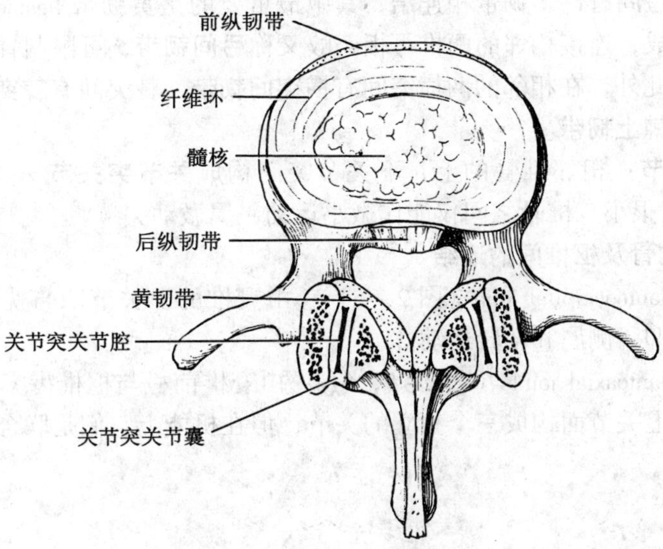

图 2-3　椎间盘和关节突关节

度大、负重大的腰椎间盘。

（2）**前纵韧带**和**后纵韧带** anterior longitudinal lig. and posterior longitudinal lig.（图 2-3，4）：为紧贴于椎体和椎间盘前面和后面的两条纵行、强韧的长韧带，可限制脊柱过度的伸和屈，也有防止椎间盘脱出的作用，前纵韧带宽而厚，后纵韧带较之薄而窄一些，故椎间盘易向后或后外方脱出。

2. **椎弓间的连结**　椎弓间的连结包括许多韧带和关节突关节。

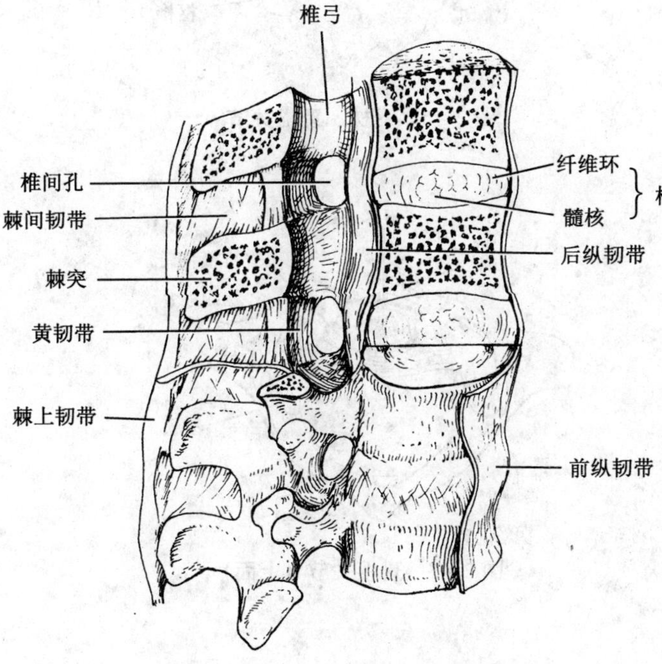

图 2-4　椎骨间的连结

（1）**韧带**：椎弓间有许多韧带相连结，其中最重要的是**黄韧带** ligamenta flava（图 2－3，4），由弹力纤维构成，连接相邻的两椎弓板，故又称**弓间韧带**，可限制脊柱过度前屈，并参与构成椎管后壁。此外，在相邻的两横突间有**横突间韧带**，棘突间有**棘突间韧带**。连结于各椎骨棘突尖端的为**棘上韧带**。

（2）**关节突关节**：相邻椎骨的上、下关节突间构成**关节突关节** zygapophysial joints（图 2－3），关节面曲度很小，椎骨之间仅能作微小运动，属微动关节。

（二）寰椎与枕骨及枢椎间的连结

1. **寰枕关节** atlantooccipital joint（图 2－5）　由寰椎的上关节凹与枕髁构成，属联合关节，可使头作俯、仰、侧屈和环转运动。

2. **寰枢关节** atlantoaxial joints（图 2－5，6）　由寰椎前弓与枢椎齿突以及寰椎两侧块的下关节面与枢椎的上关节面构成三个独立的关节，但在机能上它们是联合关节，一起使头部作旋转运动。

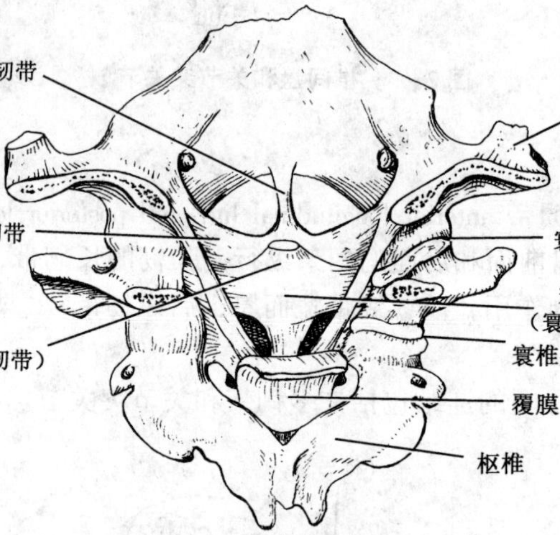

图 2－5　寰枕、寰枢关节

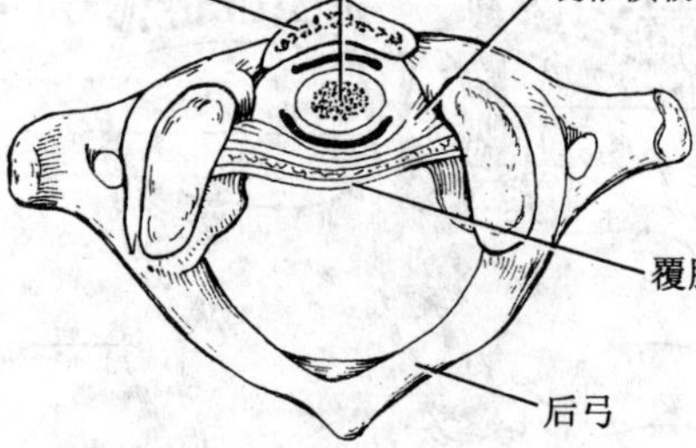

图 2－6　寰枢关节（上面）

（三）脊柱

脊柱 vertebral column（图 2－7）由 24 块椎骨、骶骨和尾骨借软骨、韧带和关节连结而成，上承载颅，下接髋骨，构成人体的中轴，除有支持躯干、保护脊髓的作用外，还参与胸腔、腹腔和盆腔的组成。

成人脊柱长约70cm，女性及老年人的略短。长期卧床与站立后相比，可差2~3cm，这是由于站立时椎间盘被挤压变薄所致。

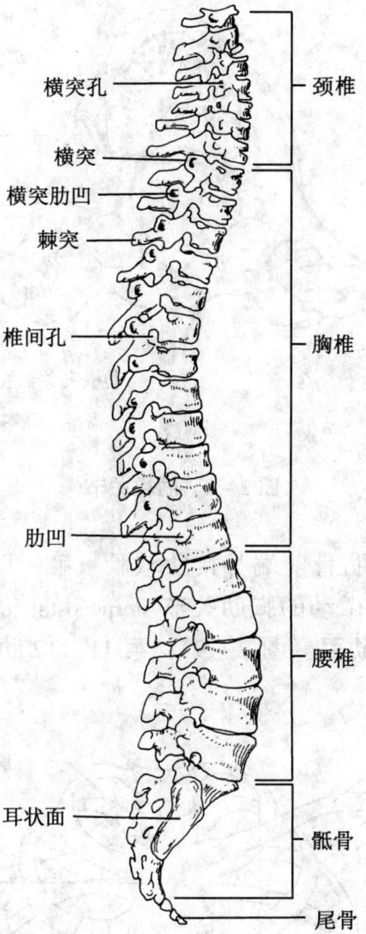

图2-7　脊柱（侧面）

从前方观察脊柱，可见椎体由上向下随所负重量逐渐增加而加宽。自耳状面以下，由于重力转移至下肢，骶骨和尾骨便迅速变小。

从后面观察脊柱，可见棘突在背部正中形成纵嵴，两侧为背侧沟，容纳背部的深层肌。颈部棘突短，分叉，近水平位；胸部棘突细长，向后下倾斜并相互重叠；腰椎棘突呈矢状位的宽板状，水平向后。临床作腰椎穿刺常选择第3、4腰椎棘突的间隙处进行。

从侧面观察，脊柱有四个生理弯曲，**颈曲**、**腰曲**凸向前，**胸曲**、**骶曲**凸向后。这些弯曲使脊柱更具有弹性，可减轻由于行走和运动而产生的对脑和内脏的震荡，也有利于维持人体重心的平衡。

脊柱可作前屈、后伸、侧屈、旋转和环转运动。虽然相邻椎骨间的连结很稳固，运动很小，但整个脊柱的运动幅度可很大。

（四）肋的连结

1. **肋与椎骨的连结**　肋后端与胸椎之间以**肋椎关节** costovertebral joints 相连结（图2-

8）。肋椎关节包括由肋头与胸椎肋凹构成的**肋头关节**和由肋结节与横突肋凹构成的**肋横突关节**。两者为联合关节，运动轴为通过肋颈的长轴，肋颈沿此轴旋转，使肋的前部作升降运动。

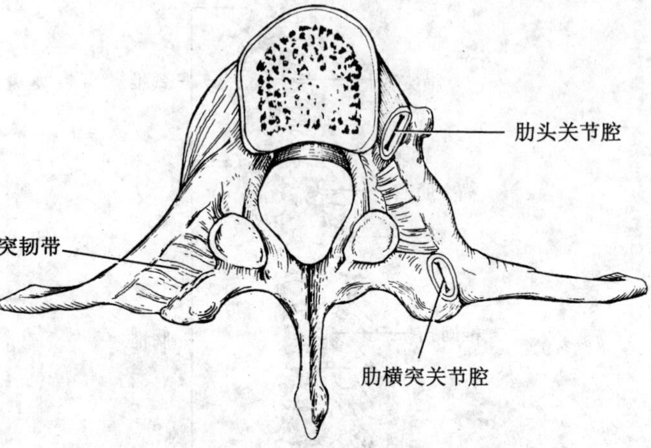

图 2－8　肋椎关节

2. **肋与胸骨的连结**　每一肋骨前端都接肋软骨。第一肋软骨与胸骨柄形成软骨连结；第 2～7 肋软骨与胸骨侧缘构成微动的**胸肋关节** sternocostal joints；第 8～10 肋软骨依次附于上位肋软骨，由此形成左、右**肋弓**（图 2－9）；第 11、12 肋很短，前端游离于腹壁肌肉之中。

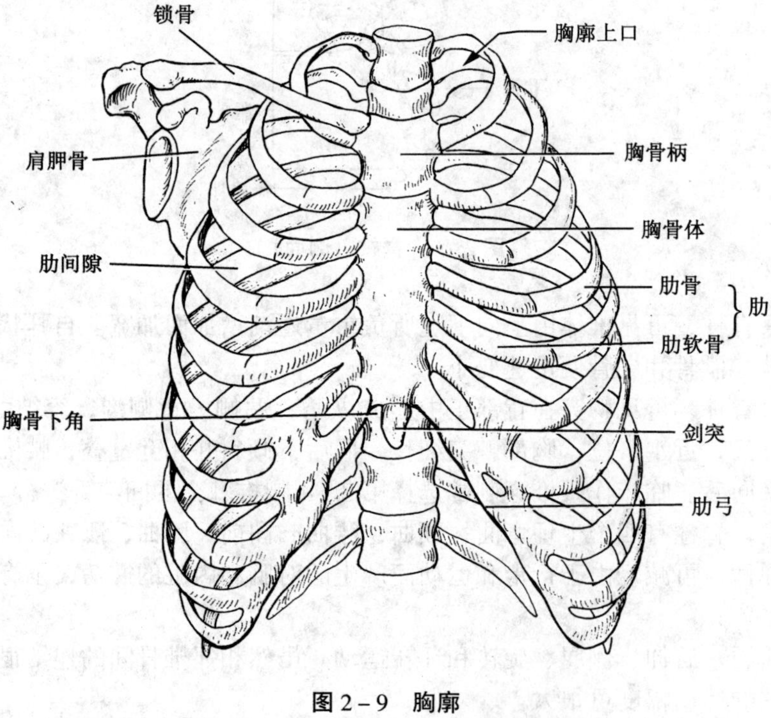

图 2－9　胸廓

（五）胸廓

胸廓 thorax（图 2－9）由 12 块胸椎、12 对肋及胸骨连结而成。为上窄下宽、前后略扁的圆锥形。前壁短，侧壁和后壁长。有上、下两口，**胸廓上口**小，是胸腔与颈部的通道，由第 1 胸椎体、第 1 对肋及胸骨柄上缘围成。由于胸廓上口向前下倾斜，故胸骨柄上缘约平对第 2 胸椎体下缘。**胸廓下口**宽大而不整齐，由第 12 胸椎体、下两对肋、肋弓和剑突围成。膈肌封闭胸腔底。两侧肋弓所形成的向下开放的角称**胸骨下角**。剑突将胸骨下角分成左、右剑肋角。上、下肋间的空隙称**肋间隙** intercostal space。胸廓容纳和保护心、肺、大血管，并覆盖肝、脾等重要器官。

胸廓除有保护和支持的功能外还参与呼吸运动。吸气时肋前端上提，胸骨向前上移动，胸腔容积扩大。呼气时则相反，胸腔容积缩小。

胸廓的形状和大小与年龄、性别、职业、健康状况等密切相关。儿童患佝偻病时，因缺钙胸骨向前突出变形，形成鸡胸。肺气肿及哮喘患者，因长期咳喘，胸廓各径增大呈筒状。

二、颅骨的连结

各颅骨之间，大多以缝相连结，颅底少数骨之间形成软骨连结，这两种连结均非常牢固，无活动性。当这些结缔组织膜或软骨骨化后，便形成骨性结合。舌骨与颅底之间借韧带相连结，可以上、下活动。颅骨的连结中惟一的一对关节即颞下颌关节。

颞下颌关节 temporomandibular joint（图 2－10）也称**下颌关节**，由下颌头与颞骨的下颌窝及关节结节构成。关节囊松弛，包于上述结构的边缘，囊前部薄，后部厚，外侧有起于颧弓根部止于下颌颈的**外侧韧带**加强。关节内有纤维软骨构成的**关节盘**，其周缘附着于关节囊，将关节腔分为上、下两部分。

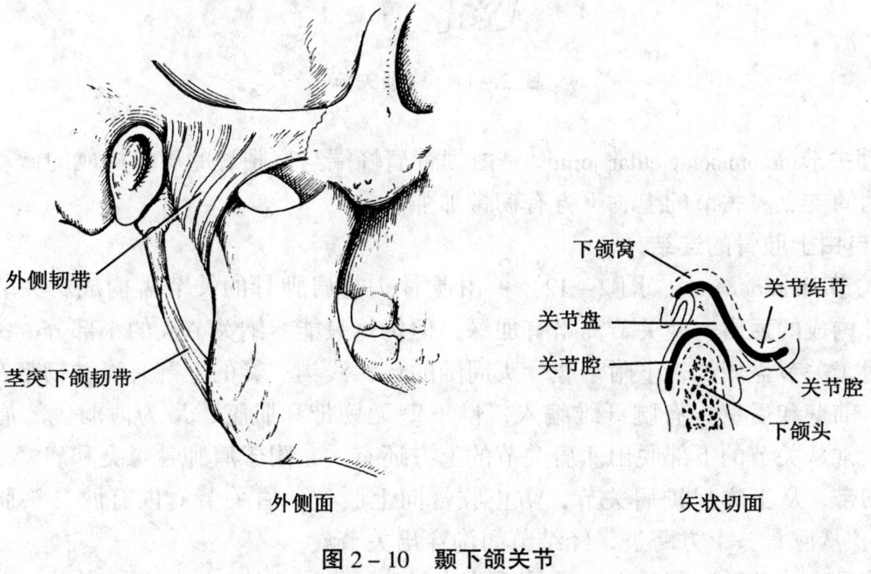

图 2－10　颞下颌关节

颞下颌关节属联合关节，两侧同时运动，可使下颌骨作上提与下降（闭口与张口），前伸与后退以及侧方运动。由于关节囊前部薄弱，如张口过大时，下颌头和关节盘可一起滑到关节结节的前方，不能退回关节窝，患者不能闭口，造成下颌关节脱位。

第三节　附肢骨的连结

附肢的主要功能是支持和运动，故附肢骨的连结以滑膜关节为主。人类由于直立，上肢获得了极大的活动度，成为劳动的器官，因而上肢关节以运动的灵活性为主；下肢仍有支撑身体的作用，所以下肢关节以运动的稳定性为主。

一、上肢骨的连结

（一）上肢带骨的连结

1. **胸锁关节** sternoclavicular joint（图 2－11）　是上肢骨与躯干骨连结的惟一关节，由锁骨的胸骨端与胸骨柄的锁切迹构成。关节囊紧张坚韧，周围有韧带加强。关节内有纤维软骨构成的关节盘，使关节面更相适应。通过胸锁关节，锁骨外侧端及整个肩部可作上、下、前、后以及环转运动。

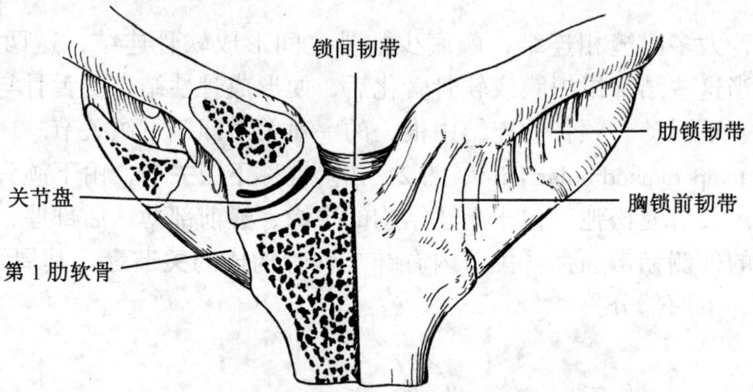

图 2－11　胸锁关节

2. **肩锁关节** acromioclavicular joint　是由锁骨肩峰端与肩胛骨的肩峰构成的微动关节，是肩胛骨活动的支点。关节的上、下方有韧带加强。

（二）自由上肢骨的连结

1. **肩关节** shoulder joint（图 2－12）　由肱骨头与肩胛骨的关节盂构成。关节盂周缘附有纤维软骨构成的**盂唇**，使关节窝略有加深，但仍然只能容纳关节头的小部分。关节囊薄而松弛，上附于关节盂周缘，下附于肱骨头周围的环状浅沟。囊的上壁有**喙肱韧带**及肌腱纤维编入加强，前壁和后壁也有腱纤维编入，惟下壁无韧带和肌腱，最为薄弱。故肩关节脱位时，肱骨头常从关节的下部脱出。肩关节的上方还有一条附于肩胛骨喙突和肩峰之间厚而强韧的**喙肩韧带**，从上方保护肩关节，防止肱骨向上脱位。肩关节囊内有肱二头肌的长头腱（包有滑膜）从肱骨头上方跨过，经结节间沟穿出关节囊。

肩关节是人体活动范围最大、最灵活的关节，可作屈、伸、收、展、旋内、旋外及环转运动。

2. **肘关节** elbow joint（图 2－13）　是由肱骨下端与桡、尺骨上端构成的一个复关节，它包括三个关节：①**肱尺关节** humeroulnar joint，由肱骨滑车与尺骨滑车切迹构成。②**肱桡关节** humeroradial joint，由肱骨小头与桡骨头关节凹构成。③**桡尺近侧关节** proximal radioulnar

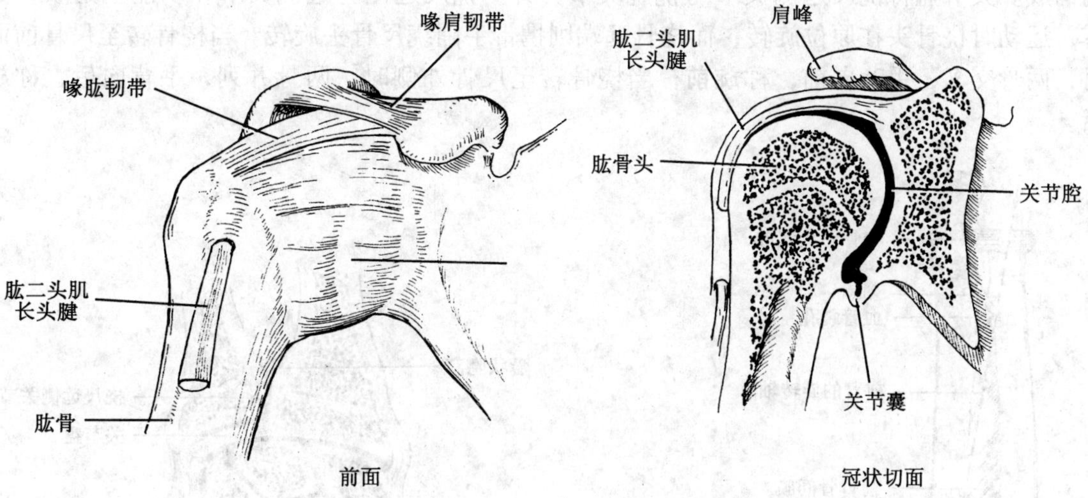

图 2－12　肩关节（右侧）

joint，由桡骨的环状关节面与尺骨的桡切迹构成。三个关节共同包裹在一个关节囊内。囊的前、后壁薄而松弛，两侧壁厚而紧张，并有侧副韧带加强。临床上常见的肘关节脱位是桡、尺两骨同时滑向后上方。桡骨环状关节面周围的**桡骨环状韧带**环抱桡骨头，上口宽下口紧，可防止桡骨头滑脱。幼儿由于桡骨头尚在发育，环状韧带松弛，又缺乏肌力保护，在猛力牵拉前臂时，很易造成桡骨头半脱位。

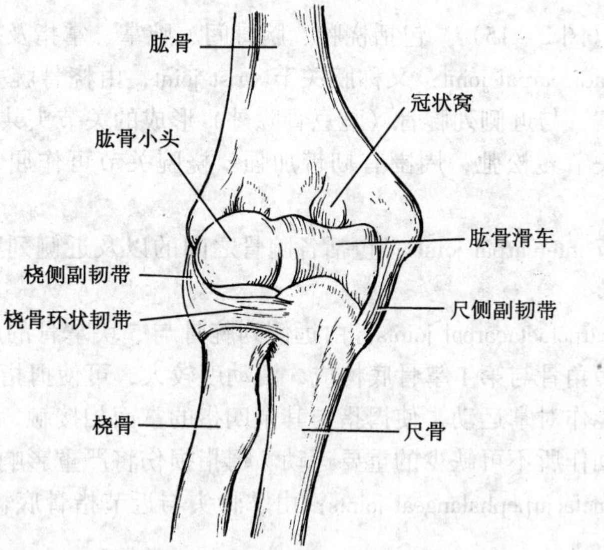

图 2－13　肘关节（前面）

肘关节可沿冠状轴作屈、伸运动，桡尺近侧关节可沿垂直轴作旋前和旋后运动。

3. 前臂骨间的连结（图 2－14）　除上端的桡尺近侧关节参与构成肘关节的一部分外，还有连于桡、尺两骨相对缘间的**前臂骨间膜**以及下端的桡尺远侧关节。

桡尺远侧关节 distal radioulnar joint 由桡骨的尺切迹与尺骨头以及尺骨头下面的关节盘共

同构成。关节盘将桡尺远侧关节与桡腕关节分开。桡尺远侧与近侧关节在功能上是联合关节，运动时桡骨头在原位旋转，而桡骨远端则携带手围绕尺骨头旋转。当桡骨转至尺骨前面时，两骨交叉，手背向前，称**旋前**；当桡骨转至尺骨外侧时，两骨并列，手背向后，称**旋后**。

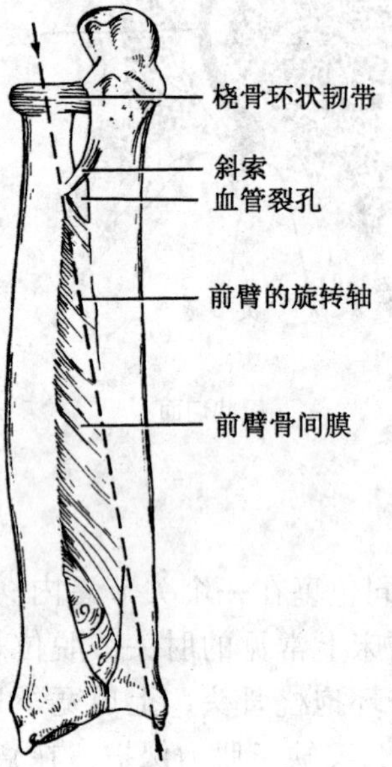

图 2-14　前臂骨间的连结示意图

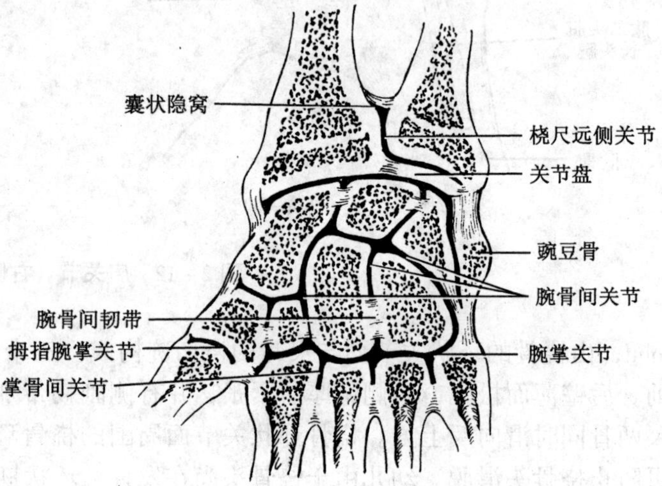

图 2-15　手关节（冠状切面）

4. **手骨的连结**（图 2-15）　包括桡腕、腕骨间、腕掌、掌指及手指骨间关节。

（1）**桡腕关节** radiocarpal joint：又称**腕关节** wrist joint，由桡骨腕关节面和尺骨头下方的关节盘形成的关节窝，与近侧列腕骨（豌豆骨除外）形成的关节头共同构成。尺骨头不参与桡腕关节的构成。关节囊松弛，周围有韧带加强。桡腕关节可作屈、伸、收、展和环转运动。

（2）**腕骨间关节** intercarpal joints：包括各腕骨之间的以及近侧列腕骨与远侧列腕骨之间的关节，属微动关节。

（3）**腕掌关节** carpometacarpal joints：由远侧列腕骨与 5 块掌骨的底构成。其中**拇指腕掌关节**最重要，由大多角骨与第 1 掌骨底构成，活动度较大，可使拇指作屈、伸、收、展和环转运动。此外，还能作对掌运动，使拇指与其余四指的掌面相接触，这是人类进行握持、操作工具、完成精细动作所不可缺少的重要运动。拇指损伤将严重影响手的正常功能。

（4）**掌指关节** metacarpophalangeal joints：由掌骨头与近节指骨底构成，可作屈、伸、收、展和环转运动。

（5）**指骨间关节** interphalangeal joints of hand：为相邻两节指骨间的关节，只能作屈、伸运动。

二、下肢骨的连结

（一）下肢带骨的连结

1. **耻骨联合** pubic symphysis（图 2-16）　由两侧耻骨联合面借纤维软骨性的**耻骨间盘**

连结而成。上、下均有韧带加强。软骨盘内常有一矢状位的裂隙。女性的耻骨间盘较厚，裂隙也较大，对分娩时盆腔的扩大、胎儿的娩出有利。

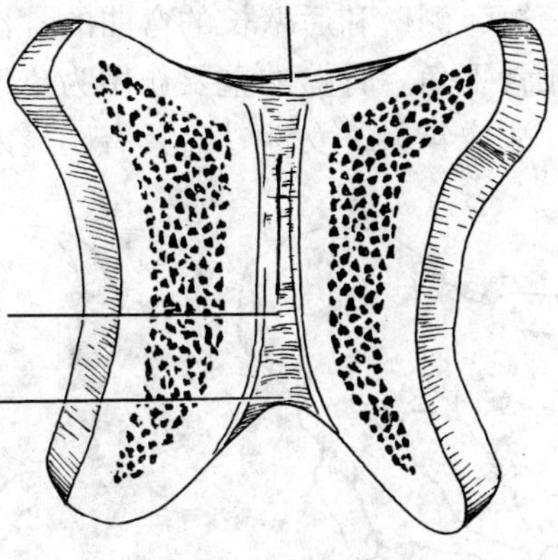

图 2－16　耻骨联合（冠状切面）

2. **骶髂关节** sacroiliac joint（图 2－17）　由骶骨和髂骨的耳状面构成。关节面凹凸不平，相互嵌合甚为紧密，活动极小。关节囊紧张，周围有韧带加强。通过骶髂关节，身体的重量由脊柱转传至下肢。

3. **骶骨与髋骨间的韧带**（图 2－17）　①**骶结节韧带** sacrotuberous lig.，由骶、尾骨侧缘连至坐骨结节，呈扇形。②**骶棘韧带** sacrospinous lig.，位于骶结节韧带的前方，较细小，由骶、尾骨侧缘连至坐骨棘。上述两韧带与坐骨大、小切迹分别围成**坐骨大孔**和**坐骨小孔**，两孔均有肌、血管、神经通过。

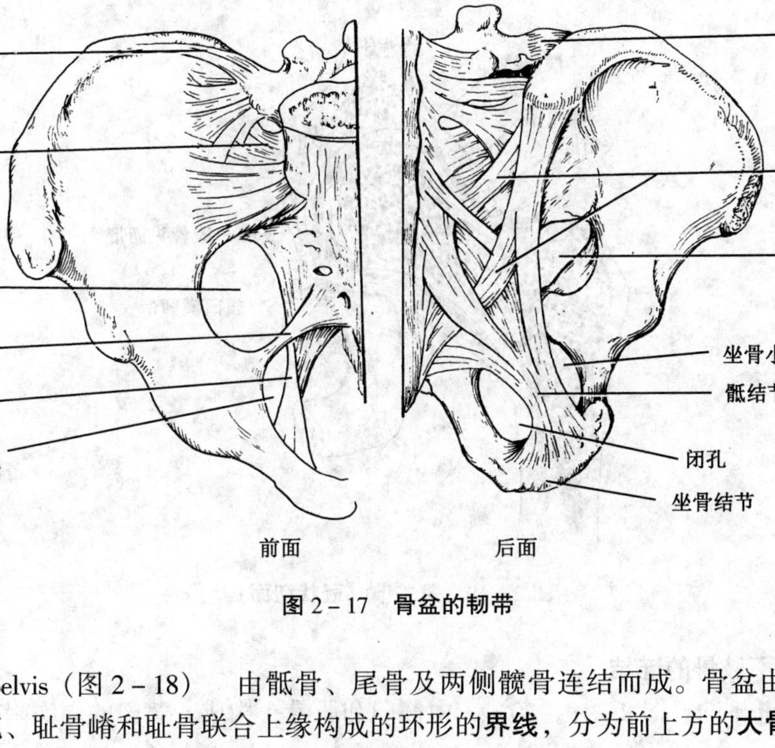

图 2－17　骨盆的韧带

4. **骨盆** pelvis（图 2－18）　由骶骨、尾骨及两侧髋骨连结而成。骨盆由骶骨的岬、弓状线、耻骨梳、耻骨嵴和耻骨联合上缘构成的环形的**界线**，分为前上方的**大骨盆**和后下方的

小骨盆，临床上通常所说的骨盆是指小骨盆。小骨盆有上、下两口。**骨盆上口**又称骨盆入口，由界线围成，整齐光滑；**骨盆下口**即骨盆出口，由尾骨尖、骶结节韧带、坐骨结节、坐骨支、耻骨下支和耻骨联合下缘围成，不整齐，呈弯向上的菱形。上、下两口之间的腔称**骨盆腔** pelvic cavity，为前壁短、侧壁和后壁长的弯曲的骨性管道。两侧坐骨支和耻骨下支构成**耻骨弓**，其间的夹角称**耻骨下角**。骨盆的重要作用为传递重力、承托和保护盆腔脏器。在女性又是胎儿娩出的产道，故成年男、女性骨盆具有明显差别。

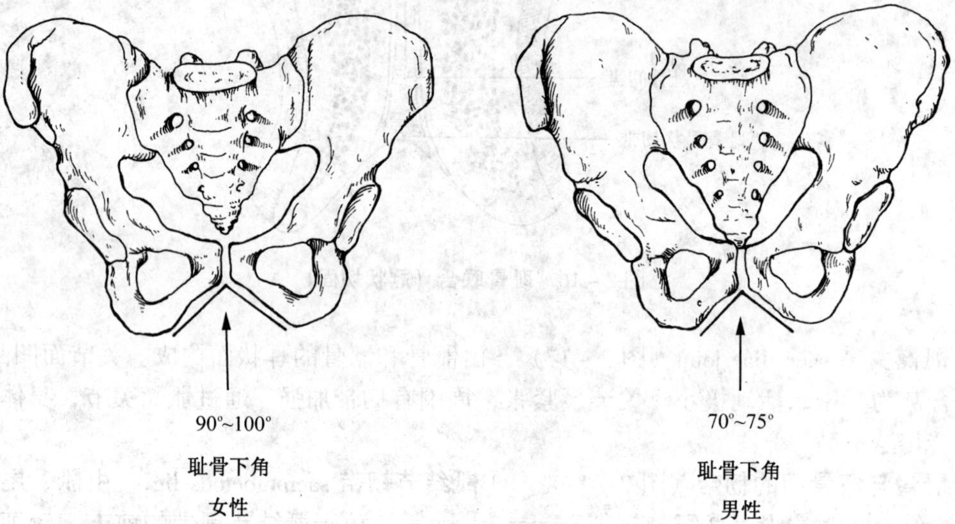

图 2-18　骨盆

骨盆的正常位置为稍向前倾斜。直立位时骨盆入口平面与地平面形成向后开放的角度，称骨盆倾斜度。

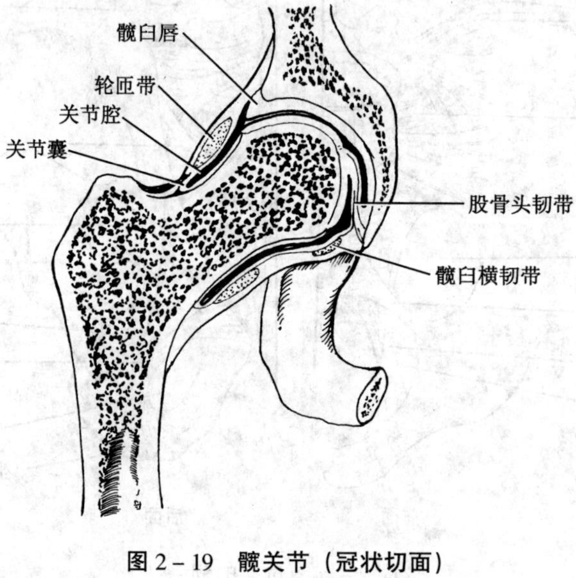

图 2-19　髋关节（冠状切面）

（二）自由下肢骨的连结

1. **髋关节** hip joint（图 2-19，20）　由髋臼和股骨头构成。髋臼的周缘附有纤维软骨构成的**髋臼唇**，以加深关节窝，使股骨头关节面几乎全部纳入髋臼内。关节囊紧张而坚韧，上起自髋臼周缘，向下，前面止于大、小转子间的连线处，后面仅包容股骨颈的内侧 2/3。故股骨颈骨折有囊内、囊外和混合性骨折三种。关节囊纤维层增厚，形成韧带，由前、后、上三方加固连结，其中最强韧的为位于关节囊前方的**髂股韧带**，该韧带可限制髋关节过伸并有利于维持人体直立姿势。关节囊后下方较薄弱，故髋关节脱位时，股骨头常从下方脱出。囊内有**股骨头韧带**，内含营养股骨头的血管。

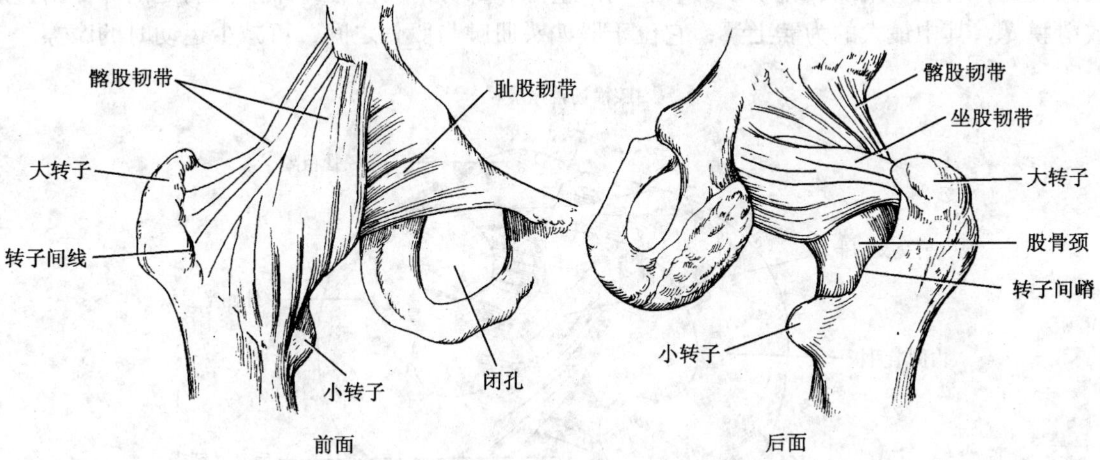

图 2－20　髋关节

髋关节可作屈、伸、收、展、旋转和环转运动，但不如肩关节灵活；然而其稳固性大，适于负重和行走。

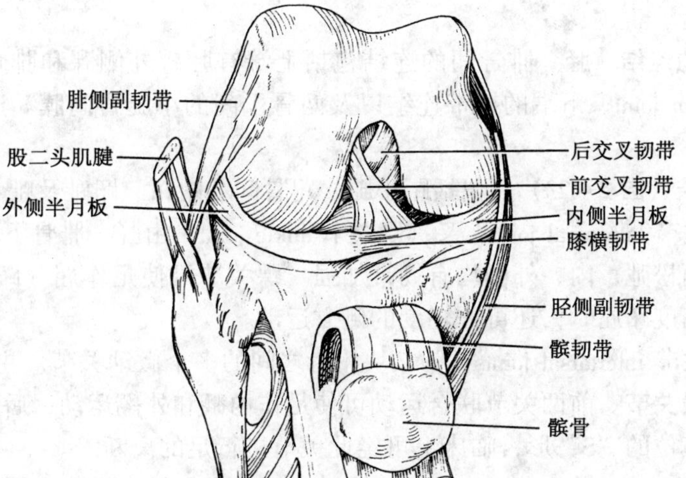

图 2－21　膝关节（内部结构）

2. **膝关节** knee joint（图 2－2，21，22）　是人体最大、最复杂的关节，由股骨内、外侧髁，胫骨内、外侧髁及髌骨构成，关节囊宽阔而松弛，附着于各骨关节面的周缘，其前壁有股四头肌腱、髌骨和髌韧带加强，内侧壁有**胫侧副韧带**加强，外侧有独立于囊外的**腓侧副韧带**。关节囊内有**前交叉韧带**和**后交叉韧带**，连于股骨内、外侧髁的相对面与胫骨的髁间隆起之间，可防止胫骨前、后移位。在股骨与胫骨两关节面之间，还有两个纤维软骨板，称半月板：**内侧半月板**较大，呈“C”形；**外侧半月板**较小，近似“O”形。两半月板均周缘厚，内缘薄，下面较平，上面较凹，可略加深关节窝，使两关节面相适应。半月板增加了膝关节稳固性及运动的灵活性，并可减缓冲击。膝关节的部分滑膜层突向关节腔，形成一对**翼状襞**，襞内含有脂肪组织，充填于关节腔内的空隙；部分滑膜层在纤维层薄弱处向外突出，形成滑膜囊，其中最大的为**髌上囊**，它位于股四头肌腱与股骨之间，可减少运动时的摩擦。

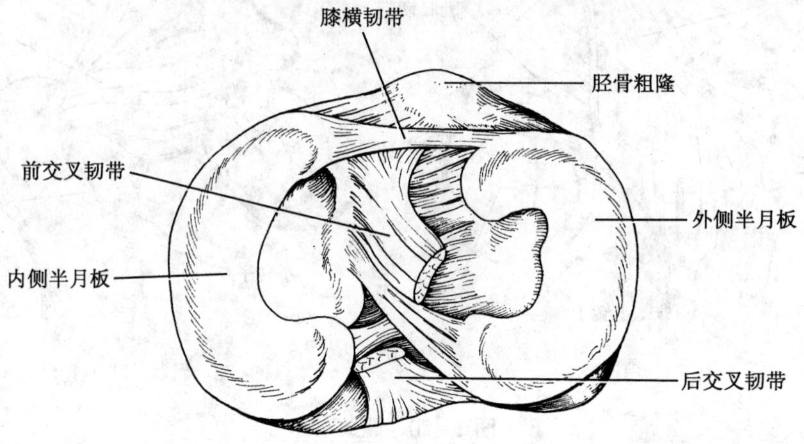

图 2-22　右膝关节半月板（上面）

膝关节主要作屈、伸运动，在半屈膝位时，由于侧副韧带处于松弛状态，小腿还可作轻微的旋内和旋外运动。

3. **小腿骨间的连结**　胫、腓骨间的连结包括上端有胫骨外侧髁和腓骨头构成的微动的**胫腓关节** tibiofibular joint、下端的韧带连结以及两骨干间的**小腿骨间膜**。连结稳固几乎不能运动。

4. **足骨的连结**（图 2-23）　包括距小腿、跗骨间、跗跖、跖趾及趾骨间关节。

（1）**距小腿关节** talocrural joint：又称**踝关节** ankle joint，由胫、腓骨下端与距骨构成。关节囊前、后壁薄而松弛，内、外侧均有韧带加强。踝关节可使足作屈（跖屈）和伸（背屈）运动，当踝关节高度跖屈时，还可作轻度的侧方运动。

（2）**跗骨间关节** intertarsal joints：为 7 块跗骨之间的多个微动关节。主要包括**距跟关节、距跟舟关节**和**跟骰关节**。前两关节联合运动可使足作**内翻**和**外翻**运动；后两关节常合称**跗横关节**，关节腔呈横位的“S”形，临床上可经此关节进行足的离断术。

（3）**跗跖关节** tarsometatarsal joints：是由 3 块楔骨及骰骨的前端与 5 块跖骨的底构成的微动关节。

（4）**跖趾关节** metatarsophalangeal joints：由跖骨头与近节趾骨底构成，可作屈、伸、收、展运动。

（5）**趾骨间关节** interphalangeal joints of foot：是相邻两节趾骨间的关节，只能作屈、伸运动。

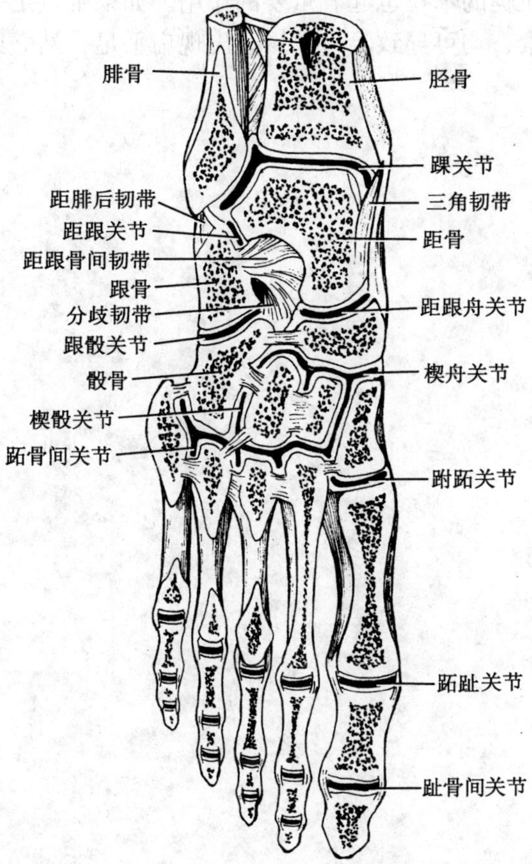

图 2－23　足关节（水平切面）

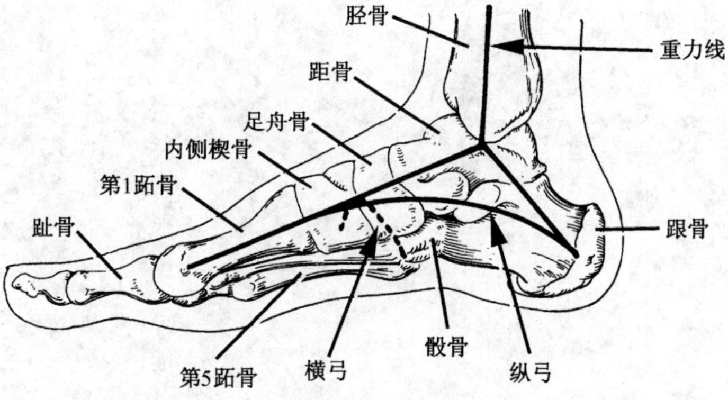

图 2－24　足弓

（6）**足弓** arches of foot（图 2－24）　跗骨和跖骨借许多韧带牢固地连结在一起，形成向上凸的足弓。足弓分前后方向的**足纵弓**和内外方向的**足横弓**。站立时主要以跟骨结节、第 1 和第 5 跖骨头着地，犹如弹性“三脚架”，使身体稳立于地面，并有利于行走和跑跳，缓冲运动时产生的震荡，也能保护足底的血管、神经免受压迫。足弓的维持除靠骨连结的韧带外，足底短肌和小腿长肌腱的牵拉也起着重要的作用。如果维持足弓的软组织过度劳损、先天发育不良或损伤等因素，均可导致足弓下塌，出现扁平足，站立或行走时容易发生疲劳。

（陈小迅）

第三章　肌　学

第一节　总　论

肌 muscle 是运动系统的动力部分。人体的肌因结构和功能不同可分为**平滑肌**、**心肌**和**骨骼肌**三类。平滑肌主要构成内脏和血管的壁；心肌构成心壁，两者均不随人的主观意志而收缩，称为不随意肌。骨骼肌一般附着于骨上，故称骨骼肌，分布于头、颈、躯干和四肢，可随人的意志而收缩，所以又称随意肌。少数骨骼肌附着于皮肤，特称为**皮肌**。运动系统所讲述的肌均为骨骼肌。

骨骼肌在人体内分布广，数量多，有 600 块左右，约占体重的 40%。每块肌都具有一定的形态、结构，有丰富的血管和淋巴管分布，受一定的神经支配，执行一定的功能，故每块肌都是一个器官。

一、肌的构造和形态

每块骨骼肌都由中间的肌性部分——**肌腹**和两端的腱性部分——**肌腱**构成（图 3－1）。每块肌的外面都包有结缔组织的肌外膜。肌性部分主要由许多肌纤维构成，色红，柔软，具

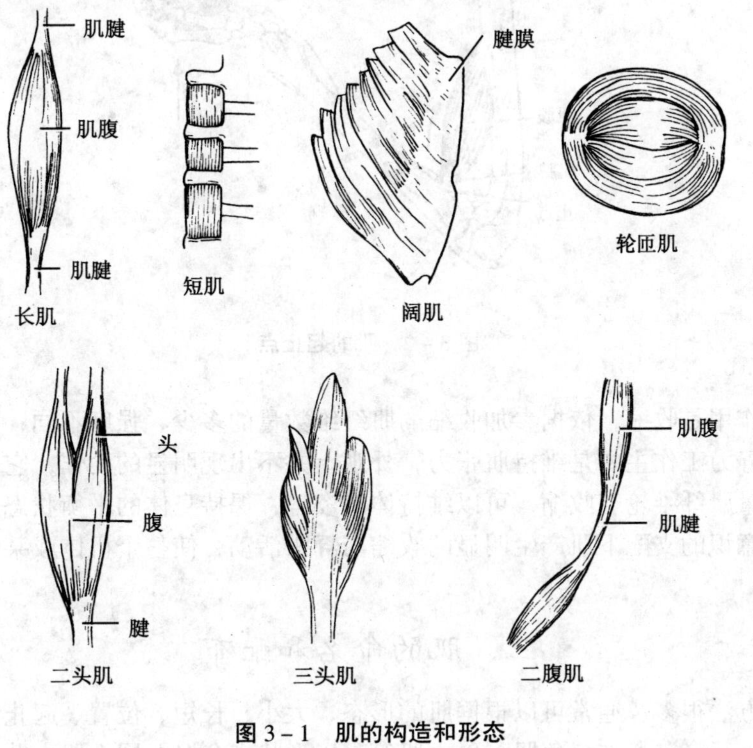

图 3－1　肌的构造和形态

有收缩和舒张机能。腱性部分主要由平行致密的胶原纤维构成，色白，质地坚韧，无收缩功能，但抗拉力强，位于肌性部分的两端，附着于骨。

肌的形态多种多样，大致可分为长肌、短肌、阔肌和轮匝肌四类（图 3－1）。**长肌**主要分布于四肢，肌纤维与肌的长轴平行，收缩时能引起大幅度的运动。**短肌**主要分布于躯干深层，肌短小，收缩时运动幅度小。**阔肌**多分布于躯干浅层，形状宽扁，除运动外，尚有构成体腔的壁、保护体腔内脏器的功能。阔肌的腱扁宽呈膜状，称**腱膜**。**轮匝肌**主要由环行的肌纤维构成，位于孔裂周围，收缩时可以关闭孔裂。

有些长肌的起端有两个或两个以上的头，然后会合为一个肌腹，这些肌被称为二头肌、三头肌或四头肌；有些长肌自肌腹分出若干长腱，附着于不同的骨面；有些长肌有两个肌腹，中间以中间腱相连，称为二腹肌；有个别肌具有数个中间腱，称为腱划。

二、肌的起止和作用

骨骼肌通常两端附着在两块或两块以上的骨面上，中间跨过一个或多个关节，收缩时牵引骨骼，产生运动。在运动中，一块骨的位置相对固定，称固定骨，另一块骨则相对移动，称移动骨。一般把肌在固定骨上的附着点称**起点**或**定点**；把肌在移动骨上的附着点称**止点**或**动点**。通常接近身体正中线或肢体近侧端的附着点是起点，反之则为止点（图 3－2）。定点和动点是相对的，在一定的条件下，两者可以相互转换。

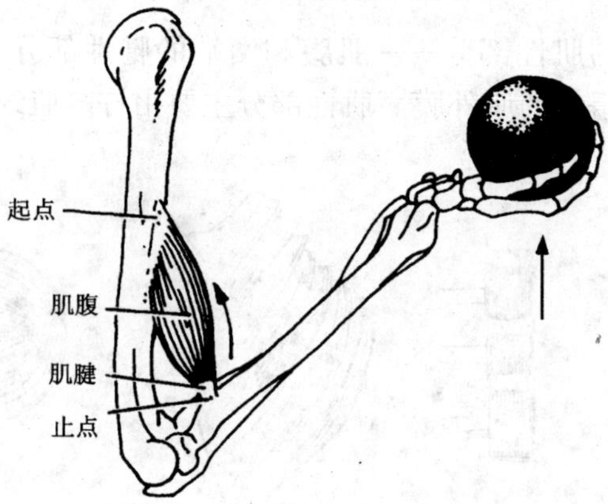

图 3－2　肌的起止点

肌的主要作用是收缩，依据参加收缩的肌纤维数量的多少、强度不同，可分为静力工作和动力工作。静力工作主要是维持肌张力，外观上并不出现明显的动作，它是在非意识支配下通过肌内少量肌纤维轮替收缩，可以维持体态姿势，保持身体的平衡状态。另一种是动力工作，则是在意识的支配下肌产生明显的收缩与舒张活动，使整个机体或某一部分完成各种随意运动。

三、肌的命名和配布

肌的命名方法很多，通常可以根据肌的形态、大小、长短、位置、起止、作用、肌束走行方向等原则进行命名。如三角肌、斜方肌等是以形状来命名；冈上肌、肋间肌等是以位置命名；喙肱肌、肱桡肌等是以起止命名；旋后肌、内收肌等是以作用命名。而更多的是综合命名，如胸大肌、腹外斜肌、桡侧腕长伸肌等。

肌的配布与关节运动轴的关系密切，一般是在一个运动轴的相对两侧有两个作用相反的肌或肌群配布，这两个互相对抗的肌或肌群称为**拮抗肌**，如肘关节前方的屈肌群和后方的伸肌群，两者既互相拮抗，又互相依存，在神经系统的支配下，动作协调而准确。在运动轴同一侧作用相同的肌，称为**协同肌**，如肘关节前面的各屈肌。肌群配布的多少与运动轴的多少密切相关，如双轴的桡腕关节周围配布有屈、伸、展、收四组肌；三轴的肩关节周围则配布有屈、伸、展、收、旋内和旋外六组肌。

此外，肌的配布还与人体的直立、行走和劳动等特点有关。为维持直立姿势，项肌、背肌、臀肌、小腿后群肌均特别发达；下肢肌强于上肢肌；上肢的屈肌强于伸肌；手肌比足肌的运动灵活而复杂。

四、肌的辅助装置

肌的辅助装置主要有筋膜、滑膜囊和腱鞘等，它们具有保护肌、保持肌的位置、减少运动时的摩擦等功能。

1. **筋膜** fascia（图 3－3）　遍布全身，分为浅筋膜和深筋膜两种。

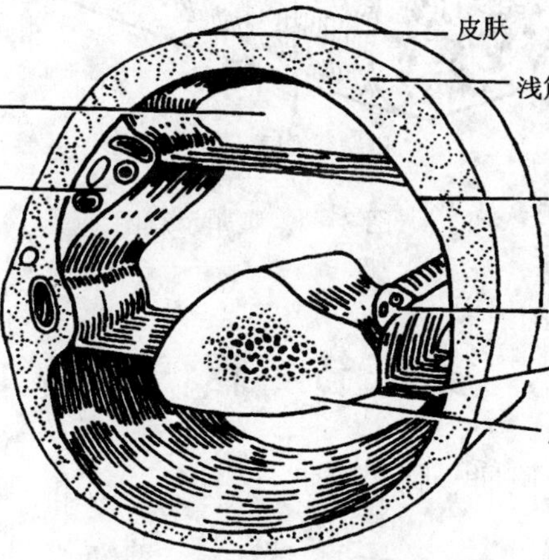

图 3－3　臂部横断面示筋膜

（1）**浅筋膜** superficial fascia：位于皮下，又称**皮下筋膜**，包裹全身各部，由疏松结缔组织构成。内含浅血管、皮神经、浅淋巴管和脂肪组织等。脂肪组织的多少可因部位、性别和营养状况不同而异。浅筋膜具有保温和保护深部结构的作用。

（2）**深筋膜** deep fascia：又称**固有筋膜**，位于浅筋膜深面，由致密结缔组织构成。它不仅包被全身，还进一步深入肌群间，包裹各肌。在四肢深入肌群间的深筋膜附着于骨面形成**肌间隔**，分隔和包绕各肌群。深筋膜还包裹血管、神经束，形成**血管神经鞘**；深筋膜的不同层次之间常形成筋膜间隙，疏松、易分离，成为感染扩散和积液蔓延的途径。

2. **滑膜囊** synovial bursa　为扁平的结缔组织小囊，壁薄，内含少量滑液，多位于肌腱和骨面之间，可减少两者之间的摩擦。滑膜囊有的密闭，单独存在；有的邻近关节，可与关节腔相通。滑膜囊炎症时可致局部疼痛和功能障碍。

3. **腱鞘** tendinous sheath（图 3－4）　是包裹在某些长肌腱外面的鞘管。多位于活动较大的部位，如腕、踝、手指和足趾等处。

腱鞘由**纤维层**（**又称腱纤维鞘**）和**滑膜层**（**又称腱滑膜鞘**）两部分构成。纤维层在外，由增厚的深筋膜附着于骨面而构成，呈管状，对肌腱起约束和固定作用。滑膜层位于腱纤维鞘内，由滑膜构成，呈双层套管状，外层叫壁层，紧贴在纤维层的内面；内层叫脏层，包裹在肌腱的周围，两层相互移行，形成密闭的**滑膜腔**，内含少量滑液，可减少肌腱运动时与骨面的摩擦。过于频繁的活动，由于机械磨损，会引起腱鞘炎或积液（腱鞘囊肿），导致局部呈结节状肿胀、疼痛和活动受限。在腱滑膜鞘脏壁两层的移行处，形成**腱系膜**，供应腱的血管、神经由此出入。

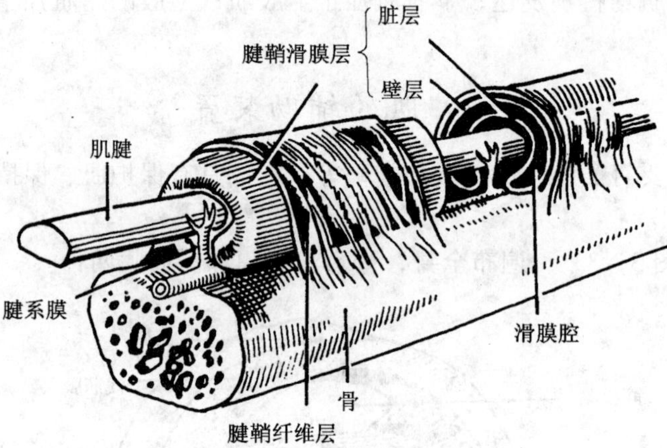

图 3-4　腱鞘示意图

第二节　躯干肌

躯干肌主要包括背肌、胸肌、膈和腹肌。

一、背　　肌

背肌位于躯干的后面，分浅、深两群。

（一）浅群

主要是斜方肌和背阔肌，它们均起于脊柱，止于上肢带骨和肱骨（图 3-5）。

1. **斜方肌** trapezius　位于项部和背上部，呈三角形，两侧合在一起为斜方形，起点很广，从枕外隆凸直达第 12 胸椎的棘突，肌束向外集中，止于锁骨外侧 1/3、肩峰和肩胛冈。该肌上部肌束收缩可上提肩胛骨；下部肌束可使肩胛骨下降；中部肌束或全肌收缩可拉肩胛骨向脊柱靠拢。

2. **背阔肌** latissimus dorsi　为全身最大的阔肌，位于背的下部和胸的后外侧，以腱膜起于下 6 个胸椎和全部腰椎的棘突、骶正中嵴和髂嵴后部，肌束向外上方集中，止于肱骨小结节下方。收缩时可使臂内收、内旋和后伸，如背手姿势。当上肢上举固定时，可引体向上。

（二）深群

位于脊柱两侧的纵沟内，为数众多，其浅层主要是长肌——竖脊肌，深层为节段性明显的许多短肌。

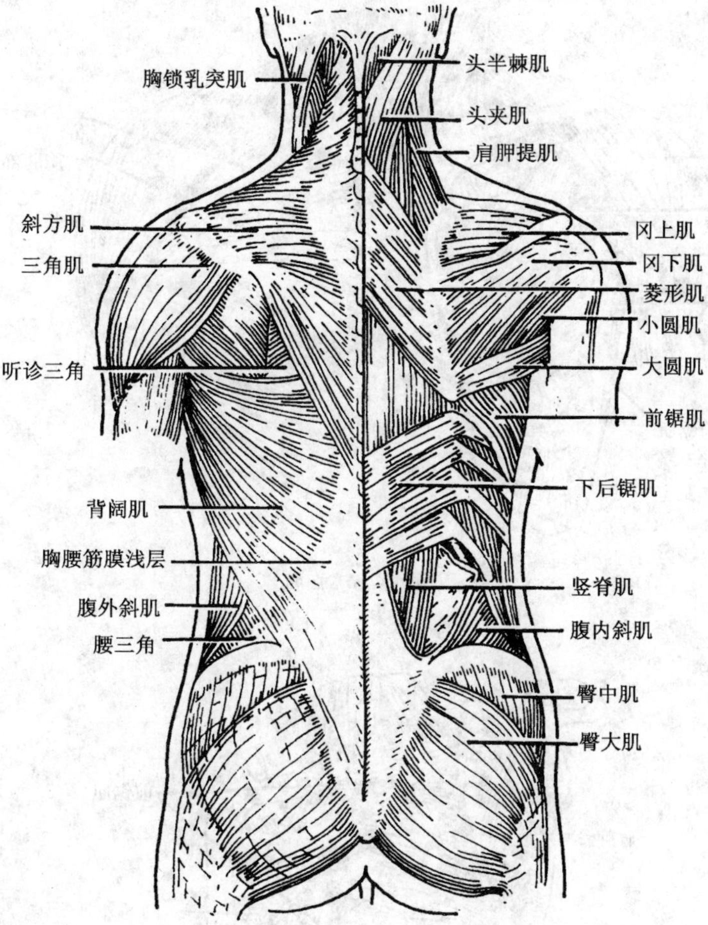

图3-5　背　肌

竖脊肌 erector spinae 又称**骶棘肌**，位于浅层肌的深面、脊柱两侧的沟中，为背肌中最长、最强大者。起于骶骨背面和髂嵴后部，向上分出很多肌束沿途止于椎骨、肋骨和颞骨乳突。一侧收缩可使脊柱侧屈，两侧收缩使脊柱后伸并仰头。

胸腰筋膜包绕竖脊肌，形成该肌的鞘，分前、后两层，后层在腰部显著增厚，并与背阔肌的腱膜紧密结合。

二、胸　　肌

胸肌分为胸上肢肌和胸固有肌。

（一）胸上肢肌

胸上肢肌均起自胸廓外面止于上肢带骨和肱骨（图3-6，7）。

1. **胸大肌** pectoralis major　位于胸前壁上部，呈扇形。起于锁骨内侧半、胸骨和上部肋软骨。肌束向外聚合以扁腱止于肱骨大结节下方。作用为使臂内收、旋内和前屈。如上肢上举固定，则可引体向上，并可提肋助吸气。

2. **胸小肌** pectoralis minor　位于胸大肌深面，呈三角形，起于第3~5肋，止于肩胛骨喙突。作用为拉肩胛骨向前下方。肩胛骨固定时，可提肋助吸气。

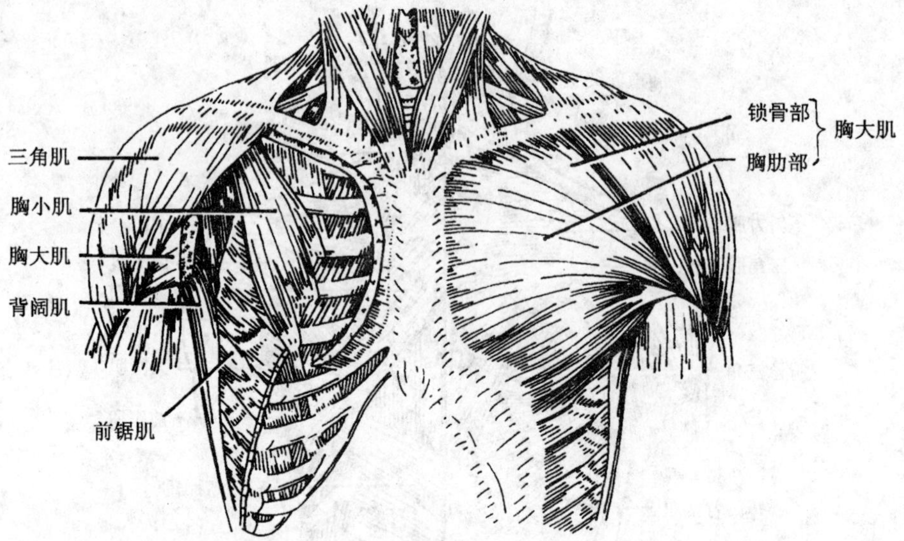

图 3-6 胸肌

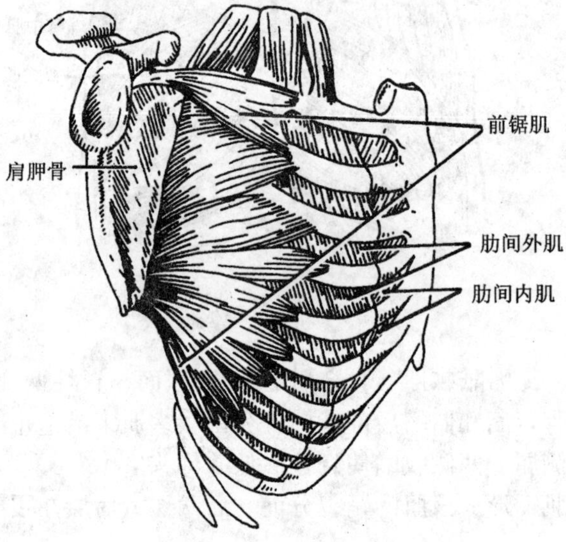

图 3-7 前锯肌

3. **前锯肌** serratus anterior 位于胸廓侧面，以肌齿起于第 1~8（或 9）肋，肌束斜向后上内方，经肩胛骨前面，止于肩胛骨内侧缘和下角。作用为拉肩胛骨向前，并使肩胛骨紧贴胸廓；其下部肌束可使肩胛骨旋外，协助举臂。

（二）胸固有肌

胸固有肌参与构成胸壁，主要包括肋间内、外肌（图 3-7）。

1. **肋间外肌** intercostales externi 位于各肋间隙的浅层，肌束起于上位肋骨的下缘，斜向前下，止于下位肋骨的上缘，作用为提肋助吸气。

2. **肋间内肌** intercostales interni 位于肋间外肌的深面，肌束的起止和走行方向与肋间外肌相反，作用为降肋助呼气。

三、膈

膈 diaphragm（图 3－8）位于胸、腹腔之间，构成胸腔的底和腹腔的顶。膈为凸向上、穹窿形的扁薄阔肌。其周围部分为肌性部，起自胸廓下口，即剑突后面、下 6 对肋的内面以及以左、右膈脚起于上位的 2、3 腰椎体前面，肌束向中央会聚，移行为腱质，称为**中心腱**。

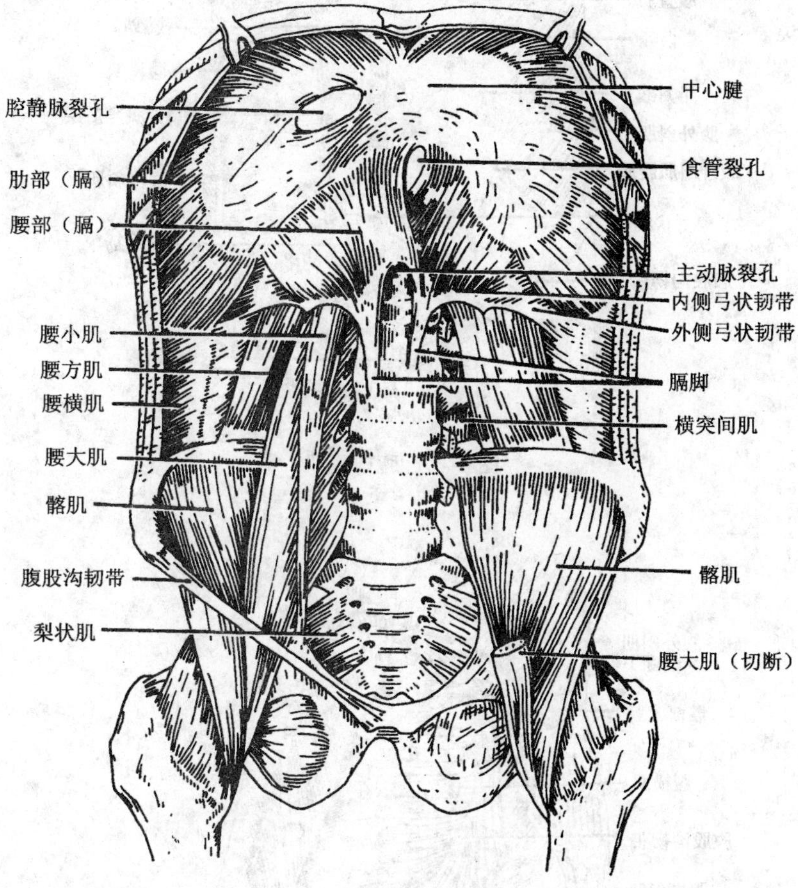

图 3－8　膈和腹后壁肌

膈有 3 个裂孔：在第 12 胸椎前方，左右膈脚之间为**主动脉裂孔**，有降主动脉和胸导管通过；在主动脉裂孔的左前方，约平第 10 胸椎高度有**食管裂孔**，食管和迷走神经通过该孔；在食管裂孔的右前方，约平第 8 胸椎高度的中心腱上有**腔静脉孔**，孔内通过下腔静脉。

膈为主要呼吸肌，收缩时膈穹窿下降，增大胸腔容积以助吸气；松弛时穹窿上升恢复原位，胸腔容积减小以助呼气。膈与腹肌同时收缩，可增加腹压，以协助排便、分娩及呕吐等活动。

四、腹　肌

腹肌参与构成腹壁，分为前外侧群和后群。

（一）前外侧群

前外侧群构成腹腔的前外侧壁，包括腹外斜肌、腹内斜肌、腹横肌和腹直肌(图 3－9,10)。

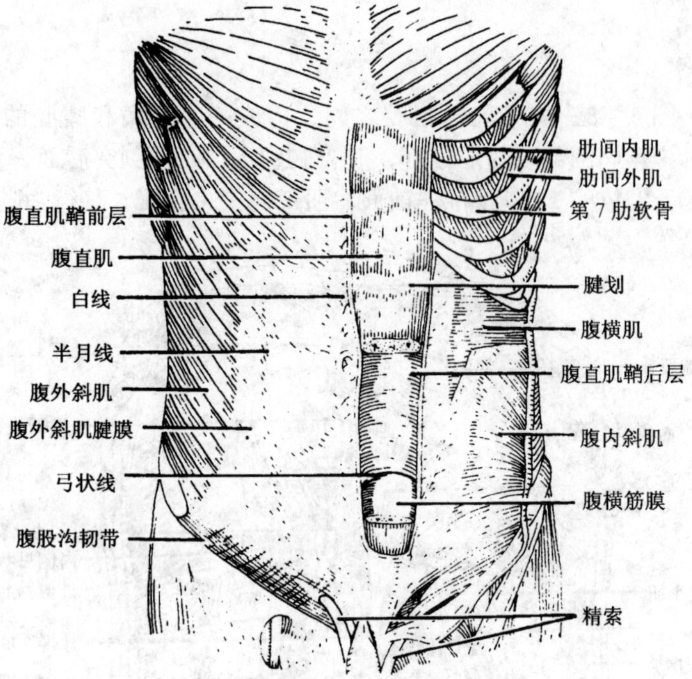

图 3-9　腹前壁肌

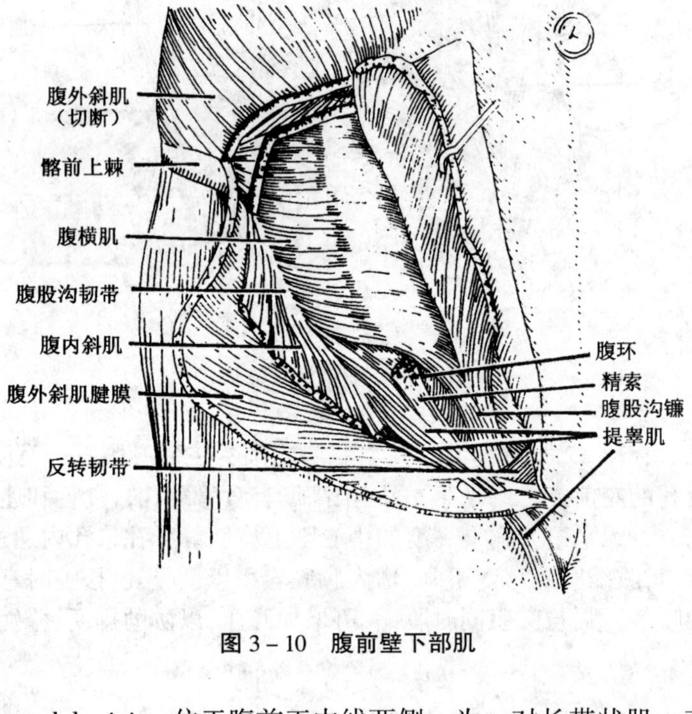

图 3-10　腹前壁下部肌

1. **腹直肌** rectus abdominis　位于腹前正中线两侧，为一对长带状肌，表面被腹直肌鞘包裹。腹直肌起于耻骨嵴，向上止于剑突和第 5～7 肋软骨的前面，全长被 3～4 个**腱划**分成数个肌腹。腱划与腹直肌鞘的前层愈着紧密。

2. **腹外斜肌** obliquus externus abdominis　为宽阔的扁肌，位居腹前外侧壁最浅层，以肌齿起于下 8 个肋骨外面，纤维向前内下行，后下部肌束止于髂嵴前部，余部肌束移行为腱膜，经腹直肌前面至腹正中线处的白线。腹外斜肌腱膜的下缘增厚卷曲，附于髂前上棘和耻骨结节之间，称**腹股沟韧带** inguinal lig.，该韧带的内侧端有部分腱纤维转向后下，止于耻骨梳，称**腔隙韧带**（陷窝韧带）。在耻骨结节外上方，腱膜形成近似一三角形的裂孔，为**腹股沟管浅（皮下）环**。

3. **腹内斜肌** obliquus internus abdominis　在腹外斜肌深面。起于胸腰筋膜、髂嵴和腹股沟韧带外侧半，大部分肌束斜向内上并移行为腱膜，在腹直肌外侧缘处分为前、后两层包裹腹直肌至腹正中线，止于白线，下部肌束形成弓状下缘，越过男性精索（女性子宫圆韧带）向内移行为腱膜，与腹横肌腱膜的下部会合，形成**腹股沟镰** inguinal falx，又称**联合腱** conjoined tendon，止于耻骨梳内侧端。男性腹内斜肌最下部的少量肌纤维包绕精索和睾丸入阴囊，称**提睾肌** cremaster，收缩时可上提睾丸。

4. **腹横肌** transversus abdominis　位于腹内斜肌深面。起于下 6 肋内面、胸腰筋膜、髂嵴和腹股沟韧带外侧 1/3，纤维横行向内，移行为腱膜，经腹直肌后面止于白线。其下部肌束和腱膜也分别参与提睾肌和腹股沟镰的构成。

腹前外侧群肌的作用为保护腹腔脏器、维持腹内压、保持腹腔脏器位置的固定。腹肌收缩时可增加腹压，协助排便、分娩及呕吐等；也可降肋有助于深呼气和咳嗽；腹肌的协调收缩可使脊柱前屈、侧屈和旋转。

（二）后群

腰方肌 quadratus lumborum（图 3－8）位于腹后壁、脊柱两侧，呈长方形。起于髂嵴，止于第 12 肋和腰椎横突。作用为降第 12 肋，单侧收缩可使脊柱侧屈。

（三）腹直肌鞘

腹直肌鞘 sheath of rectus abdominis（图 3－9，11）由腹外侧壁 3 层阔肌的腱膜构成，分前、后两层；前层由腹外斜肌腱膜与腹内斜肌腱膜的前层构成；后层由腹内斜肌腱膜后层和腹横肌腱膜构成。在脐下 4～5cm 处以下，鞘的后层全部转至腹直肌的前面，后层缺如，这

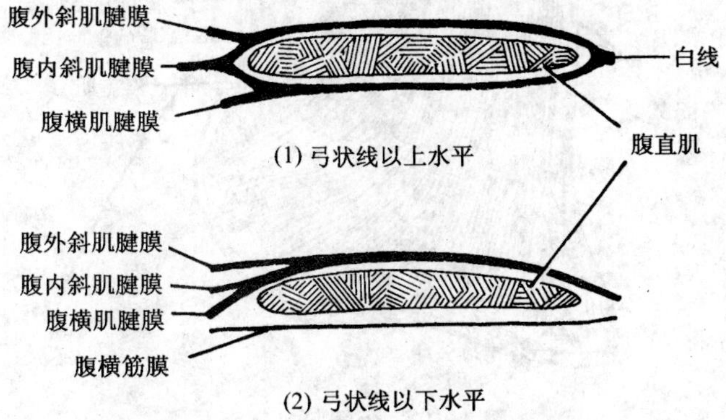

图 3－11　腹前壁横断面示腹直肌鞘

样腹直肌鞘后层下缘游离，称**弓状线**或半环线，此线以下腹直肌后面直接与腹横筋膜相贴。

（四）白线

白线 linea alba 位于腹前壁正中线上，由两侧的腹直肌鞘纤维相互交织而成，张于剑突

与耻骨联合之间。白线上宽下窄，坚韧而少血管，常作为腹部手术入路。白线中部在脐周围形成**脐环**，此处为腹壁的一个薄弱点，如腹腔脏器由此膨出，即形成脐疝。

（五）腹股沟管

腹股沟管 inguinal canal 位于腹股沟韧带内侧半的上方，为腹前壁下部肌和腱膜之间的潜在裂隙，长 4～5cm，由外上斜向内下。管有两口四壁。内口称**腹股沟管深（腹）环** deep inguinal ring，在腹股沟韧带中点上方约 1.5cm 处，由腹横筋膜向外形成的凸口；外口称**腹股沟管浅（皮下）环** superficial inguinal ring，在耻骨结节外上方，为腹外斜肌腱膜的裂孔；前壁为腹外斜肌腱膜，后壁为腹横筋膜和腹股沟镰，上壁为腹内斜肌和腹横肌的弓状下缘，下壁为腹股沟韧带。通过管的结构：男性为精索，女性为子宫圆韧带。腹股沟管是腹壁的薄弱区，是疝的好发部位。

第三节　颈　　肌

颈肌依其位置由浅入深可分为颈浅肌群、舌骨上、下肌群和颈深肌群。

一、颈浅肌群

1. **颈阔肌** platysma（图 3－12）　为扁薄的皮肌，位于颈前部两侧的浅筋膜内。收缩时拉口角向下，并使颈部皮肤出现皱褶。

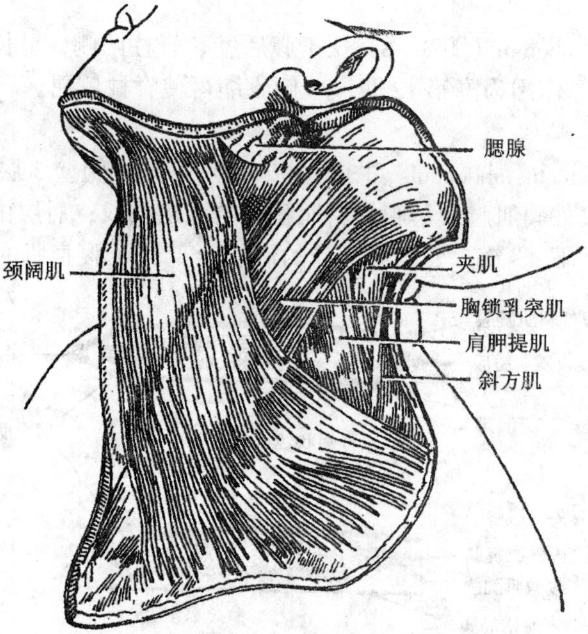

图 3－12　颈阔肌（侧面）

2. **胸锁乳突肌** sternocleidomastoid（图 3－13）　位于颈侧部、颈阔肌深面，起于胸骨柄和锁骨内侧端，向后上止于乳突。一侧收缩使头向同侧倾斜，脸转向对侧；两侧收缩使头后仰。

二、舌骨上、下肌群

1. **舌骨上肌群**（图 3－13，14） 位于舌骨与下颌骨及颅底之间。每侧有四块肌，即**二腹肌**、**下颌舌骨肌**、**颏舌骨肌**和**茎突舌骨肌**。其作用为参与构成口腔底和上提舌骨。如舌骨固定可拉下颌骨向下。

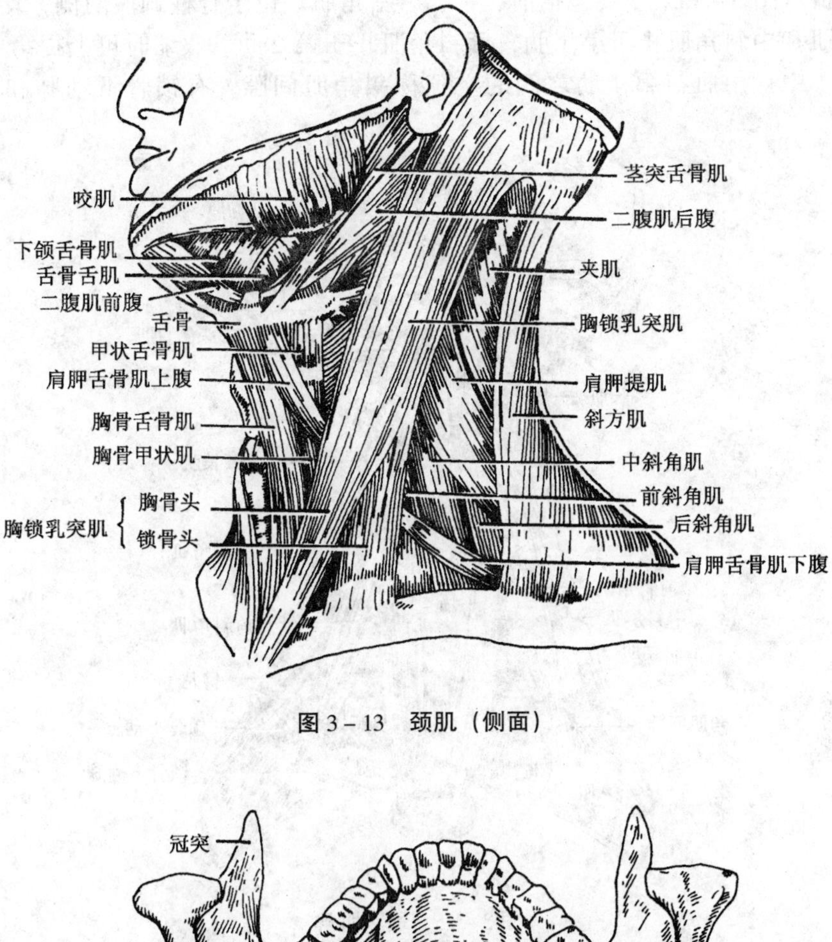

图 3－13 颈肌（侧面）

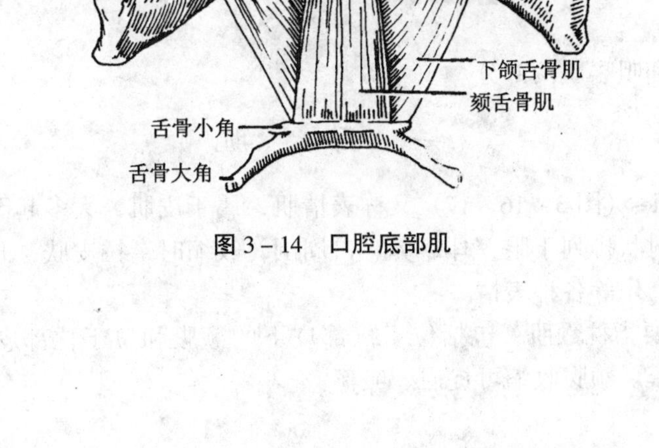

图 3－14 口腔底部肌

2. **舌骨下肌群**（图 3－13） 位于舌骨下方、颈前正中线两侧，每侧各有四块肌，包括**胸骨舌骨肌**、**肩胛舌骨肌**、**胸骨甲状肌**和**甲状舌骨肌**。它们共同作用是下降舌骨和喉，其中甲状舌骨肌在吞咽时可提喉向上。

三、颈深肌群

颈深肌群（图 3－15）主要包括前、中、后斜角肌。位于脊柱颈段两侧，均起自颈椎横突，**前斜角肌**和**中斜角肌**止于第 1 肋，**后斜角肌**止于第 2 肋。收缩时可上提第 1、2 肋，助深吸气。前、中斜角肌与第 1 肋之间的空隙称**斜角肌间隙**，有锁骨下动脉和臂丛神经通过。

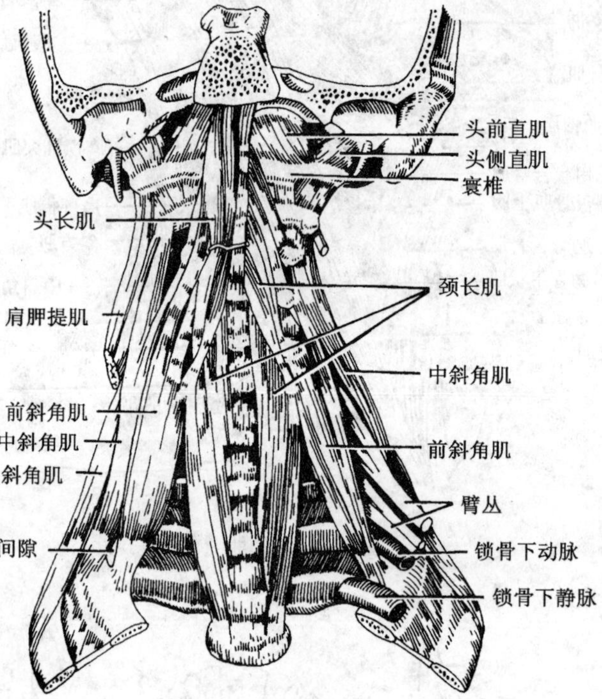

图 3－15 颈深肌群

第四节 头 肌

头肌分为面肌和咀嚼肌两部分。

一、面 肌

面肌 facial muscles（图 3－16，17）又称表情肌，属于皮肌，大多起于颅骨，止于头面部皮肤，呈环形或辐射状排列于眼、耳、鼻、口周围，收缩时牵拉皮肤，开大或关闭孔裂，并可做出喜、怒、哀、乐等各种表情。

1. **颅顶肌** 主要指**枕额肌**，包括位于额部皮下的额腹和位于枕部皮下的枕腹，以及连于两者间的**帽状腱膜**。额腹收缩可提眉、皱额。

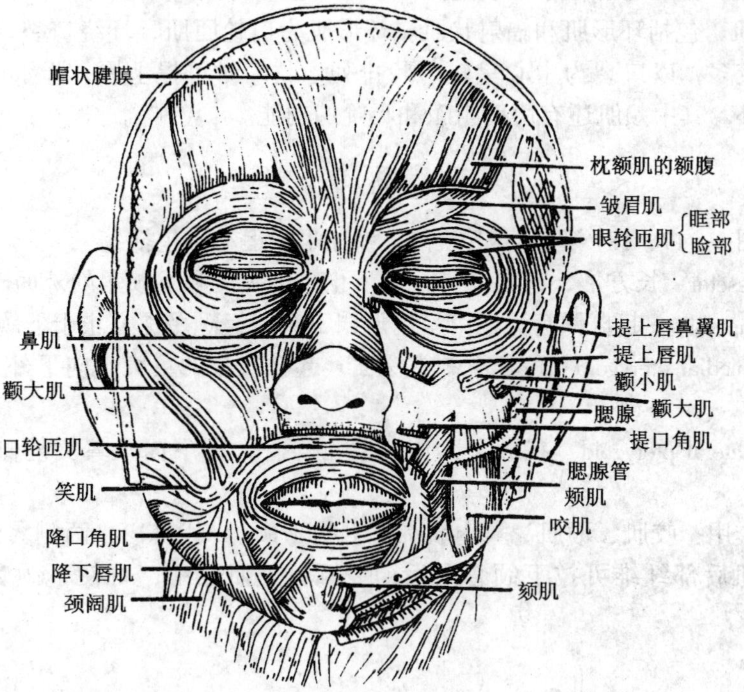

图 3-16　头肌（前面观）

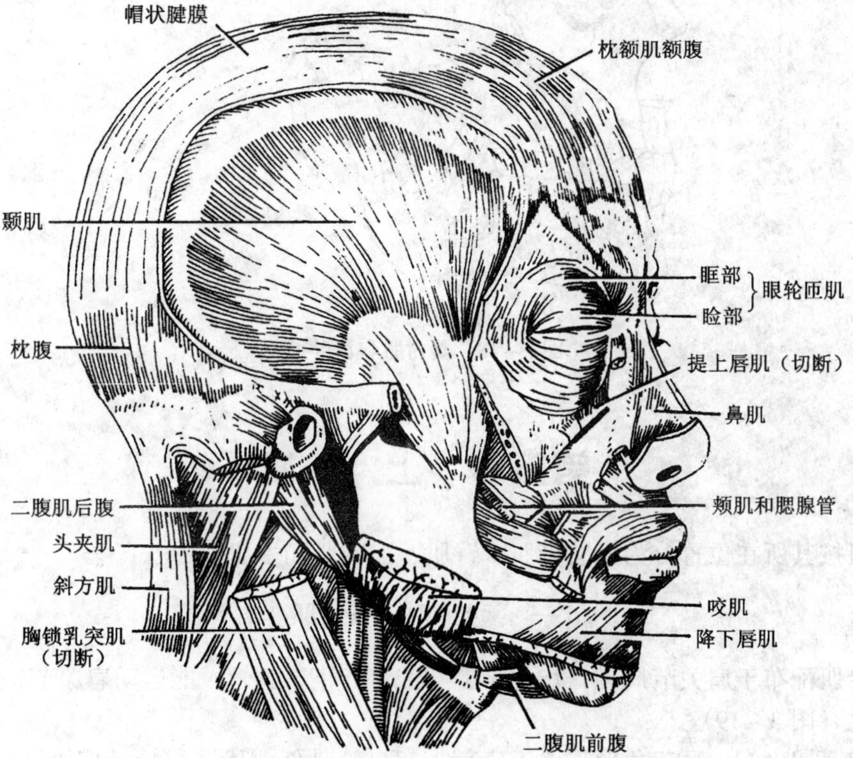

图 3-17　头肌（侧面观）

2. **眼轮匝肌** 呈环形，位于眼裂周围，收缩时主要可闭合眼裂。

3. **口周围肌** 包括环形肌和辐射状肌。环形肌为**口轮匝肌**，环绕口裂，收缩时可闭口；辐射状肌数目较多，以口裂为中心呈辐射状排列，收缩时可提上唇，降下唇，牵拉口角向上、向下或向外。其中**颊肌**还有协助咀嚼和吸吮的功能。

二、咀 嚼 肌

咀嚼肌（图 3-17，18）都止于下颌骨，参加咀嚼运动。包括：

1. **咬肌** masseter 长方形，起自颧弓，向下止于下颌支和下颌角的外面。

2. **颞肌** temporalis 起自颞窝，肌束呈扇形向下会聚经颧弓深方止于下颌骨的冠突。

3. **翼内肌** medial pterygoid 位于下颌支深面。起自蝶骨的翼突，向下外，止于下颌支和下颌角的内面。

4. **翼外肌** lateral pterygoid 在颞下窝内。起自蝶骨大翼下面及翼突外侧面，向后向外，止于下颌颈。

咀嚼肌的作用：咬肌、颞肌、翼内肌都可上提下颌骨（闭口）；两侧翼外肌收缩，使下颌骨前伸；颞肌后部纤维可拉下颌骨向后；一侧翼外肌收缩，可使下颌骨向对侧侧方运动。

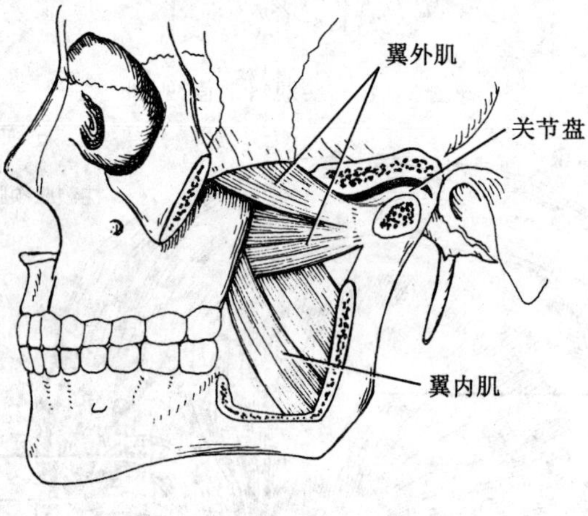

图 3-18 翼内肌和翼外肌

第五节 上 肢 肌

上肢肌按其所在位置分为上肢带肌、臂肌、前臂肌和手肌。

一、上 肢 带 肌

上肢带肌配布于肩关节周围，均起自上肢带骨，止于肱骨，能运动肩关节，并增强肩关节的稳固性（图 3-19）。

1. **三角肌** deltoid 呈三角形，位于肩部。起自锁骨外侧段、肩峰及肩胛冈，肌束从前、外、后包绕肩关节，向外下集中止于肱骨体外侧面的三角肌粗隆。主要作用为使臂外展，其前部纤维可使肩关节屈和旋内，而后部纤维能使肩关节伸和旋外。

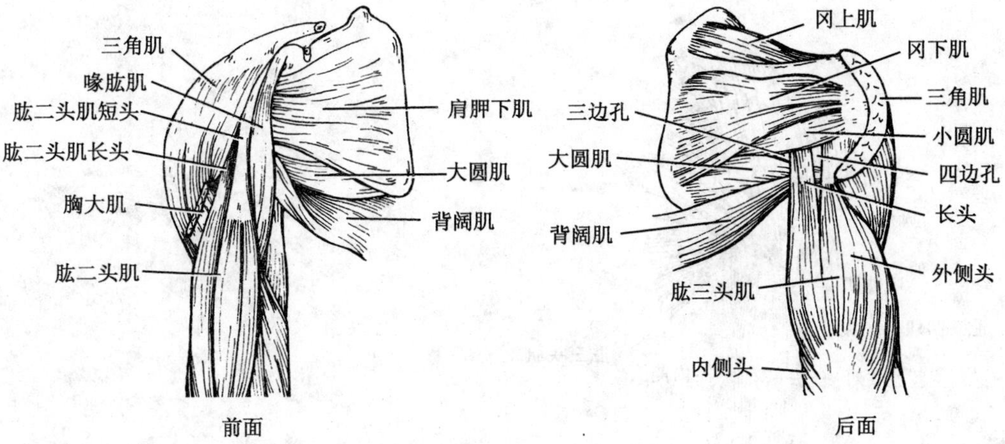

图 3－19　上肢带肌

2. **冈上肌** supraspinatus　被斜方肌覆盖，起于冈上窝，从上方跨过肩关节，止于肱骨大结节。作用：外展肩关节。

3. **冈下肌** infraspinatus　起自冈下窝，部分被斜方肌和三角肌覆盖，经肩关节后方止于肱骨大结节。作用：外旋肩关节。

4. **小圆肌** teres minor　位于冈下肌下方，起自肩胛骨外侧缘背面，经肩关节后方止于肱骨大结节。作用：外旋肩关节。

5. **大圆肌** teres major　位于小圆肌下方，起自肩胛骨下角背面，向外上经肩关节下方绕向前，止于肱骨小结节下方。作用：内收、内旋肩关节。

6. **肩胛下肌** subscapularis　起自肩胛下窝，肌束向外上经肩关节前方，止于肱骨小结节。作用：内收、内旋肩关节。

肩胛下肌、冈上肌、冈下肌和小圆肌在经过肩关节前方、上方和后方时，有许多腱纤维编入关节囊壁（形成“肌腱袖”），对加固肩关节起重要作用。

二、臂　　肌

臂肌覆盖肱骨，分前、后两群。

（一）前群

1. **肱二头肌** biceps brachii（图 3－20）　位于前群肌浅层，起端有长、短二头，**长头**起于肩胛骨关节盂的上方，**短头**起于肩胛骨喙突，向下两头合为一个肌腹，经肘关节前方止于桡骨粗隆。作用为屈肘、屈肩。当前臂处于旋前位时，尚能使前臂旋后。

2. **喙肱肌** coracobrachialis（图 3－21）　较弱小，起自肩胛骨喙突，止于肱骨中段内侧，使肩关节内收、前屈。

3. **肱肌** brachialis（图 3－21）　位于肱二头肌下半部的深面。起于肱骨体下半部前面，止于尺骨粗隆。作用为屈肘。

（二）后群

后群只有一块，即**肱三头肌** triceps brachii（图 3－22），起端有三个头，长头起于肩胛骨关节盂的下方；外侧头和内侧头均起于肱骨背面。三头合为一个肌腹，其腱止于尺骨鹰嘴。

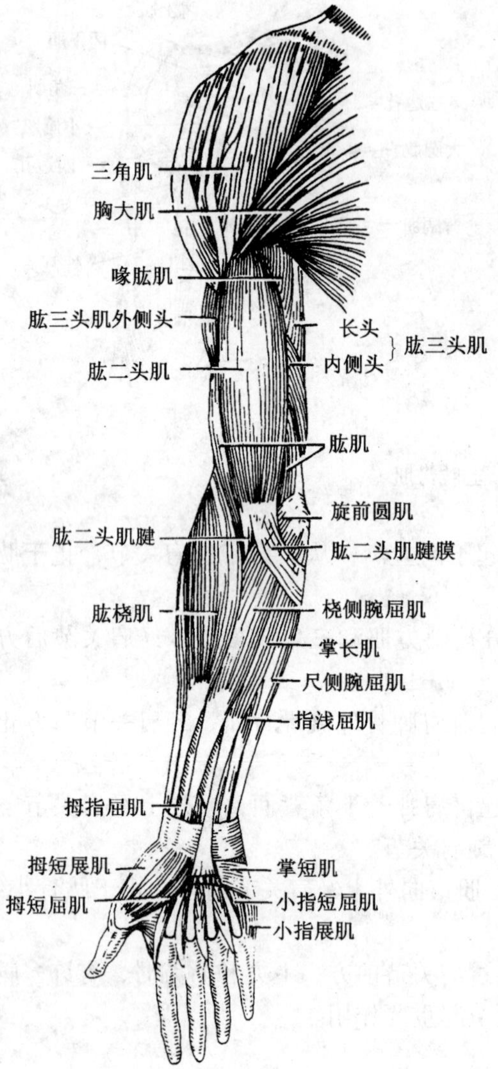

图 3-20 上肢浅层肌（前面）

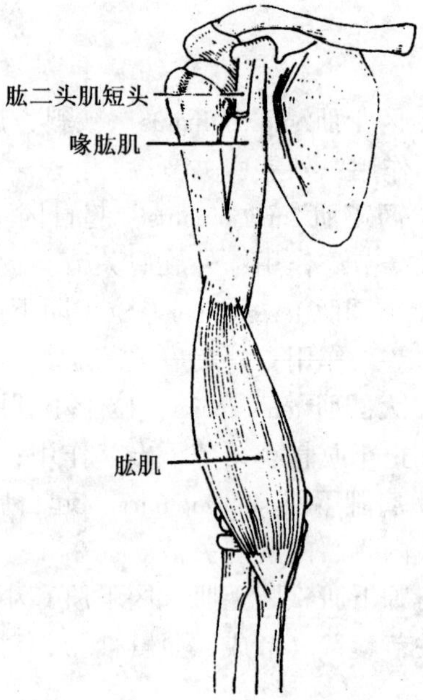

图 3-21 喙肱肌和肱肌

作用为伸肘关节，其长头可助臂后伸和内收。

三、前臂肌

前臂肌包绕桡、尺骨，分为前群和后群。

（一）前群

前群肌位于前臂的前面和内侧，共9块，由浅至深分3层。

1. 浅层（图 3-20） 5块肌，由桡侧向尺侧依次为**肱桡肌** brachioradialis、**旋前圆肌** pronator teres、**桡侧腕屈肌** flexor carpi radialis、**掌长肌** palmaris longus 和**尺侧腕屈肌** flexor carpi ulnaris。除肱桡肌起于肱骨外上髁上方外，其余均起于肱骨内上髁，多以长腱下行，依次分别止于桡骨茎突、桡骨中部外侧面、掌骨、掌腱膜（手掌深筋膜）和腕骨。肱桡肌可屈肘；掌长肌能屈腕；另三块肌作用与名称同。

2. 中层（图 3-23） 只有1块肌，即**指浅屈肌** flexor digitorum superficialis。起于肱骨内

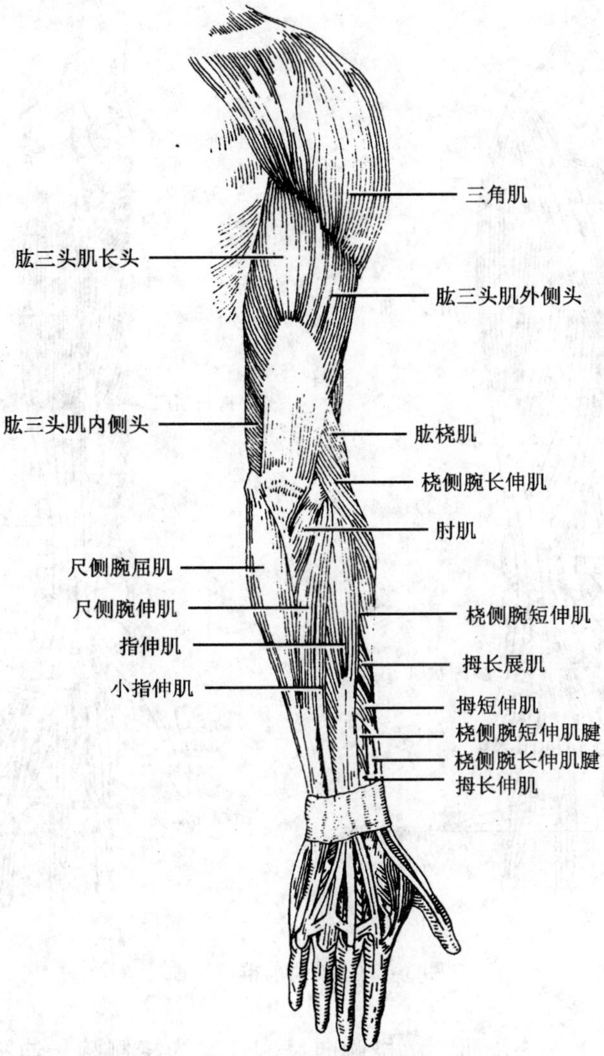

图 3－22　上肢浅层肌（后面）

上髁及尺、桡骨前面，肌腹向下移行为 4 条肌腱，经腕管（由腕骨沟及架于其上的韧带构成）至手掌，分别止于第 2～5 指中节指骨体的两侧。作用为屈肘、屈腕、屈第 2～5 指掌指关节及近侧指骨间关节。

3. 深层（图 3－23）　3 块肌，位于尺侧半的是**指深屈肌** flexor digitorum profundus，位于桡侧半的是**拇长屈肌** flexor pollicis longus，两肌均起于前臂骨前面和骨间膜，通过腕管，后者止于拇指远节指骨，作用为屈拇指；前者向下分为四个腱，分别止于第 2～5 指远节指骨，作用为屈第 2～5 指，并兼有屈腕和屈掌指关节的作用。在上述两肌的深面，还有一块薄而方形的**旋前方肌** pronator quadratus，位于尺、桡骨远段前面，起于尺骨止于桡骨，可使前臂旋前。

（二）后群

后群肌位于前臂后面及外侧，共 10 块肌，分浅、深两层。

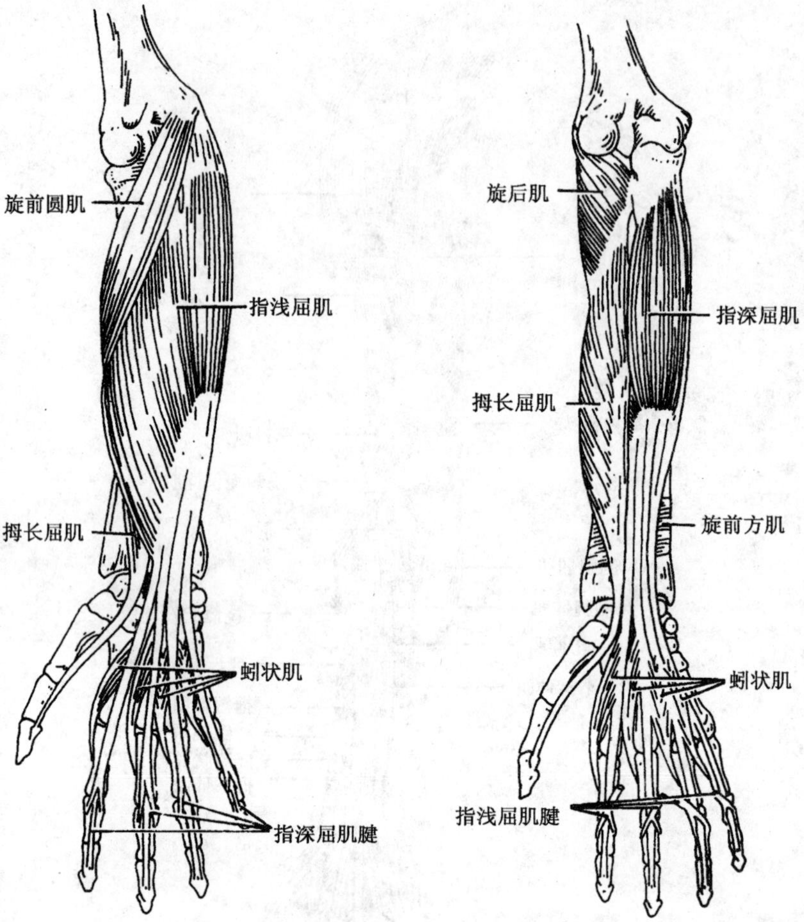

图 3-23 前臂前群深层肌

1. 浅层（图 3-22） 5 块肌，由桡侧向尺侧依次为**桡侧腕长伸肌** extensor carpi radialis longus、**桡侧腕短伸肌** extensor carpi radialis brevis、**指伸肌** extensor digitorum、**小指伸肌** extensor digiti minimi 和**尺侧腕伸肌** extensor carpi ulnaris，共同起于肱骨外上髁，伸腕的三块肌止于掌骨，伸指肌向下移行为四条长腱，分别止于第 2~5 指的中节和远节指骨。各肌作用均与名称相同。

2. 深层（图 3-24） 5 块肌，**旋后肌** supinator，位置较深，起于肱骨外上髁和尺骨背面，止于桡骨上段前面，作用为使前臂旋后。其余 4 块肌均起自桡、尺骨后面及骨间膜，由桡侧向尺侧依次为：**拇长展肌** abductor pollicis longus、**拇短伸肌** extensor pollicis brevis、**拇长伸肌** extensor pollicis longus、**示指伸肌** extensor indicis。以上 4 肌止于拇指或示指，它们的作用与名称一致。

四、手 肌

手肌是一些短小的肌，集中配布于手的掌面，主要运动手指，分为外侧、内侧和中间三群（图 3-25，26）。

1. **外侧群** 在拇指侧形成一个隆起，称为**鱼际**，共 4 块肌，浅层外侧为**拇短展肌**，内

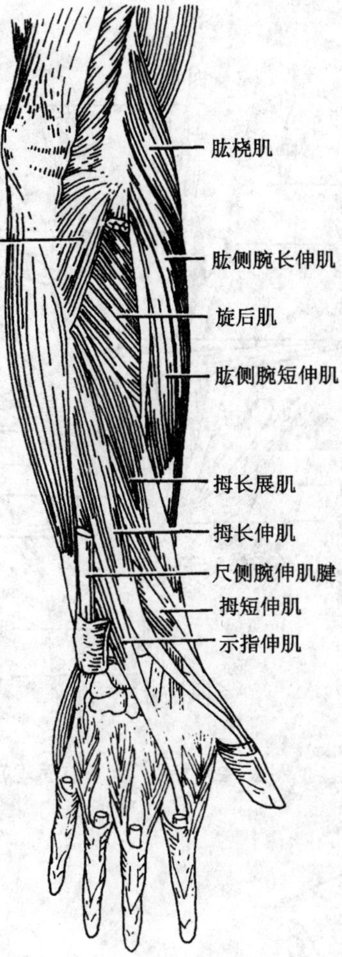

图 3－24　前臂后群深层肌

侧为**拇短屈肌**；深层外侧为**拇对掌肌**，内侧为**拇收肌**。作用与名称同。

2. **内侧群**　在小指侧也形成一个隆起，叫**小鱼际**，为 3 块小肌，浅层内侧为**小指展肌**，外侧为**小指短屈肌**；深层为**小指对掌肌**。作用与名称一致。

3. **中间群**　位于手掌中间部分，共 11 块小肌。**蚓状肌** 4 块，可屈第 2～5 掌指关节、伸指间关节；**骨间掌侧肌** 3 块，可使第 2、4、5 指内收（向中指靠拢）；**骨间背侧肌** 4 块，可使第 2、4 指外展（远离中指）。

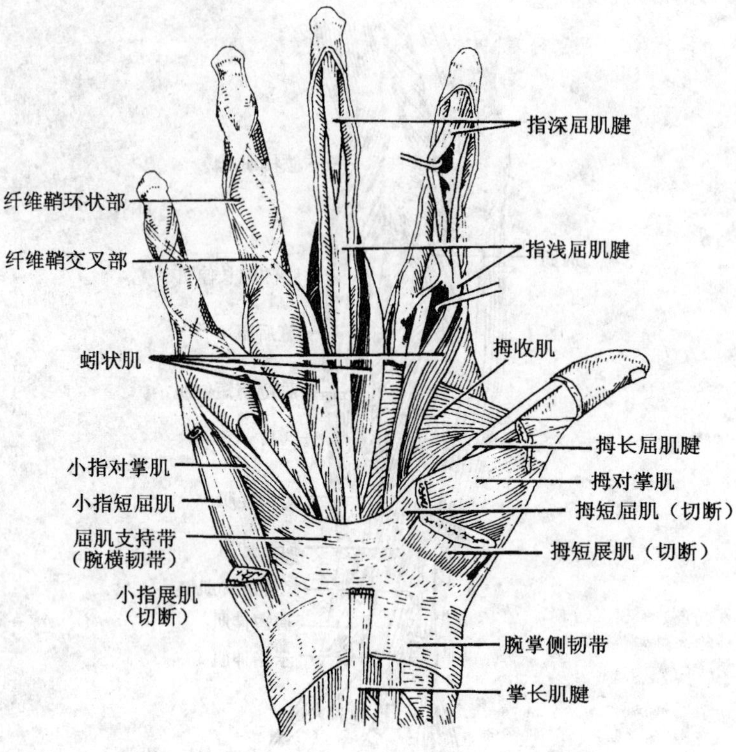

图 3－25　手　肌（前面观）

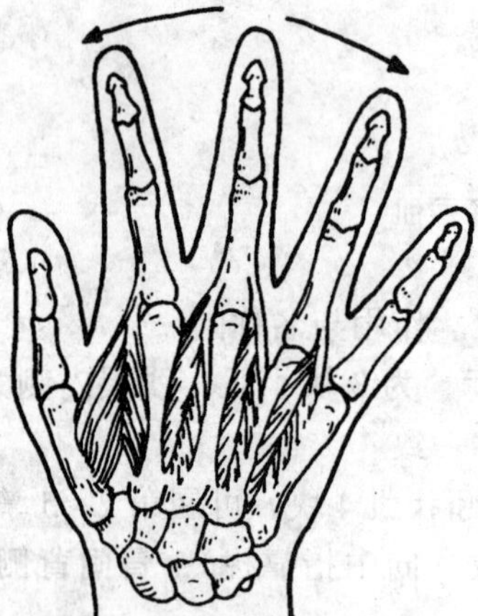

图 3－26（A）　骨间肌及其作用示意图

（骨间背侧肌）

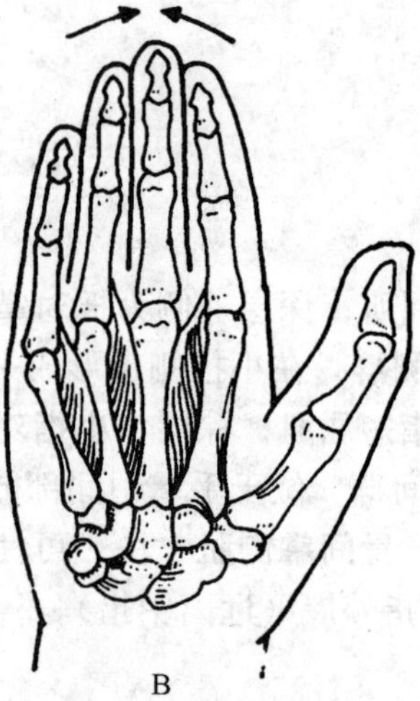

图 3－26（B）　骨间肌及其作用示意图

（骨间掌侧肌）

第六节　下 肢 肌

下肢肌包括髋肌、大腿肌、小腿肌和足肌。

一、髋　　肌

髋肌位于髋关节周围，分前、后两群。

（一）前群

1. **髂腰肌** iliopsoas　由**髂肌** iliacus 和**腰大肌** psoas major 组成（图 3－27），分别起自髂窝和腰椎，向下会合后，经腹股沟韧带深面和髋关节前内侧，止于股骨小转子。可使髋关节前屈和旋外；当下肢固定时可使躯干和骨盆前屈。

2. **阔筋膜张肌** tensor fasciae latae（图 3－27）　位于股上部前外侧，起于髂前上棘，向下肌腹被阔筋膜（大腿深筋膜）包裹，以髂胫束止于胫骨外侧髁。作用为紧张阔筋膜并屈髋关节。

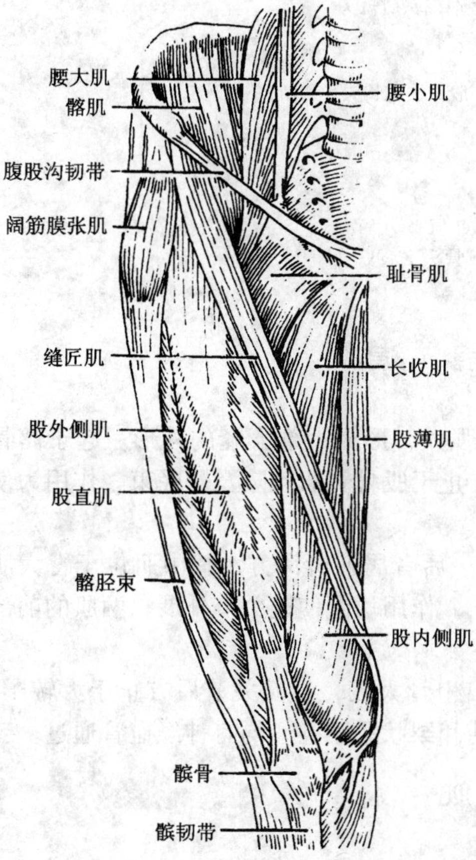

图 3－27　髋肌和大腿肌前群

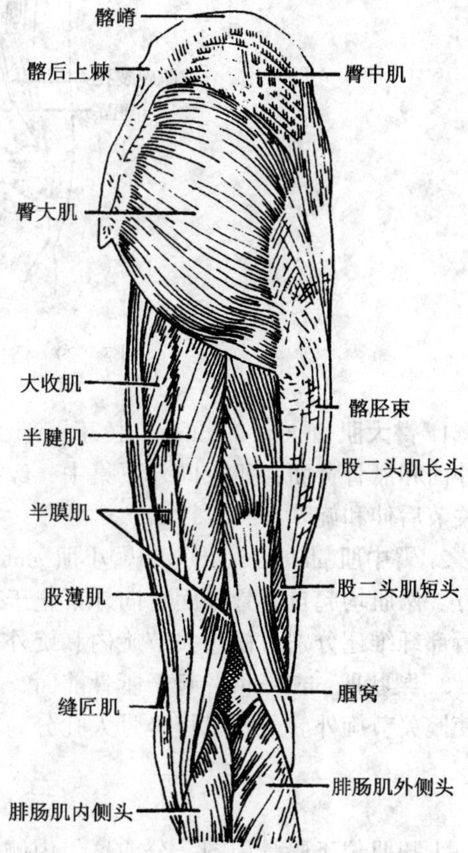

图 3－28　髋肌和大腿肌后群（浅层）

（二）后群

后群肌位于臀部，故又称臀肌（图 3－28，29，30）。

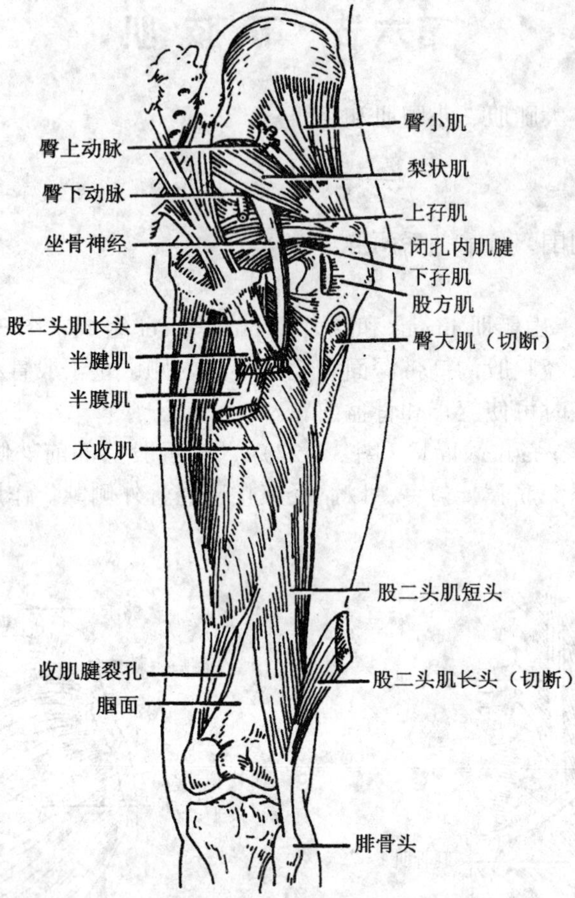

图 3-29　髋肌和大腿肌后群（深层）

1. **臀大肌** gluteus maximus　位于臀部浅层，肥厚强大，形成臀部膨隆的外形。起于髂骨翼外面和骶骨背面，肌束向外下集中，经髋关节后方止于股骨臀肌粗隆及髂胫束。作用为使髋关节后伸和旋外。

2. **臀中肌** gluteus medius 和**臀小肌** gluteus minimus　后者居前者深方，臀中肌位于臀大肌深方。两肌均起自髂骨外面，向外下止于股骨大转子。作用均能使髋关节外展；两肌的前部和后部纤维还分别可使髋关节旋内和旋外。

3. **梨状肌** piriformis　起于骶骨前面，水平向外出坐骨大孔，经髋关节后方止于大转子，可使髋关节旋外。梨状肌将坐骨大孔分为**梨状肌上孔**和**梨状肌下孔**，均有神经血管通过。

二、大 腿 肌

大腿肌位于股骨周围，分前群、内侧群和后群。

（一）前群

位于股骨前面（图 3-27）。

1. **缝匠肌** sartorius　为带状长肌，起于髂前上棘，肌束斜向内下，止于胫骨上端内侧，作用为屈髋关节和膝关节。

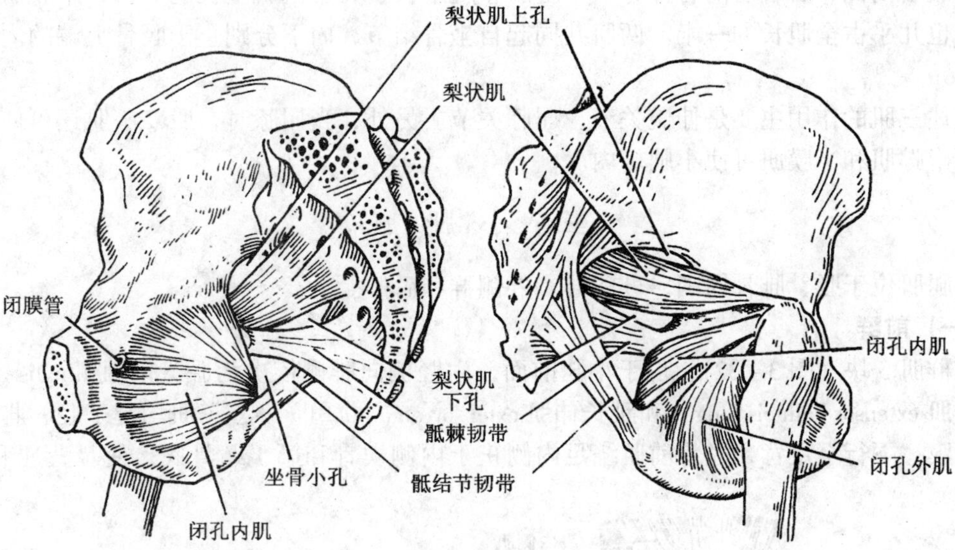

图 3-30 梨状肌和闭孔内、外肌

2. **股四头肌** quadriceps femoris 为全身最强大的骨骼肌，有 4 个头：**股直肌**起于髂前下棘；**股内侧肌**和**股外侧肌**起于股骨体后面；**股中间肌**位于股直肌深面，起于股骨体前面。四肌向下会拢，移行为**股四头肌腱**，包绕髌骨，自髌骨下缘以下，以髌韧带止于胫骨粗隆。作用为伸膝关节。股直肌还有屈髋关节的作用。

（二）内侧群

位于股骨内侧面，包括 5 块肌（图 3-27，31）。浅层由外向内依次为**耻骨肌** pectineus、**长收肌** adductor longus 和**股薄肌** gracilis；中层为**短收肌** adductor brevis，在长收肌深面；深层为**大收肌** adductor magnus。它们均起自闭孔周围及坐骨结节的骨面，除股薄肌止于胫骨上端外，其余 4 肌均止于股骨后面。内侧肌群的主要作用是内收和外旋大腿。

大收肌下部肌束移行为一条长腱，止于股骨，该腱与股骨骨面间形成一裂孔叫**收肌腱裂孔**，有股血管通过。

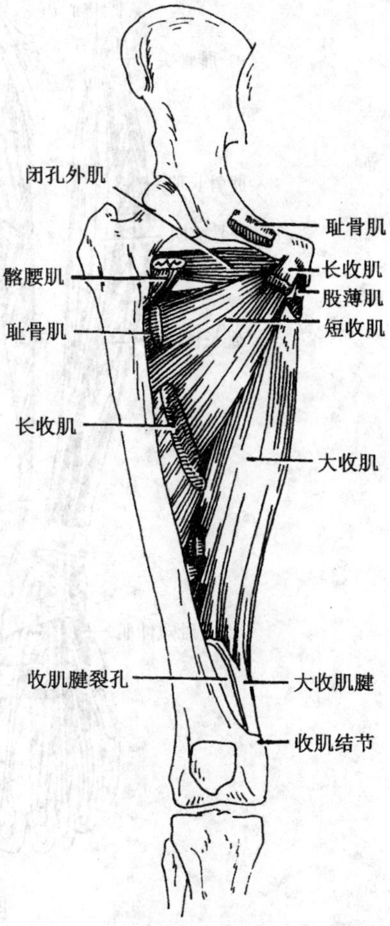

图 3-31 大腿肌内侧群（深层）

（三）后群

位于股骨后面，包括 3 块肌（图 3-28，29）。

1. **股二头肌** biceps femoris 位于股后外侧，有长、短两头。长头起于坐骨结节，短头起于股骨后面，两头合并后止于腓骨头。

2. **半腱肌** semitendinosus 和**半膜肌** semimembranosus

位于股后内侧，后者居前者深方，半腱肌止腱细长，几乎占肌全长的一半；半膜肌起腱呈膜状，也几乎占全肌长的一半。两肌共同起自坐骨结节，向下分别止于胫骨上端的内侧和后面。

上述三肌的作用主要是伸髋关节、屈膝关节。另外，当屈膝时，股二头肌还可使小腿旋外，而半腱肌和半膜肌可使小腿旋内。

三、小 腿 肌

小腿肌位于胫、腓骨周围，分前群、外侧群和后群。

（一）前群

前群肌 3 块（图 3 - 32），位于小腿前面，由胫侧向腓侧依次为胫骨前肌 tibialis anterior、**跗长伸肌** extensor hallucis longus 和**趾长伸肌** extensor digitorum longus。三肌均起于胫、腓骨上端及骨间膜，下行至足背，胫骨前肌绕足内侧止于内侧楔骨和第 1 跖骨底，使足背屈和内翻；

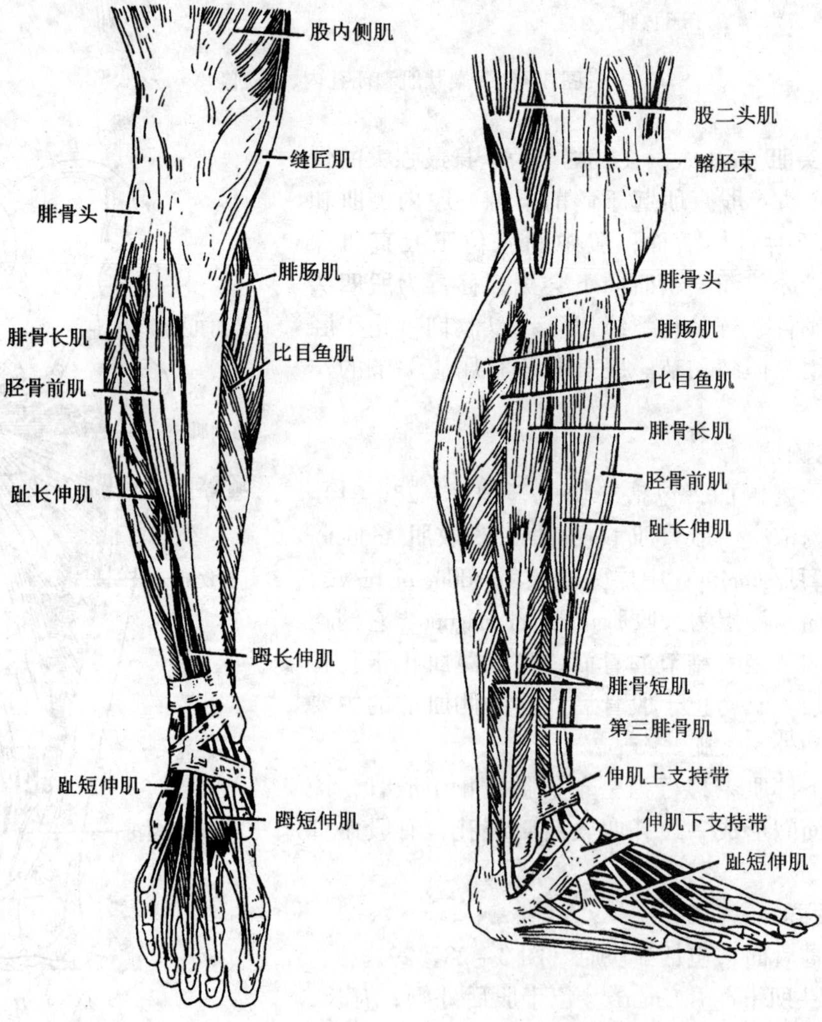

图 3 - 32　小腿肌前群和外侧群

踇长伸肌止于踇趾远节趾骨，趾长伸肌分为四条长腱止于第2~5趾，此两肌作用与名称同，并可使足背屈。

（二）外侧群

位于腓骨外侧（图3-32）。有浅层的**腓骨长肌** peroneus longus 和深层的**腓骨短肌** peroneus brevis。两肌均起自腓骨外侧面，向下移行为长腱，经外踝后方至足底，腓骨长肌腱斜向前内，止于内侧楔骨和第1跖骨底，腓骨短肌止于第5跖骨粗隆。两者均使足跖屈和外翻。

（三）后群

位于小腿后方，分浅、深两层（图3-33）。

1. 浅层　为**小腿三头肌** triceps surae，由表浅的**腓肠肌** gastrocnemius 及其深面的**比目鱼肌** soleus 组成。腓肠肌有内、外侧两头，分别起于股骨内、外侧髁；比目鱼肌起于胫、腓骨上端的后面，三头会合，肌腹向下移行为一条粗大的**跟腱** tendo calcaneus，止于跟骨结节。作用为屈踝关节（跖屈），并可屈膝关节。

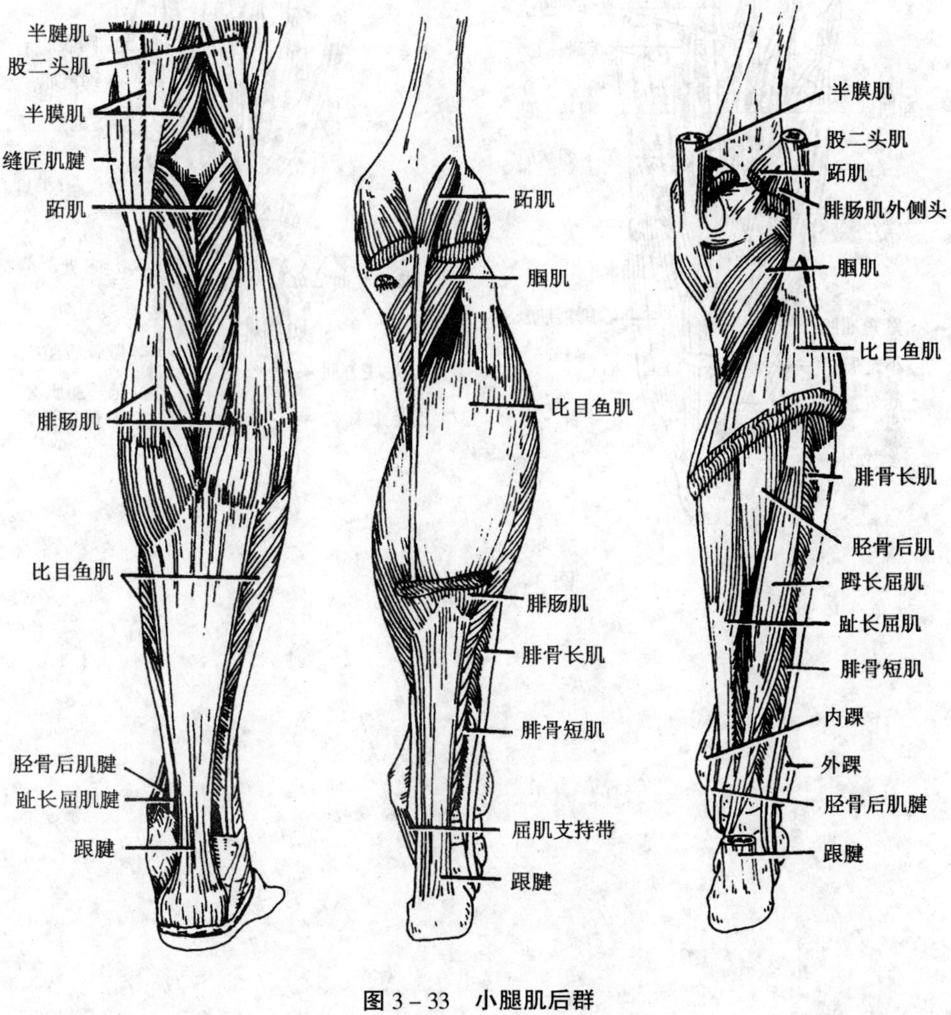

图3-33　小腿肌后群

小腿三头肌对于稳定踝关节、防止身体前倾、维持直立姿势具有重要作用。

2. 深层　主要有3块肌，自胫侧向腓侧依次为**趾长屈肌** flexor digitorum longus、**胫骨后肌**

tibialis posterior 和**䠹长屈肌** flexor hallucis longus。上述三肌都起于胫、腓骨后面及骨间膜，向下移行为肌腱，经内踝后方转至足底，胫骨后肌止于足舟骨，可使足跖屈和内翻；趾长屈肌和䠹长屈肌分别止于第 2～5 趾和䠹趾，此两肌的作用是屈趾，并可使足跖屈。

四、足　肌

足肌（图 3－32，34）可分为足背肌和足底肌。足背肌较弱小，有**䠹短伸肌**和**趾短伸肌** 2 块，起于足背止于各趾，可协助伸䠹和伸趾。足底肌的配布与手肌相似，也分为**内侧群**、**中间群**和**外侧群**，但没有与对掌肌相对应的肌，而在中间群中又多了**趾短屈肌**和**足底方肌**两块肌。足底肌的主要作用是协助屈趾和维持足弓。

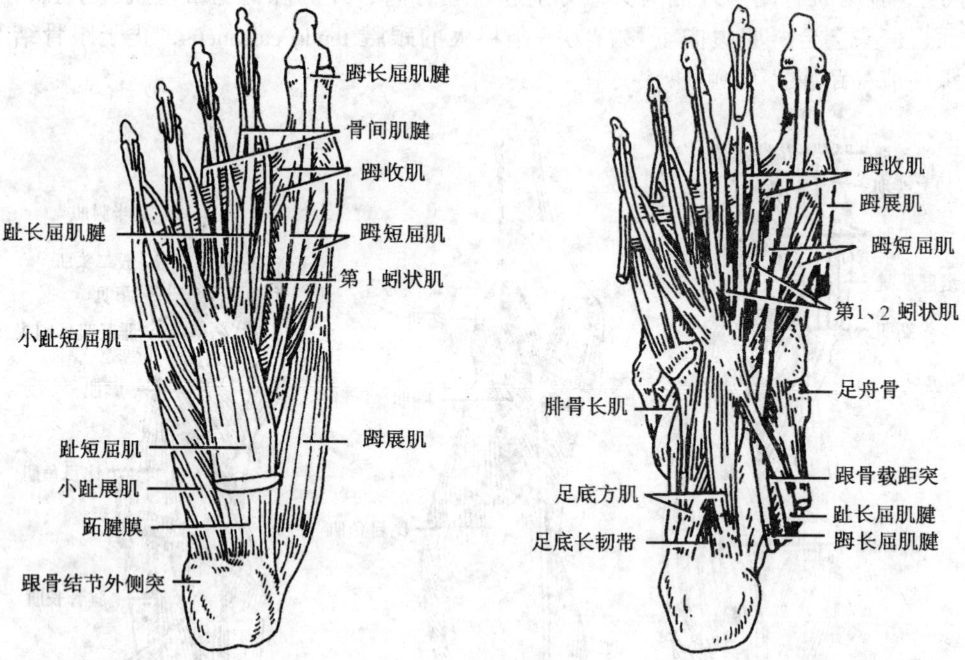

图 3－34　足底肌

（王　辉）

内脏学

总论

内脏 viscera 包括消化、呼吸、泌尿和生殖四个系统。组成这些系统的器官绝大部分位于胸、腹、盆腔内，并借一定的孔道与外界相通。

内脏器官的主要功能是进行物质代谢和繁殖后代。消化系统消化食物并摄取营养物质；呼吸系统不断地从外界获得氧气，参与物质的氧化作用，并排出机体产生的二氧化碳；泌尿系统排出机体的代谢废物（如尿素、尿酸等）和多余的水、盐等；生殖系统则产生生殖细胞和分泌性激素，借以繁殖后代。

一、内脏的一般结构

内脏器官根据其基本构造，可分为中空性器官和实质性器官两大类。

（一）中空性器官

中空性器官是指内有空腔的器官，其外观多呈管状或囊状，如胃、气管、膀胱、子宫等。一般分为四层结构，由内向外依次为粘膜、粘膜下层、肌层和外膜（图 4－1）。肌层一般排列为内环、外纵两层。外膜为浆膜或纤维膜。

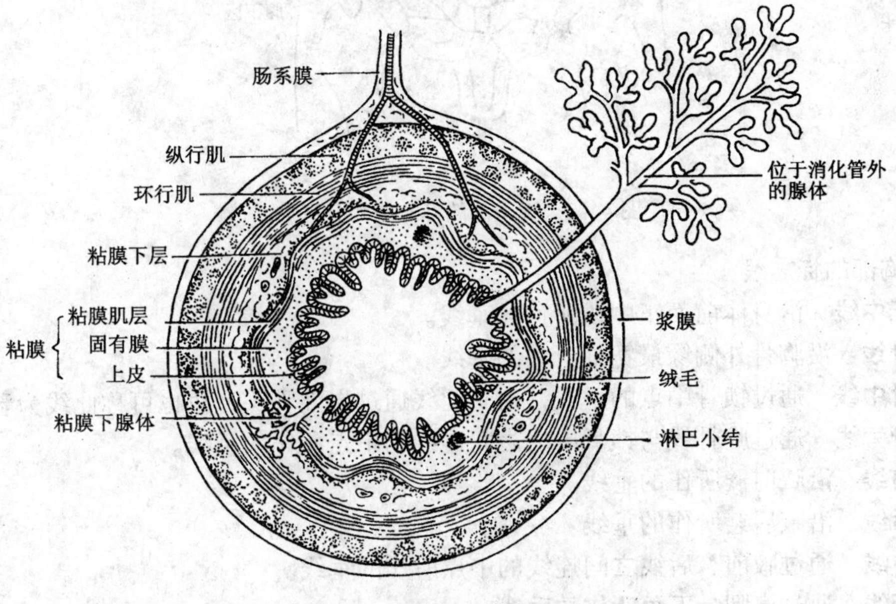

图 4－1　肠壁的一般构造模式图

（二）实质性器官

实质性器官内无特定的空腔，表面包以结缔组织被膜或浆膜，如肝、肾、胰等。实质性器官的血管、淋巴管、神经和该器官的导管出入处常为一凹陷，称器官的门，如肝门、肾门等。

二、胸腹部的标志线和腹部的分区

为了从体表确定内脏器官的正常位置和体表投影，通常在胸腹部体表确定若干标志线和分区（图4－2），这对临床诊断检查有重要的实用意义。

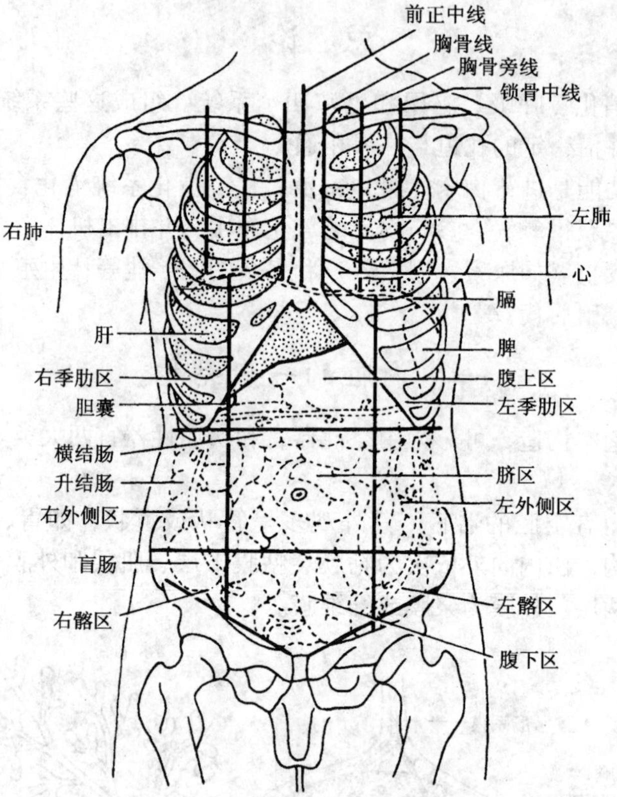

图4－2　胸腹部的标志线和分区

（一）胸部的标志线

1. **前正中线**　沿身体前面正中线所作的垂线。
2. **胸骨线**　沿胸骨外侧缘最宽处所作的垂线。
3. **锁骨中线**　通过锁骨中点的垂线，由于此线通过男性乳头，故也可称此线为乳头线。
4. **胸骨旁线**　通过胸骨线与锁骨中线之间连线的中点所作的垂线。
5. **腋前线**　沿腋前襞所作的垂线。
6. **腋后线**　沿腋后襞所作的垂线。
7. **腋中线**　通过腋前、后线之间连线的中点所作的垂线。
8. **肩胛线**　通过肩胛骨下角所作的垂线。
9. **后正中线**　沿身体后面正中线所作的垂线。

（二）腹部的标志线和分区

1. 腹部的标志线　①**上横线**：通过两侧肋弓的最低点（第10肋最低点）所作的连线。②**下横线**：通过两侧髂结节所作的连线。③**左、右垂直线**：通过左、右腹股沟韧带中点向上所作的垂线。

2. **腹部的分区** 通常将腹部分成三部九区。通过两条横线作两个水平面将腹部分成腹上、腹中和腹下三部；每部又由通过两条垂直线作的两个矢状面分为三区。腹上部分成中间的**腹上区**和**左、右季肋区**；腹中部分成中间的**脐区**和**左、右外侧区**（**腰区**）；腹下部分成中间的**耻区**（**腹下区**）和**左、右腹股沟区**（**髂区**）。

临床上有时可通过脐所作的水平面和矢状面，将腹部分为**右上腹**、**右下腹**、**左上腹**和**左下腹**四区。

第四章　消化系统

消化系统 alimentary system（图 4 - 3）由消化管和消化腺两大部分组成。**消化管**包括口

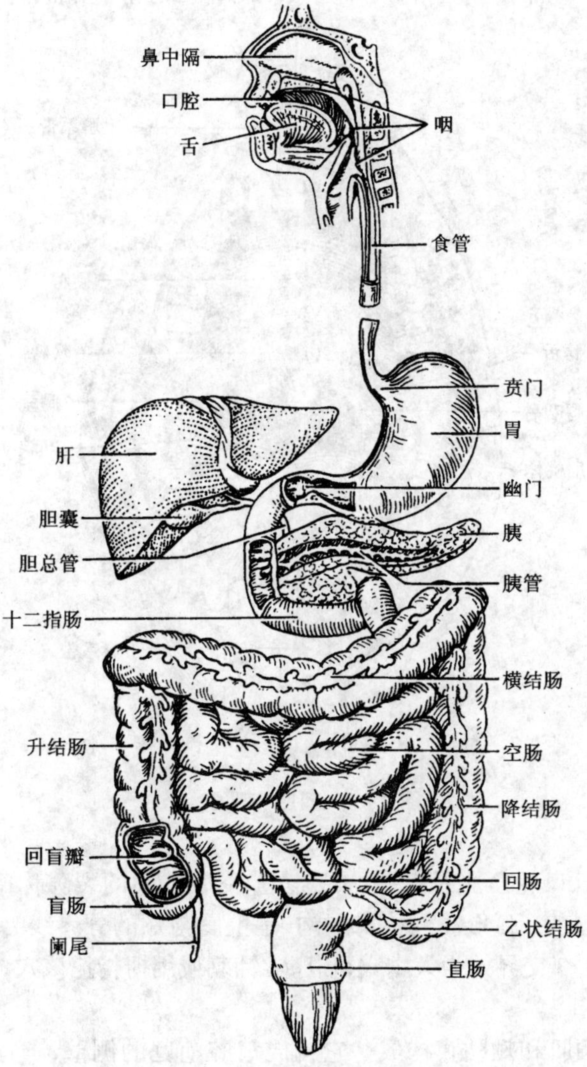

图 4 - 3　消化系统模式图

腔、咽、食管、胃、小肠（十二指肠、空肠、回肠）和大肠（盲肠、阑尾、结肠、直肠、肛管）。**消化腺**包括唾液腺、肝、胰及消化管壁内的小腺体。临床上常把口腔到十二指肠的一段消化管称为上消化道，空肠以下的消化管则称为**下消化道**。

第一节 消化管

一、口 腔

口腔 oral cavity 是消化管的起始部。其前壁为上、下唇;侧壁为颊;上壁为腭;下壁为口腔底。口腔向前经口裂与外界相通,向后经咽峡与咽相通(图 4-4)。

口腔被上、下牙弓分为口腔前庭和固有口腔两部分。**口腔前庭**为位于上、下唇、颊和上、下牙弓之间的狭窄空隙;**固有口腔**为位于牙弓至咽峡的部分。当上、下牙咬合时,口腔前庭可经第三磨牙的后方与固有口腔相通。当病人牙关紧闭时,可经此间隙插管注入营养物质。

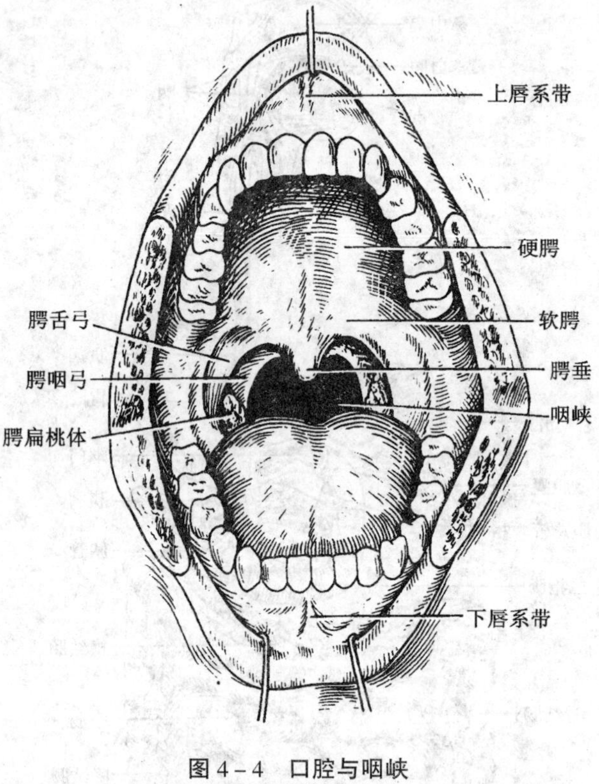

图 4-4 口腔与咽峡

(一) 口唇

口唇 oral lips 由皮肤、口轮匝肌及粘膜构成。上、下唇之间的裂隙称**口裂**,左右结合处称**口角**。在口角与鼻翼稍外方有一弧形浅沟称**鼻唇沟**,是上唇与颊的分界线。上唇皮肤正中线上有一纵沟称人中,其中、上 1/3 交界处为人中穴,临床常针刺或用拇指掐该穴,以抢救昏迷病人。

(二) 颊

颊 cheek 由皮肤、颊肌和颊粘膜构成。它构成口腔前庭的侧壁，与上颌第二磨牙相对的颊粘膜处有腮腺导管的开口。

（三）腭

腭 palate 构成固有口腔的上壁，前 2/3 为**硬腭** hard palate，后 1/3 为**软腭** soft palate。软腭的前部水平，后部逐渐向后下方倾斜，称**腭帆**。腭帆的后缘游离，在中线上有一向下的突起，称**腭垂** uvula 或**悬雍垂**。腭帆的两侧有两对弓形的粘膜皱襞，前方的皱襞移行于舌根两侧，称**腭舌弓** palatoglossal arch；后方的皱襞移行于咽侧壁，称**腭咽弓** palatopharyngeal arch。腭垂、腭帆游离缘、两侧的腭舌弓和舌根共同围成**咽峡** isthmus of fauces，是口腔和咽的分界。

（四）舌

舌 tongue 位于口腔底，由横纹肌和粘膜构成。舌除有协助咀嚼、吞咽食物、感受味觉的功能外还是重要的发音器官。

1. 舌的形态（图 4－5）　舌分**舌体**和**舌根**两部分，二者之间有一“∧”形**界沟**为界。舌体占舌前 2/3，其前端为**舌尖**，舌根占舌后 1/3，界沟的顶端有一盲孔，称**舌盲孔**，是胚胎时期甲状舌管的遗迹。舌可分为上、下两面，上面又称**舌背**。

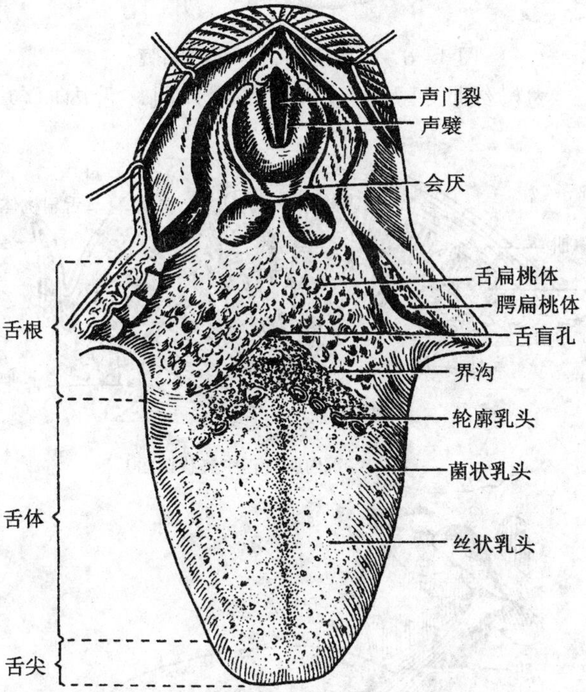

图 4－5　舌上面

2. 舌粘膜　舌背及舌两侧缘的粘膜上有许多小突起，称**舌乳头**（图 4－5）。其中数量最多，小而尖的称**丝状乳头**，遍布舌体上面；散在丝状乳头间的有稍大、数量较少、钝圆的**菌状乳头**；舌两侧缘后部有**叶状乳头**，人类不发达；最大且数目最少的是**轮廓乳头**，有 7～11 个，排列于界沟前方。轮廓、菌状和叶状乳头均含有味觉感受器——味蕾，能感受味觉刺激。舌根部粘膜内有淋巴组织聚成的结节状突起称**舌扁桃体**。

正常情况下，丝状乳头的表层上皮不断角化脱落，与唾液及食物残渣相混，在舌的表面形成一薄层白色舌苔，舌苔的薄厚和色泽在一定程度上反映了机体的生理、病理变化，故常作为临床诊断的依据。

舌下面粘膜光滑，中线上有一条纵行的皱襞连于口腔底，称**舌系带**。在口腔底，舌系带根部两侧各有一小的粘膜隆起，称**舌下阜**，是下颌下腺和舌下腺的导管开口处；舌下阜向后外，有长条粘膜皱襞，称**舌下襞**，其深面有舌下腺，成排的舌下腺导管开口于舌下襞(图4-6)。

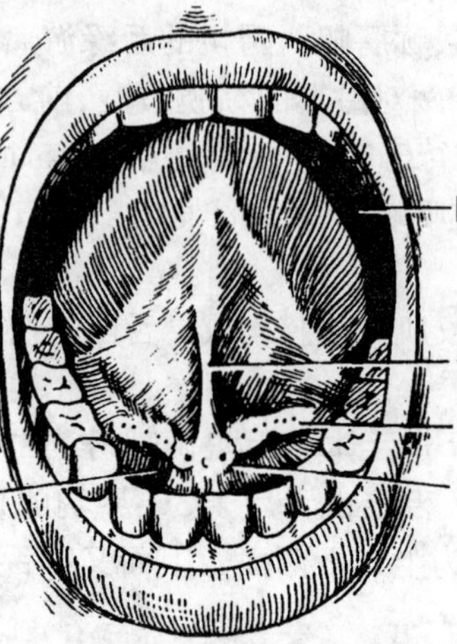

图4-6　口腔底和舌下面的粘膜

3. **舌肌**（图4-7）　为横纹肌，分为舌内肌和舌外肌。舌内肌包括**舌纵肌**、**舌横肌**和

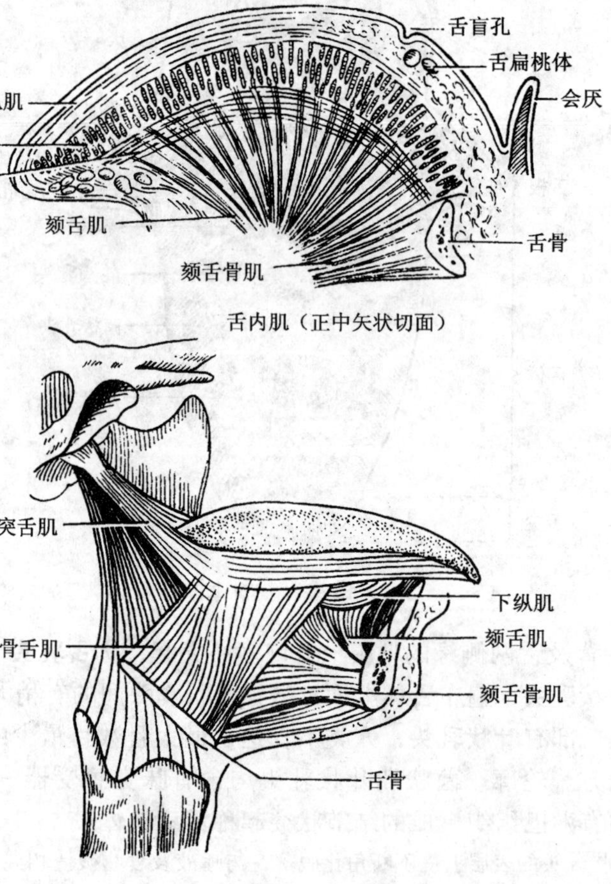

图4-7　舌肌

舌垂直肌，三种肌纤维互相交错，收缩时可使舌的形态发生改变。舌外肌起自舌外止于舌内，其中最主要的是颏舌肌。**颏舌肌** genioglossus 左右各一，起于下颌骨的颏棘，扇形分散于舌体中线两侧，两侧同时收缩使舌前伸；一侧收缩时，舌尖伸向对侧。当一侧颏舌肌瘫痪，伸舌时舌尖偏向瘫痪侧。

（五）牙

牙 teeth 为口腔重要的消化器官之一，它们嵌于上、下颌骨的牙槽内，分别排列成上、下牙弓。牙的主要功能是咀嚼食物，对发音也有辅助作用。

1. **牙的形态和构造** 每个牙按其形态均有牙冠、牙颈和牙根三部分（图 4－8）。露在牙龈外面的称**牙冠** crown of tooth，嵌在牙槽内的称**牙根** root of tooth，牙冠和牙根间稍细部分称**牙颈** neck of tooth。牙的中央有一空隙称**牙腔** dental cavity 或**髓腔**，腔内容纳牙髓。牙的神经、血管等经牙根尖端的小孔进入牙腔，与腔内的结缔组织共同构成**牙髓**，牙髓炎时疼痛剧烈。

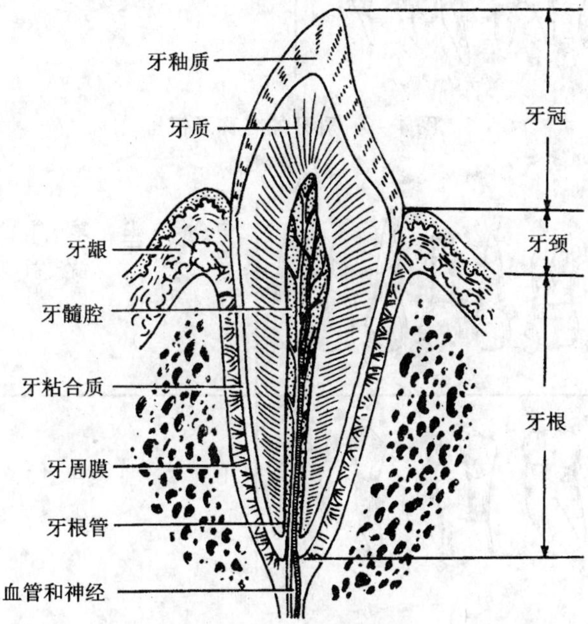

图 4－8 牙的构造模式图

人类的牙由于杂食和不同功能的需要，具有不同的外形特点（图 4－9，10）。一般可分为：①切牙，牙冠扁平，适于咬切食物；②尖牙，牙冠呈锥形，适于撕裂食物；③磨牙，牙冠最大，呈方形或方圆形，适于研磨食物。切牙、尖牙只有一个牙根，前磨牙一般也只有一个牙根，上颌磨牙有三个牙根，下颌磨牙有两个牙根。

牙主要由**牙质**构成，包在牙冠表面的部分坚硬洁白称**釉质**，包在牙根和牙颈表面部分称**粘合质**（图 4－8），由于磨损或剥脱，使黄色的牙质露出时，常因接触冷、热等刺激引起感觉过敏，产生酸痛。

牙周膜是将牙根与牙槽骨紧密连接的致密结缔组织，它与牙槽骨及牙龈共同构成**牙周组织**。

2. **牙的分类及牙式** 人的一生先后有两副牙，即**乳牙**和**恒牙**。一般在出生后 6 个月开始萌出乳牙，3 岁出全，6 岁左右乳牙开始脱落被长出的恒牙所代替，约在 12～14 岁恒牙逐步出全，惟有第三磨牙迟至 14～28 岁或更晚一些时间方可萌出，故又称**迟牙**或**智牙**。

乳牙在上、下颌左右各 5 个，共计 20 个。恒牙在上、下颌左右各 8 个，共计 32 个。在

临床上为记录牙的位置，常以患者的方位为准，以“—┼—”记号划分四区表示上、下颌左、右侧的牙位。通常以罗马数字表示乳牙，阿拉伯数字表示恒牙。如“$\underline{3|}$”表示右上颌恒尖牙。“$\overline{|V}$”表示左下颌第二乳磨牙（图4-9，10）。

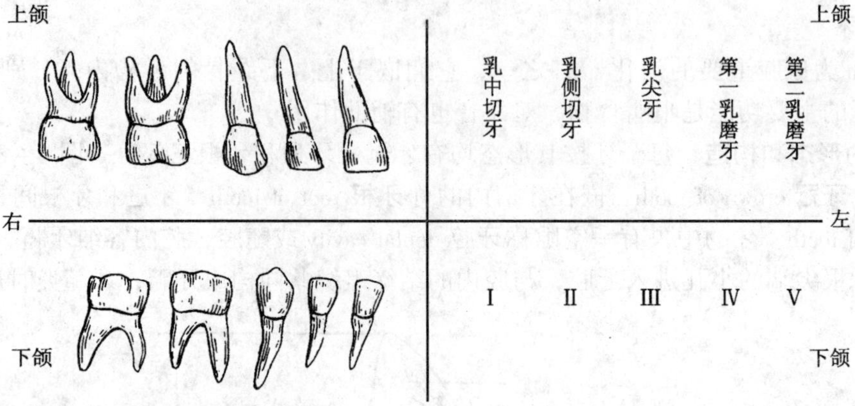

图4-9 乳牙的名称及符号

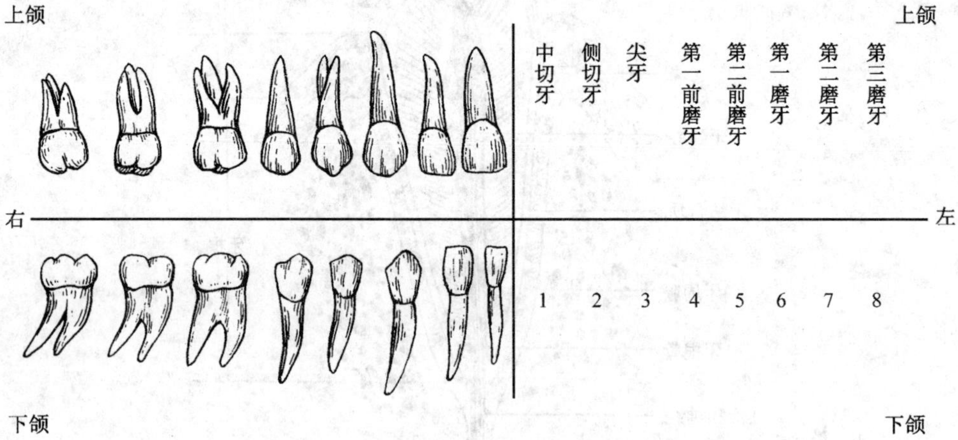

图4-10 恒牙的名称及符号

（六）唾液腺

口腔内的大唾液腺有3对（图4-11），即腮腺、下颌下腺和舌下腺。此外，尚有许多小唾液腺分布在口腔粘膜深面，如唇腺、腭腺、颊腺等。

1. **腮腺** parotid gland　呈三角形，位于耳廓的前下方、下颌支与胸锁乳突肌之间的窝内。**腮腺（导）管**自腺体前缘上部发出，约在颧弓下方一横指处经咬肌表面至咬肌前缘处弯向内侧，穿颊肌开口于平对上颌第二磨牙的颊粘膜上。流行性腮腺炎时此腺体常肿大。

2. **下颌下腺** submandibular gland　略呈卵圆形，位于下颌骨体的内面，其导管在舌下腺内侧前行，开口于舌下阜。

3. **舌下腺** sublingual gland　呈杏仁形，位于口腔底舌下襞深面，它的排泄管有两种，舌下腺大管开口于舌下阜，舌下腺小管有数条开口于舌下襞。

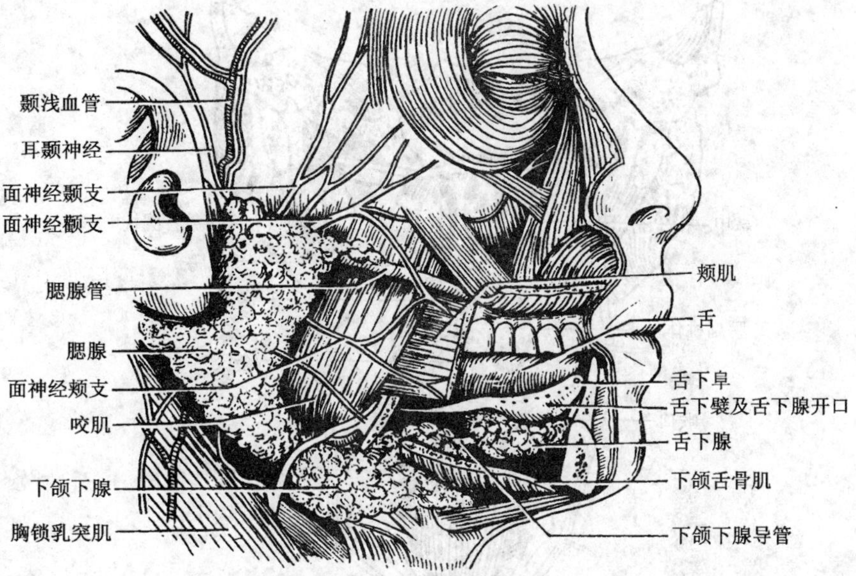

图 4－11　唾液腺

二、咽

（一）咽的位置和形态

咽pharynx呈前后略扁的漏斗状管道（图4－12，13）。位于颈椎前方，上端起自颅底，

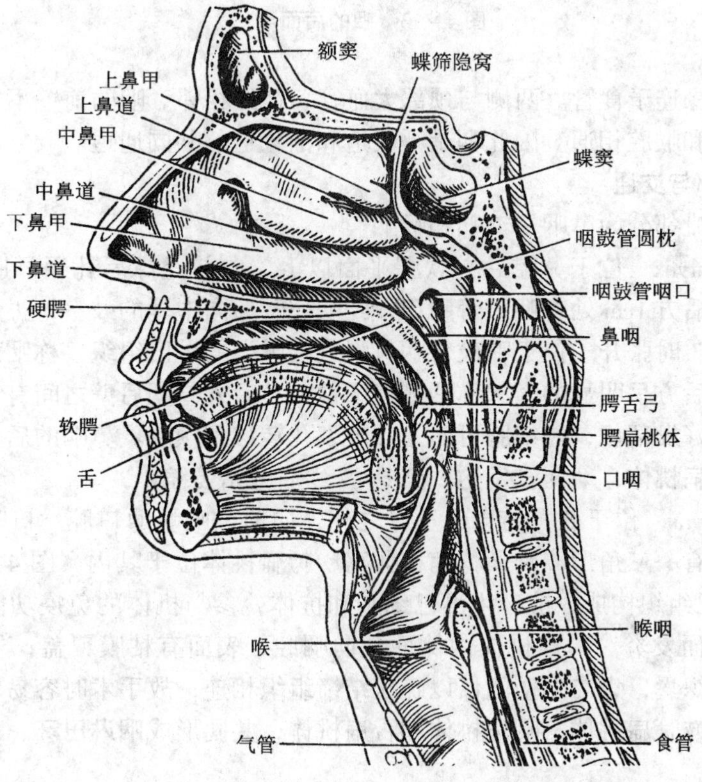

图 4－12　鼻腔、口腔、咽和喉的正中矢状切面

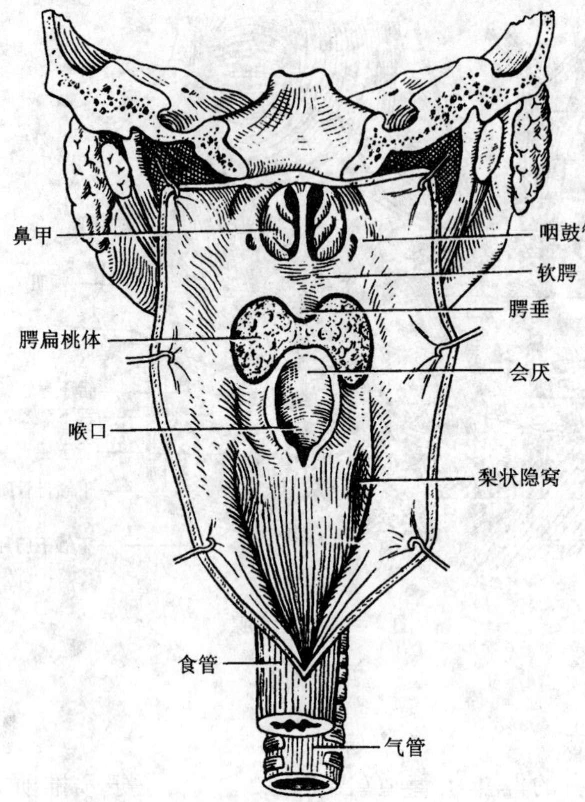

图 4-13　咽的后面观

下至第 6 颈椎的下缘连于食管。两侧与颈部大血管、神经相邻。咽的前壁不完整，由上向下分别与鼻腔、口腔和喉腔相通。因此咽是呼吸道和消化道的共同通道。

（二）咽的分部与交通

咽按其前壁的毗邻分为鼻咽、口咽和喉咽。

1. **鼻咽** nasopharynx　位于鼻腔后方软腭平面以上，向前经鼻后孔通鼻腔。在鼻咽侧壁上，相当于下鼻甲后方 1cm 处有**咽鼓管咽口**，经咽鼓管通向中耳的鼓室，正常时处于闭合状态，当吞咽或打哈欠时张开。位于咽鼓管咽口附近粘膜内的淋巴组织，称**咽鼓管扁桃体**。咽鼓管咽口的上方和后方呈明显的隆起称**咽鼓管圆枕**，其后方与咽后壁之间有纵行凹陷，称**咽隐窝**，是鼻咽癌的好发部位，癌细胞可向上穿破裂孔转移到颅腔。鼻咽的后上壁粘膜内有淋巴组织积聚，称**咽扁桃体**，幼儿较发达，到 6~7 岁后开始萎缩。

2. **口咽** oropharynx　位于软腭与会厌上缘之间，向前经咽峡通口腔。口咽侧壁上，在腭舌弓与腭咽弓之间有一三角形凹窝，称**扁桃体窝**，腭扁桃体位于其内（图 4-4）。**腭扁桃体** palatine tonsil 由淋巴组织构成，能产生淋巴细胞和抗体，参与机体的免疫功能，但腭扁桃体也易受病菌的侵袭而发炎。腭扁桃体内侧面朝向咽腔，表面有粘膜覆盖；外侧面及前、后面，均包有结缔组织囊，囊与咽壁间仅以疏松结缔组织相连，故手术时容易剥离。

腭扁桃体、咽鼓管扁桃体、咽扁桃体和舌扁桃体，共同形成**咽淋巴环**，对消化道和呼吸道具有防御功能。

3. **喉咽** laryngopharynx　位于会厌上缘平面和第六颈椎体下缘平面之间，向下连食管，向前经喉口通喉腔。在喉口两侧各有一较深的凹陷，称**梨状隐窝**，为异物常停留的部位。

三、食　管

（一）食管的位置和分部

食管 esophagus（图 4 - 14）为前后略扁的肌性管状器官，长约 25cm，上端于第 6 颈椎体下缘平面与咽相接，下行穿过膈的食管裂孔，下端约于第 11 胸椎体左侧连于胃。

依据行程食管可分为颈部、胸部和腹部：①颈部，自始端至胸骨颈静脉切迹平面，居气管与颈椎体之间，长约 5cm；②胸部，自颈静脉切迹平面至膈的食管裂孔，长约 18 ~ 20cm，此部行于脊柱前方和胸主动脉右侧，向下越过胸主动脉前方入食管裂孔；③腹部，自食管裂孔至胃的贲门，最短，长仅 1 ~ 2cm。

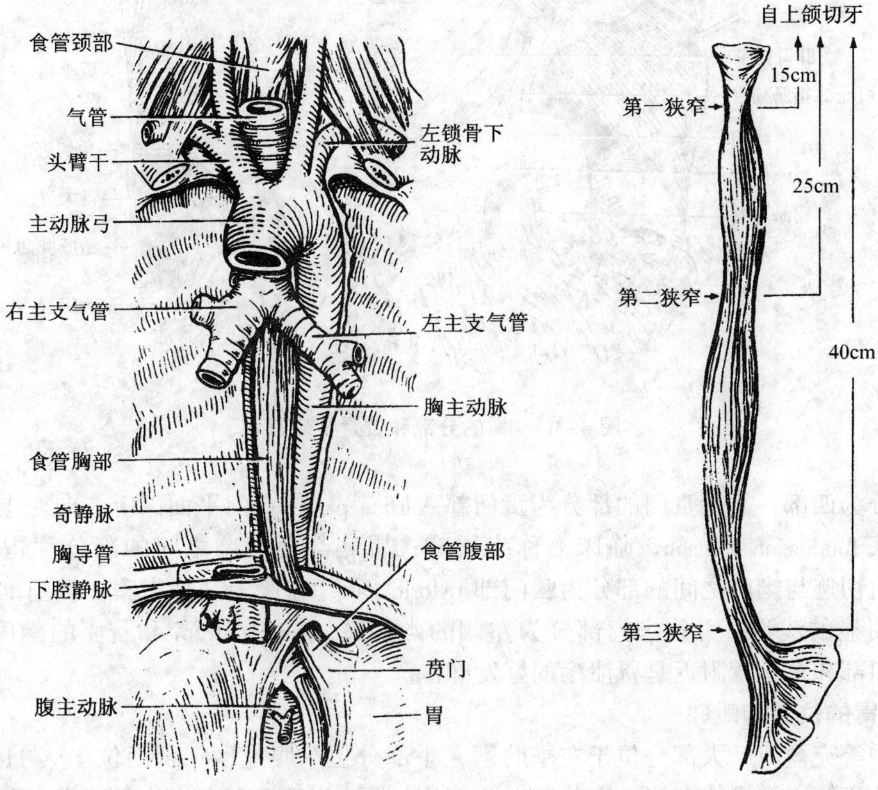

图 4 - 14　食管（前面，示毗邻结构及三个狭窄位置）

（二）食管的狭窄

食管全长有三处狭窄，第一处狭窄位于食管起始处，距切牙约 15cm；第二处狭窄位于食管与左主支气管交叉处，距切牙约 25cm；第三处狭窄位于穿膈食管裂孔处，距切牙约 40cm。三处狭窄是食管内异物停留和食管癌的好发部位。

四、胃

胃 stomach 是消化管中最膨大的部分，上连食管，下接十二指肠。胃具有受纳食物、分泌胃液的作用。

（一）胃的形态和分部

胃（图4－15）是一个肌性囊袋状器官，有两壁、两缘和两口。两壁即前壁和后壁。上缘较短，凹向右上方，称**胃小弯** lesser curvature of stomach，其最低处称**角切迹** angular incisure；下缘较长，凸向左下方，称**胃大弯** greater curvature of stomach。胃的入口称**贲门** cardia，与食管相续；出口称**幽门** pylorus 与十二指肠相通。

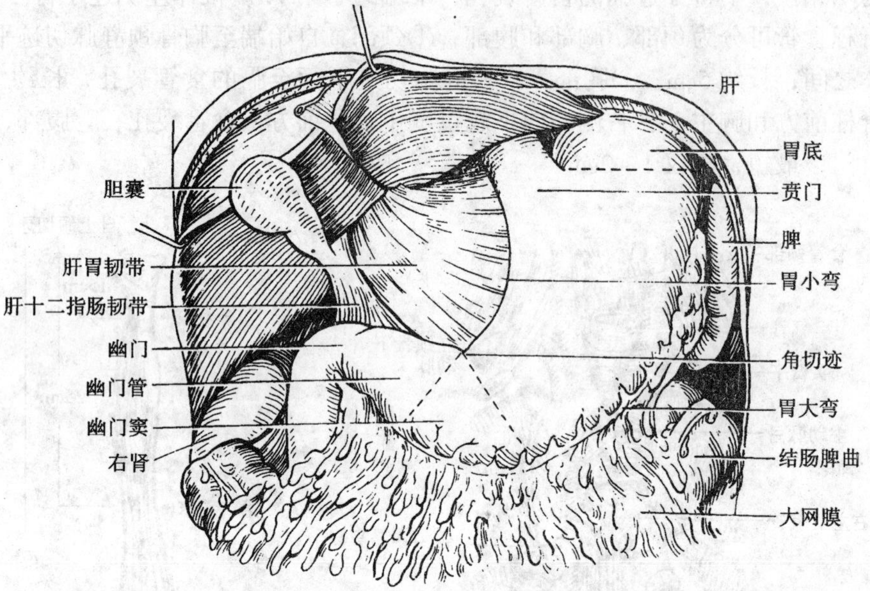

图4－15 胃的分部和位置及毗邻

胃可分为四部：靠近贲门的部分为**贲门部** cardiac part；贲门平面以上，向左上方膨出的部分为**胃底** fundus of stomach，临床上称为**胃穹**；胃底与角切迹之间的部分称**胃体** body of stomach；角切迹与幽门之间的部分为**幽门部** pyloric part，临床上又称**胃窦**。幽门部的大弯侧有一不太明显的浅沟，可将幽门部分为左侧的**幽门窦** pyloric antrum 和右侧的**幽门管** pyloric canal。幽门部和胃小弯附近是胃溃疡的好发部位。

（二）胃的位置和毗邻

胃在中等充盈时，大部分位于左季肋区，小部分位于腹上区。贲门位于第11胸椎体左侧，幽门位于第1腰椎体右侧。胃前壁右侧部分与肝左叶下面相邻；左侧部分与膈相邻，并为左肋弓所掩盖；中间部分位于剑突的下方，直接与腹前壁相贴，是临床上触诊胃的部位。胃后壁与胰、横结肠、左肾和左肾上腺相邻，胃底与膈和脾相邻（图4－15）。

（三）胃壁的构造

当胃空虚时，胃粘膜形成许多皱襞，充盈时皱襞减少或展平。胃粘膜下层由疏松结缔组织构成。肌层由三层平滑肌构成：外层纵行；中层环形；内层斜行（图4－16）。在幽门处，环形肌增厚形成**幽门括约肌**，其内面覆以粘膜，突入管腔形成皱襞，称**幽门瓣**，有延缓胃内容物排空和阻止十二指肠内容物逆流至胃的作用。胃的外膜为浆膜。

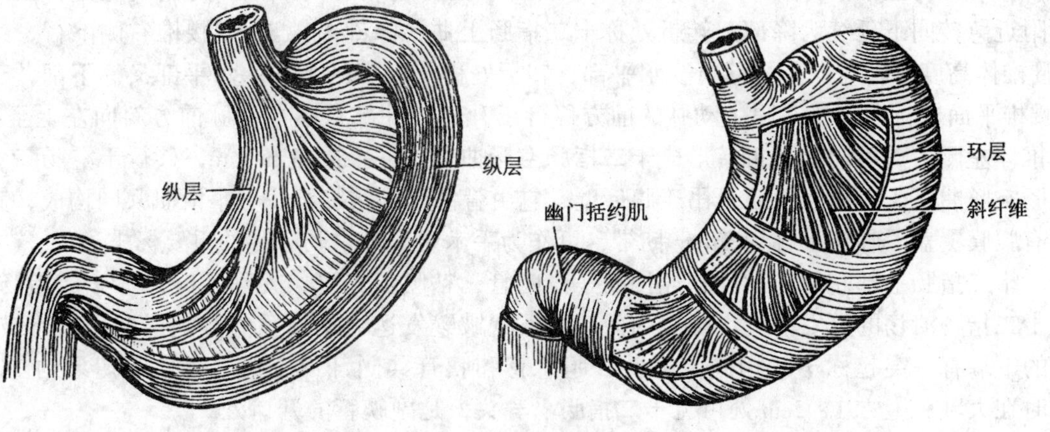

图 4－16　胃的肌层

五、小　肠

小肠 small intestine 是消化管中最长的一段，成人全长约 5～7m，上起幽门，下接盲肠，分为十二指肠、空肠和回肠三部分。小肠是食物消化、吸收的主要部位。

（一）十二指肠

十二指肠 duodenum（图 4－17）呈“C”字形，包绕胰头，界于胃与空肠之间，全长

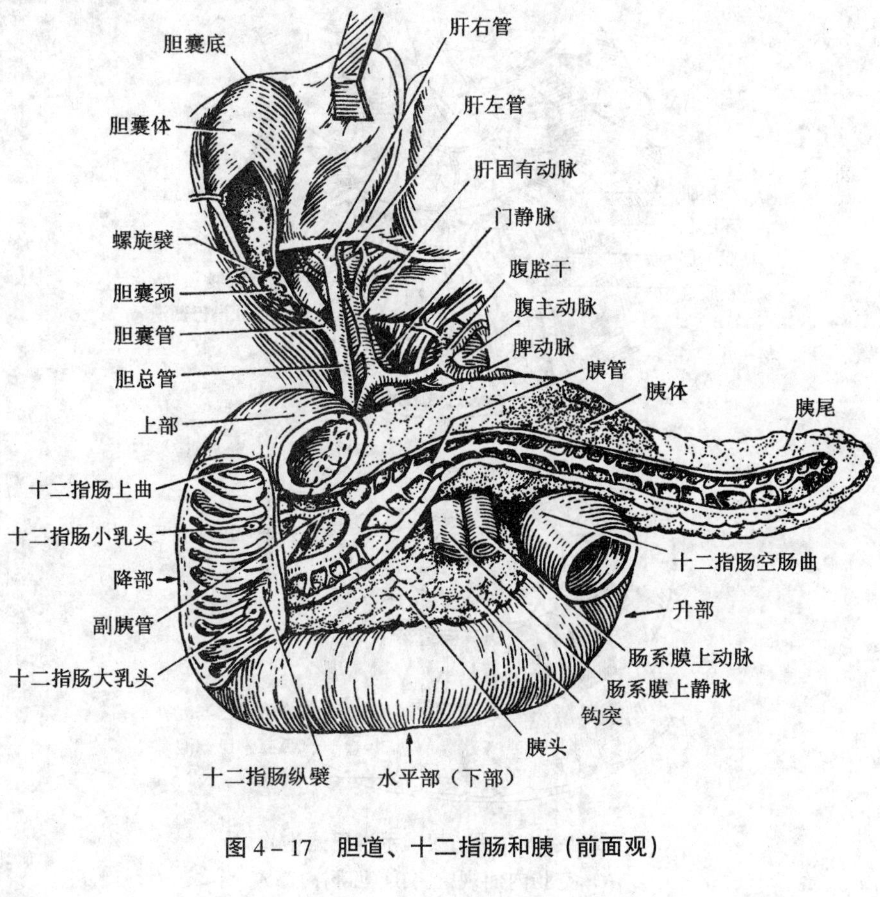

图 4－17　胆道、十二指肠和胰（前面观）

25cm，可分为上部、降部、水平部和升部四部分。**上部**起自胃的幽门，行向右上方，至胆囊颈附近急转向下延续为降部，转折处称**十二指肠上曲**；**降部**沿第1～3腰椎右侧下行，达第3腰椎体高度急转弯向左，移行为水平部，转折处称**十二指肠下曲**。**水平部**又称**下部**，于第3腰椎平面横行向左，在腹主动脉的前方移行于升部。**升部**自腹主动脉前方斜向左上至第2腰椎体左侧，然后向前下折转形成**十二指肠空肠曲** duodenojejunal flexure，移行于空肠。十二指肠空肠曲借**十二指肠悬肌**悬吊于腹后壁，它由骨骼肌、结缔组织和平滑肌共同构成，其表面有腹膜覆盖，临床上称为 Treitz 韧带，可作为手术中识别空肠起端的重要标志。

十二指肠上部左侧与幽门相连接的一段肠管，粘膜面光滑，无环状襞，称**十二指肠球**，是十二指肠溃疡的好发部位。降部内面粘膜环状皱襞发达，在其后内侧壁上有一纵行皱襞，它的下端有一突起称**十二指肠大乳头**，胆总管和胰管共同开口于此，开口距切牙约75cm。有时在大乳头上方1～2cm处可见**十二指肠小乳头**，是副胰管的开口处。

（二）空肠和回肠

空肠 jejunum 和**回肠** ileum 蟠曲在腹腔的中部和下部（图4－3），全长5～6m，全部被腹膜包裹，借**小肠系膜**固定于腹后壁。空肠始自第2腰椎体左侧的十二指肠空肠曲，逐渐移行于回肠，终于位于右髂窝处的盲肠。

空肠和回肠之间没有明显的界限，一般空肠占空回肠全长的2/5，位于腹腔的左上部，管腔口径较大，管壁厚，血供丰富，活体颜色较红，粘膜环状皱襞密而高，绒毛较多，有散在的**孤立淋巴滤泡**（图4－18）；回肠占空回肠全长远端的3/5，位于腹腔的右下部，管腔口

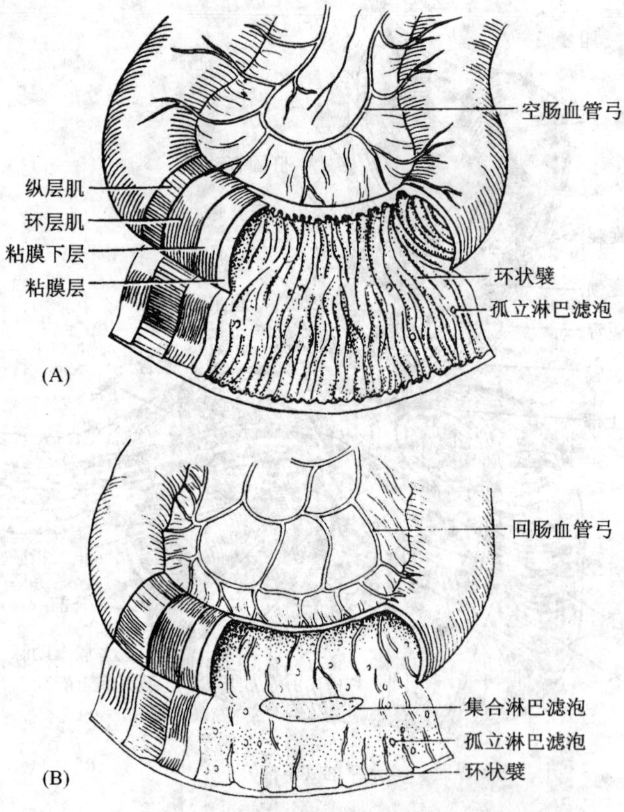

图4－18　肠粘膜（示淋巴滤泡）

（A）空肠内面观　（B）回肠内面观

径较小，管壁较薄，血供较少，颜色较淡，环状皱襞及绒毛疏而低，除孤立淋巴滤泡外还有**集合淋巴滤泡**（图4-18），尤其在回肠下部多见，患肠伤寒时，病菌多侵犯集合淋巴滤泡，易形成溃疡，甚至引起穿孔。

六、大　　肠

大肠 large intestine 是消化管的末段，长约1.5m，围绕在空回肠周围，起自右髂窝处的回肠末端，止于肛门。按其位置、构造不同又可分为盲肠、阑尾、结肠、直肠和肛管五部。

除直肠、肛管和阑尾外，盲肠和结肠有三种特征性结构（图4-19）：①**结肠带**，由纵行的平滑肌增厚而成，与肠的纵轴平行，共有三条；②**结肠袋**，是由于结肠带较肠管短，因而使肠管形成许多被横沟隔开的囊状突起部；③**肠脂垂**，在结肠带附近由浆膜下局部脂肪聚集形成的突起，这些特征可作为辨认结肠的标志。

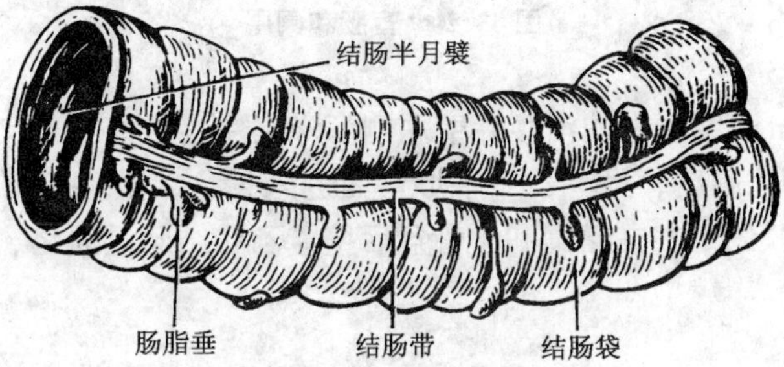

图4-19　结肠的外观特征

（一）盲肠和阑尾

1. **盲肠** cecum（图4-20）　是大肠的起始部，位于右髂窝内，呈盲囊状，左接回肠，长6~8cm。在盲肠与回肠相接处，回肠末端突入盲肠，形成上、下两个唇状皱襞，称**回盲瓣** ileocecal valve，有阻止大肠内容物逆流入回肠的作用。在回盲瓣下方有阑尾的开口。临床上常把回肠末端、盲肠及阑尾统称为回盲部。

2. **阑尾** vermiform appendix（图4-20）　附于盲肠后内侧壁，形如蚯蚓，长6~8cm，其末端为盲端，近端开口于盲肠的后内侧壁回盲瓣的下方。成人阑尾壁较厚，小儿阑尾壁较薄，故小儿阑尾炎时容易发生穿孔，应尽早手术治疗。

阑尾的位置较不恒定，如可盲肠后位、盲肠下位、回肠前位、回肠后位和伸向小骨盆缘（盆位）等。根据国人统计资料以回肠后位和盲肠后位比较多见。由于个体阑尾位置变化大，手术中有时寻认困难，但三条结肠带均在阑尾根部集中，故可沿结肠带向下追踪，是寻找阑尾的可靠方法。

阑尾根部位置比较固定，其体表投影位于脐与右髂前上棘连线的中、外1/3交点处，称McBurney点，急性阑尾炎时该处常有压痛。

（二）结肠

结肠 colon 始于盲肠，终于直肠，分为升结肠、横结肠、降结肠和乙状结肠四部（图4-3）。**升结肠** ascending colon 始于盲肠，沿腹后壁右侧上升到肝右叶下方，弯向左形成**结肠右曲** right colic flexure，移行为横结肠。**横结肠** transverse colon 自结肠右曲向左横行，在脾的下方形成**结肠左曲** left colic flexure，向下移行为降结肠。横结肠借横结肠系膜固定于腹后壁。

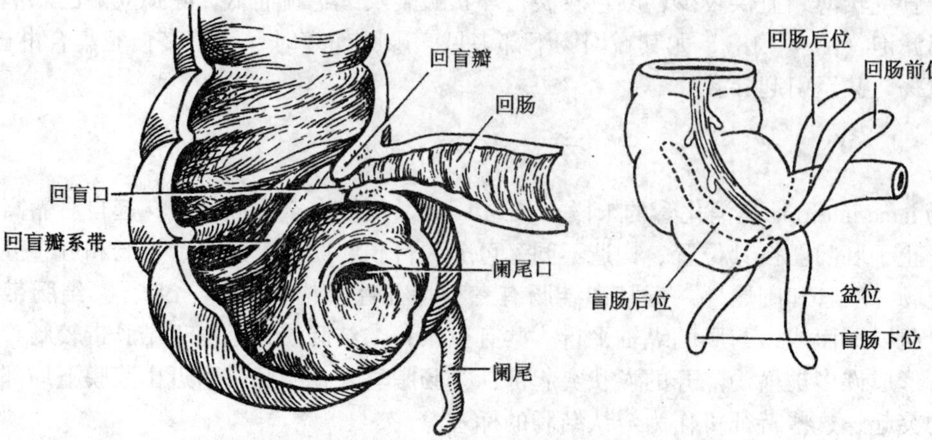

图 4－20　盲肠和阑尾

降结肠 descending colon 自结肠左曲沿腹后壁左侧下降至左髂嵴处与乙状结肠相续。**乙状结肠** sigmoid colon 始于左髂嵴高度，呈“乙”字形弯曲进入骨盆，至第 3 骶椎水平续接直肠。乙状结肠被乙状结肠系膜固定在左髂窝和小骨盆后壁。乙状结肠是溃疡、憩室、肿瘤的好发部位。

（三）直肠

直肠 rectum（图 4－21）位于小骨盆腔内，长约 10～14cm。上端于第 3 骶椎水平接续乙状结肠，向下行于骶、尾骨前方，穿过盆膈，延续为肛管。直肠并不直，矢状面上有两个弯曲：上段走在骶骨前面，并与骶骨前面曲度一致，形成凸向后的弯曲称**骶曲** sacral flexure；下段自尾骨尖前方转向后下方，形成凸向前的弯曲称**会阴曲** perineal flexure。当进行直肠镜或乙状结肠镜检查时，应注意这些弯曲，以免损伤肠壁。

直肠下段的肠腔明显扩张，称**直肠壶腹** ampulla of rectum，此处粘膜和平滑肌形成 2～3 个半月形皱襞称**直肠横襞**，其中最恒定的一个横襞在壶腹上份，位于右前壁，距肛门约 6～7cm，可作为直肠镜检查的定位标志。直肠内的这些横襞具有承托粪便的作用。

（四）肛管

肛管 anal canal（图 4－21）是指盆膈以下的消化管，长约 4.5cm，其上段有 6～10 条纵行粘膜皱襞，称**肛柱** anal columns，相邻两肛柱的下端有半月形的粘膜皱襞相连，此皱襞称**肛瓣** anal valves，肛瓣与相邻两个肛柱下端共同形成开口向上的袋状陷窝，称**肛窦** anal sinuses，窦深 3～5mm，粪便常积存窦内，也易感染而引起肛窦炎，甚至可进一步发展为肛管周围脓肿或肛瘘。

将连接各肛柱下端与各肛瓣边缘的锯齿状的环形线称**齿状线** dentate line。齿状线下方有宽约 1cm 的环形区，光滑略有光泽，称为**痔环或肛梳** anal pecten。痔环下缘有一不明显的环状线称**白线**，它相当于肛门内、外括约肌的分界处。肛管下端经**肛门** anus 与外界相通。在痔环的皮下组织和肛柱粘膜下，有丰富的静脉丛，若静脉回流受阻时（如妊娠时子宫压迫直肠、肝硬化等）而发生静脉曲张，形成痔。在齿状线以下形成的痔称外痔；齿状线以上者称内痔；也有跨越齿状线上、下的，称混合痔。由于神经分布不同，内痔不痛而外痔痛。

肛管周围有内、外括约肌环绕，**肛门内括约肌**为肛管处环形平滑肌增厚而成，有协助排

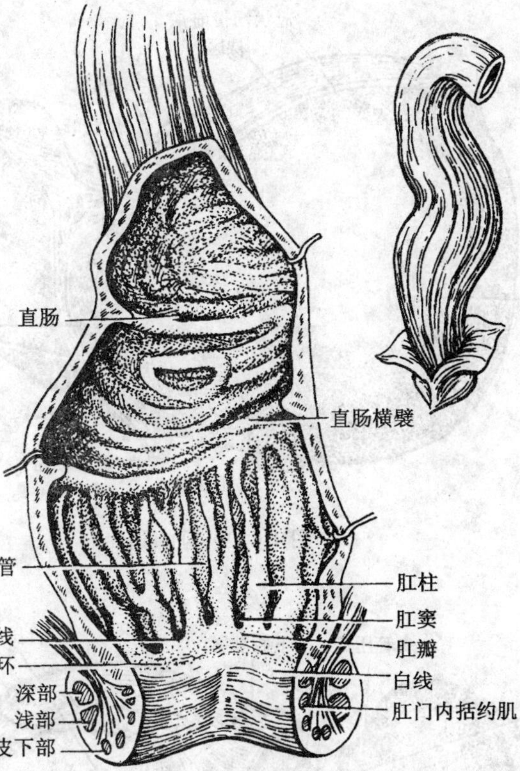

图 4－21　直肠和肛管

便的作用。**肛门外括约肌**由围绕在肛门内括约肌周围的骨骼肌构成，可随意括约肛门，控制排便，手术时应防止损伤，以免造成大便失禁。

第二节　消 化 腺

人体的大消化腺除前述三对大唾液腺外，还有肝和胰。

一、肝

肝 liver 是人体最大的消化腺，红褐色，质软而脆，成人约重 1500g，约占体重的 1/50，幼儿肝相对较大，约是体重的 1/20，肝不仅能分泌胆汁、消化食物，而且参与物质代谢、贮存糖原、解毒及吞噬防御等重要机能，胚胎时期尚有造血功能。

（一）肝的形态的分叶

肝呈楔形，右端圆钝而厚，左端扁而薄。肝可分上、下面和前、后缘（图 4－22，23，24）。

肝的上面膨隆，与膈相邻贴，又称**膈面**。在膈面上，可借呈矢状位的镰状韧带分为大而厚的**右叶** right lobe 和小而薄的**左叶** left lobe。肝下面与腹腔许多重要脏器相邻，又称**脏面**。脏面上有一近似“H”形的沟，即左侧纵沟、右侧纵沟和横沟。左侧纵沟窄而较深，其前部有**肝圆韧带**，它是胚胎时期脐静脉闭锁而成，左侧纵沟后部容纳**静脉韧带**，是胚胎时期静脉

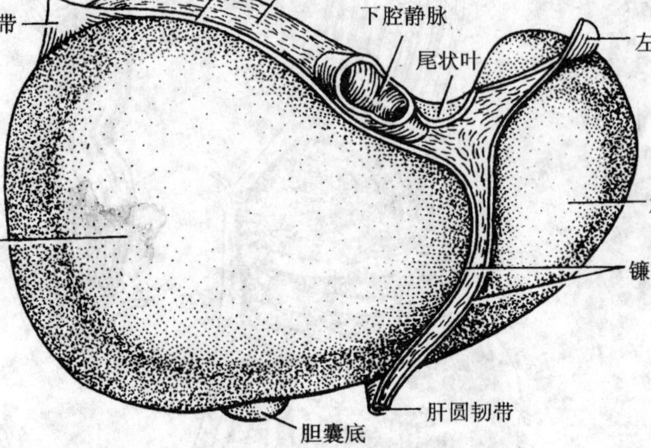

图 4－22　肝的膈面

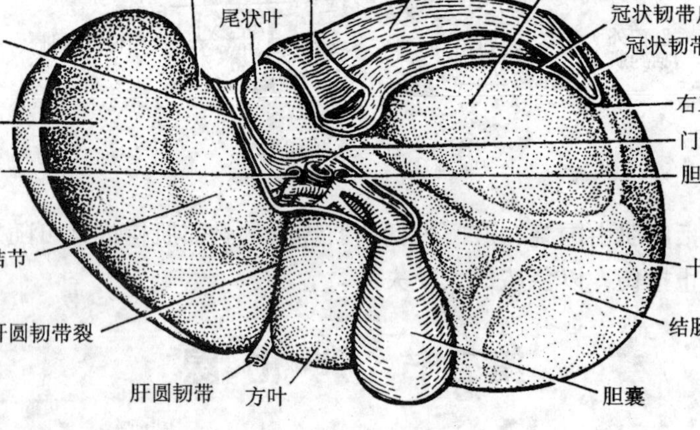

图 4－23　肝的脏面

导管的遗迹。右侧纵沟宽而浅，其前部为**胆囊窝**，容纳胆囊。右侧纵沟后部为**腔静脉沟**，有下腔静脉通过。横沟称**肝门** porta hepatis，是肝固有动脉、门静脉、肝管、神经和淋巴管等出入之处。这些结构由结缔组织包绕共同构成**肝蒂**。肝的脏面借“H”形沟可分为四叶：右侧纵沟右侧为**右叶**；左侧纵沟左侧为**左叶**；左、右侧纵沟之间在横沟前方的为**方叶** quadrate lobe；横沟的后方为**尾状叶** caudate lobe。从形态上看左叶在脏面与膈面是一致的；而脏面的右叶、方叶和尾状叶则相当于膈面的右叶。

肝的**前缘**锐利，为膈面和脏面的分界线，在胆囊窝处形成**胆囊切迹**。**后缘**钝圆，朝向脊柱，在近腔静脉沟处，有 2～3 条肝静脉注入下腔静脉，临床上常称此处为第二肝门。肝除在脏面各沟处以及相当于右叶上面后份处的**裸区**外均有腹膜包被。

（二）肝的位置和毗邻

肝主要位于右季肋区和腹上区，小部分位于左季肋区。肝大部分为肋弓所覆盖，仅在腹

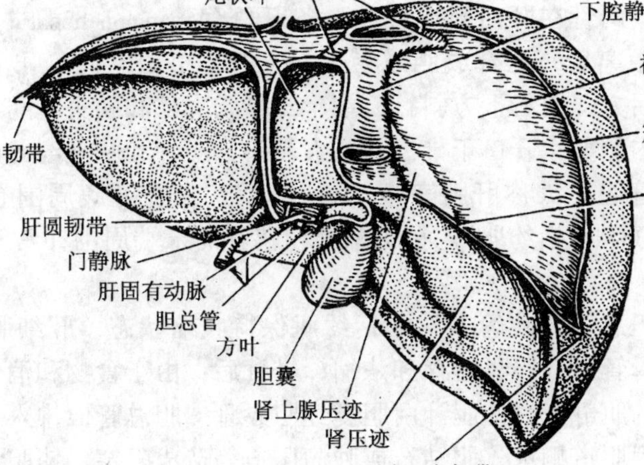

图 4-24　肝的后面观

上部左、右肋弓间（剑突下方）露出，并直接接触腹前壁。当腹上部或右季肋区遭受暴力打击或肋骨骨折时，可导致肝破裂。

肝的上面与膈的穹窿一致。肝右叶下面，前部邻近结肠右曲；中部近肝门处邻近十二指肠；后部紧邻右肾和右肾上腺。肝左叶下面大部分与胃前壁接触（图 4-15）。

肝的体表投影：肝的上界与膈穹一致，一般在右锁骨中线平第 5 肋；正中线平胸骨体下端；左锁骨中线平第 5 肋间隙。肝的下界与肝前缘一致，右侧与右肋弓相一致；中部超出剑突下约 3cm；左侧被左肋弓掩盖，在左第 7、8 肋软骨结合处移行为上界。因此，成人在右肋弓下缘不应触及肝，如果成人肝上界位置正常，在右肋弓下触及肝，可考虑有病理性肝肿大。幼儿的肝下缘位置较低，露出于右肋弓下一般属正常情况。

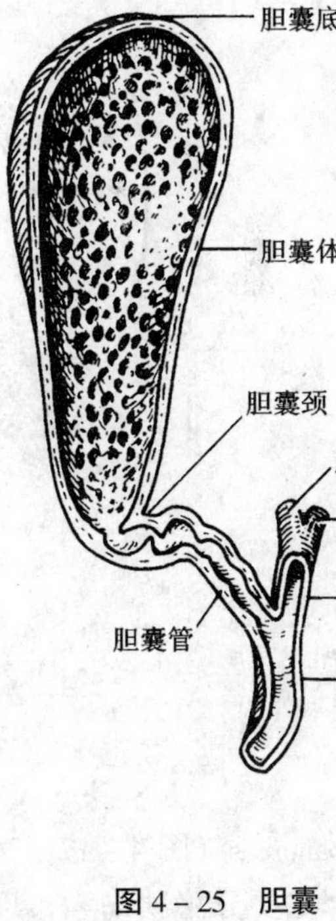

图 4-25　胆囊

二、肝 外 胆 道

肝外胆道包括胆囊和输胆管道。

（一）胆囊

胆囊 gallbladder 位于肝下面的胆囊窝内，为呈梨形的囊状器官，容量 40 ~ 60ml，具有贮存和浓缩胆汁的功能。胆囊可分为四部分（图 4-25）：前端钝圆称**胆囊底**；中间的大部分称**胆囊体**；后端狭细部分称**胆囊颈**，颈以直角弯向左下，移行为**胆囊管** cystic duct。当胆囊充满胆汁时，胆囊底可超出肝的前缘与腹前壁接触。胆囊底的体表投影在右锁骨中线与肋弓交点的稍下方，当胆囊炎时，此处有明显压痛，称 Murphy 征阳性。

（二）输胆管道

输胆管道是将肝分泌的胆汁输送到十二指肠的管道（图 4－26）。肝内的胆小管，逐渐汇合为**肝左管**和**肝右管**，两管在肝门附近合成一条**肝总管** common hepatic duct。肝总管与胆囊管呈锐角或并行一段距离后，汇合成**胆总管** common bile duct，它在肝十二指肠韧带内下降，经十二指肠上部的后方，向右下方斜行，在十二指肠降部和胰头之间与胰管汇合，共同斜穿十二指肠降部的后内侧壁，开口于十二指肠大乳头，胆汁和胰液经此进入十二指肠。胆总管和胰管的汇合处，管腔扩大称**肝胰壶腹**（Vater 壶腹）。在壶腹周围有环行的平滑肌包绕，称**肝胰壶腹括约肌**（Oddi 括约肌）。在胆总管和胰管的末端周围亦常有少量平滑肌包绕形成的括约肌。

平时，肝胰壶腹和胆总管、胰管末端的括约肌保持收缩状态，肝细胞分泌的胆汁经肝左、右管，肝总管和胆囊管进入胆囊贮存和浓缩，进食后，由于食物和消化液的刺激，反射性地引起胆囊收缩，括约肌舒张，使胆汁由胆囊经胆囊管、胆总管而排入十二指肠，对食物进行消化。输胆管道可因胆道蛔虫、胆结石或肿瘤压迫等造成阻塞，使胆汁排泄受阻，导致胆汁反流入肝进入血液循环，引起皮肤、粘膜及巩膜发黄，临床上称阻塞性黄疸。

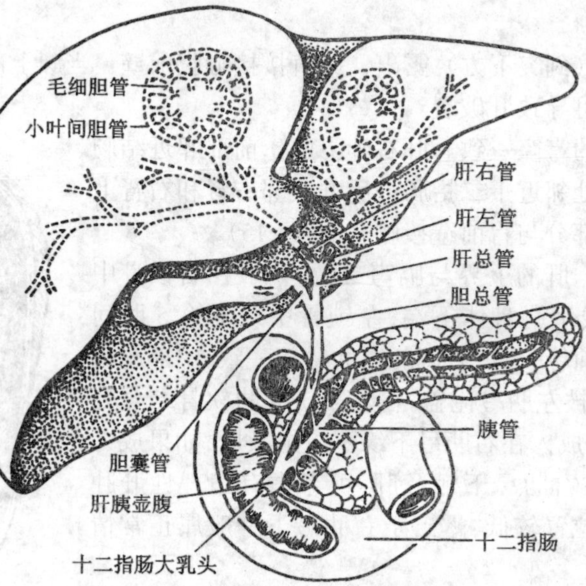

图 4－26　输胆管道模式图

三、胰

胰 pancreas（图 4－17，26）是人体内仅次于肝的第二大消化腺，兼有内、外两分泌部。内分泌部主要分泌胰岛素，以调节血糖浓度；外分泌部分泌胰液，在消化过程中起重要作用。

胰呈长棱柱状，位置较深，在胃的后方，相当于第 1～2 腰椎水平，横卧于腹后壁，前面被覆腹膜。胰质地柔软，色灰红，形态上可分头、体、尾三部分：①**胰头**，为右侧的膨大部，被十二指肠所环抱，其下份向左突出的部分称**钩突**。胰头后面与胆总管、肝门静脉相邻，胰头癌若压迫胆总管，可影响胆汁排泄，引起阻塞性黄疸；若压迫肝门静脉可使肝门静脉回流受阻，从而发生腹水等。②**胰体**，为胰的中间大部分，约位于第1腰椎水平，前方与胃后壁相邻，后面紧贴下腔静脉、腹主动脉、左肾和左肾上腺等。③**胰尾**，为伸向左上方较细的部分，紧邻脾门。在胰的实质内有贯穿胰全长的排泄管，称**胰管** pancreatic duct，它向右与胆总管汇合后，共同开口于十二指肠大乳头，胰液经此进入十二指肠。

（朱望东　董振岭）

第五章　呼吸系统

呼吸系统 respiratory system 由呼吸道和肺两大部分组成（图 5－1）。呼吸道包括鼻、咽、喉、气管及各级支气管，它们的壁内均有骨或软骨作为支架，以维持呼吸道的通畅。临床上把鼻、咽和喉称为上呼吸道，把气管及各级支气管称为下呼吸道。肺由肺实质（肺内各级支气管和肺泡）和肺间质（结缔组织、血管、神经、淋巴管、淋巴结等）组成，表面包有脏胸膜。呼吸系统功能除主要进行气体交换外，还有嗅觉和发音功能。

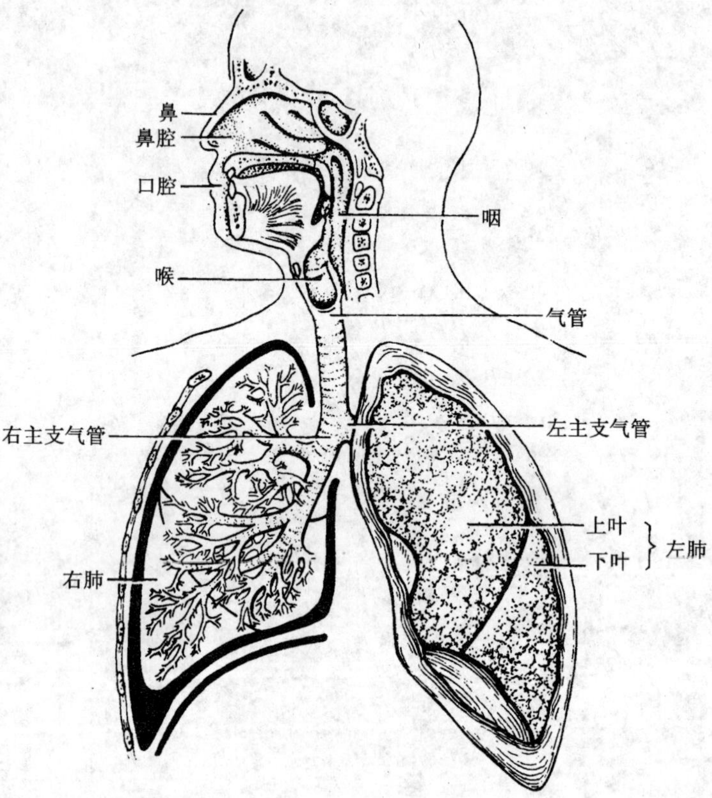

图 5－1　呼吸系统模式图

第一节　呼 吸 道

一、鼻

鼻 nose 由外鼻、鼻腔和鼻旁窦三部分组成，是呼吸道的起始部，也是嗅觉器官。

（一）外鼻

外鼻 external nose 位于面部中央，由骨和软骨作支架，外被皮肤和少量皮下组织，内覆粘膜。外鼻上端狭窄与额部相连的部分称**鼻根**，向下延成**鼻背**，末端为**鼻尖**。鼻尖两侧呈弧状隆起的部分称**鼻翼**，呼吸困难时可见鼻翼扇动。鼻翼外侧向外下至口角的浅沟叫**鼻唇沟**。鼻翼和鼻尖处皮肤含丰富的皮脂腺和汗腺，是痤疮及酒糟鼻的好发部位。

（二）鼻腔

鼻腔 nasal cavity 以骨和软骨为基础，内面衬以皮肤和粘膜。鼻腔被鼻中隔分为左、右两腔。每侧鼻腔向前经**鼻孔**与外界相通，向后经**鼻后孔**通鼻咽。每侧鼻腔又可分为前部的鼻前庭和后部的固有鼻腔两部分（图 5－2）。

1. **鼻前庭**　由鼻翼围成，内面覆以皮肤，生有鼻毛，鼻毛可阻挡灰尘吸入。鼻前庭由于缺少皮下组织，皮肤与软骨膜紧密相连，当发生炎症或疖肿时，疼痛较为剧烈。鼻前庭上方的弧形的嵴称**鼻阈**，借此与固有鼻腔分界。

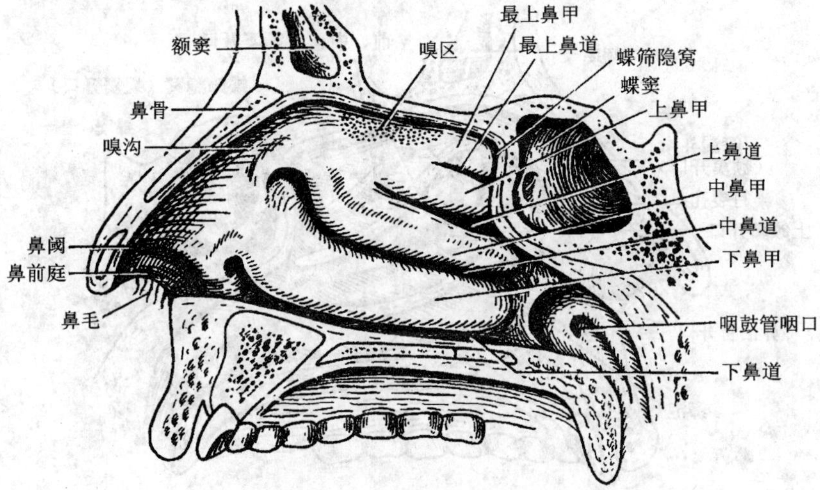

图 5－2　鼻腔外侧壁（右侧）

2. **固有鼻腔**　是指位于鼻阈后上方的鼻腔主要部分，由骨和软骨覆以粘膜而成，其形态大致与骨性鼻腔相同，常简称鼻腔。**鼻中隔** nasal septum（图 5－3）由筛骨垂直板、犁骨

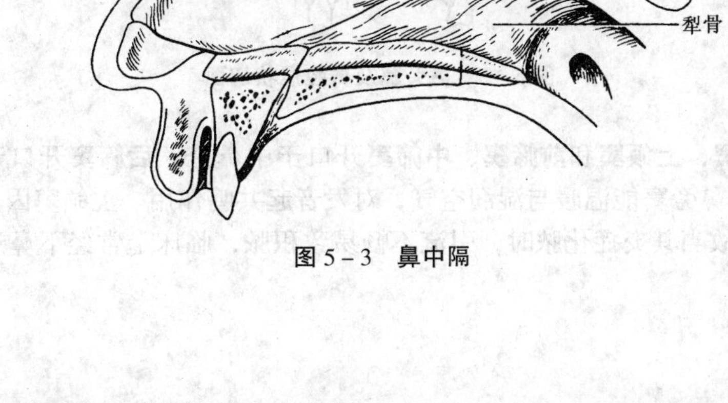

图 5－3　鼻中隔

及鼻中隔软骨构成，被覆粘膜。鼻中隔一般不完全居正中矢状位，往往是偏向一侧。鼻中隔的前下部粘膜内含有丰富的毛细血管，该处是鼻出血的好发部位，称为易出血区（Little区）。外侧壁上有三个被覆粘膜的**上、中、下鼻甲**及各鼻甲下方的**上、中、下鼻道**。上鼻甲后上方与鼻腔顶壁之间的凹陷部分称**蝶筛隐窝**。下鼻道内有鼻泪管的开口，距鼻孔约3cm。鼻腔的顶壁隔薄层筛板与颅前窝相邻；底壁即是口腔的顶。

鼻粘膜按其生理功能分为呼吸区和嗅区，上鼻甲内侧面以及与其相对的鼻中隔部分的鼻粘膜内含有嗅细胞，称为**嗅区**；而其余的大部分称为**呼吸区**，粘膜在正常情况下呈红色，表面光滑湿润，粘膜内含丰富的血管、粘液腺和纤毛，对吸入的空气有加温、湿润和净化的作用。

（三）鼻旁窦

鼻旁窦 paranasal sinuses（图5－4，5），又称副鼻窦。由同名骨性鼻旁窦衬以粘膜而成，

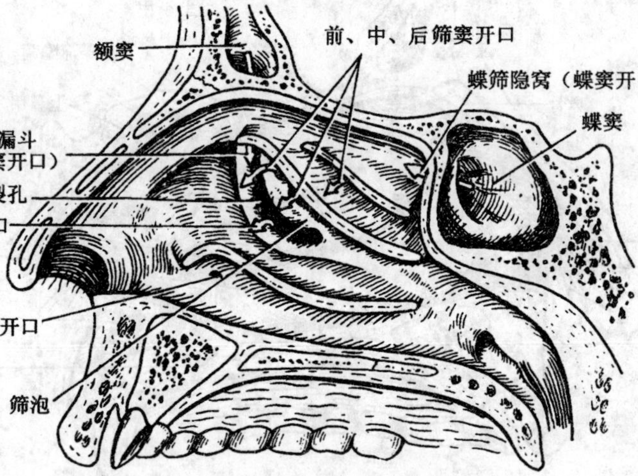

图5－4　鼻腔外侧壁（鼻甲切除）

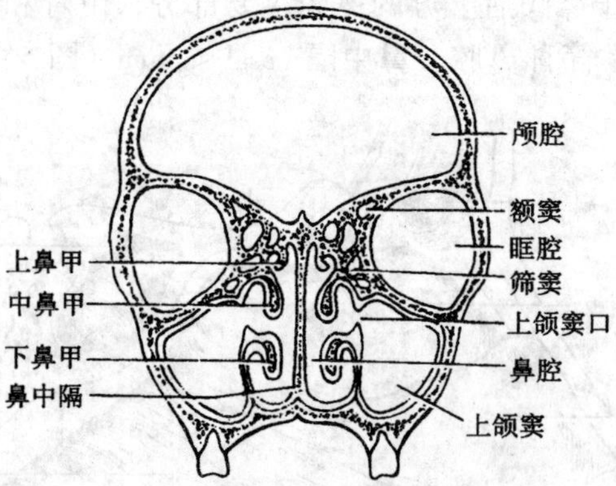

图5－5　鼻旁窦及鼻腔冠状切面

均开口于鼻腔：**额窦**、**上颌窦**和**前筛窦**、**中筛窦**开口于中鼻道；**后筛窦**开口于上鼻道；**蝶窦**开口于蝶筛隐窝。鼻旁窦能温暖与湿润空气，对发音起共鸣作用。上颌窦因其开口位置高于窦底（图5－5），故当其炎症化脓时，引流不畅易致积脓，临床上常经下鼻道前份穿通骨质

较薄的上颌窦内侧壁进行穿刺。

二、咽

见消化系统。

三、喉

喉 larynx 既是呼吸道，又是发音器官，位于颈前部中份舌骨下方。成人喉的位置平对第4～6颈椎体。喉的活动性大，可随吞咽或发音而上下移动。

喉的上方借韧带与舌骨相连，下续气管。喉的前面为舌骨下肌群，后为咽，两侧为颈部的大血管、神经及甲状腺侧叶。

喉由软骨、软骨间连结、喉肌和粘膜组成。

（一）喉的软骨

喉软骨构成喉的支架，包括不成对的甲状软骨、环状软骨、会厌软骨和成对的杓状软骨（图5－6）。

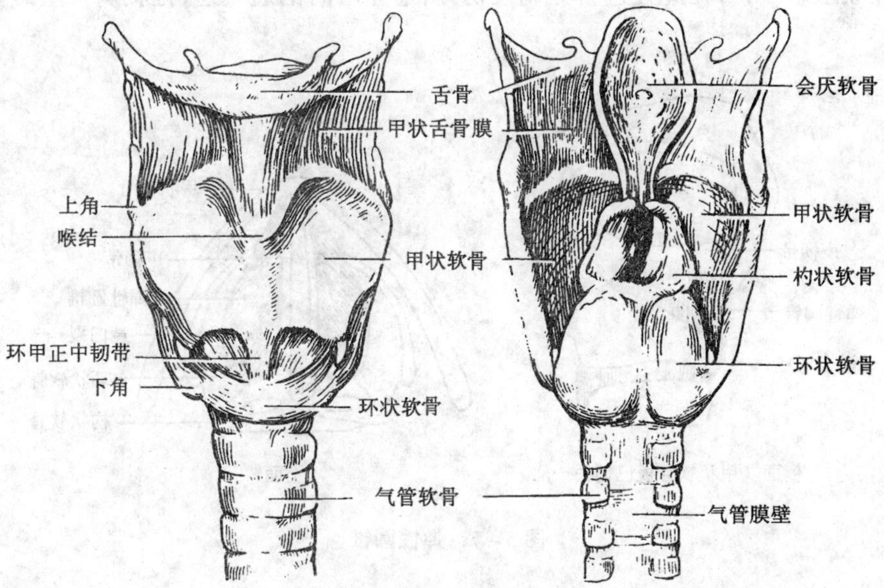

图5－6　喉的软骨及连结

1. **甲状软骨** thyroid cartilage　是喉软骨中最大的一块，构成喉的前外侧壁，由左、右对称的两块方形软骨板构成。两板前缘在中线相互融合构成**前角**，前角上端向前突出称**喉结**，在成年男性特别明显，是颈部的重要体表标志。两板后缘游离，向上、下各伸出一对突起，上方的一对称**上角**，借韧带与舌骨相连，下方的一对称**下角**，与环状软骨构成关节。

2. **环状软骨** cricoid cartilage　位于甲状软骨下方，构成喉的底座，形似指环，前部低窄称**环状软骨弓**，后部高宽称**环状软骨板**。环状软骨是喉软骨中惟一完整的环形软骨，对维持呼吸道通畅有重要作用。

3. **会厌软骨** epiglottic cartilage　形似树叶，上端宽阔而游离，下端细尖附于甲状软骨前角的后（内）面。会厌软骨表面覆以粘膜称为**会厌** epiglottis 。会厌位于喉入口的前方，当吞咽时，喉上提，会厌关闭喉口，防止食物误入喉腔。

4. **杓状软骨** arytenoid cartilage　近似三面锥体形，位于环状软骨板上方，左右各一，尖朝上，底向下与环状软骨板上缘构成关节。底有两个突起，向前的称**声带突**，有声韧带附着；向外侧的称**肌突**，有喉肌附着。

（二）喉的连结

喉的连结包括喉软骨之间以及喉与舌骨和气管间的连结。

1. **环杓关节** cricoarytenoid joint　由杓状软骨底与环状软骨板上缘的关节面构成。可使杓状软骨作旋转运动，使两侧声带突接近或分开。

2. **环甲关节** cricothyroid joint　由甲状软骨下角与环状软骨两侧的关节面构成，可使甲状软骨作前倾和复位运动，能使甲状软骨前角与杓状软骨声带突间的距离增大或恢复原位。

3. **弹性圆锥** conus elasticus　又称**环甲膜**，是张于环状软骨弓上缘、甲状软骨前角后面和杓状软骨声带突之间的膜性结构，主要由弹性纤维构成(图 5－7)，外形近似上窄下宽的圆锥状，此膜上缘游离增厚，紧张于甲状软骨前角后面和杓状软骨声带突之间，称**声韧带** vocal lig.，是声带的基础。弹性圆锥前份较厚，张于甲状软骨下缘与环状软骨弓上缘之间，称**环甲正中韧带**。当急性喉阻塞时，可在此处进行穿刺或切开，建立暂时的通气道，抢救病人生命。

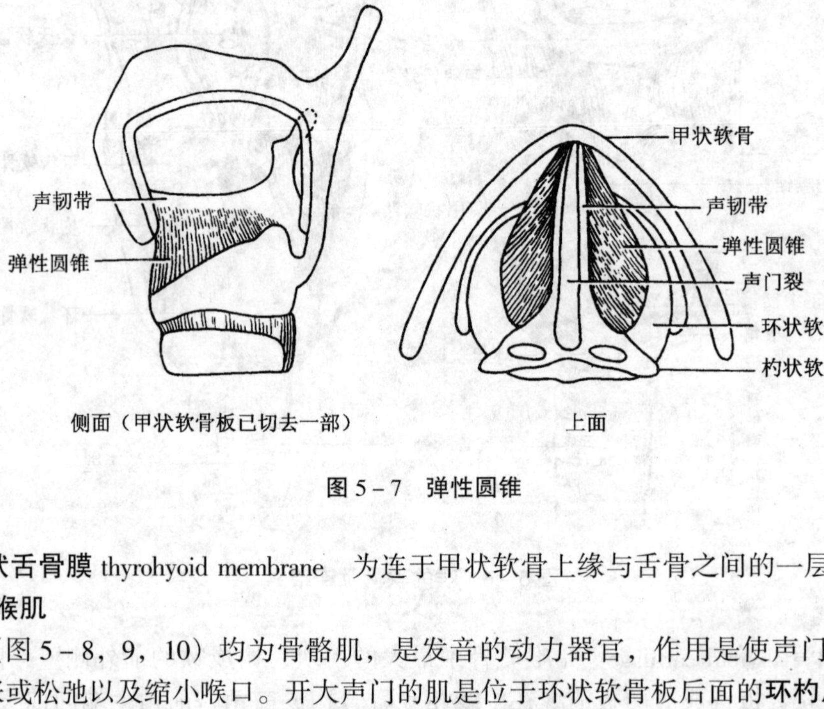

图 5－7　弹性圆锥

4. **甲状舌骨膜** thyrohyoid membrane　为连于甲状软骨上缘与舌骨之间的一层宽阔的薄膜。

（三）喉肌

喉肌（图 5－8，9，10）均为骨骼肌，是发音的动力器官，作用是使声门开大或缩小、使声带紧张或松弛以及缩小喉口。开大声门的肌是位于环状软骨板后面的**环杓后肌**；缩小声门的肌有位于环状软骨两侧的**环杓侧肌**和位于两侧杓状软骨后面的**杓横肌**及**杓斜肌**。紧张声带的肌主要是**环甲肌**，它起自环状软骨弓前外侧面，纤维向上、后、外，止于甲状软骨下缘和下角。使声带松弛的肌为紧贴声韧带的声带肌。声带肌实际上是位于弹性圆锥外面的**甲杓肌**上缘部分的肌纤维。另外，**杓会厌肌**收缩时拉会厌向后下，关闭喉口；杓横肌、杓斜肌也有缩小喉口的作用。

（四）喉腔

喉腔 laryngeal cavity（图 5－11）上通喉咽，下通气管。喉腔粘膜与咽和气管的粘膜相连

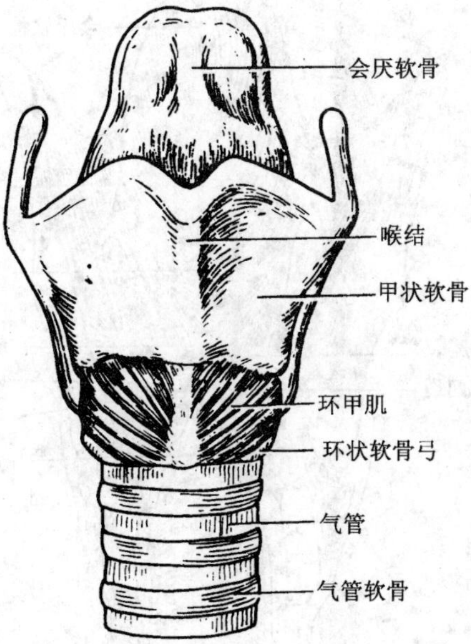

图 5-8　喉肌（前面）

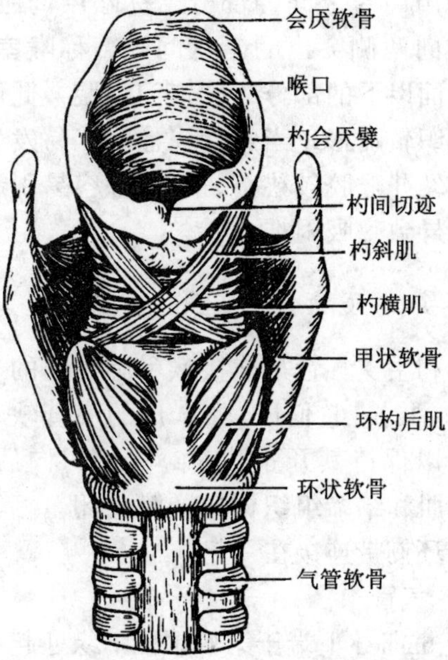

图 5-9　喉肌（后面）

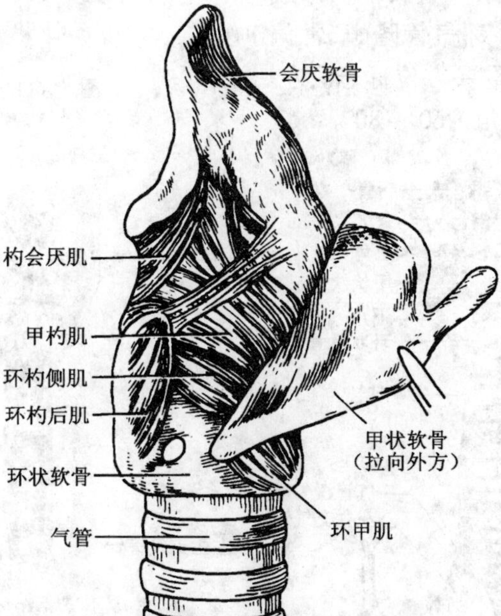

图 5-10　喉肌（侧面）

续。喉腔的上口称**喉口**，朝向后上方，由会厌上缘、杓会厌襞和杓间切迹围成（图 5-9）。

喉腔中部的两侧壁上有上、下两对粘膜皱襞，呈前后走向，上方的一对称**前庭襞**，下方的一对称**声襞** vocal fold 。左、右前庭襞之间的裂隙称**前庭裂**；左、右声襞之间的裂隙称**声门裂** fissure of glottis，简称声门，是喉腔中最狭窄的部位。**声带** vocal cord 由声韧带、声带肌和喉粘膜构成，功能与发音有关。

喉腔可被前庭裂和声门裂分为上、中、下三部分。前庭裂平面以上的部分，称**喉前庭**，前庭裂和声门裂之间的部分，称**喉中间腔**，喉中间腔向两侧突出的囊状间隙，称**喉室**，声门裂平面以下的部分，称**声门下腔**，此区粘膜下组织较疏松，当急性炎症时，易发生水肿，婴幼儿喉腔较狭小，喉水肿容易引起喉阻塞，导致呼吸困难。

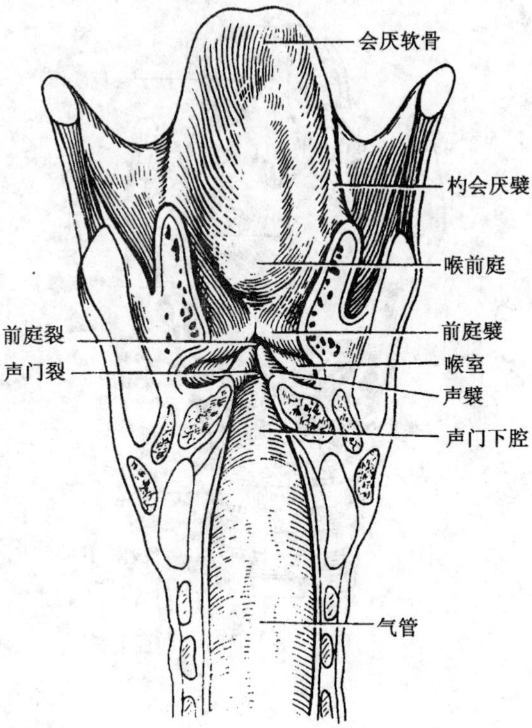

图 5－11　喉腔额状断面

四、气管和主支气管

气管和主支气管是连接喉和肺之间的通道（图 5－12）。它们以“C”形的气管软骨为支架，以保持其开张状态，其缺口向后，并由平滑肌和结缔组织构成的膜封闭。相邻软骨间借环韧带连接在一起。

（一）气管

气管 trachea 上端于第 6 颈椎下缘处起于环状软骨下缘，向下达胸骨角平面分为左、右主支气管，分杈处称**气管杈**，气管杈内面形成向上凸的纵嵴，呈半月状，称**气管隆嵴**，常偏向左侧，是气管镜检查的重要方位标志。左、右主支气管下方形成的夹角为60°～80°。

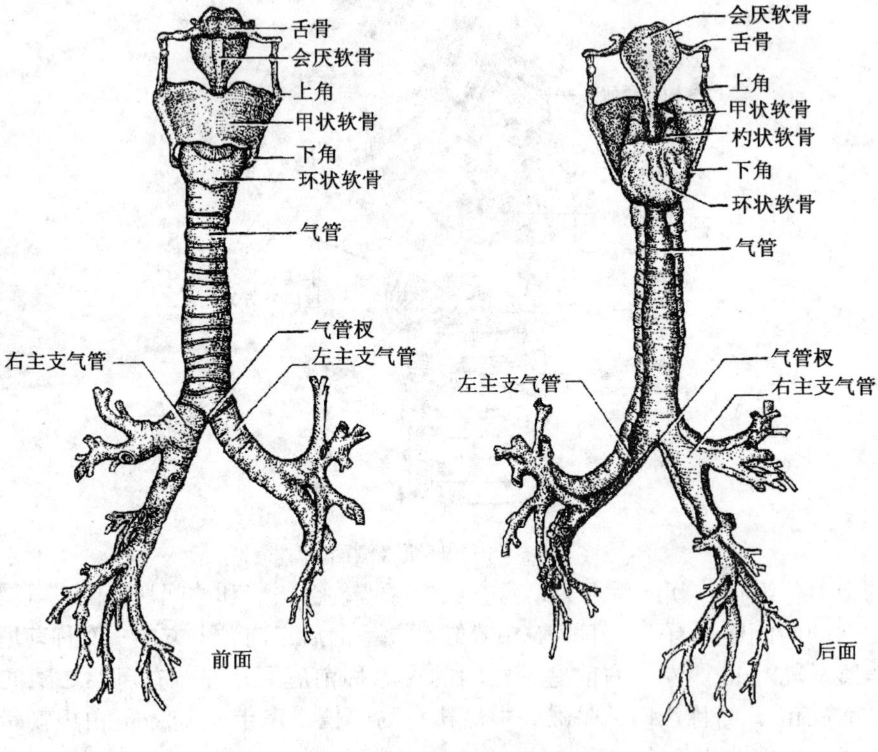

图 5－12　气管及主支气管

根据气管的行程与位置,可分为颈、胸两部,颈部短而表浅,沿颈前正中线下行,在颈静脉切迹处可触及,当肺和胸膜疾患时,气管颈部可发生偏位,具有诊断价值。颈部前面除有舌骨下肌群以外,在第2~4气管软骨环前方有甲状腺峡;两侧有颈部大血管、神经和甲状腺侧叶;后方与食管相邻。临床上遇急性喉阻塞时,常在第3~5气管软骨环处沿正中线作气管切开术。胸部较长,位于上纵隔内,其前方有胸腺、左头臂静脉、主动脉弓等;后方紧邻食管。

(二)主支气管

主支气管 principal bronchi 为气管杈到肺门之间的管道。左、右各一，由气管在胸骨角平面分出。**左主支气管**细长，长约4~5cm，走行近于水平，经左肺门入肺。**右主支气管**短粗，长约2~3cm，走行较垂直，经右肺门入肺。根据右主支气管的走行及形态特点，以及气管隆嵴常偏左侧，因此异物易坠入右主支气管。

第二节　肺

肺 lung 是气体交换的器官，呈海绵状，富有弹性，表面因有脏胸膜包被，光滑润泽，透过脏胸膜可见许多多边形小区，称肺小叶。幼儿新鲜肺呈淡红色，随年龄增长，由于吸入的灰尘的沉积，颜色逐渐变为灰暗色，并出现许多蓝黑色斑点。健康男性成人两肺的空气容量约为5000~6500ml，女性的约小于男性。

一、肺的位置和形态

肺位于胸腔内，纵隔的两侧、膈以上，左右各一。右肺因膈下有向上隆凸的肝，故右肺宽而短，左肺狭而长。

肺的外形近似圆锥体形，具有一尖、一底、两面（肋面、内侧面）和三缘（前缘、后缘和下缘）（图5-13，14，15）。

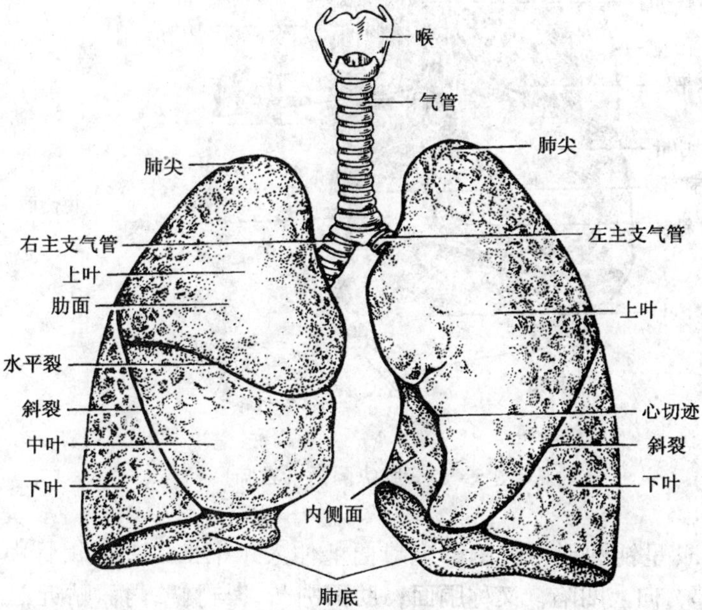

图5-13　气管、主支气管和肺（前面观）

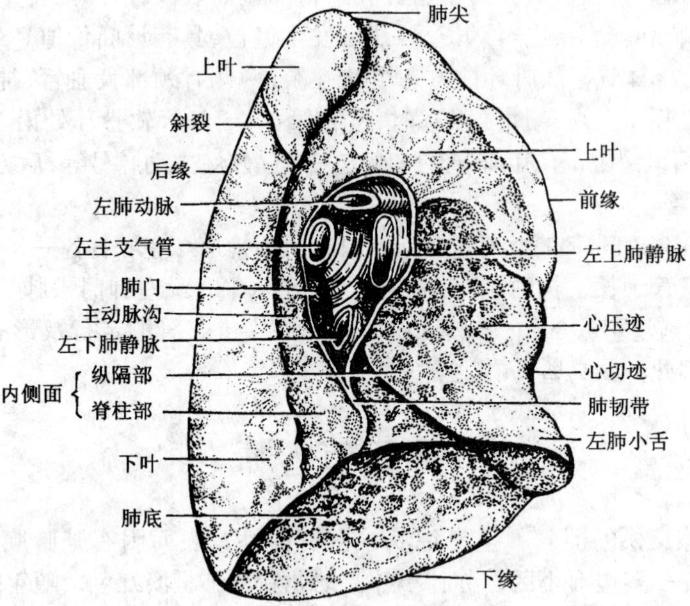

图 5-14　肺纵隔面（左肺）

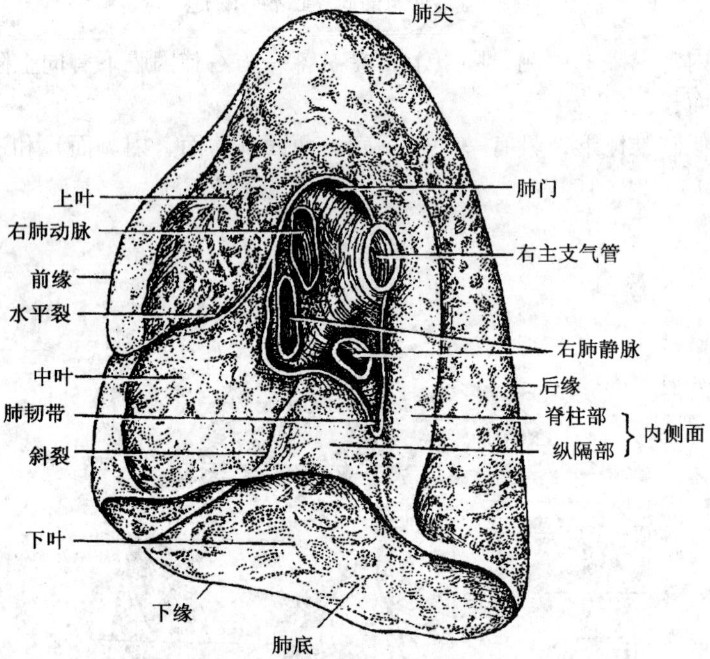

图 5-15　肺纵隔面（右肺）

肺尖 apex of lung 呈钝圆形，经胸廓上口向上伸入颈根部，高出锁骨内侧 1/3 上方 2～3cm。**肺底**与膈相邻，向上凹陷，又称**膈面**；**肋面**圆凸，与胸壁内面贴近；**内侧面**与纵隔毗邻，又称**纵隔面**。内侧面中部有一长圆形的凹陷，称**肺门** hilum of lung，是主支气管、肺动静脉、淋巴管和神经出入肺的部位，这些结构被结缔组织包绕在一起，统称为**肺根** root of lung，把肺连于纵隔。肺根内的结构排列自前向后为：肺静脉、肺动脉、主支气管。肺的**前缘**薄而锐，左肺前缘的下部有一明显的凹陷，称**心切迹**，切迹的下方有一伸向前内方的舌状突出部为**左肺小舌**。肺的**后缘**厚而圆钝，贴于脊柱两侧。肺的**下缘**较薄锐，伸向胸壁与膈的间隙内。

肺被肺裂分为数叶。左肺被由从后上斜向前下的一条**斜裂**分为上、下两叶。右肺除斜裂外，还有一条近于水平方向的**水平裂**，它们把右肺分成上、中、下三叶。

二、肺内支气管和支气管肺段

左、右主支气管在肺门处分出**肺叶支气管**，肺叶支气管入肺后再分为若干**肺段支气管**，并在肺内反复分支，呈树枝状，称**支气管树**（图 5－12）。支气管分支总共可达 23～25 级，最后连于**肺泡**。每一肺段支气管及其分支和它所属的肺组织构成一个**肺段—支气管肺段**。按肺段支气管的分支分布，一般将左右肺各分为十个肺段。临床上常以肺段为单位进行定位诊断及肺切除术。

第三节 胸 膜

一、胸膜及胸膜腔的概念

胸膜 pleura（图 5－16）是覆盖于胸壁内面、膈上面和肺表面的一层薄而光滑的浆膜。其中包被在肺表面的部分称**脏胸膜** visceral pleura；贴附于胸壁内面、纵隔两侧和膈的上面的部分，称**壁胸膜** parietal pleura。脏胸膜与壁胸膜在肺根处互相移行延续。脏胸膜与壁胸膜之间是一个密闭、狭窄、呈负压的浆膜囊腔隙，称**胸膜腔** pleural cavity，腔内含有少量浆液，呼吸运动时，可减少两层胸膜间的摩擦。在肺根下方移行的胸膜前后两层重叠，形成的胸膜皱襞称**肺韧带** pulmonary lig.，对肺有固定作用，也是肺手术的标志。

二、壁胸膜的分部

壁胸膜依其所在的部位可分为四部分（图 5－16）：

1. **胸膜顶**　覆盖在肺尖的上方，突出于颈根部，高出锁骨内侧 1/3 的上方 2～3cm。针刺或臂丛神经麻醉时，要注意胸膜顶的位置，以免伤及肺尖，造成气胸。

2. **肋胸膜**　贴于胸壁的内面，其前缘位于胸骨的后方，后缘达脊柱两侧。

3. **纵隔胸膜**　贴衬在纵隔的两侧。

4. **膈胸膜**　覆盖于膈的上面。

三、胸 膜 隐 窝

胸膜隐窝 pleural recesses 是各部壁胸膜相互移行处形成的间隙，即使在深吸气时肺缘也不能深入其内，故称为胸膜隐窝。其中最大最重要的胸膜隐窝是肋膈隐窝。

肋膈隐窝 costodiaphragmatic recess（图 5－16）位于肋胸膜和膈胸膜相互移行处，也称肋膈窦，为半月形的间隙，是胸膜腔最低的部位，当胸膜发生炎症时，渗出液首先积聚于此处，为临床胸腔穿刺抽液的部位。此处也是炎症后易发生粘连的部位。

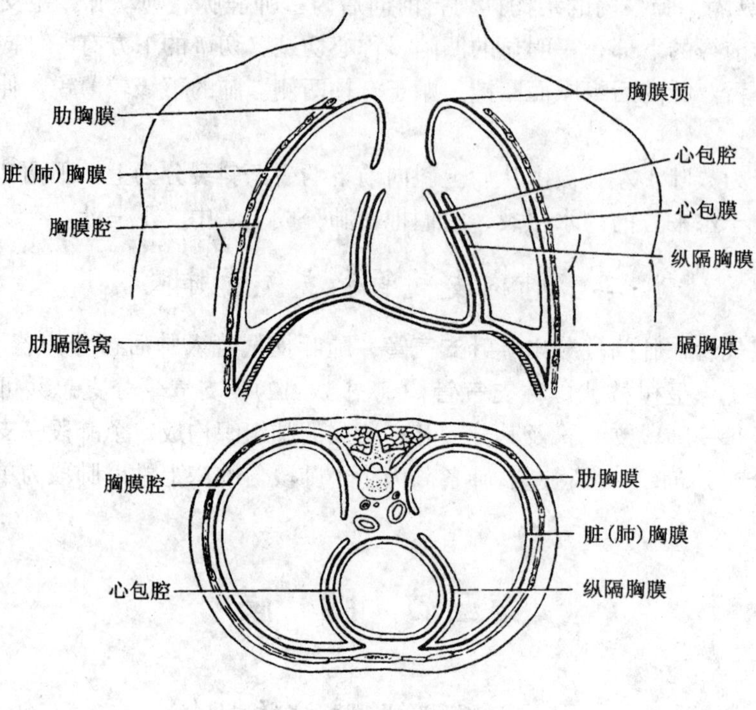

图 5-16 胸膜和胸膜腔示意图

四、胸膜与肺的体表投影

胸膜顶与肺尖的体表投影一致，高出锁骨内侧 1/3 上方 2~3cm。

胸膜前界即肋胸膜与纵隔胸膜前缘间的反折线（图 5-17），两侧起自胸膜顶，向内下经胸锁关节后方，至第 2 胸肋关节水平互相靠拢并沿中线垂直下行，右侧至第 6 胸肋关节处转向右，移行于下界；左侧在第 4 胸肋关节处弯向外下，沿胸骨左缘外侧下行，至第 6 肋软

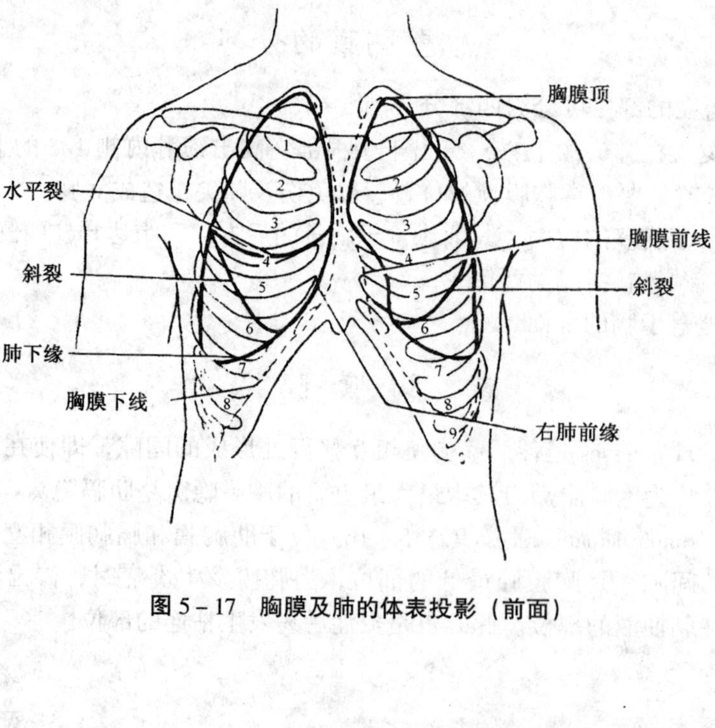

图 5-17 胸膜及肺的体表投影（前面）

骨处转向左，移行于下界。由于胸膜前界在第 2～4 肋软骨水平两侧靠拢，上下两端相互分开，所以在胸骨后方各形成一个三角形区域：上方为**胸腺区**，内有胸腺；下方为**心包区**，其间显露心及心包。

肺的前界几乎与胸膜前界一致，仅左侧在第 4 胸肋关节处急转向外，沿第 4 肋软骨下缘水平行走，于胸骨旁线附近转向下，至第 6 肋软骨中点处移行于下界。

胸膜下界（图 5－17，18，19，20）是肋胸膜与膈胸膜的反折线，两侧大致相同。右侧起于第 6 胸肋关节处，左侧起于第 6 肋软骨。起始后均斜向外下方，在锁骨中线处与第 8 肋相交，在腋中线处与第 10 肋相交，在肩胛线与第 11 肋相交，在后正中线处，达第 12 胸椎棘突高度。

肺的下界一般比胸膜下界高出两个肋骨，在接近后正中线处高出两个胸椎。

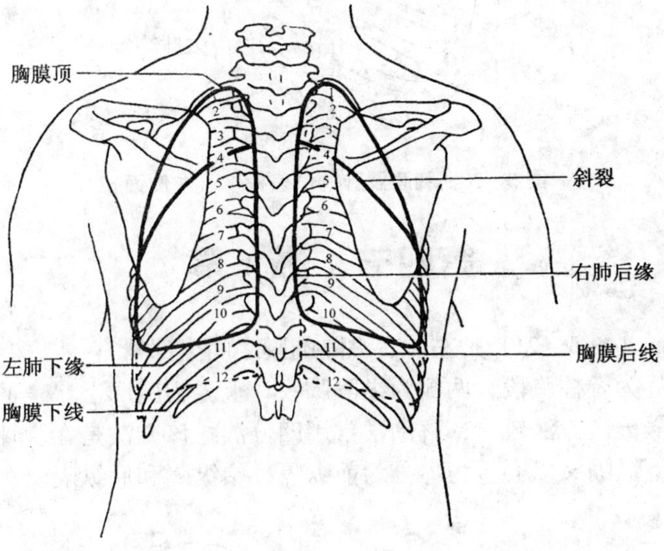

图 5－18　胸膜及肺的体表投影（后面）

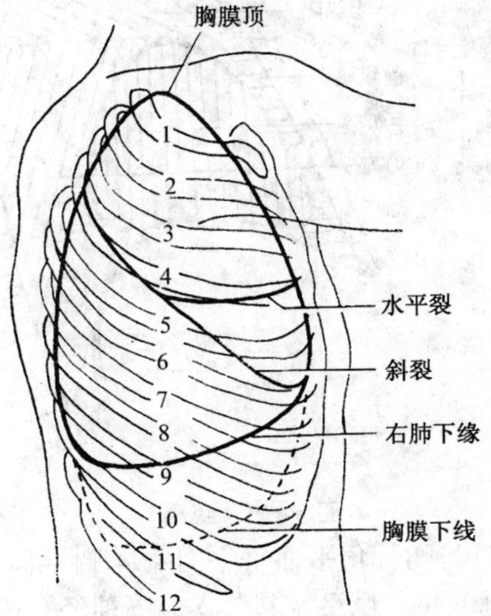

图 5－19　胸膜及肺的体表投影（右侧面）

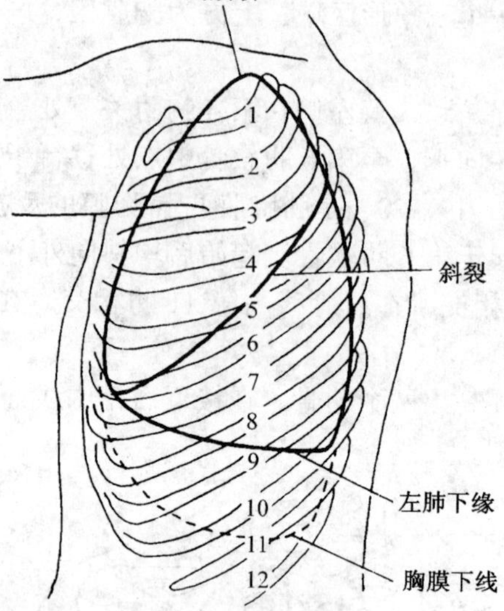

图 5-20　胸膜及肺的体表投影（左侧面）

第四节　纵　隔

纵隔 mediastinum（图 5-21）是左、右纵隔胸膜之间全部器官、结构和结缔组织的总称。其前界为胸骨，后界为脊柱胸段，两侧为纵隔胸膜，上界为胸廓上口，下界为膈。成人纵隔位置略偏左侧。纵隔分区方法较多，解剖学常用四分法。该方法是在胸骨角平面将纵隔分为上纵隔和下纵隔。下纵隔又以心包为界分为前纵隔、中纵隔和后纵隔。

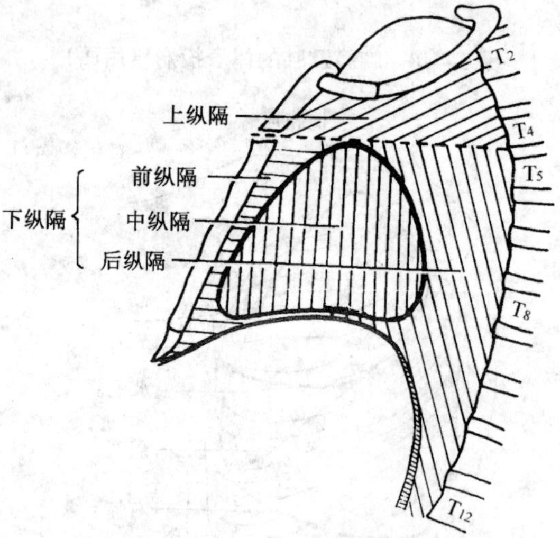

图 5-21　纵隔

1. **上纵隔**　位于胸廓上口与胸骨角平面（平对第 4 胸椎体下缘）之间。上纵隔内主要有胸腺、头臂静脉、上腔静脉、主动脉弓及其分支、膈神经、迷走神经、食管、气管、胸导管和淋巴结等。

2. **前纵隔** 位于胸骨体与心包前壁之间，内有结缔组织和淋巴结。

3. **中纵隔** 位于前、后纵隔之间，内有心包、心和出入心的大血管根部。

4. **后纵隔** 位于心包后壁与脊柱胸部之间，内有胸主动脉、奇静脉、半奇静脉、副半奇静脉、食管、主支气管、迷走神经、胸交感干、胸导管和淋巴结等。

（朱望东 戴维国）

第六章　泌尿系统

泌尿系统 urinary system（图 6－1）由肾、输尿管、膀胱和尿道四部分组成。它的主要功能是排出机体内溶于水的代谢产物。机体在新陈代谢过程中产生的废物如尿素、尿酸及多余的水分和无机盐等，通过血液循环运至肾，在肾内形成尿液，然后经输尿管流入膀胱暂时贮存，当尿液达到一定数量后，再经尿道排出体外。泌尿系统排出的废物不仅数量大，种类多，而且尿的质和量也常随机体内环境的变化而改变。因此，泌尿系统对维持机体水盐代谢和酸碱平衡，保持机体内环境的相对稳定起重要作用。当肾功能障碍时，代谢产物蓄积于体液中，破坏了内环境的稳定，进而影响新陈代谢的正常进行，严重时可出现尿毒症，危及生命。

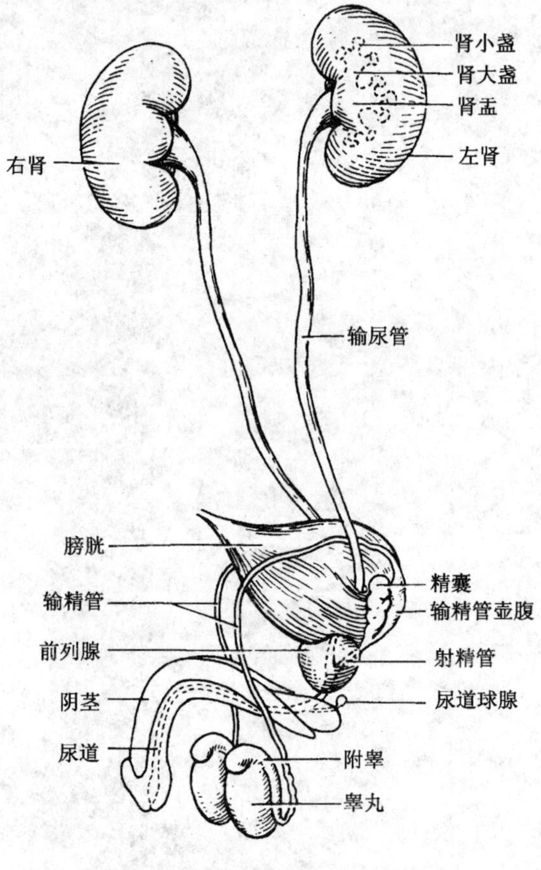

图 6－1　男性泌尿生殖系统模式图

第一节 肾

一、肾的形态

肾 kidney 为成对的实质性器官，形如蚕豆。成人肾表面光滑，呈红褐色 。男性略大于女性，重量约 134 ~ 180g。

肾可分上、下两端，前、后两面，内侧、外侧两缘。上端宽而薄，下端窄而厚。前面较隆凸，朝向前外侧，后面较平坦，紧贴腹后壁。外侧缘凸隆，内侧缘中部凹陷，称**肾门** renal hilum，有肾动脉、肾静脉、肾盂、神经和淋巴管等出入，这些结构被结缔组织包裹在一起，总称为**肾蒂**。肾蒂的主要结构的排列关系为：由前向后依次为肾静脉、肾动脉、肾盂；自上而下为肾动脉、肾静脉、肾盂。右侧肾蒂较左侧者短，故临床上右肾手术难度较大。自肾门向肾实质凹入的腔称**肾窦** renal sinus，窦内含有肾动脉的分支、肾静脉的属支、肾小盏、肾大盏、肾盂、神经、淋巴管和脂肪组织等。

二、肾的位置和毗邻

肾位于腰部脊柱两旁（图 6 – 2），在腹膜后方紧贴腹后壁上部。两肾的上端较靠近脊柱，下端稍远离，略呈“八”字形排列。因受肝的影响，右肾略低于左肾。左肾上端平第 11 胸椎体下缘，下端平第 2 腰椎体下缘，第 12 肋横过左肾后面的中部。右肾上端平第 12 胸椎体上缘，下端平第 3 腰椎体上缘，第 12 肋斜过右肾后面的上部。肾门约平第 1 腰椎体平面。临床上常将躯干背面竖脊肌外侧缘与第 12 肋之间形成的夹角处，称**肾区**，当肾有疾患者，叩击或触压该区常引起疼痛。肾的位置有个体差异，女性稍低于男性，儿童低于成人。

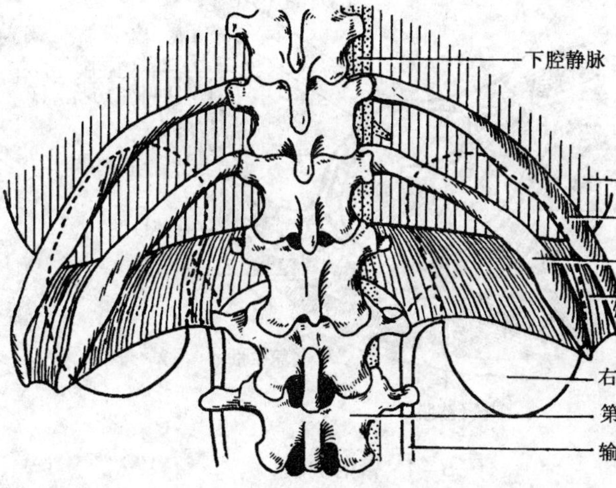

图 6 – 2 肾与肋骨、椎骨的位置关系（后面观）

肾的毗邻关系比较复杂（图 6 – 3）。两肾上端内侧有肾上腺附着。后面上 1/3 与膈相贴，并与胸膜腔的肋膈隐窝相邻，故行肾手术时要注意此位置关系，以免损伤胸膜，造成气胸；下 2/3 与腰大肌、腰方肌及腹横肌相贴。肾的前面邻接的器官，左右不同：左肾前面自上而下分别与胃、胰、空肠相邻，外侧缘与脾和结肠左曲相接触；右肾前面近内侧缘邻十二指肠降部，外侧邻接肝右叶和结肠右曲。

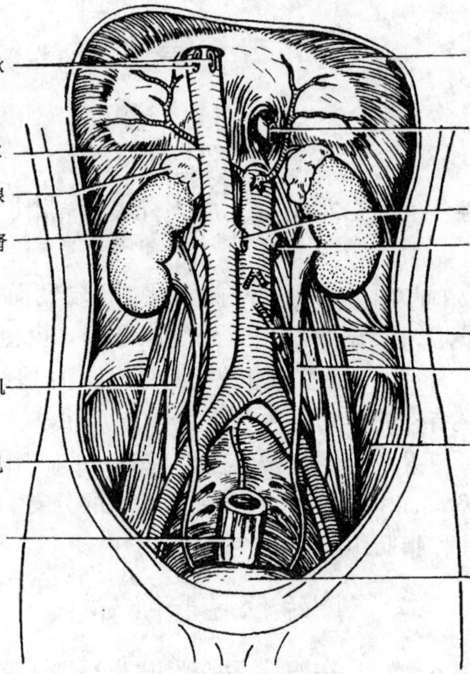

图 6－3　肾和输尿管

三、肾 的 被 膜

肾的表面有三层被膜（图 6－4，5），由内向外依次为纤维囊、脂肪囊和肾筋膜。

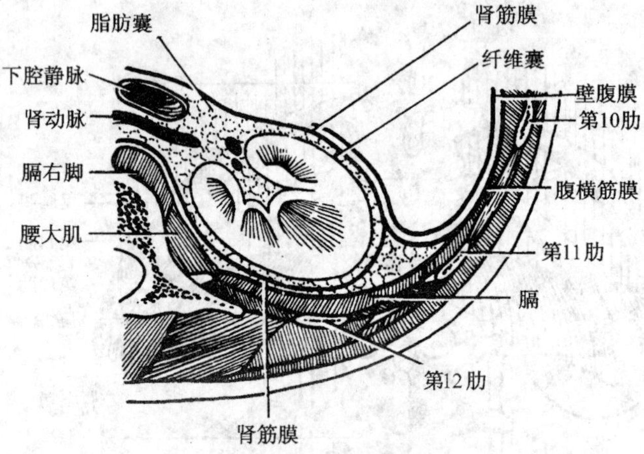

图 6－4　肾的被膜

（平第 1 腰椎的横断面，上面观）

1. **纤维囊** fibrous capsule　为紧贴肾实质表面的一层由致密结缔组织构成的薄膜，质坚韧。正常时易剥离，但在病理情况下，则与肾实质粘连，不易剥离。在肾破裂或部分肾切除时，需缝合此膜。

2. **脂肪囊** fatty renal capsule　为位于纤维囊外面、包绕于肾及肾上腺周围的脂肪组织，

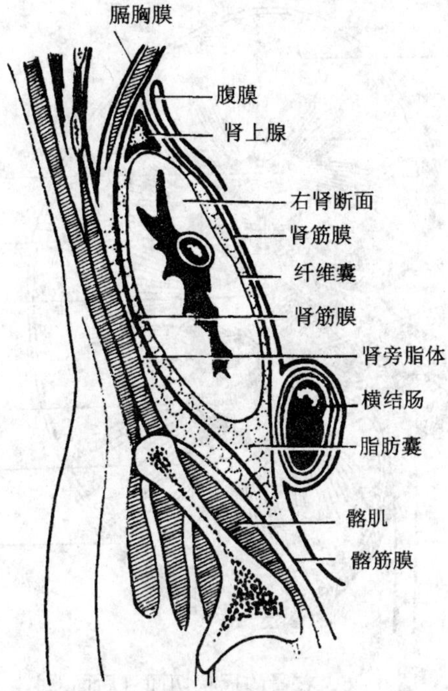

图 6－5 肾的被膜

（经右肾和肾上腺的纵断面，右面观）

并经肾门延伸至肾窦内。脂肪囊对肾起弹性垫样的保护作用。临床上肾囊封闭，即是将药物经腹后壁注入此囊内。

3. **肾筋膜** renal fascia 被覆在脂肪囊的外面，为由腹膜外组织移行而来的纤维膜，分前、后两层包裹肾、肾上腺及其周围的脂肪囊：前层覆盖肾的前面及腹主动脉、下腔静脉的前面，在中线上与对侧的前层相延续；后层包被肾的后面，与腰大肌筋膜相融合。前、后两层在肾的外侧和上方相互融合，下方仍然分开，输尿管行于两层之间。自肾筋膜深面发出许多结缔组织小束，穿过脂肪囊与纤维囊相连，对肾起固定作用。

肾位置的固定主要靠肾筋膜、脂肪囊和邻近器官的支持。另外，肾的血管、腹膜和腹压对肾也有固定作用。当肾的固定装置不健全时，肾可向下移动，形成肾下垂或游走肾。

四、肾的结构

在肾的冠状切面上（图 6－6），肾的实质可分为位于表层的肾皮质和深层的肾髓质两部分。

肾皮质 renal cortex 厚约 1～1.5cm，富含血管，新鲜标本呈红褐色，肉眼观察可见密布的细小颗粒。肾皮质伸入到肾髓质的部分称**肾柱** renal column。**肾髓质** renal medulla 位于肾皮质的深面，约占肾实质厚度的 2/3，血管较少，色淡红，致密而有条纹，它由 15～20 个**肾锥体** renal pyramids 组成。肾锥体的基底朝向皮质，尖端钝圆朝向肾窦，2～3 个肾锥体的尖端合成一个**肾乳头** renal papillae，并突入肾小盏。肾乳头顶端有许多小孔，肾形成的尿液由此流入肾小盏内。

在肾窦内，**肾小盏** minor renal calices 呈漏斗状，共有 7～8 个，包绕肾乳头周围，承接肾乳头排出的尿液。2～3 个肾小盏汇合成一个**肾大盏** major renal calices。再由 2～3 个肾大盏汇

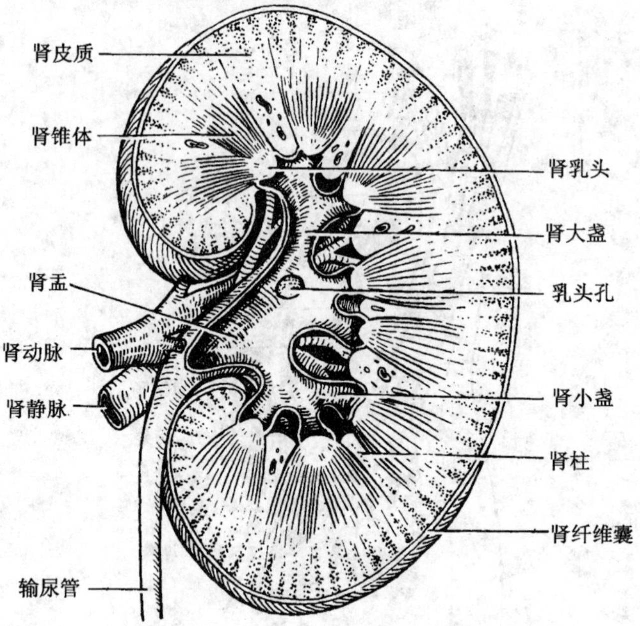

图 6-6　右肾的冠状切面（后面观）

合成一个前后扁平漏斗状的**肾盂** renal pelvis，肾盂出肾门后，逐渐变细，移行为输尿管。肾盂是炎症和结石的好发部位。

第二节　输尿管

输尿管 ureter（图 6-1，3）为一对细长的肌性管道，位于腹后壁腹膜后方，起自肾盂末端，终于膀胱。长约 20~30cm，管径为 5~7mm，管壁有较厚的平滑肌层，可作节律性的蠕动，使尿液不断地流入膀胱。

输尿管按其行程可分为腹段、盆段和壁内段三部分：①**腹段**，位于腹后壁，起自肾盂末端，沿腰大肌前方下降，至小骨盆入口处，跨越髂血管前方（左侧越过髂总动脉末端，右侧越过髂外动脉起始部），进入盆腔续为盆段。②**盆段**，自小骨盆入口起，在腹膜后先沿盆腔侧壁行向后下，再转向前内达膀胱底止。在男性有输精管绕过此段末端前方至其内侧。女性输尿管入盆腔后，行经子宫颈两侧而达膀胱底，在距子宫颈外侧约 2cm 处，有子宫动脉从外侧向内侧越过输尿管的前方。作子宫切除手术结扎子宫动脉时，应注意勿损伤输尿管。③**壁内段**，指斜穿膀胱壁的部分，长 1.5~2cm，以**输尿管口** ureteric orifice 开口于膀胱内面。当膀胱充盈时，内压增高，此时输尿管壁内段被压扁而闭合，可阻止尿液逆流入输尿管。

输尿管全程有三处生理性狭窄：第一个在肾盂与输尿管移行处；第二个在跨越小骨盆入口处；第三个在斜穿膀胱壁处。这些狭窄处，常是结石滞留的部位。

第三节　膀　胱

膀胱 urinary bladder 为贮存尿液的肌性囊状器官，其形态、大小、位置和壁的厚薄均随年龄、性别及尿液充盈程度而不同。一般正常成人膀胱容量为 350 ~ 500ml，最大量可达 800ml。

一、膀胱的形态

膀胱空虚时呈锥体形（图 6 – 7），顶端细小，朝向前上方，称**膀胱尖**，底部膨大，朝向后下方，称**膀胱底**，尖与底之间的部分称**膀胱体**，膀胱的最下部称**膀胱颈**，以**尿道内口** internal urethral orifice 与尿道相接。膀胱各部之间无明显界限。当膀胱充盈时其形状略呈卵圆形。

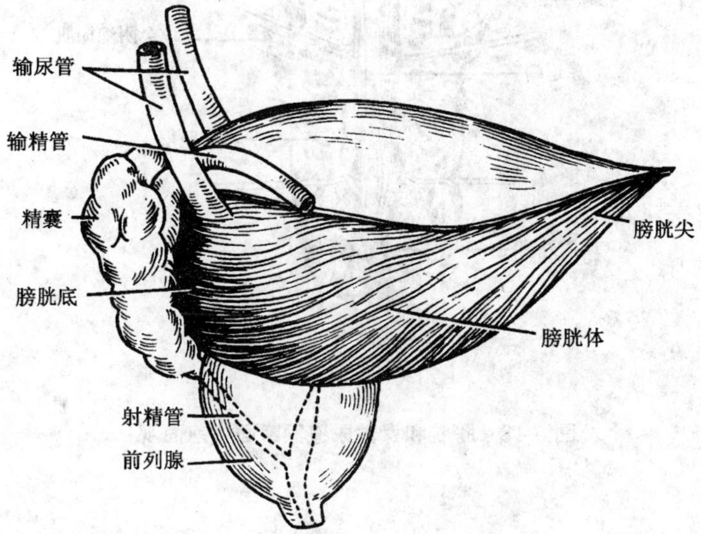

图 6 – 7　膀胱

膀胱内面被覆粘膜，空虚时由于肌层的收缩而形成许多皱襞，但在膀胱底内面，两个输尿管口和尿道内口之间形成的三角区，缺少粘膜下组织，其粘膜平滑无皱襞，称**膀胱三角** trigone of bladder（图 6 – 8），是肿瘤、结核和炎症的好发部位。在两侧输尿管口之间的粘膜，形成一横行的皱襞，称**输尿管间襞**，膀胱镜检查时可见此襞呈一苍白带，可作为寻认输尿管口的标志。

二、膀胱的位置和毗邻

膀胱位于小骨盆腔内的前部，其前方为耻骨联合。其后方，在男性与精囊、输精管壶腹和直肠相邻；在女性则与子宫和阴道相邻。膀胱的下壁，在男性与前列腺紧密邻接；女性则贴附在尿生殖膈上。

膀胱空虚时，膀胱尖不超过耻骨联合上缘。充盈时膀胱尖高出耻骨联合之上，此时，由腹前壁折向其上的腹膜也随之上移，反折线上移至耻骨联合上方，使膀胱前壁直接与腹前壁接触。因此，临床上常在膀胱充盈的情况下，经耻骨联合上方作膀胱穿刺或手术，这样可不经过腹膜腔，不会损伤腹膜，也可避免腹膜腔的污染。

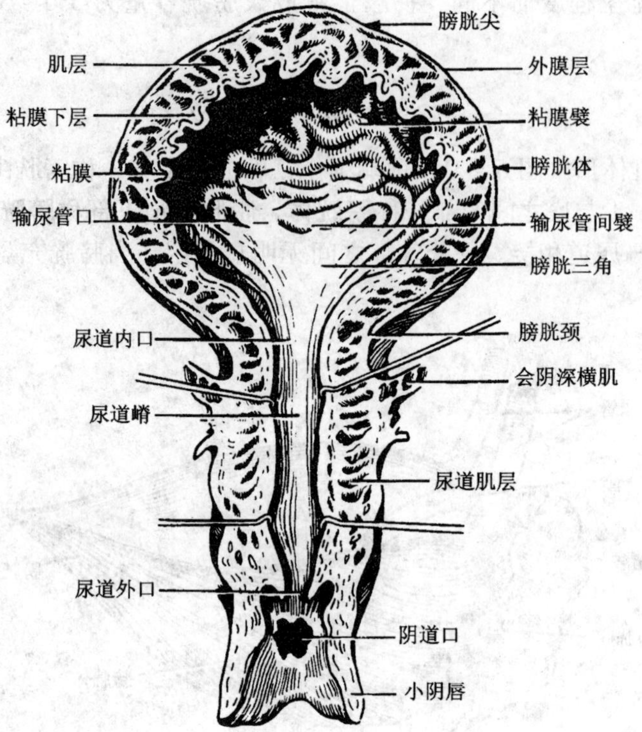

图 6－8　膀胱和女性尿道额断面（前面观）

第四节　尿　　道

尿道 urethra 为起于膀胱通向体外的管道。男性尿道除排尿外还兼有排精功能，故在男性生殖系统中叙述。

女性尿道 female urethra（图 6－8）较男性尿道短而宽，且较直，长约 3～5cm 。起自尿道内口，经耻骨联合与阴道之间下行，穿过尿生殖膈，以**尿道外口** external orifice of urethra 开口于阴道前庭。在穿过尿生殖膈时，在尿道和阴道周围有尿道阴道括约肌环绕，此为骨骼肌，可受意志支配起紧缩尿道的作用。由于女性尿道短宽而直，且开口于阴道前庭，故易患尿道逆行性感染。

（杨桂姣　皇甫平）

第七章　生殖系统

生殖系统 genital system 的主要功能是繁殖后代和形成并保持第二性征。男、女性生殖器都可分为内生殖器和外生殖器两部分：内生殖器多数位于盆腔内，主要包括产生生殖细胞的生殖腺及输送生殖细胞的生殖管道；外生殖器则显露于体表，主要为性的交接器官。

第一节　男性生殖器

男性内生殖器包括生殖腺、输精管道和附属腺体。男性生殖腺为睾丸，可产生精子和分泌男性激素。输精管道包括附睾、输精管、射精管和男性尿道，为贮存精子和运送精子排出体外的一系列管道。附属腺体包括精囊、前列腺和尿道球腺，它们的分泌物参与精液的组成，具有营养精子和增强其活动能力的作用。男性外生殖器包括阴囊和阴茎。

一、内 生 殖 器

(一) 睾丸

睾丸 testis（图 7－1）位于阴囊内，左、右各一，呈内外侧稍扁的椭圆形，表面光滑，包有一层浆膜。睾丸可分为上、下两端，前、后两缘，内侧、外侧两面。前缘游离，后缘有附睾和输精管起始段附着。

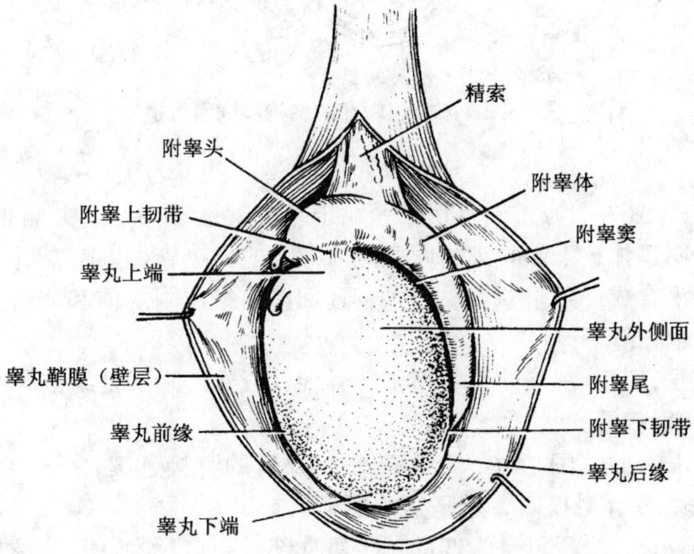

图 7－1　睾丸和附睾（左侧）

睾丸表面有一层坚厚的纤维膜，称**白膜**(其外面有浆膜被覆)。白膜沿睾丸后缘增厚，并深入睾丸内形成**睾丸纵隔**。从睾丸纵隔呈放射状发出许多结缔组织小隔，称**睾丸小隔**，将睾丸实质分隔成许多**睾丸小叶**。每个小叶内含 2～4 条盘曲的**精曲小管**，管的上皮能产生精子。精曲小管之间的结缔组织内含有间质细胞，可分泌男性激素，能促进男性附属腺体和第二性征的发育。精曲小管在接近睾丸纵隔处，汇合成短而直的**精直小管**，进入睾丸纵隔内，相互交织成**睾丸网**。从睾丸网发出12～15条**睾丸输出小管**，出睾丸后缘的上部进入附睾头(图7－2)。

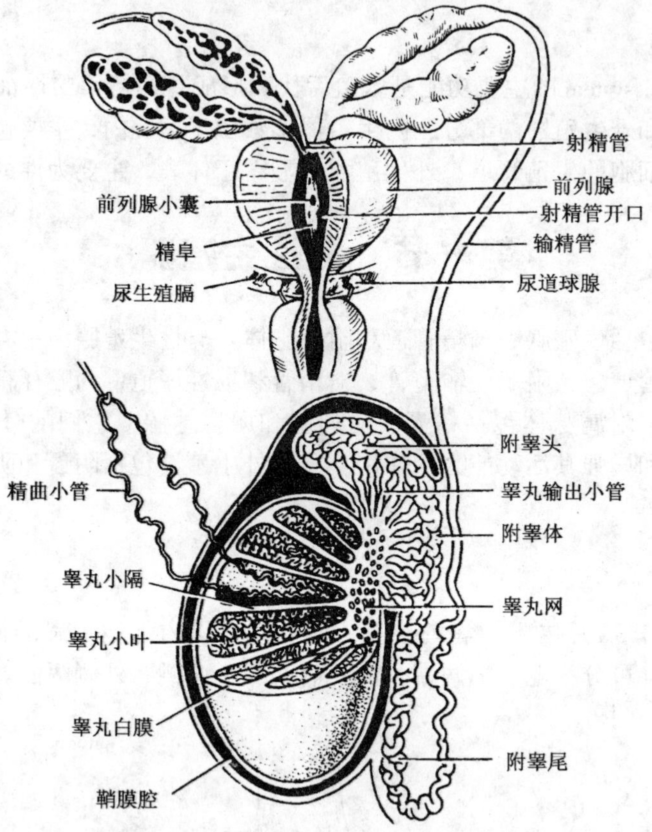

图7－2　睾丸、附睾的结构和输精管道

(二) 附睾

附睾 epididymis（图7－1）呈新月形，紧贴于睾丸上端和后缘，并略偏外侧。上端膨大为**附睾头**，中部为**附睾体**，下端狭细为**附睾尾**。睾丸输出小管进入附睾后，弯曲盘绕形成膨大的附睾头，末端汇合成一条附睾管。附睾管迂回盘曲组成附睾体和尾（图7－2）。附睾尾转向后上方移行为输精管。

附睾可贮存精子，其分泌液能营养精子，并促其成熟。附睾是结核的好发部位。

(三) 输精管和射精管

输精管 ductus deferens（图7－2，6－1）是附睾管的直接延续，为一对肌性管道，壁厚腔小，全长约50cm，活体触摸时，呈坚实的圆索状。

输精管的行程较长，全程可分为四部：①**睾丸部**，起自附睾尾，沿睾丸后缘上行至睾丸上端。②**精索部**，是介于睾丸上端与腹股沟管浅环之间的部分，它位于精索内其他结构的后内侧，此段位于皮下，又称皮下部，活体可触及，呈索条状，输精管结扎术常在此部进行。③**腹股沟管部**，为位于腹股沟管内的部分。④**盆部**，为输精管最长的一段，自腹股沟管深环处起，沿骨盆侧壁向后下行，经输尿管末端的前上方向内侧至膀胱底的后面（图6－1）。在此处两侧输精管逐渐接近并膨大形成**输精管壶腹**，它恰位于精囊的内侧。输精管壶腹下端逐渐变细，与精囊的排泄管汇合成**射精管** ejaculatory duct（图 7－2，6－1）。射精管长约 2cm，穿过前列腺实质，开口于尿道的前列腺部。

精索 spermatic cord 为一对柔软的圆索状结构，由腹股沟管深环延至睾丸上端。精索的主要成分是输精管、睾丸动脉和蔓状静脉丛，此外，还有输精管动静脉、神经、淋巴管、腹膜鞘突的残余等。精索表面包有三层被膜，由内向外依次为精索内筋膜、提睾肌和精索外筋膜。

（四）精囊

精囊 seminal vesicle（图 7－2，6－1）又称精囊腺，位于膀胱底的后方、输精管壶腹的外侧。是一对长椭圆形的囊状器官，表面凹凸不平，其排泄管与输精管末端合成射精管。精囊分泌的液体参与组成精液，有稀释精液使精子易于活动的作用。

（五）前列腺

前列腺 prostate（图 7－2，7）为不成对的实质性器官，位于膀胱与尿生殖膈之间，包绕尿道起始部，表面包有筋膜鞘，称**前列腺囊**。前列腺呈前后稍扁的栗子形。上端宽大，称**前列腺底**，与膀胱颈、精囊和输尿管壶腹相邻。下端尖细，称**前列腺尖**，位于尿生殖膈上。尖与底之间的部分称**前列腺体**。体的前面凸隆，对向耻骨联合；体的后面较平坦，与直肠相邻。后面的正中线上有一纵行浅沟，称**前列腺沟**。临床作肛门指诊时，可隔着直肠前壁触及前列腺后面和前列腺沟，老年患前列腺肥大症时，此沟变浅或消失。前列腺的排泄管开口于尿道前列腺部的后壁，其分泌物是精液的主要成分，并含前列腺素。

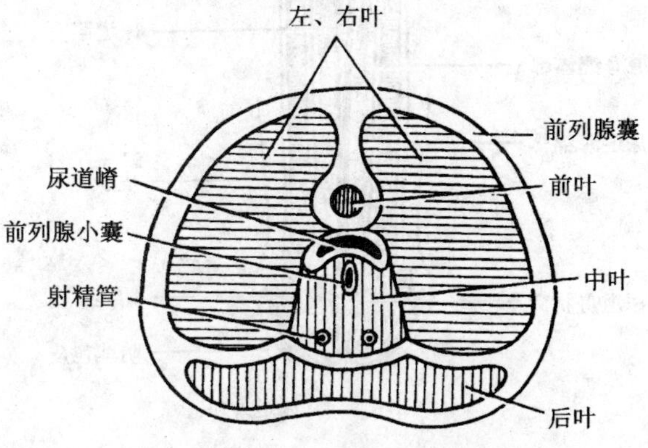

图 7－3　前列腺的分叶（横断面）

前列腺一般可分为五叶（图 7－3，7），即前叶、中叶、后叶和两个侧叶。前叶位于尿道前方；中叶呈上宽下尖的楔形，位于尿道前列腺部与射精管之间；两个侧叶紧贴尿道的两侧；后叶位于中叶和侧叶的后方。

小儿前列腺较小，性成熟期腺体发育迅速，老年则腺组织渐萎缩，但常见有些老年人的前列腺内的结缔组织增生而形成前列腺肥大（中叶和侧叶多见），可压迫尿道引起排尿困难。

（六）尿道球腺

尿道球腺 bulbourethral gland（图 7－4，6－1）为埋藏于尿生殖膈的肌内的一对豌豆形小腺体，其导管开口于尿道球部，分泌物参与组成精液，并可润滑尿道。

精液：由睾丸产生的精子和各附属腺体以及输精管道产生的液体混合而成。精液呈乳白色，弱碱性，适于精子的生存和活动。正常一次排精约 2～5ml，每毫升含精子约 2 亿个。输精管结扎后，阻断了精子的

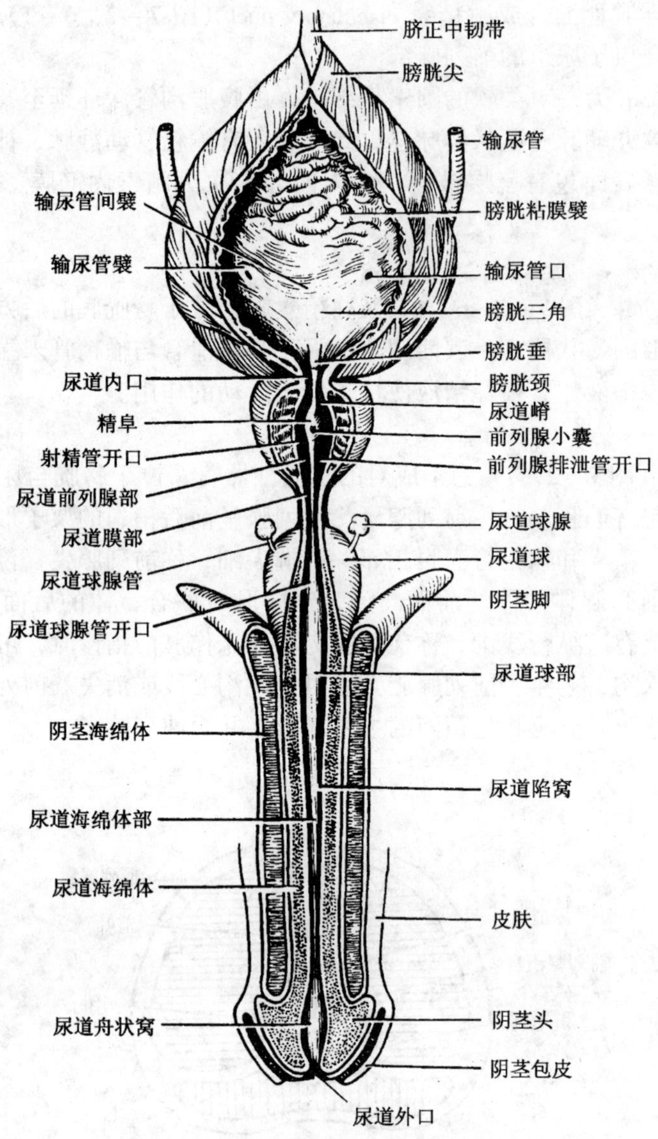

图 7-4　膀胱及男性尿道额断面（前面观）

排出途径，但射精时仍有各附属腺分泌的液体排出，也无损于睾丸的内分泌机能，故输精管结扎是一种理想的节育措施。

二、外 生 殖 器

（一）阴囊

阴囊 scrotum（图 7-5）为一皮肤囊袋，位于阴茎根的后下方。阴囊壁由皮肤和肉膜组成，是腹壁皮肤及浅筋膜的延续。阴囊皮肤薄而柔软，生有少量阴毛，色素沉着明显，富有伸展性。**肉膜** dartos coat 位于皮肤深面，是阴囊的浅筋膜，内含散在的平滑肌，平滑肌随外界温度的变化反射性地收缩与舒张，以调节阴囊内的温度，有利于精子的生存和发育。肉膜在正中线向深部发出**阴囊中隔**将阴囊分为左、右两腔，分别容纳两侧的睾丸、附睾及输精管起始段。

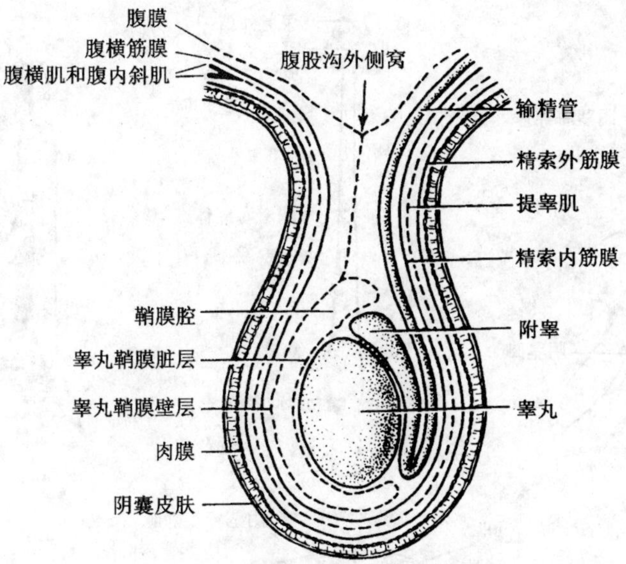

图 7-5　阴囊的结构及精索的被膜

睾丸和精索的被膜：在阴囊肉膜的深面还有三层被膜包绕睾丸和输精管等，它们均为腹前壁各层结构的延续（图 7-5），由外向内依次为：**精索外筋膜** external spermatic fascia 为腹外斜肌腱膜的延续；**提睾肌** cremaster，来自腹内斜肌和腹横肌的下部纤维；**精索内筋膜** internal spermatic fascia 是腹横筋膜的延续。在上述三层被膜的深面，睾丸还包有来自腹膜的**睾丸鞘膜** tunica vaginalis of testis，睾丸鞘膜分壁层和脏层，壁层紧贴精索内筋膜内面，脏层贴于睾丸和附睾的表面，在睾丸后缘的后方脏、壁两层相互反折移行，两层之间的潜在腔隙为**鞘膜腔**，内有少量浆液。炎症时液体增多，可形成鞘膜积液。

（二）阴茎

阴茎 penis（图 7-4，6，7）是男性性交器官，可分为头、体、根三部。后端为**阴茎根**，固定于耻骨下支和坐骨支。中部为**阴茎体**，呈圆柱形，悬垂于耻骨联合的前下方，为可动部。阴茎前端膨大为**阴茎头**，头的尖端有矢状位的**尿道外口**。头与体的移行部缩细称**阴茎颈**。

阴茎由两条阴茎海绵体和一条尿道海绵体构成。三个海绵体分别被致密结缔组织（白膜）所包绕，它们的外面又共同包有阴茎筋膜和皮肤。两个**阴茎海绵体** cavernous body of penis 并列于阴茎的背侧部，各呈两端尖细的圆柱状，前端嵌入阴茎头后面的凹陷内，后端分离称**阴茎脚**，分别附着于两侧的耻骨下支和坐骨支。**尿道海绵体** cavernous body of urethra 亦呈圆柱形，位于阴茎海绵体的腹侧，尿道贯穿其全长。其前端膨大为**阴茎头**，后端膨大称**尿道球** bulb of urethra，后者于两阴茎脚之间，固定于尿生殖膈的下面。海绵体为勃起组织，由许多小梁和腔隙组成，这些腔隙直接沟通血管，当腔隙充血时，阴茎则变硬勃起。

阴茎的皮肤薄而柔软，极易活动，富于伸展性。皮肤自阴茎颈游离向前延伸，形成双层皮肤皱襞，包绕阴茎头，称**阴茎包皮** prepuce of penis，包皮游离缘围成包皮口。包皮内层与阴茎头之间的腔隙为包皮腔。在阴茎头下面正中线上尿道外口与包皮移行处，形成一条矢状位的皮肤皱襞，称**包皮系带** frenulum of prepuce，作包皮环切术时，注意勿伤及此系带。幼儿

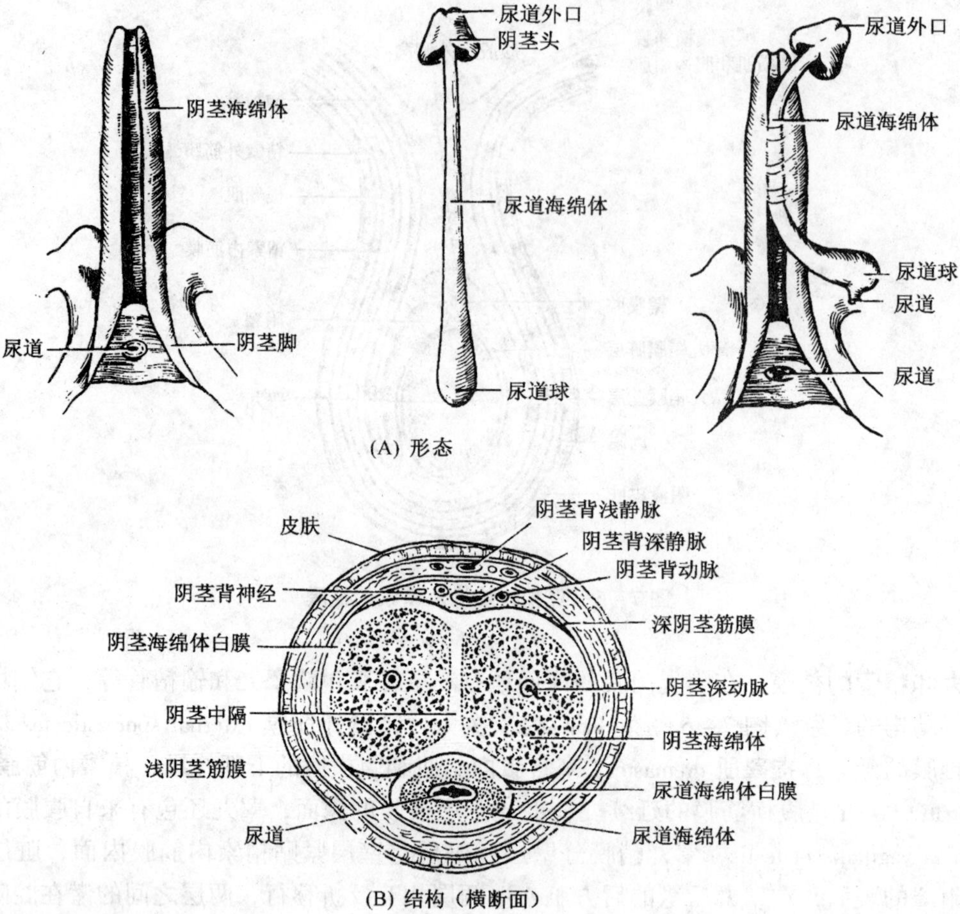

图 7-6　阴茎的形态与结构

包皮较长，包绕整个阴茎头，随年龄增长，包皮逐渐退缩。若成年后仍包被阴茎头不能退缩，称包皮过长或包茎。包皮腔内易积存包皮垢，可引起阴茎包皮炎，也可刺激诱发阴茎癌。

（三）男性尿道

男性尿道 male urethra（图 7-4，7）兼有排尿和排精的功能，起自膀胱的尿道内口，终于阴茎头的尿道外口。成人长约 16~22cm，管径平均 5~7mm。按其行程可分为前列腺部、膜部和海绵体部，临床上将前列腺部和膜部称为后尿道，海绵体部称前尿道。

1. **前列腺部** prostatic part　为尿道穿经前列腺的部分，长约 3cm，管径较宽。此段后壁中线上有一纵行隆起，称**尿道嵴**，嵴上有一对射精管的开口，嵴的两侧有许多细小的前列腺排泄管的开口。

2. **膜部** membranous part　为尿道穿经尿生殖膈的部分，是尿道全程中最短的一段，长约 1.5cm，周围被尿道膜部括约肌环绕，此肌为骨骼肌，有控制排尿的作用。此部位置较固定，外伤性尿道断裂易在此发生。

3. **海绵体部** cavernous part　为尿道纵穿尿道海绵体的部分，长约 15cm。行于尿道球内的尿道最宽，称**尿道球部**，尿道球腺开口于此。在阴茎头处尿道扩大，称**尿道舟状窝**。

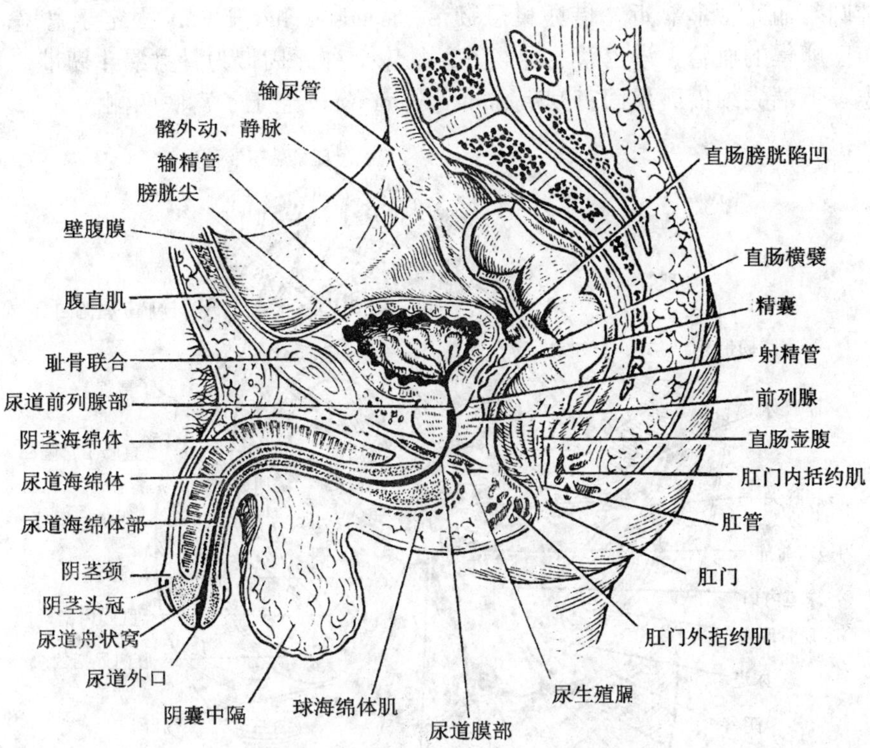

图 7－7　男性骨盆正中矢状断面

男性尿道在行程中，形成三个狭窄、三个膨大和两个弯曲：三个狭窄分别位于尿道内口、膜部和尿道外口，尿道结石常易停留于此。三个膨大分别位于尿道前列腺部、尿道球部和尿道舟状窝。两个弯曲：一个弯曲为**耻骨下弯**，在耻骨联合下方 2cm 处，凹向上，包括前列腺部、膜部和海绵体部的起始段，长约 9～11cm，此弯曲是固定的；另一个弯曲为**耻骨前弯**，位于耻骨联合的前下方，凹向下，在阴茎体与根之间，长约 6～8cm，如将阴茎向上提，此弯即消失变直。临床上向尿道插入导管时，即采取此位置，以免损伤尿道。

第二节　女性生殖器

女性内生殖器由生殖腺（卵巢）、生殖管道（输卵管、子宫和阴道）和附属腺体（前庭大腺）组成。卵巢可产生卵子并能分泌性激素。输卵管为输送卵子的管道，同时也是卵子受精的部位。子宫为孕育胎儿的器官。阴道是胎儿产出的通道。外生殖器，即女阴，包括阴阜、大阴唇、小阴唇、阴蒂、阴道前庭和前庭球等。

女性乳房能分泌乳汁，是授乳育婴的器官，故附在本节一并叙述。

一、内 生 殖 器

（一）卵巢

卵巢 ovary（图 7－8，9）是成对的实质性器官，呈扁卵圆形，位于盆腔侧壁髂内、髂外动脉所形成的夹角内。卵巢分为内、外侧面，前、后缘和上、下端。内侧面朝向盆腔，与小肠相邻。外侧面与盆腔侧壁紧贴。后缘游离。前缘借**卵巢系膜** mesovarium 附于子宫阔韧带后层。上端钝圆与输卵管伞靠近，借**卵巢悬韧带** suspensory lig. of ovary 固定于盆壁。卵巢悬韧带内有分布于卵巢的血管、淋巴管、神经等，临床上称此韧带为骨盆漏斗韧带，是寻找卵巢血管的标志。下端尖细借**卵巢固有韧带** proper lig. of ovary 连于子宫底两侧。

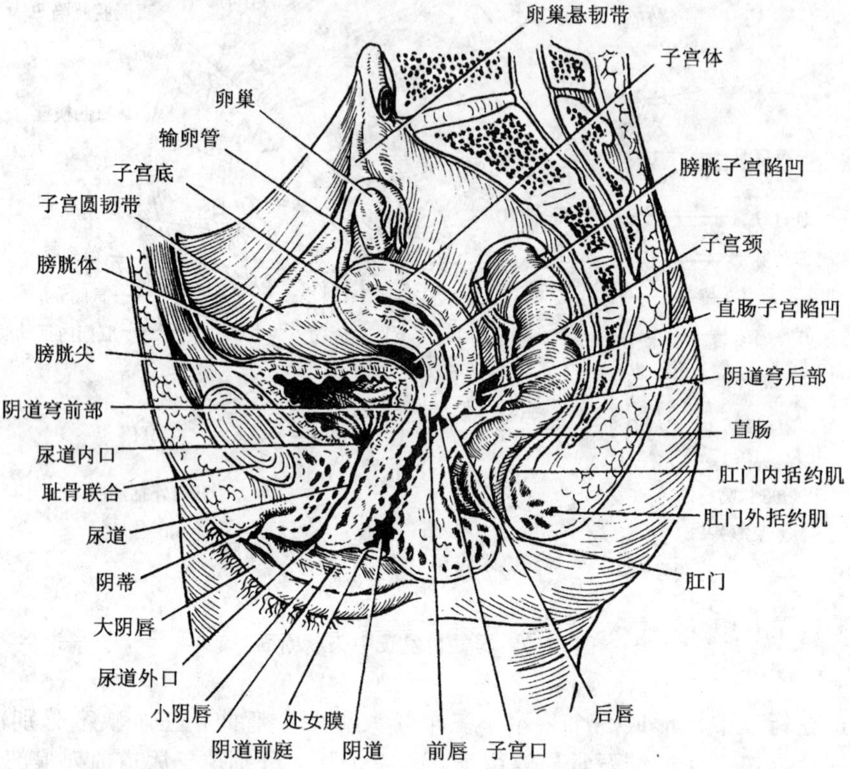

图 7-8　女性盆腔正中矢状断面

卵巢的大小和形态随年龄而变化。在幼女期体积较小，表面光滑；性成熟期体积最大，由于多次排卵，其表面出现瘢痕，变得凹凸不平。35～40 岁卵巢开始缩小，50 岁左右随着月经停止逐渐萎缩。

（二）输卵管

输卵管 uterine tube（图 7-8，9）为一长而弯曲呈喇叭状的肌性管道，是输送卵子和受精的部位。输卵管位于子宫底的两侧，子宫阔韧带的上缘内。内侧端开口于子宫腔，外侧端开口于腹膜腔。

输卵管全长 10～14cm，由外侧向内侧可分为四部分：①**输卵管漏斗**，为外侧端的扩大部分，呈漏斗状，口的游离缘有许多指状突起，称**输卵管伞** fimbriae of uterine tube，覆盖于卵巢表面。漏斗末端的中央有**输卵管腹腔口** abdominal orifice of uterine tube 与腹膜腔相通。②**输卵管壶腹**，约占输卵管全长的 2/3，管径粗而弯曲。卵子通常在此部受精，受精卵进入子宫着床发育。若受精卵由于某种原因未能到达子宫，而在输卵管内或腹膜腔内发育，称宫外孕。③**输卵管峡**，细而直，呈水平位，壁厚腔窄。输卵管结扎常在此部进行。④**子宫部**，为贯穿子宫壁的一段，经**输卵管子宫口**开口于子宫腔。

卵巢和输卵管统称为子宫附件。

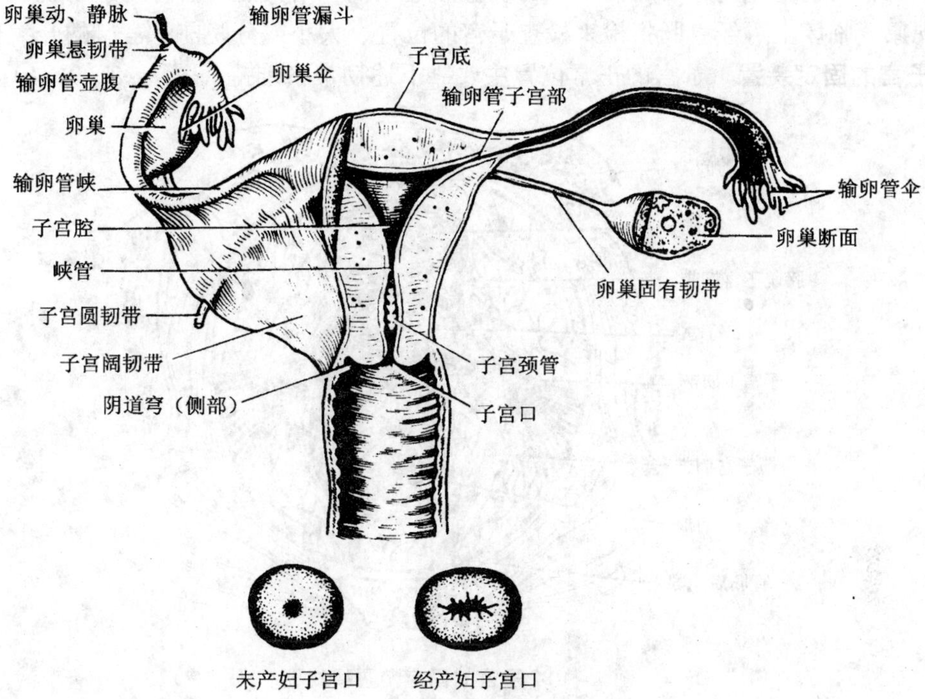

图 7-9　子宫及输卵管的形态

（三）子宫

子宫 uterus 为一壁厚腔小的肌性器官，胎儿在此发育生长。

1. **子宫的形态**　成人未孕子宫呈前后稍扁倒置的梨形，长约 7~9cm，宽约 4~5cm，厚约 2~3cm，重 40~50g。子宫可分为子宫底、子宫体和子宫颈三部分（图 7-9）：**子宫底** fundus of uterus 为两侧输卵管子宫口以上的钝圆部分。**子宫颈** neck of uterus 为下端的狭窄部分，成人长约 2.5~3cm，它又分为上、下两部：其下 1/3 部伸入阴道内，称**子宫颈阴道部**，是宫颈癌和宫颈糜烂的好发部位；在阴道以上的部分称**子宫颈阴道上部**。**子宫体** body of uterus。是指底与颈之间的部分。在子宫颈与子宫体交界处稍狭细，称**子宫峡** isthmus of uterus。在非妊娠期子宫峡不明显，长约 1cm。妊娠期子宫峡逐渐伸展变长，形成子宫下段。妊娠末期此部可延至 7~11cm，其壁逐渐变薄，子宫容积逐渐变大，产科常经此处作剖腹取胎术。

子宫的内腔较狭窄，可分为上、下两部：在子宫体内的部分称**子宫腔** cavity of uterus，呈前后略扁的三角形裂隙，其基底向上，两侧通输卵管，尖向下通子宫颈管。在子宫颈内的管腔称**子宫颈管** canal of cervix of uterus，呈梭形，其上口通子宫腔，下口通阴道，下口称**子宫口** orifice of uterus，未产妇子宫口为圆形，边缘光滑整齐，分娩后变成横裂状。子宫口的前、后缘分别称为**前唇**和**后唇**，后唇较长，位置也较高。

2. **子宫的位置**　子宫位于盆腔的中央，膀胱与直肠之间（图 7-8），下端接阴道，两侧连有输卵管、子宫阔韧带和卵巢。成年女子，子宫的正常位置为轻度的前倾前屈位。前倾是指子宫与阴道间形成一个向前开放的钝角；前屈是指子宫体与子宫颈之间形成一凹向前的弯曲，亦呈钝角。人体直立时，子宫伏于膀胱上，几乎与地面平行。由于子宫前邻膀胱后贴直肠，膀胱和直肠的充盈度，可影响子宫的位置。妊娠期，增大的子宫可压迫膀胱，孕妇常出现尿频现象。临床上可经直肠指检来检查子宫的位置、大小或分娩前子宫口的开大程度。

3. **子宫的固定装置**　子宫的正常位置主要靠下述韧带来维持（图7-8，9，10）。

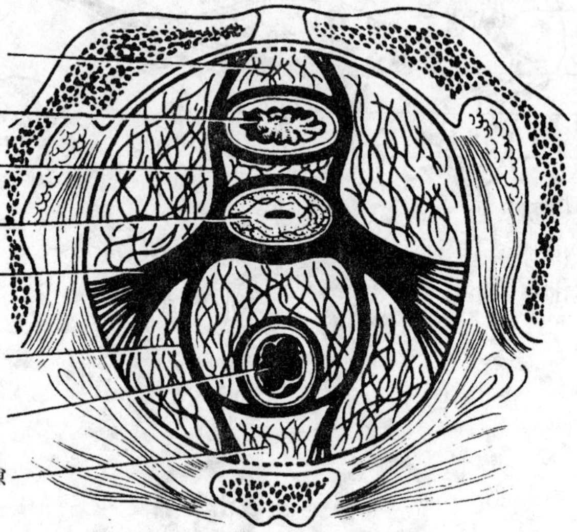

图7-10　子宫的固定装置模式图

（1）**子宫阔韧带** broad lig. of uterus：位于子宫两侧，略呈冠状位，由子宫前、后面的腹膜自子宫侧缘向两侧延伸至骨盆侧壁和盆底的双层腹膜构成，可限制子宫向两侧移位。子宫阔韧带的上缘游离，包裹输卵管，其外侧端移行为卵巢悬韧带。依其附着的部位可将子宫阔韧带分为三部：①**卵巢系膜**，连于卵巢前缘与阔韧带之间，为阔韧带后层包裹卵巢形成的双层腹膜皱襞，内含卵巢血管等。当患卵巢肿瘤时，此系膜拉长可发生卵巢肿瘤蒂扭转引起剧烈腹痛，为妇科急腹症之一。②**输卵管系膜**，连于输卵管与卵巢系膜根之间，内含输卵管血管、神经等。③**子宫系膜**，为子宫阔韧带的其余部分，内含子宫圆韧带、子宫血管和卵巢固有韧带等。

（2）**子宫圆韧带** round lig. of uterus：由平滑肌和结缔组织构成，呈圆索状，起于子宫体前面的上外侧、输卵管子宫口的下方，在子宫阔韧带前层覆盖下向前外侧弯行，然后通过腹股沟管止于大阴唇皮下。它是维持子宫前倾的主要结构。

（3）**子宫主韧带** cardinal lig. of uterus：由阔韧带下部两层间的结缔组织和平滑肌构成，自子宫颈两侧连至骨盆侧壁。其作用是维持子宫正常位置和防止子宫向下脱垂。

（4）**子宫骶韧带** uterosacral lig.：由平滑肌和结缔组织构成，起自子宫颈后面，向后绕过直肠，止于骶骨前面。韧带表面有腹膜覆盖，形成弧形皱襞。该韧带有牵拉子宫颈向后上的作用，对维持子宫前屈位起重要作用。

子宫正常位置的维持，除上述韧带外，盆底肌和周围的结缔组织也起很大作用。如固定装置薄弱或损伤，可致子宫位置异常或引起不同程度的子宫脱垂。

4. **子宫的年龄变化**　新生儿子宫高出小骨盆上口，子宫颈比子宫体长而粗。性成熟前期子宫体迅速发育，壁渐增厚。性成熟期，子宫颈和子宫体的长度几乎相等。经产妇的子宫较大，壁厚，内腔也增大。绝经期后，子宫萎缩变小，壁也变薄。

（四）阴道

阴道 vagina（图 7－8）为一前后稍扁的肌性管道，富有伸展性，上连子宫，下续外生殖器，它是女性的性交器官，也是排出月经和娩出胎儿的通道。阴道位于小骨盆中央，前邻膀胱和尿道，后与直肠相邻，若相邻部位损伤，可发生尿道阴道瘘或直肠阴道瘘。阴道上端较宽阔，环包子宫颈，阴道壁与子宫颈之间形成环状的**阴道穹** fornix of vagina，阴道穹分为相互连通的前部、后部和两个侧部，以后部最深。阴道穹后部与直肠子宫陷凹之间仅隔以阴道后壁和一层腹膜，当腹膜腔积液时，可经阴道穹后部穿刺或引流。阴道下端以**阴道口** vaginal orifice 开口于阴道前庭。处女的阴道口周围有一环行的粘膜皱襞，称**处女膜**，处女膜破裂后，阴道口周围留有处女膜痕。个别女子处女膜厚而无孔，称处女膜闭锁或无处女膜，此种情况当月经初潮时会造成经血潴留，需进行手术。

二、外生殖器

女性外生殖器，即女阴，包括以下结构（图 7－11，12）。

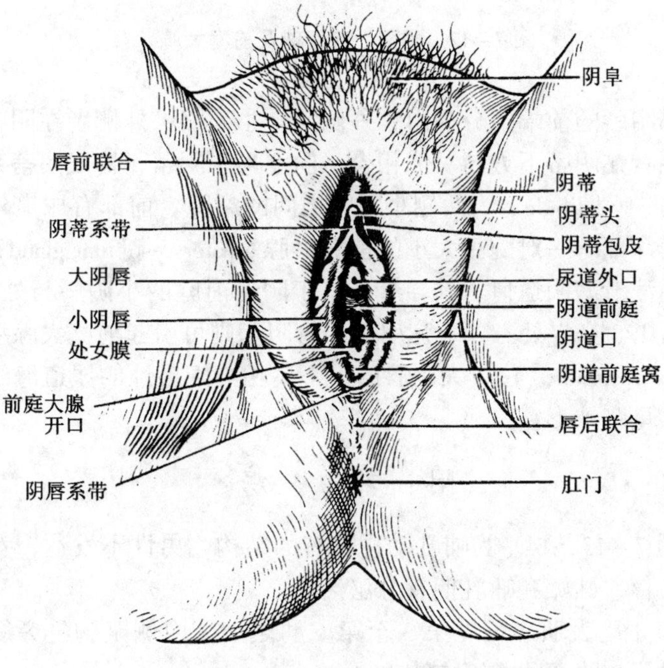

图 7－11　女外阴

1. **阴阜** mons pubis　为位于耻骨联合前面的皮肤隆起，内含较多的脂肪，性成熟后此区长有阴毛。

2. **大阴唇** greater lip of pudendum　为一对纵行隆起的皮肤皱襞，富有色素，长有阴毛。大阴唇的前端和后端左右互相连合，分别称为**唇前连合**和**唇后连合**。

3. **阴蒂** clitoris　由两个阴蒂海绵体（相当于男性的阴茎海绵体）构成，其后端以**阴蒂脚**附着于耻骨下支和坐骨支，向前两侧合成**阴蒂体**，折转向下末端形成**阴蒂头**，露于表面，富有感觉神经末梢，感觉敏锐。

4. **小阴唇** lesser lip of pudendum　位于大阴唇的内侧，为一对较薄的皮肤皱襞，表面光滑

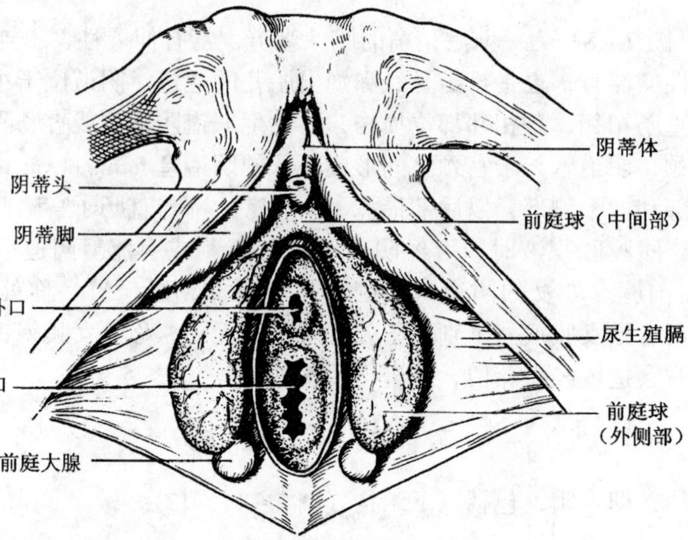

图 7－12　阴蒂、前庭球及前庭大腺

无毛，富有弹性。小阴唇的前端又分为内、外侧两个小皱襞：外侧者在阴蒂背方与对侧相连形成**阴蒂包皮**；内侧者在阴蒂下方与对侧相合，向上连于阴蒂，构成**阴蒂系带**。

5. **阴道前庭** vaginal vestibule　为两侧小阴唇之间的裂隙。前部有尿道外口，后部有阴道口。阴道口两侧粘膜深部有一对豌豆大小的**前庭大腺** greater vestibular gland，为女性生殖器的附属腺体，能分泌粘液滑润阴道口，其导管开口于阴道前庭的小阴唇与处女膜之间的沟内，相当于小阴唇中、后 1/3 交界处。若炎症引起导管阻塞则可引起前庭大腺囊肿。

6. **前庭球** bulb of vestibule　位于大阴唇的皮下，相当于男性的尿道海绵体。可分为一中间部和两个外侧部，呈蹄铁形。

附：乳　　房

乳房 mamma（图 7－13，14）为哺乳动物特有的结构，男性不发达，女性于青春期后受雌激素的影响开始发育，妊娠和哺乳期有分泌活动。

1. **位置**　乳房位于胸大肌表面、第 3 至第 6 肋之间，内侧至胸骨旁线，外侧可达腋中线。未产妇乳头平对第 4 肋间隙或第 5 肋水平。

2. **形态**　成年未产妇乳房呈半球形，中央有一突起为**乳头** mammary papilla。乳头表面有输乳管的开口，称**输乳孔**。乳头周围色素较深的皮肤环形区，称**乳晕** areola of breast。乳晕区有许多小圆形突起，其深面有乳晕腺，可分泌脂状物润滑乳头。乳头和乳晕的皮肤薄弱，易损伤，尤其在哺乳期应注意清洁，以防感染。乳房的形态大小，随年龄变化而不同，妊娠期和哺乳期乳腺组织增生，乳房增大，停止哺乳后，乳腺萎缩，乳房变小。

3. **结构**　乳房由皮肤、乳腺和脂肪组织构成。**乳腺** mammary gland 被脂肪组织分隔成 15～20 个**乳腺叶**，以乳头为中心呈放射状排列。每叶有一排泄管，称**输乳管**。输乳管在近乳头处扩大为**输乳管窦**，其末端变细开口于乳头的输乳孔。乳房手术时应尽量采取放射状切口，以减少对输乳管和乳腺组织的损伤。在乳腺与表面皮肤及深部的胸肌筋膜之间，连有许多结缔组织小束，称**乳房悬韧带**或 Cooper 韧带，对乳腺起支持作用。当乳腺有癌细胞浸润

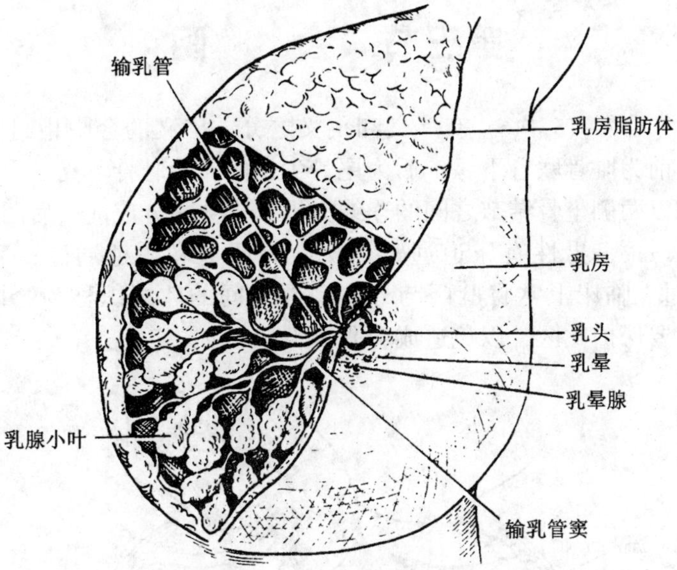

图 7－13　女性乳房模式图

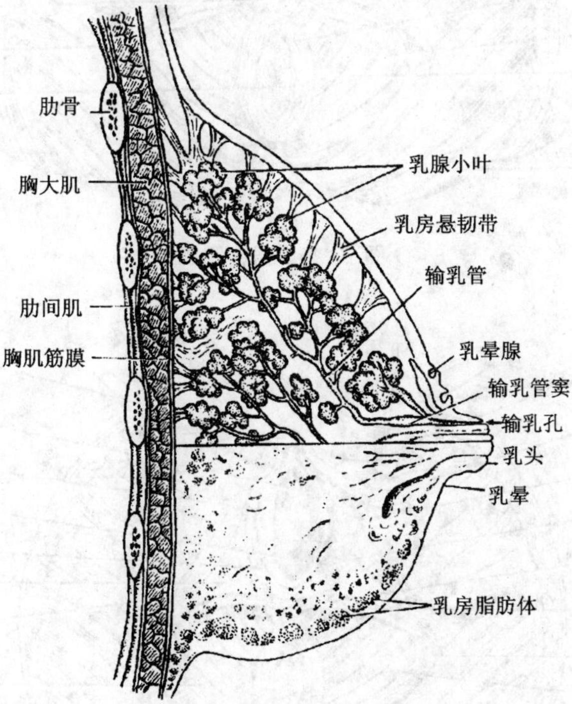

图 7－14　女性乳房矢状断面

时，结缔组织小束牵拉皮肤形成许多小凹陷，呈“桔皮样”改变，是乳腺癌的一种特殊体征。

第三节 会 阴

会阴 perineum（图 7－15，16）有广义和狭义之分。广义的会阴指封闭骨盆下口的所有软组织，呈菱形，前为耻骨联合下缘；后为尾骨尖；两侧为耻骨下支、坐骨支、坐骨结节和骶结节韧带。通常以两侧坐骨结节之间的连线为界，将会阴分成前、后两个三角：前为**尿生殖三角** urogenital trigone，男性有尿道通过，女性有尿道和阴道通过；后为**肛门三角** anal trigone，有直肠通过。临床上常将肛门与外生殖器之间的软组织称为会阴，即为狭义的会阴。妇女分娩时，要保护此区，以免造成会阴撕裂。

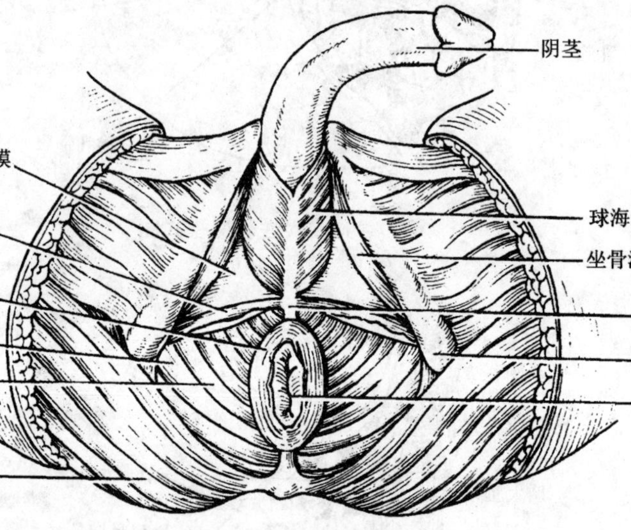

图 7－15 男会阴肌

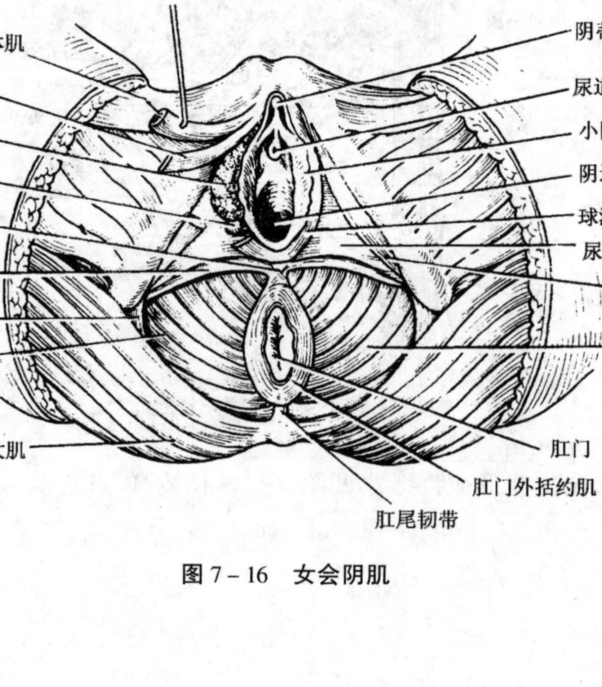

图 7－16 女会阴肌

会阴的结构除男、女外生殖器之外，主要是一些肌和筋膜。在尿生殖三角后界的中点附近为腱性结构，称**会阴中心腱**，它是会阴诸肌的附着点。

一、肛门三角肌和盆膈

肛门三角肌主要有肛提肌和肛门外括约肌。

1. **肛提肌** levator ani　为一对宽的扁肌，起自骨盆侧壁，止于直肠壁及会阴中心腱至尾骨尖的连线上。呈漏斗状封闭骨盆下口。其主要作用是加强和提起盆底，承托盆腔脏器。

2. **肛门外括约肌** sphincter ani externus　为环绕肛门的骨骼肌，可随意括约肛门。

在肛提肌与臀大肌及坐骨结节之间有一深的凹陷，称**坐骨肛门窝** ischioanal fossa，旧称坐骨直肠窝，此窝呈楔形，尖向上，底向下。窝内有血管、神经及大量脂肪，是肛门周围脓肿常发生的部位。

肛门三角区的深筋膜中，覆盖于肛提肌上、下面的部分，分别称**盆膈上、下筋膜**。盆膈上、下筋膜和其间的肛提肌共同构成**盆膈** pelvic diaphragm，作为盆腔的底，中央有直肠通过。

二、尿生殖三角肌和尿生殖膈

尿生殖三角肌可分为浅、深两层。浅层肌包括会阴浅横肌、球海绵体肌和坐骨海绵体肌。深层肌包括会阴深横肌和尿道膜部括约肌。

1. **会阴浅横肌**　起自坐骨结节，横行向内止于会阴中心腱。有固定会阴中心腱的作用。

2. **球海绵体肌**　位于肛门前方，男性包绕尿道球，收缩时可使尿道缩小变短，协助排尿和射精。在女性此肌环绕阴道口和尿道口，对阴道口有括约作用，故又称阴道括约肌。

3. **坐骨海绵体肌**　起自坐骨结节，止于阴茎脚的下面，收缩时压迫阴茎海绵体根部，阻止静脉血回流，参与阴茎勃起，故又称阴茎勃起肌。此肌在女性薄弱，叫阴蒂勃起肌。

4. **会阴深横肌**　肌束横行，张于两侧坐骨支之间，两侧纤维在中线互相交织，封闭尿生殖三角的后部，一部分止于会阴中心腱，收缩时可加强会阴中心腱的稳固性。

5. **尿道膜部括约肌**　在会阴深横肌前方，肌束呈环形包绕尿道膜部，是随意的尿道外括约肌。在女性包绕阴道和尿道，又叫**尿道阴道括约肌**，可紧缩尿道和阴道。

在尿生殖三角区的深筋膜中，覆盖于会阴深横肌和尿道膜部括约肌的上、下面的筋膜，分别称**尿生殖膈上、下筋膜**。尿生殖膈上、下筋膜与其间的肌共同构成**尿生殖膈** urogenital diaphragm，中央有尿道通过，在女性还有阴道通过。

（杨桂姣　皇甫平）

第八章 腹 膜

腹膜 peritoneum 为覆盖于腹、盆腔壁内面和腹、盆腔脏器表面的一层薄而光滑的浆膜，由间皮和少量结缔组织构成。衬贴于腹壁和盆壁内面的腹膜，称**壁腹膜** parietal peritoneum；被覆于脏器表面的腹膜，称**脏腹膜** visceral peritoneum，它构成这些器官的外膜。脏、壁腹膜相互移行所围成的潜在性腔隙，称**腹膜腔** peritoneal cavity。男性腹膜腔为一密闭的腔隙；女性腹膜腔则藉输卵管腹腔口，经输卵管、子宫、阴道与外界相通。

腹膜可分泌少量浆液，有保护、润滑脏器的作用。腹膜还具有吸收功能，吸收腹膜腔内的渗出液及气体等，但腹膜各部的吸收能力不一，上部吸收能力较强，而下部吸收能力较差，因此，腹膜炎病人多采取半卧位，以减少对毒素的吸收。此外，腹膜对腹腔脏器有固定、支持作用和防御机能，腹膜也具有很强的修复功能，因而手术时应尽量减少对腹膜的摩擦和损伤，以免术后发生粘连。

一、腹膜与腹、盆腔脏器的关系

根据脏器被腹膜包被的情况，可将腹、盆腔脏器分为三种类型（图 8－1，2，3）。

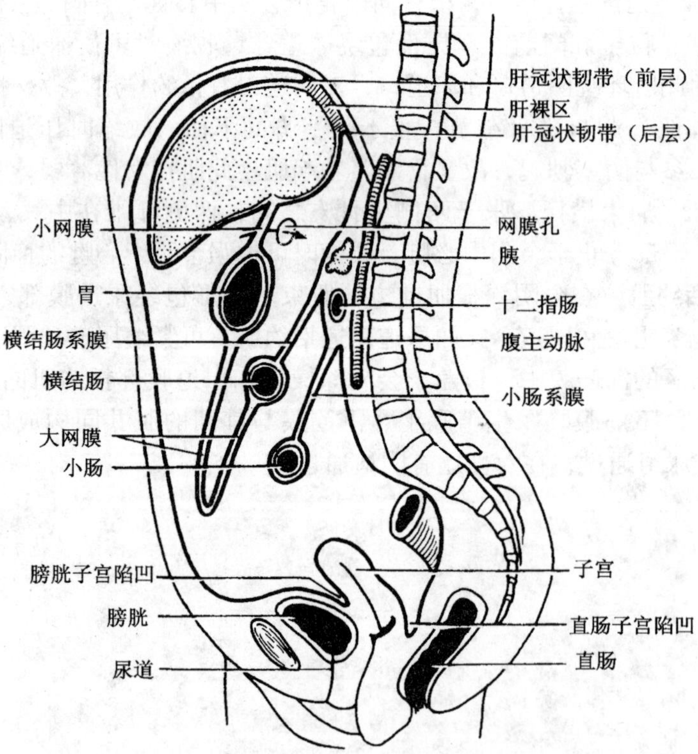

图 8－1 腹膜（正中矢状断面，女性）

1. **腹膜内位器官** 脏器表面几乎全部被腹膜包被，如胃、十二指肠上部、空肠、

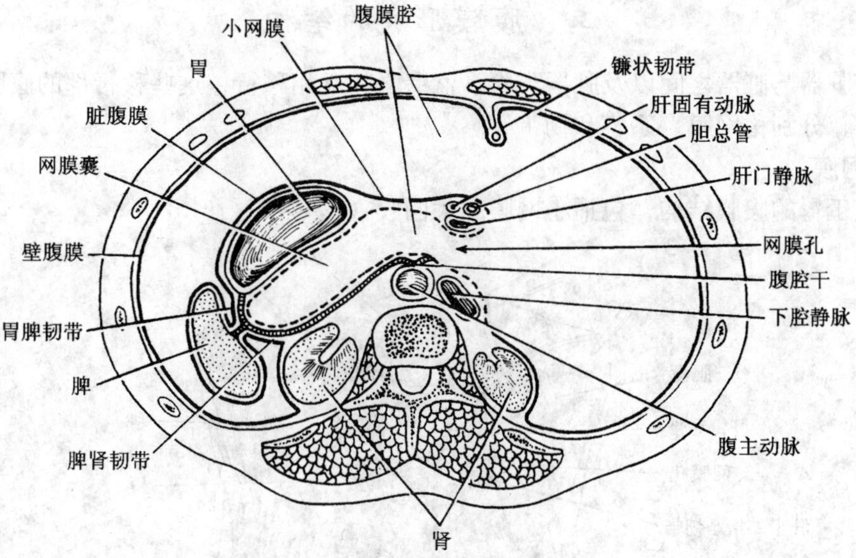

图 8-2 腹膜（横断面，通过网膜孔）

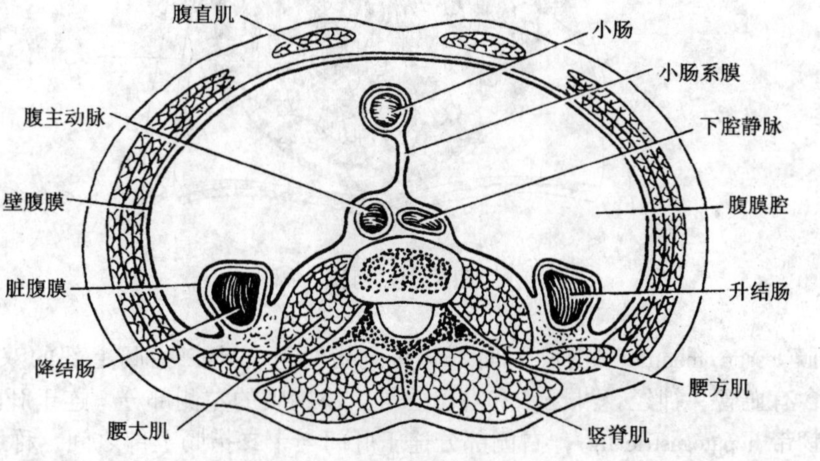

图 8-3 腹膜（腹下部横断面）

回肠、盲肠、阑尾、横结肠、乙状结肠、脾、输卵管、卵巢等。

2. **腹膜间位器官** 脏器三面或大部分被腹膜包被，如肝、胆囊、升结肠、降结肠、膀胱、子宫、直肠上段等。

3. **腹膜外位器官** 脏器仅一面被腹膜包被，如肾、肾上腺、输尿管、胰、十二指肠降部及下部、直肠中下段等。

了解脏器与腹膜的关系，有重要的临床意义。如腹膜内位器官，必须通过腹膜腔才能进行手术，但对肾、肾上腺等腹膜外位器官则可不经腹膜腔便可进行手术，从而避免损伤腹膜，防止腹膜腔的感染和减少术后粘连。

二、腹膜形成的结构

腹膜在脏器与脏器之间以及脏器与腹、盆壁之间互相移行，这些移行部的腹膜形成各种不同的结构，分别称网膜、系膜和韧带等。

（一）网膜

是指连于胃的腹膜结构，包括小网膜和大网膜（图 8－4）。

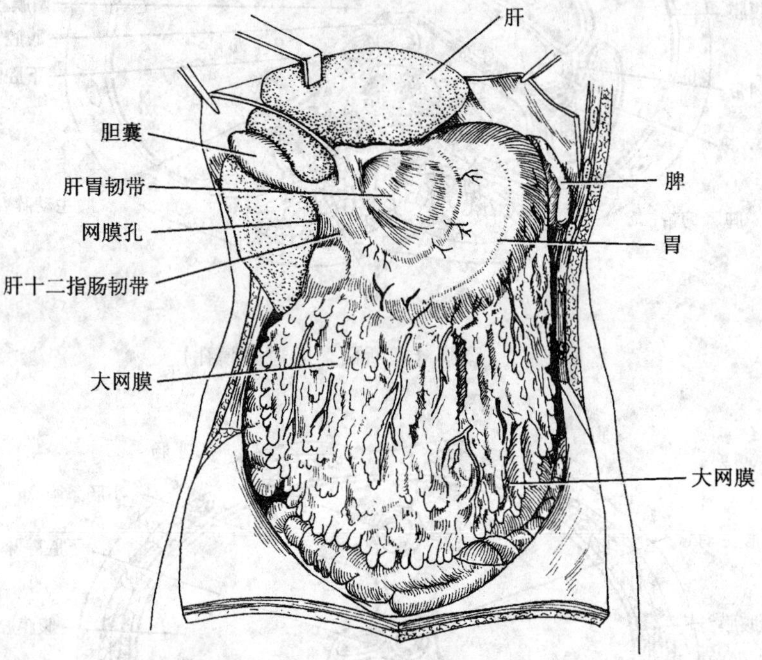

图 8－4　网膜

1. **小网膜** lesser omentum　由肝门向下移行到胃小弯与十二指肠上部的双层腹膜结构，两层腹膜间含有血管、神经、淋巴结和淋巴管等。小网膜的左侧部分，连于肝门与胃小弯之间，称**肝胃韧带** hepatogastric lig.，右侧部分连于肝门与十二指肠上部之间，称**肝十二指肠韧带** hepatoduodenal lig.，其右侧游离，构成小网膜的右缘。在肝十二指肠韧带内有三个重要结构，即位于右前方的胆总管、左前方的肝固有动脉及两者之后的肝门静脉。胆道手术时，需切开肝十二指肠韧带以暴露胆总管等。

2. **大网膜** greater omentum　为连于胃大弯和横结肠之间的四层腹膜结构。形似围裙悬覆在横结肠和小肠的前面。大网膜的前两层由胃前、后壁的脏腹膜在胃大弯下垂而成，当下垂到腹下部后反折向上，构成大网膜的后两层，向上包绕横结肠后与横结肠系膜相延续。大网膜的前两层和后两层在成人常愈合在一起。位于胃大弯和横结肠之间的大网膜前两层特称为**胃结肠韧带** gastrocolic lig.。大网膜内含有大量脂肪组织、血管及吞噬细胞，有重要防御功能，当腹腔脏器发炎时（如阑尾炎），它可将病灶部位包裹起来，防止炎症扩散，故手术时可据此来探查病变部位。在小儿，大网膜较短，所以阑尾炎或下腹部脏器病变，尤其是发生穿孔时，不易被大网膜包裹，常引起弥漫性腹膜炎。

网膜囊 omental bursa（图 8－2）是位于小网膜和胃后方与腹后壁之间的前后扁窄的腹膜

间隙，属腹膜腔的一部分，又称小腹膜腔，以区别于网膜囊以外的大腹膜腔。网膜囊的前、后、上、下及左壁的腹膜互相延续，只有右侧借**网膜孔** omental foramen 与腹膜腔的其余部分相通。网膜孔位于肝十二指肠韧带的后方，是网膜囊与腹膜腔的惟一通道，约可插入 1～2 个手指，胃后壁穿孔或胰腺破裂时，胃内容物或胰液早期常积聚在网膜囊内，然后可经网膜孔流至大腹膜腔，引起弥漫性腹膜炎，且积液易造成器官粘连，给早期正确诊断及手术治疗增加了难度。

网膜囊的边界：其前壁由上而下依次为小网膜、胃后壁腹膜和胃结肠韧带；后壁由下而上依次为大网膜后两层、横结肠及其系膜和覆于胰、左肾、左肾上腺前面的腹膜；上壁为肝尾状叶和膈下面的腹膜；下壁为大网膜前两层与后两层的愈着部；左壁为胃脾韧带、脾和脾肾韧带；右侧借网膜孔与大腹膜腔相通。

网膜孔的边界：其前界为小网膜右侧游离缘；后界为前面覆有腹膜的下腔静脉；上界为肝尾状叶；下界为十二指肠上部。

（二）系膜

是指把肠管固定于腹后壁的双层腹膜结构，两层之间有血管、神经、淋巴管、淋巴结和脂肪等。

1. **小肠系膜** mesentery　是将空、回肠固定于腹后壁的双层腹膜结构，附着于腹后壁的部分称**小肠系膜根** radix of mesentery（图 8－5），它自第 2 腰椎左侧起斜向右下，直至右骶髂关节前方。小肠系膜的全貌呈扇形，较长，容易发生系膜扭转，造成绞窄性肠梗阻。

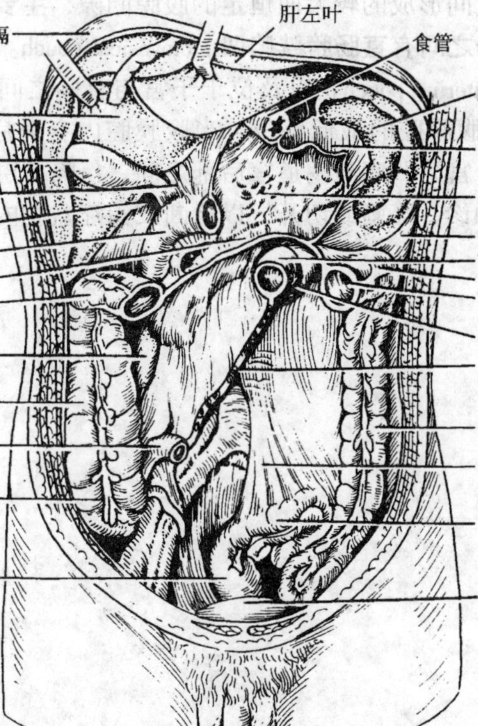

图 8－5　腹膜形成的结构

2. **阑尾系膜** mesoappendix　是将阑尾连于小肠系膜下端的三角形双层腹膜结构，阑尾血管走行在系膜游离缘内，阑尾切除时应仔细处理。

3. **横结肠系膜** transverse mesocolon　是将横结肠连于腹后壁的双层腹膜结构，系膜根部起自结肠右曲，横行向左，直至结肠左曲。

4. **乙状结肠系膜** sigmoid mesocolon　是将乙状结肠连于左下腹后壁的双层腹膜结构，其根部附于左髂窝和骨盆左后壁。此系膜较长，乙状结肠有较大活动度，故易发生乙状结肠扭转，导致肠梗阻，尤以儿童多见。

（三）韧带

是连于脏器与腹壁之间或相邻脏器之间的腹膜结构。

1. **肝的韧带**　除前述的肝胃韧带和肝十二指肠韧带以外，还有镰状韧带、冠状韧带和左、右三角韧带。**镰状韧带** falciform lig. of liver 是位于腹前壁上部与肝上面之间的双层腹膜结构，呈矢状位，其游离缘肥厚，内含肝圆韧带。**冠状韧带** coronary lig. 为连于肝的上面与膈之间的腹膜结构，呈冠状位，由前、后两层组成，两层分开而并不相贴，故在肝的上面有一区域没有腹膜包被，称为**裸区**。冠状韧带前后两层在肝上面的左右端处彼此连合形成**左、右三角韧带** left and right triangular lig.。上述韧带将肝固定在膈的下面。

2. **脾的韧带**　为自脾门向周围器官移行的双层腹膜结构。**胃脾韧带** gastrosplenic lig. 是连于脾门到胃底间的双层腹膜结构。**脾肾韧带** splenorenal lig. 为自脾门连至左肾前面的双层腹膜结构。

（四）盆腔内的腹膜陷凹

腹膜陷凹是指在脏器之间形成的较大而恒定的腹膜间隙，主要位于盆腔脏器之间（图 8-1）。在男性，膀胱与直肠之间有**直肠膀胱陷凹** rectovesical pouch。在女性有位于子宫与膀胱之间的**膀胱子宫陷凹** vesicouterine pouch，以及位于子宫与直肠之间的**直肠子宫陷凹** rectouterine pouch。直肠子宫陷凹为腹膜腔的最低部位，当腹膜腔内有炎症渗出液、出血或积脓时，常积聚于此处。另外直肠子宫陷凹底与阴道穹后部之间，仅隔薄层的阴道后壁，故临床上可经直肠前壁或阴道穹后部触诊、穿刺或切开，以诊断或治疗盆腔内的一些疾患。

（皇甫平　杨桂姣）

脉管系统

脉管系统是人体内封闭而连续的管道系统，分布于全身各部，包括心血管系统和淋巴系统两部分。心血管系统中有血液循环流动；淋巴系统中的淋巴液沿淋巴管道向心流动，最后汇入静脉。脉管系统的主要功能是物质运输，即不断地把消化器官吸收的营养物质和肺吸收的氧以及内分泌器官分泌的激素等运送到全身各器官的组织和细胞，同时又将组织和细胞的代谢产物，如二氧化碳和尿素等运送到肺、肾和皮肤等器官排出体外，以保证机体新陈代谢的不断进行。

第九章　心血管系统

第一节　总　　论

一、心血管系统的组成

心血管系统 cardiovascular system 由心、动脉、毛细血管和静脉组成。

1. **心** heart　是血液循环的动力器官，主要由心肌构成。心内部被房间隔和室间隔分为互不相通的左、右两半，每半又分为心房和心室，即心有左心房、左心室和右心房、右心室4个腔。同侧心房和心室借房室口相通。心房接受静脉，心室发出动脉。在房室口和动脉口均有瓣膜，血液顺流时开启，逆流时关闭，保证血液定向流动。

2. **动脉** artery　是运送血液离开心室的血管。动脉从心室发出后，在行程中不断分支，越分越细，最后延续为毛细血管。动脉可分为大、中、小三级。大动脉管壁含有大量弹力纤维，有较大的弹性，当心室收缩血液进入大动脉时管壁被动扩张；心室舒张时管壁靠弹性回缩，推送血液继续向前流动。中、小动脉管壁平滑肌发达，在神经体液调节下收缩和舒张，改变血管口径，以影响局部血流量和血流阻力，维持和调节血压。

3. **毛细血管** capillary　是连于小动脉和小静脉之间的细小血管，管径一般为6～8μm，相互连接成网，其管壁很薄，主要由一层内皮细胞和基膜构成，有较大的通透性，是血液与血管外组织液进行物质交换的场所。

4. **静脉** vein　是引导血液回流至心房的血管。小静脉起自毛细血管，在向心回流过程中逐渐汇合成中静脉和大静脉，最后注入心房。与相应的动脉比较，静脉管壁薄，管腔大，弹性小，血容量较大。

二、血液循环

血液由心室射出，经动脉、毛细血管和静脉又回到心房。血液在心血管系统中按一定方向周而复始的流动称为**血液循环**。根据血液循环的路径不同,可分为体循环和肺循环(图 9-1)。

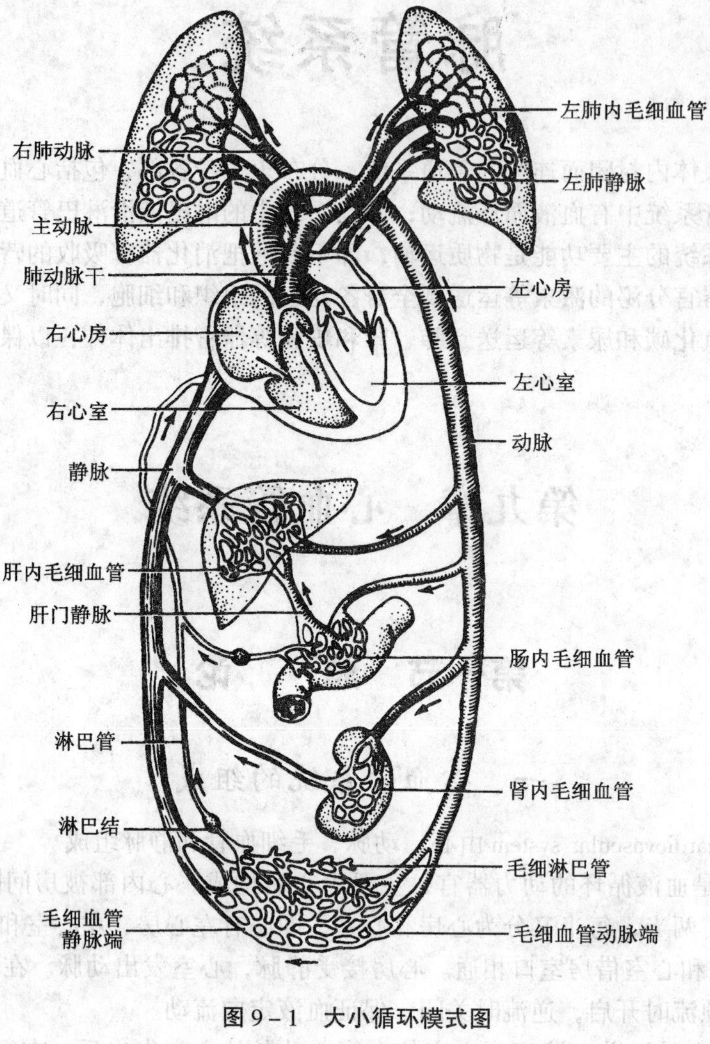

图 9-1 大小循环模式图

1. **体循环**(大循环) 起自左心室,当心室收缩时,将含氧及营养物质的动脉血射入主动脉,再沿各级动脉分支运送到全身各部的毛细血管,血液在毛细血管与周围的组织、细胞之间进行物质交换和气体交换,将氧和营养物质释放给组织和细胞,同时将它们代谢过程中产生的二氧化碳和代谢产物回收入血液,这样鲜红的动脉血变成暗红的静脉血,经各级静脉最后汇入上、下腔静脉和心冠状窦回流至右心房。

2. **肺循环**(小循环) 起自右心室,由体循环回心的静脉血从右心房进入右心室后开始肺循环。当心室收缩时,血液自右心室射出,进入肺动脉干及其分支到达肺泡毛细血管网。血液与肺泡内空气进行气体交换,排出二氧化碳,吸入氧气,变成动脉血,再经肺静脉回流入左心房。

体循环和肺循环是同时进行的,是血液循环的相互连续、不可分离的两部分。

三、血管的吻合与侧支循环

人体的血管之间存在广泛的**血管吻合** vascular anastomosis,以适应人体各部的机能。按吻合形式可分为动脉间吻合、静脉间吻合和动静脉吻合三类。

1. **动脉间吻合** 邻近的多条动脉分支之间常可互相吻合成动脉网，如关节周围的动脉网。两动脉末端或其分支可直接吻合形成动脉弓，如手的掌浅弓、掌深弓。器官的两动脉干之间有时可借较粗的交通支相连，如脑底动脉之间（图 9-2）。

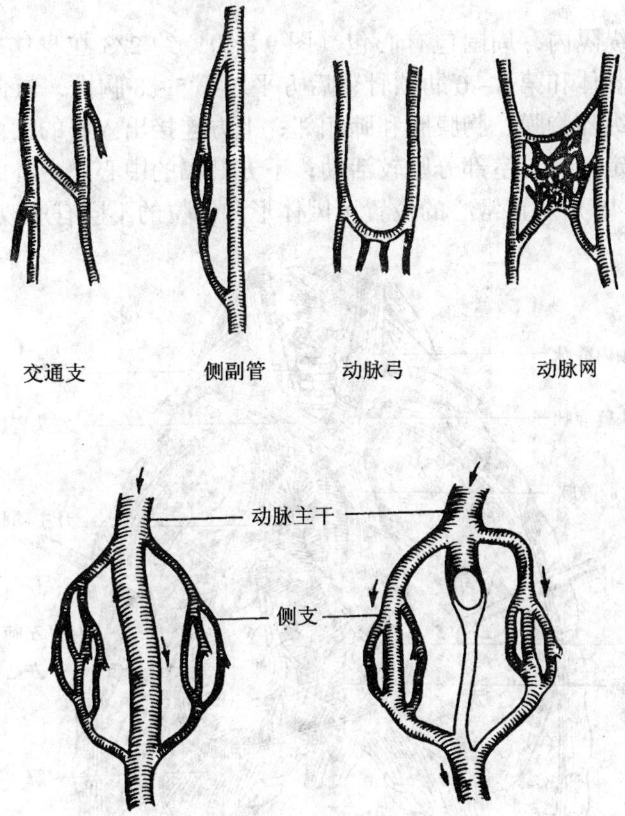

图 9-2 血管吻合和侧支循环示意图

2. **静脉间吻合** 静脉吻合远比动脉丰富，常在脏器周围或脏器壁内吻合形成静脉丛或静脉网。以保证脏器扩张或腔壁受压时血流通畅。

3. **动静脉吻合** 小动脉和小静脉间可借血管支直接连通。这种吻合存在于指尖、趾端、鼻、唇、外耳皮肤和外生殖器的勃起组织等处。这种吻合具有缩短循环途径，调节局部血流量和体温的作用。

4. **侧支循环** 较大血管在行程中常发出与主干平行的侧副管，发自主干不同高度的侧副管彼此吻合，形成**侧支吻合**。当血管主干发生阻塞时，侧副管逐渐增粗，血流经增粗的侧支吻合到达阻塞以下的血管主干，使受阻区的血液循环得到一定的代偿恢复。这种通过侧支建立的循环称**侧支循环** collateral circulation 或侧副循环（图 9-2）。侧支循环的建立对组织和器官在病理情况下恢复供血有重要意义。

第二节　心

一、心的位置

心位于胸腔的中纵隔内，周围包有心包（图 9-3），约 2/3 在身体中线左侧，1/3 在中线右侧。前方对向胸骨体和第 2~6 肋软骨；后方平对第 5~8 胸椎，与食管、迷走神经和胸主动脉相邻；两侧与纵隔胸膜、胸膜腔和肺相邻；上方连接出入心的大血管，并被大血管根部和心包返折缘所固定，而心室部分则较活动；下方贴膈的中心腱。心的长轴由右上斜向左下，与身体正中线呈 45°角。正常心的位置可因体形和体位的不同有所改变。

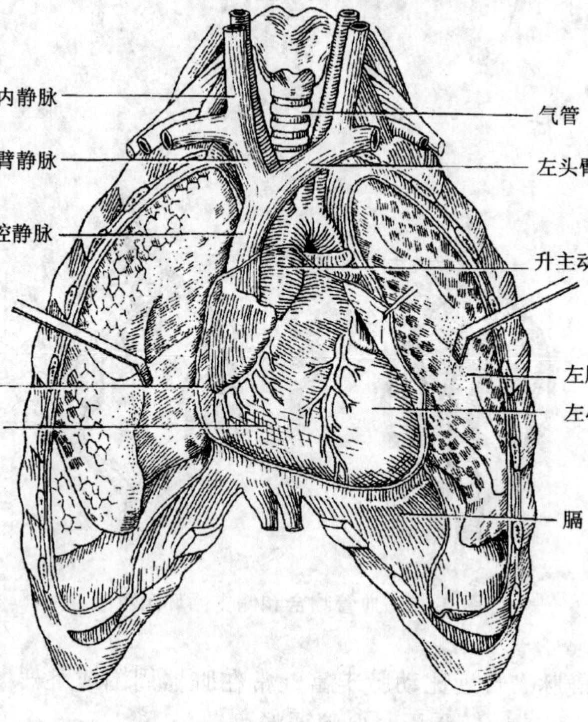

图 9-3　心的位置

二、心的外形

心似前后略扁倒置的圆锥体，大小约与本人拳头相近。心的外形可分为一底，一尖，前、下两个面和左、右、下三个缘，表面有 4 条沟（图 9-4，5）。

心底 cardiac base 近似四方形，朝向右后上方，主要由左心房和小部分右心房构成。右心房上、下分别有上、下腔静脉注入；左心房两侧有左、右两对肺静脉注入。心底后面隔心包后壁与食管、迷走神经和胸主动脉等相邻。

心尖 cardiac apex 圆钝、游离，朝向左前下方，由左心室构成。体表位置在左侧第 5 肋间隙、左锁骨中线内侧 1~2cm 处，活体在此处可摸到心尖的搏动。自心底中央到心尖为心的长轴，此轴与正中矢状面成 45°角。

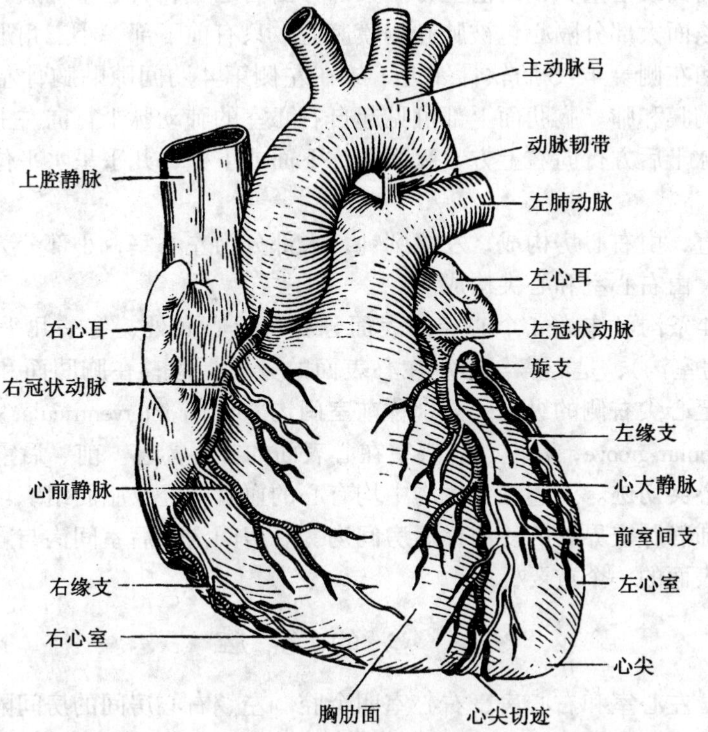

图 9－4　心的外形和血管（前面）

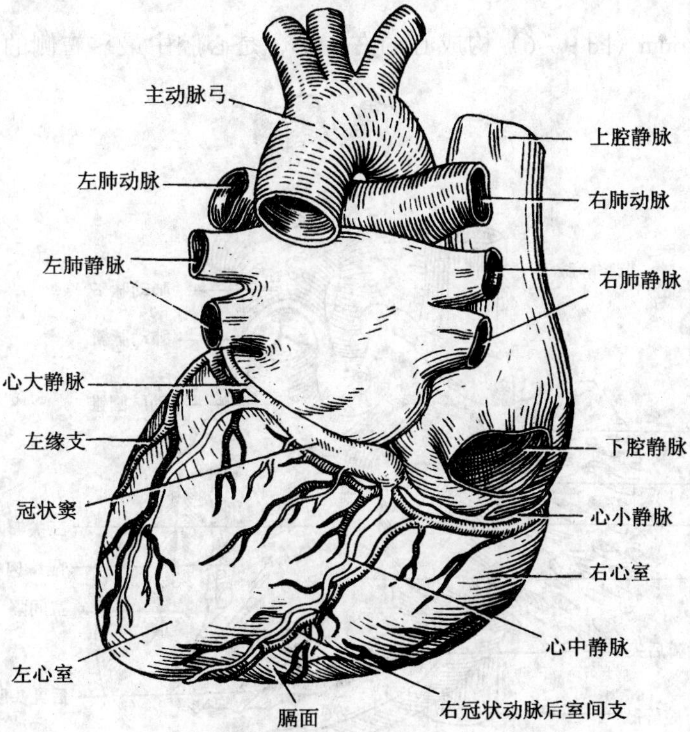

图 9－5　心的外形和血管（后下面）

胸肋面又称前面或前壁，朝向前上方。大部分由右心房和右心室构成，小部分由左心耳和左心室构成。该面大部分隔心包被肺和胸膜遮盖，只有前下部一小三角形区未被遮盖，直接与胸骨体下半和左侧第4~5肋软骨邻近。故在左侧第4肋间隙贴胸骨左缘处进行心内注射一般不会伤及胸膜和肺。胸肋面上部可见起自右心室的肺动脉干行向左上；起自左心室的升主动脉在肺动脉干后方行向右上方。**膈面**又称下面或下壁，几乎呈水平位，贴于膈上，由左、右心室构成。

右缘近似垂直，由右心房构成；**左缘**圆钝，大部分为左心室，小部分为左心耳；**下缘**近似水平位，较锐，由右心室和心尖构成。

心的表面有4条沟可作为4个心腔的表面分界。近心底处，有一几乎呈环形的**冠状沟** coronary sulcus（房室沟），是心房与心室在心表面的分界标志；在胸肋面和膈面上，各有一条自冠状沟向下至心尖右侧的纵沟，分别称**前室间沟** anterior interventricular groove 和**后室间沟** posterior interventricular groove，是左、右心室在心表面的分界标志。前、后室间沟在心尖右侧会合处稍凹陷称**心尖切迹**。上述三条浅沟中均有心的血管行经及脂肪组织填充。在心底，右心房与右上、下肺静脉交界处的浅沟称**后房间沟**。后房间沟、后室间沟与冠状沟的交汇处称**房室交点**，是心表面的一个重要标志。

三、心的各腔

心有左心房、左心室和右心房、右心室四个腔。左、右心房间的房间隔和左、右心室间的室间隔将心腔分为互不相通的左、右两半。每侧心房和心室间借房室口相通。心在发育过程中沿其长轴轻度向左旋转，故右半心大部位于右前面，左半心大部位于左后面。

（一）右心房

右心房 right atrium（图9-6）构成心的右上部，是心腔中最靠右侧的部分，壁薄腔大，

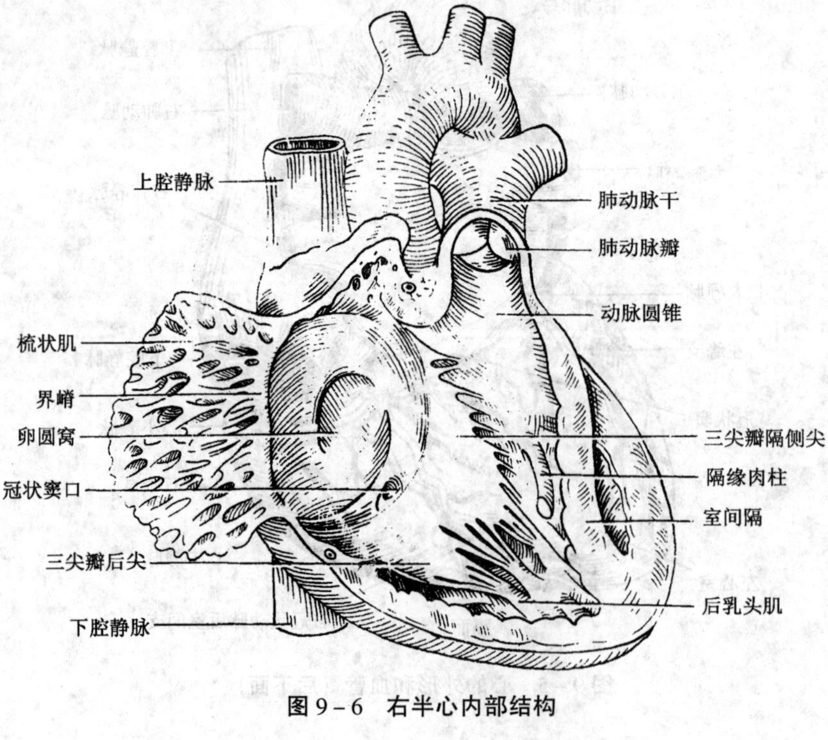

图9-6　右半心内部结构

其前上部向左突出呈三角形盲囊，称**右心耳** right auricle。右心房前部的内面有许多平行的肌隆起，称**梳状肌**。梳状肌延伸至右心耳内面，肌束交错呈网状，当心功能发生障碍时血流易在此处淤积形成血凝块，血块脱落成栓子可引起血栓。右心房后部的内壁光滑，其上、下分别有**上腔静脉口和下腔静脉口**；下腔静脉口的左前方有**右房室口**；在下腔静脉口与右房室口之间有**冠状窦口**。上、下腔静脉口和冠状窦口是右心房的入口，分别引导人体上半身、下半身和心本身的静脉血回流入右心房。右房室口是右心房的出口，下通右心室。右心房的后内侧壁为房间隔，在房间隔右侧面中下部有一浅窝称**卵圆窝**，是胎儿时期卵圆孔闭合后的遗迹，房间隔缺损多发生于此处。

（二）右心室

右心室 right ventricle（图9-6）位于右心房的左前下方，直接位于胸骨体下半和左侧第4~5肋软骨的后方，在胸骨左缘第4肋间隙做心内注射多注入右心室。右心室的入口即右房室口，出口为肺动脉口，两口之间有一肌性隆起，称**室上嵴**。该嵴可将右心室腔分为流入道和流出道两部分。

右心室流入道是右心室的主要部分，自右房室口至心尖，内面有许多纵横交错的肌束隆起形成**肉柱**，因此腔面凹凸不平。流入道的入口即右房室口，口周缘有致密结缔组织构成的纤维环为三尖瓣环，环上附有三个三角形的瓣膜，称**三尖瓣** tricuspid valve（右房室瓣），按其位置分为**前尖、后尖**和**隔侧尖**。各尖瓣的游离缘和室面间借数条结缔组织索——**腱索**连于乳头肌。**乳头肌**是从心室壁突入室腔的锥状肌隆起。右心室内有三群乳头肌，即前乳头肌、后乳头肌和隔侧乳头肌。每群乳头肌借腱索与相邻的两个瓣膜相连（图9-7）。当心室收缩时，由于血液的推动使三尖瓣对合而关闭房室口，由于乳头肌的收缩和腱索的牵拉，使三尖瓣不致翻向右心房，以防止右心室的血液逆流回右心房。三尖瓣环、三尖瓣、腱索和乳头肌在结构和功能上是一整体，它们共同保证血液单向流动，其中任何一部分损伤都会导致血流动力学改变。右心室前乳头肌根部至室间隔下部连有一条圆肌束，称**隔缘肉柱**（节制索），有防止心室过度扩张的功能，其内有心传导系统房室束的右束支通过。

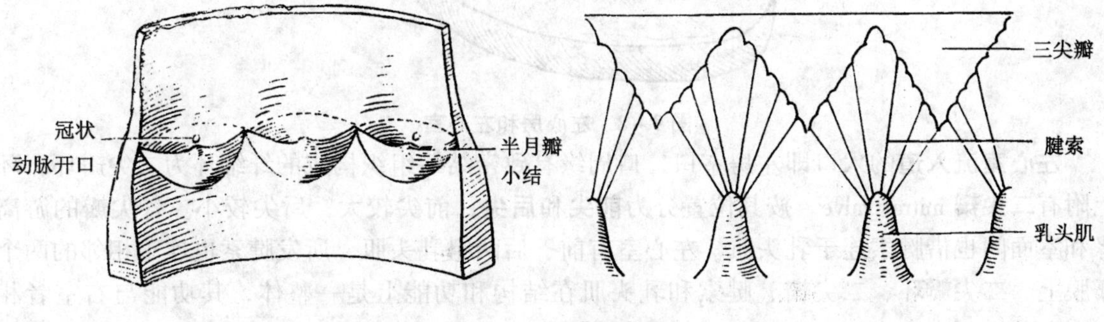

图9-7 瓣膜示意图

主动脉瓣和三尖瓣形状（将主动脉口和右房室口切开展平）

右心室流出道位于右心室的左上部，室壁内面光滑无肉柱，形如倒置的漏斗，称**动脉圆锥** conus arteriosus。动脉圆锥的上端借**肺动脉口**通肺动脉干，是流出道的出口。肺动脉口周缘的纤维环为肺动脉瓣环，环上附有三个半月形的瓣膜，称**肺动脉瓣** valve of pulmonary trunk（图9-6,9），形似开口向上的口袋，瓣膜游离缘中点的增厚部分称**半月瓣小结**。当心室收缩时，血流冲开瓣膜流入肺动脉；当心室舒张时，肺动脉瓣关闭，阻止肺动脉的血液逆流回右心室。

（三）左心房

左心房 left atrium（图 9-8）位于右心房的左后方，是 4 个心腔中最靠后的一个，后方与食管相邻，左心房扩大时可压迫食管。左心房向左前方突出的部分称**左心耳** left auricle，其腔面也有梳状肌。左心房后壁两侧各有两个入口，为两对肺静脉的开口。左心房的出口为**左房室口**，下通左心室。

（四）左心室

左心室 left ventricle（图 9-8）位于右心室的左后下方。左心室壁厚约 9～12mm，是右心室壁厚度的 3 倍。左心室的入口即左房室口，出口为主动脉口。左心室也分为流入道和流出道两部分，两者以二尖瓣前尖为界。

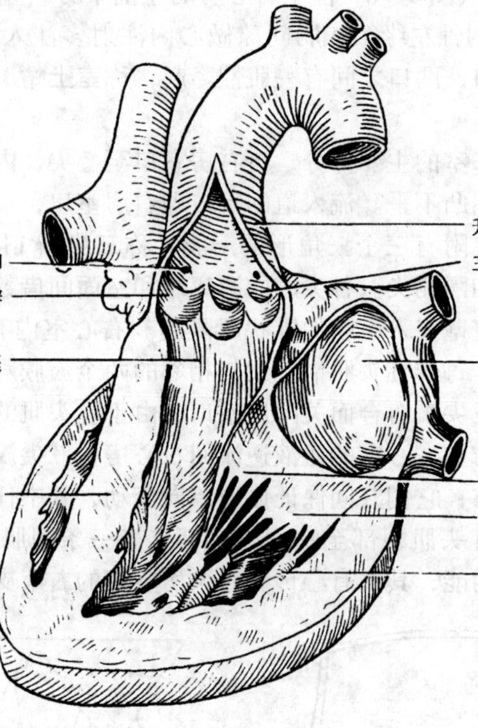

图 9-8　左心房和左心室

左心室流入道的入口即左房室口，口周缘有致密结缔组织构成的纤维环为二尖瓣环，环上附有**二尖瓣** mitral valve，按其位置分为**前尖**和**后尖**，前尖较大，后尖较小。各尖瓣的游离缘和室面间也借腱索连于乳头肌。左心室有前、后两组乳头肌，所发腱索也连于相邻的两个瓣膜上。二尖瓣环、二尖瓣、腱索和乳头肌在结构和功能上是一整体，其功能与右室者相同，室壁内面也有肉柱。

左心室流出道是左心室的前内侧部分，室壁光滑无肉柱，称**主动脉前庭** aortic vestibule。其出口为**主动脉口**。主动脉口周缘的纤维环为主动脉瓣环，环上也附有三个半月形瓣膜，称**主动脉瓣** aortic valve（图 9-8，9），瓣膜游离缘中点也有增厚的半月瓣小结（图 9-7）。每片瓣膜与主动脉壁之间的腔称**主动脉窦** aortic sinus，与瓣膜的位置相应分为左、右、后三个窦。其中左、右窦的动脉壁上分别有左、右冠状动脉的开口（图 9-8）。当左心室收缩时，二尖瓣关闭，主动脉瓣开放，血液流入主动脉。当左心室舒张时，主动脉瓣关闭，阻止血液返流至左心室。同时二尖瓣开放，左心房的血液流入左心室。左右侧房室的收缩与舒张是同步的，两个动脉瓣与两侧房室瓣的开放与关闭也是同时进行的。

四、心的构造

（一）心纤维性支架

心纤维性支架又称**心纤维骨骼**，位于左、右房室口和主、肺动脉口周围，由致密结缔组织构成，是心肌和心瓣膜的附着处。心纤维性支架主要包括左、右纤维三角（图9-9）、4个瓣膜环（肺动脉瓣环、主动脉瓣环、二尖瓣环和三尖瓣环）和室间隔膜部等。

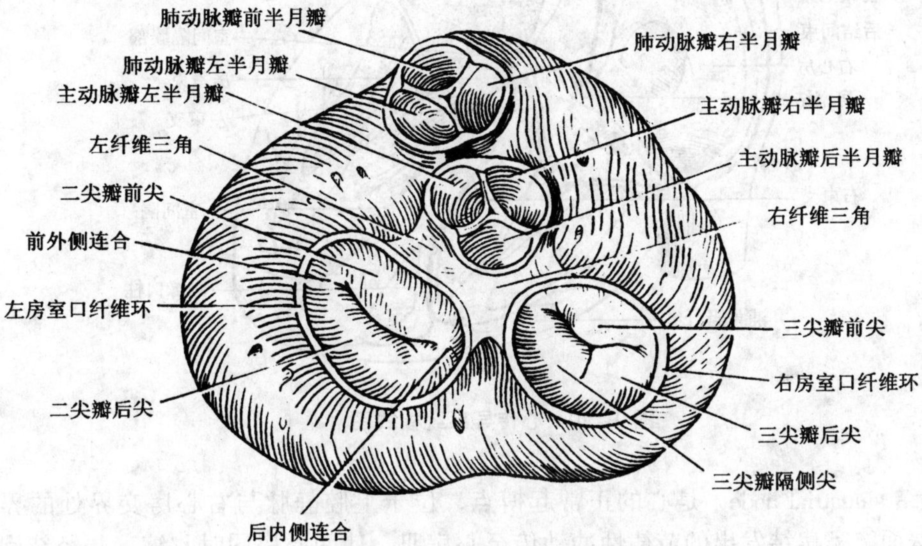

图9-9　心瓣膜与心纤维性支架

（二）心壁

心壁由心内膜、心肌层和心外膜组成。

1. **心内膜**　是衬于心房和心室内面的一层光滑的薄膜，与血管内膜相延续。在房室口和动脉口处，心内膜折叠形成瓣膜。

2. **心肌层**　主要由心肌纤维构成。心房肌层薄，心室肌层厚，左心室肌比右心室肌厚，这与心各部的机能相适应。有些肌束向心腔内突出，形成梳状肌、乳头肌和肉柱等。心房肌与心室肌借纤维环彼此分开，故可以分别收缩。

3. **心外膜**　是心脏表面的一层光滑的浆膜，是浆膜心包的脏层。

（三）心间隔

1. **房间隔** interatrial septum（图9-6）　位于左、右心房之间，由两层心内膜中夹肌纤维和结缔组织构成。房间隔右侧面中下部有卵圆窝，是房间隔最薄弱处。

2. **室间隔** interventricular septum（图9-6，8，10）　位于左、右心室之间，其前、后缘对应前、后室间沟。室间隔由肌部和膜部两部分构成，**肌部**是室间隔的大部分，主要由肌质构成，较厚；**膜部**是室间隔上部一小卵圆形区域，位于心房与心室交界处，缺乏肌质，是室间隔缺损的好发部位。房间隔与室间隔的位置与人体正中矢状面约成45°角。

五、心的传导系统

心传导系统 conduction system of heart 由特殊的心肌纤维构成，其功能是产生并传导冲动，维持心的正常节律性搏动。心传导系统包括窦房结、结间束、房室结、房室束及其分出的左、右束支和浦肯野（Purkinje）纤维网等（图9-10）。

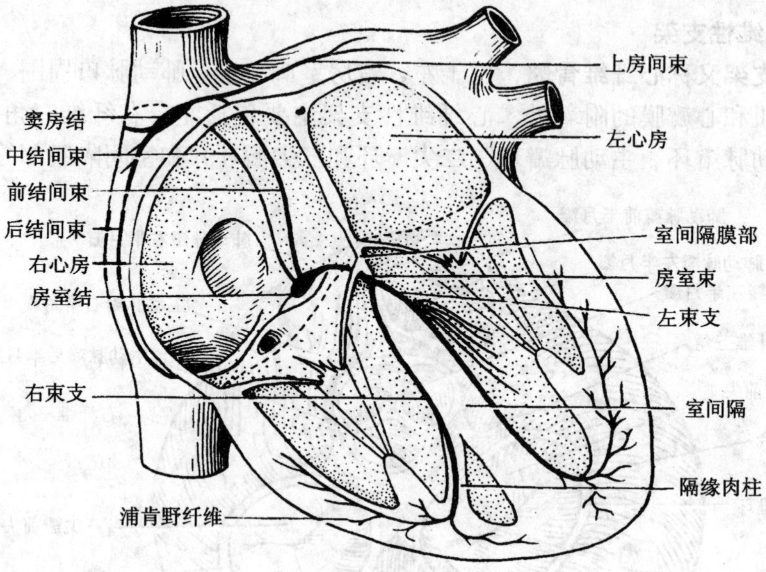

图9-10　心传导系统模式图

1. **窦房结** sinuatrial node　是心的正常起搏点，位于上腔静脉与右心房交界处的界沟上1/3心外膜深面。窦房结发出的节律性冲动传至心房肌，使两心房同时收缩，并经**结间束**向下传至房室结。

2. **房室结** atrioventricular nodal　位于房间隔右侧面下部，Koch三角前部的心内膜深方，Koch三角为位于冠状窦口前内缘、三尖瓣隔侧尖附着缘和Todaro腱（下腔静脉口前方心内膜下的一个腱性结构）之间的一小三角区。房室结呈扁椭圆形，其作用是将窦房结传来的冲动短暂延搁后下传至心室。正常情况下房室结不产生冲动，当窦房结冲动的产生和传导发生障碍时，也可产生冲动，但频率较慢。

3. **房室束**及其**左、右束支**和**浦肯野纤维**　**房室束** atrioventricular bundle又称His束，起自房室结，穿中心纤维体（即右纤维三角）下行，经室间隔膜部的后下缘至室间隔肌部上缘分为**左束支**和**右束支**，分别沿室间隔左、右侧心内膜深面下行，再分支形成**浦肯野**（Purkinje）**纤维网**，最后与一般心肌纤维相连。

六、心的血管

心的血液供应来自升主动脉发出的左、右冠状动脉（图9-4，5），心的静脉血绝大部分经冠状窦回流入右心房（图9-4，5），心本身的血液循环称为冠状循环。

（一）心的动脉

1. **左冠状动脉** left coronary artery　起自左主动脉窦，主干较短，约5~10mm，向左行于左心耳与肺动脉干之间，然后分为前室间支和旋支。

（1）**前室间支**：也称前降支，沿前室间沟下行，末梢多绕过心尖切迹达后室间沟下部。前室间支分支分布于左室前壁、右室前壁的一小部分、室间隔前2/3部（内有心传导系统的右束支和左束支前半）。前室间支阻塞常引起左室前壁及室间隔前部心肌梗死。

（2）**旋支**：自主干分出后，沿冠状沟左行，绕心左缘至左心室膈面，沿途分支主要分布于左心室侧壁、后壁的大部分和左心房，少数人（约占 40%）还发出分支至窦房结。旋支阻塞常引起左室侧壁及后壁心肌梗死。

2．**右冠状动脉** right coronary artery　起自右主动脉窦，经右心耳与肺动脉干根部之间入冠状沟右行至膈面，一般在房室交点附近分为后室间支和左室后支。右冠状动脉沿途分支分布于右心房、右心室前壁大部和后壁全部、室间隔的后 1/3 部（内有左束支后半）及左心室后壁的一部分，此外多数人还分支供应窦房结（60%）和房室结（93%）。右冠状动脉的主要分支有：

（1）**右缘支**：粗大、恒定，冠状动脉造影时可作为确定心右缘的标志。

（2）**后室间支**：也称后降支，沿后室间沟下行达其下部，供应邻近的左、右心室后壁，并有分支供应室间隔后 1/3 部。

（3）**左室后支**：自房室交点处向左行，分支分布于左室后壁。

（4）**房室结支**：右冠状动脉经过房室交点时常形成一倒“U”形弯曲，自该弯曲的顶部发出房室结支，营养房室结。

（5）**窦房结支**：常自右冠状动脉起始段发出，营养窦房结。

右冠状动脉阻塞常引起心室后壁心肌梗死和房室传导阻滞。

冠状动脉的分布类型　左、右冠状动脉在心的胸肋面分布范围变异不大，而在心膈面的分布范围变异较大。根据左、右冠状动脉在心膈面分布范围的大小分为三型（图 9－11）：①右优势型，右冠状动脉的分

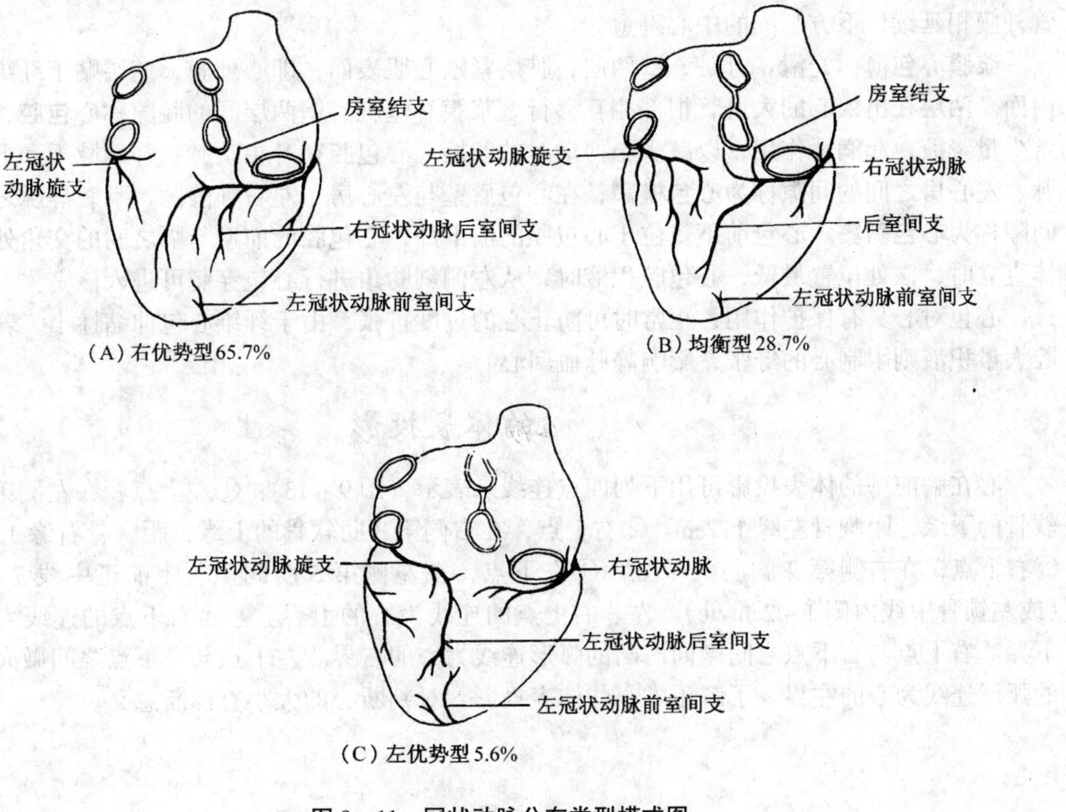

图 9－11　冠状动脉分布类型模式图

支除分布到右室膈面外，还越过房室交点分布到左室膈面的一部分或全部。此型占65.7%。②均衡型，左、右冠状动脉在心膈面的分布范围互不越过房室交点和后室间沟。此型占28.7%。③左优势型，左冠状动脉除有分支分布于左室膈面外，还分出后室间支甚至分布到右室膈面的一部分。此型占5.6%。据统计资料，冠状动脉阻塞以左冠状动脉多见，若左优势型的人，一旦左冠状动脉主干阻塞，后果严重，可发生广泛性左室及室间隔心肌梗死，而且会影响心传导系的供血，发生严重心律失常。

（二）心的静脉

心的静脉血大部分通过冠状窦回流入右心房。

冠状窦 coronary sinus 位于心的膈面，左心房与左心室之间的冠状沟内，以冠状窦口开口于右心房。冠状窦的主要属支有：①**心大静脉**，在前室间沟，伴随左冠状动脉前室间支上行，进入冠状沟，绕心左缘至心膈面注入冠状窦；②**心中静脉**，在后室间沟，伴随右冠状动脉后室间支上行，注入冠状窦；③**心小静脉**，起自心的下缘，上行至右侧冠状沟，伴随右冠状动脉绕心右缘向左注入冠状窦。

此外，起于右室前壁的1～4条**心前静脉**直接注入右心房；位于心壁内的**心最小静脉**直接开口于心房或心室腔。

七、心包

心包 pericardium 是包裹心及出入心的大血管根部的纤维浆膜囊。可分为浆膜心包和纤维心包两部分（图9－12）。

纤维心包是一致密的结缔组织囊，为心包的外层，伸缩性很小，其上方与出入心的大血管外膜相延续，下方与隔的中心腱愈着。

浆膜心包薄而光滑，分脏、壁两层，脏层紧贴心肌表面，即心外膜；壁层贴于纤维心包内面。两层在出入心的大血管根部相互移行。浆膜心包脏、壁两层间的腔隙称**心包腔**，腔内含少量浆液，起润滑作用，以减少心搏动时的摩擦。心包腔在升主动脉、肺动脉干和上腔静脉、左心房之间的间隙称为**心包横窦**；在心包后壁与左心房、左右肺静脉、下腔静脉之间的间隙称为**心包斜窦**。**心包前下窦**位于心包腔的前下部，心包腔的前壁与膈之间的交角处，人体直立时，该处位置最低，心包腔积液时，从左侧剑肋角进行心包穿刺可进入该窦。

心包对心具有保护作用，正常时可防止心的过度扩张，由于纤维心包伸缩性小，若心包腔大量积液则限制心的舒张，影响静脉血回心。

八、心的体表投影

心在胸前壁的体表投影可用下列四点连线来表示（图9－13）：①左上点，在左侧第2肋软骨的下缘，距胸骨左缘1.2cm。②右上点，在右侧第3肋软骨的上缘，距胸骨右缘1.0cm。③右下点，在右侧第7胸肋关节处。④左下点，在左侧第5肋间隙，距前正中线7～9cm（或左锁骨中线内侧1～2cm处）。左、右上点的连线为心的上界。左、右下点的连线为心的下界。右上点与右下点之间微向右凸的弧形连线为心的右界。左上点与左下点之间微向左凸的弧形连线为心的左界。了解正常心的体表投影，对判断心的大小有诊断意义。

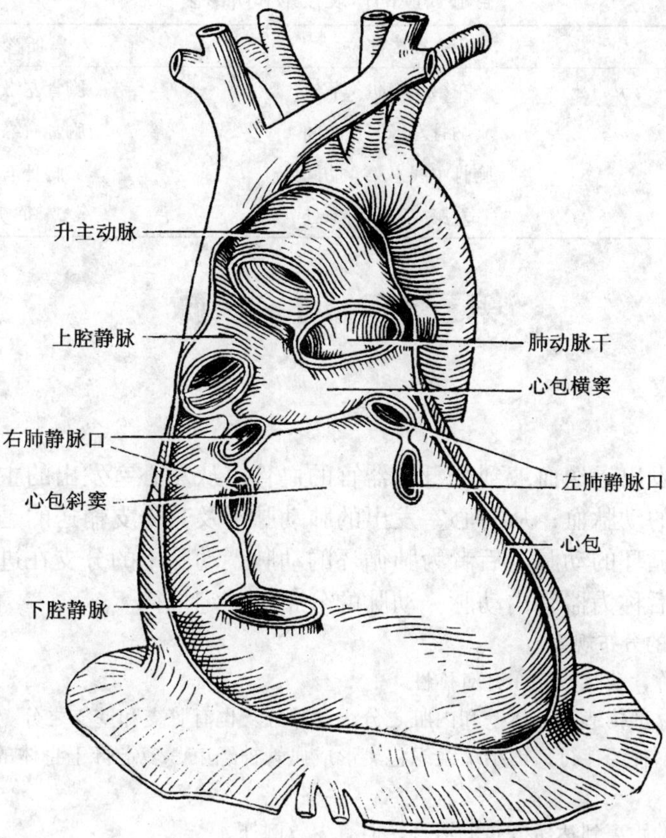

图 9－12　心包

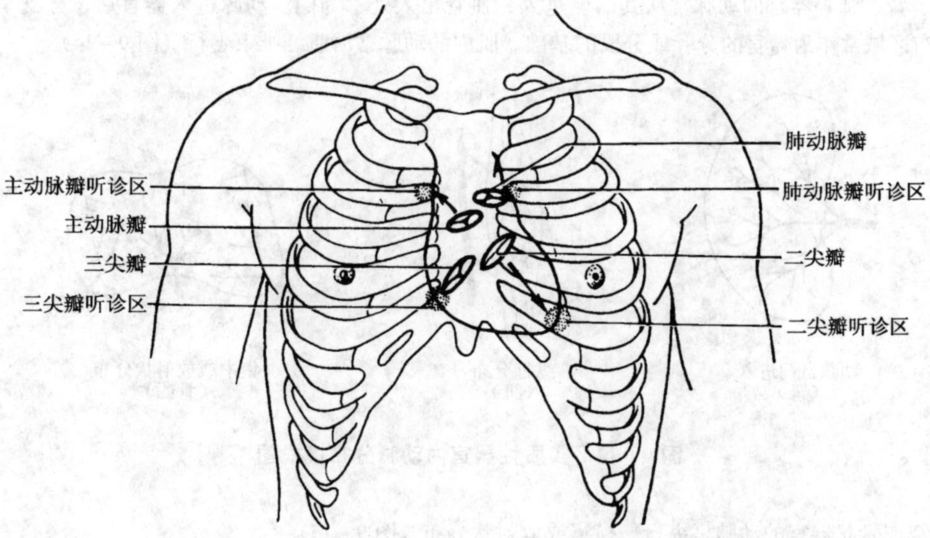

图 9－13　心的体表投影

各心瓣膜的体表投影和听诊区

名称	投影部位	听诊部位
肺动脉瓣	左第 3 胸肋关节处	胸骨左缘第 2 肋间
主动脉瓣	胸骨左缘第 3 肋间	胸骨右缘第 2 肋间
三尖瓣	胸骨中线平第 4 肋间处	胸骨下端偏右
二尖瓣	左第 4 胸肋关节处	心尖处

第三节　动　　脉

一、概　　述

动脉是从心室发出运送血液到全身各器官的血管。从左心室发出的主动脉及其各级分支输送的是含氧丰富的动脉血；从右心室发出的肺动脉干及其分支输送的是含二氧化碳较多的静脉血。前者为体循环的动脉，后者为肺循环的动脉。动脉干的分支在进入器官前称为器官外动脉，进入器官后称为器官内动脉。动脉的分布有一定规律。

（一）器官外动脉的分布规律

1. 人体左、右对称，动脉分支亦有对称性。

2. 人体胸、腹和盆部构造上有体壁和内脏之分，动脉分支也有脏支和壁支之分。

3. 动脉常与静脉、神经伴行，由结缔组织包裹形成血管神经束，多走行于身体的屈侧、深部或安全隐蔽的部位。

4. 动脉常以最短的距离到达所分布的器官，但有少数例外。

5. 动脉的配布与所供应器官的机能相适应。如活动度大的器官或部位，其附近的动脉分支常相互吻合成血管网或弓。肾动脉的粗大，内分泌腺供血来源丰富等，都与其功能相适应。

（二）器官内动脉的分布规律

1. 肝、肾、肺等器官的动脉常从其凹侧进入，血管出入处称为门。动脉进入器官后，分支呈放射状，各支的分布区域常作为器官的分叶或分段的基础。肌内的动脉常沿肌纤维束走行（图 9－14）。

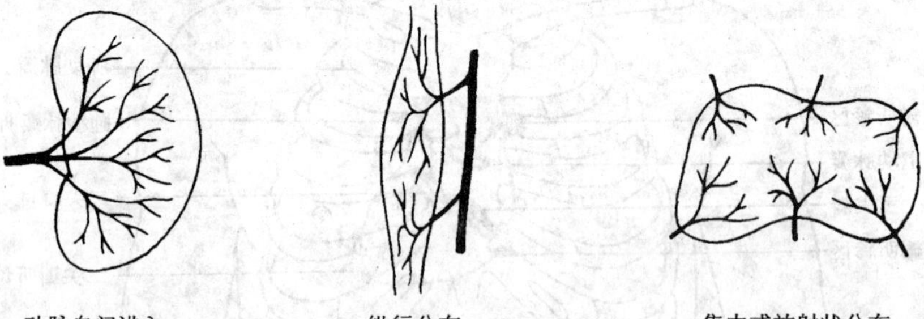

图 9－14　实质性器官内动脉分布模式图

2. 中空或管状器官的动脉呈纵行、横行或放射状分布（图 9－15）。

二、肺循环的动脉

肺动脉干 pulmonary trunk 短而粗，起自右心室的肺动脉口，经主动脉起始部的前方，斜

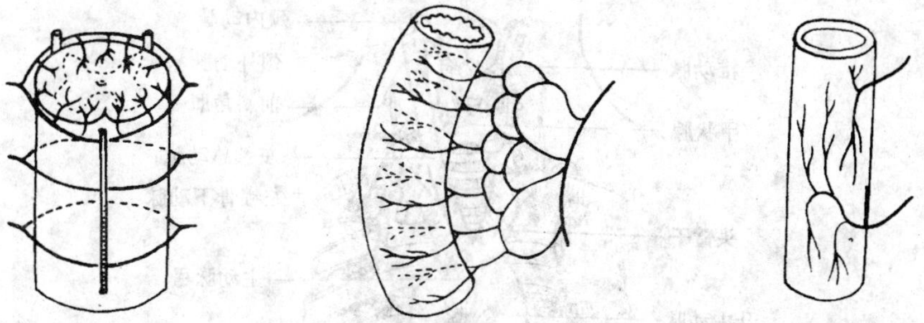

图 9-15　中空性器官内动脉分布模式图

向左后上方，至主动脉弓下方分为左、右肺动脉。**左肺动脉** left pulmonary artery 较短，横行向左，在左肺门处分为两支，进入左肺的上、下叶。**右肺动脉** right pulmonary artery 较长，横行向右，在右肺门处分为三支，进入右肺的上、中、下叶。在肺动脉干分为左、右肺动脉的分叉处偏左侧与主动脉弓下缘之间有一结缔组织索，称**动脉韧带**，是胎儿时期动脉导管闭锁后的遗迹（图 9-4）。动脉导管在出生后不久即闭锁，如长期不闭锁，即为动脉导管未闭，是一种先天性心脏病。

三、体循环的动脉

主动脉 aorta 是体循环的动脉主干，起自左心室。按其行程分为升主动脉、主动脉弓和降主动脉，其中降主动脉又以膈的主动脉裂孔为界，分为胸主动脉和腹主动脉。腹主动脉下行至第 4 腰椎体下缘处分为左、右髂总动脉。（图 9-16）。

（一）升主动脉

升主动脉 ascending aorta 起自左心室的主动脉口，向右前上方斜行，达右侧第 2 胸肋关节处，移行为主动脉弓。升主动脉的分支有左、右冠状动脉，供应心。

（二）主动脉弓

主动脉弓 aortic arch 接续升主动脉，在胸骨柄后面，弓形弯向左后方，至第 4 胸椎体下缘左侧延续为降主动脉。主动脉弓壁内含有压力感受器，具有调节血压的作用。主动脉弓下方，近动脉韧带处有 2～3 个粟粒状小体，称主动脉小球，属化学感受器。

主动脉弓的分支：主动脉弓的凸侧自右向左发出三大分支，依次为头臂干、左颈总动脉和左锁骨下动脉。**头臂干** brachiocephalic trunk 也称无名动脉，短而粗，向右上方斜行，至右侧胸锁关节后方，分为右颈总动脉和右锁骨下动脉。

1. **颈总动脉** common carotid artery　右侧起自头臂干，左侧直接发自主动脉弓，出胸廓上口至颈部，沿气管和喉的外侧上升，至甲状软骨上缘水平分为颈内动脉和颈外动脉。颈总动脉的外侧邻颈内静脉，两者之间的后方为迷走神经，三者共同被包在一个结缔组织鞘内，称颈动脉鞘。在颈总动脉分叉处有颈动脉窦和颈动脉小球两个重要结构。

颈动脉窦为颈总动脉末端和颈内动脉起始处的膨大部，窦壁上有压力感受器，当血压升高时，刺激压力感受器可反射性地引起心跳减慢，末梢血管扩张，血压下降。

颈动脉小球是位于颈总动脉分叉处后方的椭圆形小体，为化学感受器，可感受血液中二氧化碳分压、氧分压和氢离子浓度变化。当血液中二氧化碳含量增高时，反射性地促进呼吸

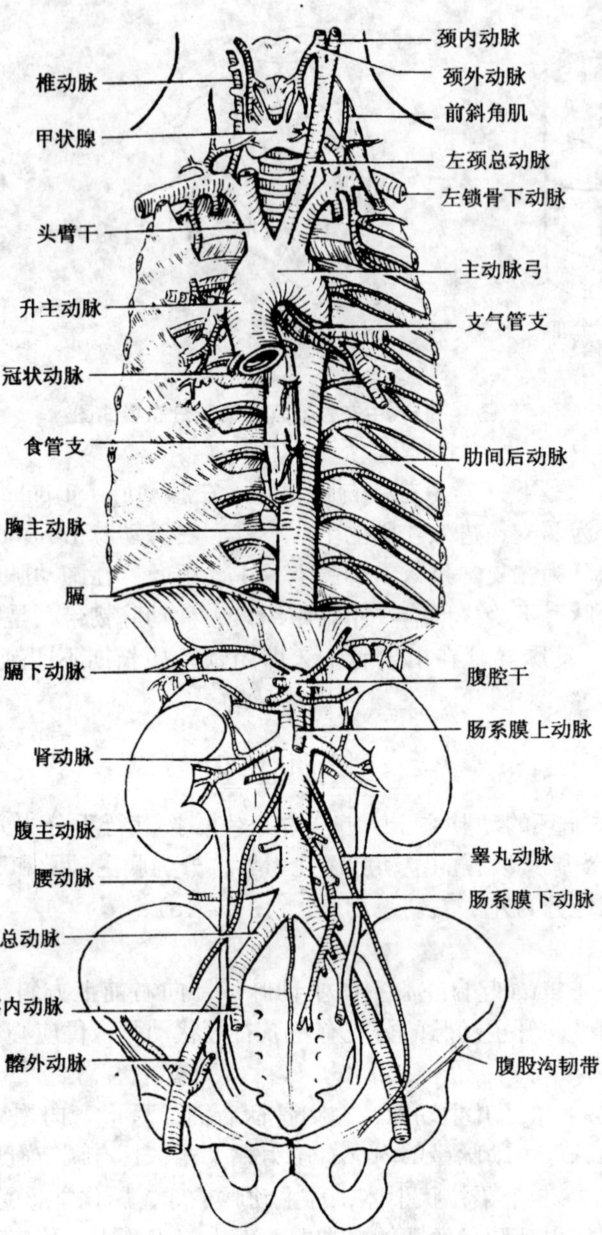

图 9－16　主动脉分部及其分支

加深、加快。

（1）**颈内动脉** internal carotid artery：自颈总动脉分出后，沿咽两侧上升达颅底，经颈动脉管入颅腔。颈内动脉在颈部无分支，入颅后主要分支分布于脑和视器（见中枢神经系统和视器）。

（2）**颈外动脉** external carotid artery（图 9－17）：自颈总动脉分出后，先位于颈内动脉内侧，后渐转至其前外侧上行，穿腮腺实质，至下颌颈处分为颞浅动脉和上颌动脉两个终支。颈外动脉的主要分支有：

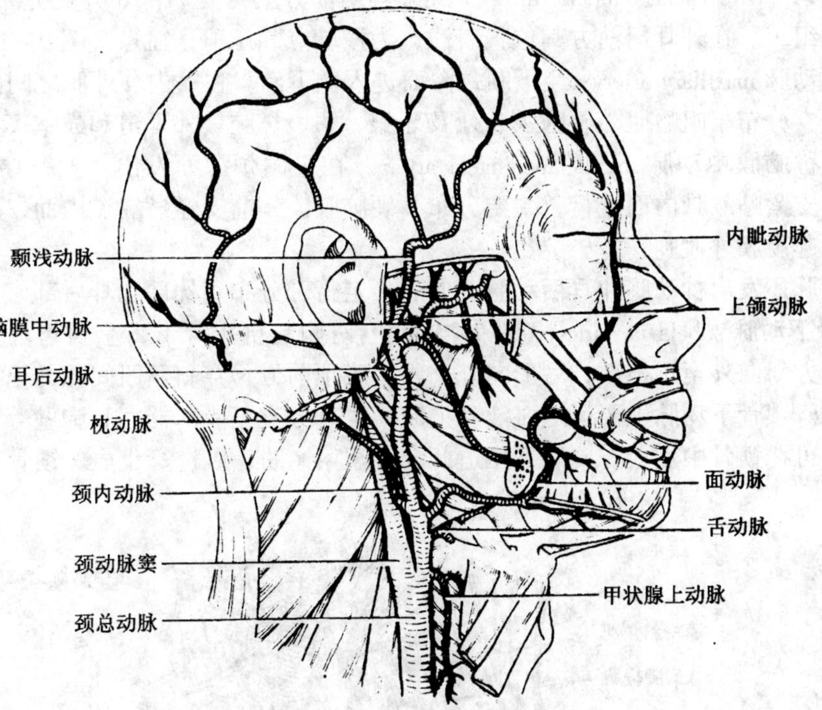

图 9－17　颈外动脉及其分支

①**甲状腺上动脉** superior thyroid artery：自颈外动脉起始处发出，行向前下至甲状腺侧叶上端，主要分支分布于甲状腺和喉。

②**舌动脉** lingual artery：在甲状腺上动脉稍上方起自颈外动脉，行向前内，经舌骨舌肌深面至舌，分支营养舌和舌下腺等。

③**面动脉** facial artery：约平下颌角起始，发出后向前，经下颌下腺深面，在咬肌前缘处绕过下颌骨下缘至面部，经口角和鼻翼外侧，上行至眼内眦，易名为内眦动脉。面动脉分支分布于面部软组织、下颌下腺和腭扁桃体等处。面动脉在下颌骨下缘与咬肌前缘交界处位置表浅，为摸脉点和压迫止血点（图 9－18）。

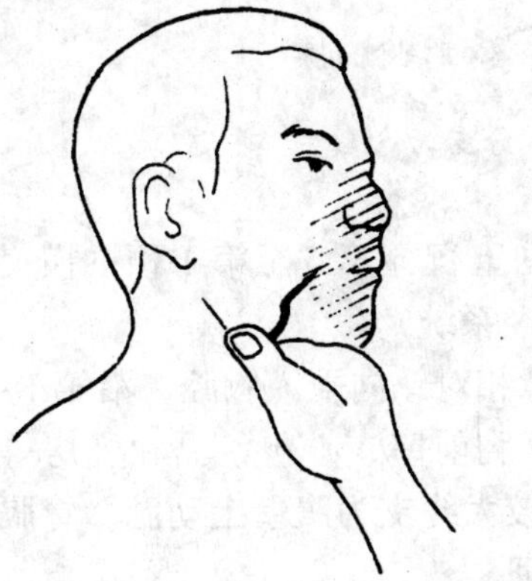

图 9－18　面动脉压迫止血点

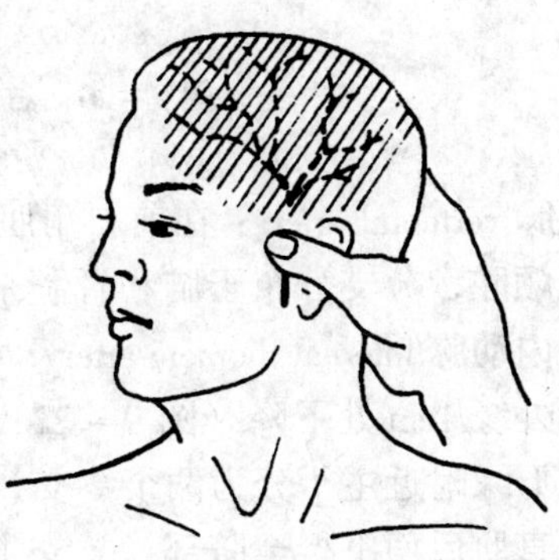

图 9－19　颞浅动脉压迫止血点

④**颞浅动脉** superficial temporal artery：经外耳门前方上行至颞部。分支分布于腮腺和颞、顶、额部软组织。在外耳门前方其位置表浅，为摸脉点和压迫止血点（图 9－19）。

⑤**上颌动脉** maxillary artery：经下颌颈深面进入颞下窝，在翼内、外肌之间向前内至翼腭窝，主要分支分布于咀嚼肌、硬脑膜、牙及牙龈、腭、鼻腔、外耳道和鼓室等处，其中分布于硬脑膜者称**脑膜中动脉** middle meningeal artery，在下颌颈深面发出，上行穿棘孔入颅腔，分前、后两支紧贴颅骨内面走行，主要分布于硬脑膜，其前支经过翼点内面，颞部骨折时易受损伤，引起硬膜外血肿。

颈外动脉还发出**枕动脉**和**耳后动脉**，向后上走行，分布到枕部和耳后部。

2. **锁骨下动脉** subclavian artery（图 9－20） 右侧起自头臂干，左侧起自主动脉弓，从胸锁关节后方斜向外至颈根部，弓形向外，经胸膜顶前方，穿斜角肌间隙，至第 1 肋外缘延续为腋动脉。锁骨下动脉主要运送血液到上肢，也有分支至头部器官和胸壁等。当上肢外伤大出血时，可在锁骨中点上方向后下压迫此动脉至第 1 肋，以进行止血。锁骨下动脉主要分支有：

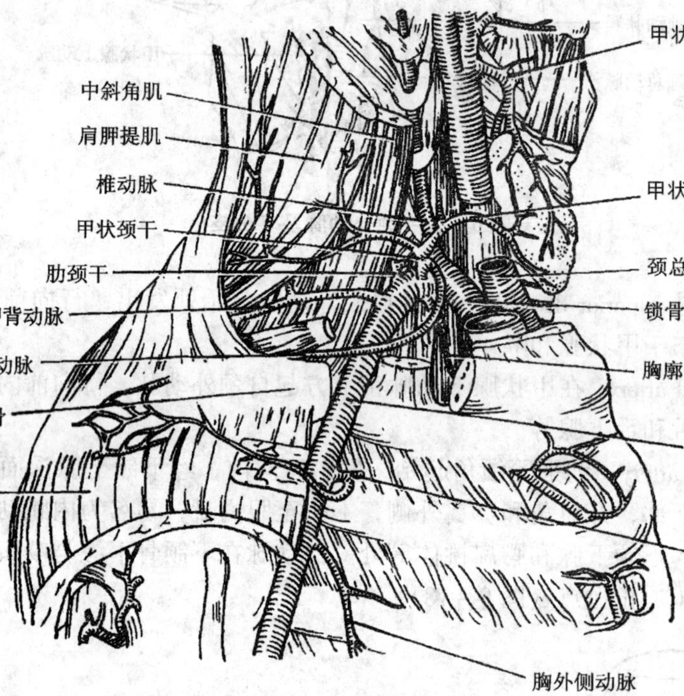

图 9－20　右锁骨下动脉及其分支

（1）**椎动脉** vertebral artery：在前斜角肌内侧起始，向上行穿第 6 至第 1 颈椎横突孔，再经枕骨大孔入颅腔，分支分布于脑和脊髓（详见中枢神经系统）。

（2）**胸廓内动脉** internal thoracic artery：起点与椎动脉相对，向下入胸腔，沿第 1～6 肋软骨后面距胸骨外缘 1cm 处下降（图 9－22），分支分布于胸前壁、心包、膈和乳房等处。约在第 6 肋软骨下缘附近主干分为两个终支，其中向下的较大终支为**腹壁上动脉**，穿膈进入腹直肌鞘，沿腹直肌后面下行至脐部，分支主要营养腹直肌。

（3）**甲状颈干** thyrocervical trunk：为一短干，在椎动脉外侧起自锁骨下动脉，起始后立即分为数支，其中重要的分支是**甲状腺下动脉** inferior thyroid artery，发出后先向上，再向内横过颈总动脉后方，至甲状腺侧叶下极进入并营养甲状腺、喉等。甲状颈干的其他分支营养肩胛骨背面和背部的肌等。

（三）上肢的动脉

上肢的动脉主干有腋动脉、肱动脉、桡动脉和尺动脉。

1. **腋动脉** axillary artery（图 9－21，22）　是锁骨下动脉的直接延续，经腋窝深部下行（与腋静脉和臂丛伴行），至大圆肌下缘移行为肱动脉。腋动脉的主要分支有：

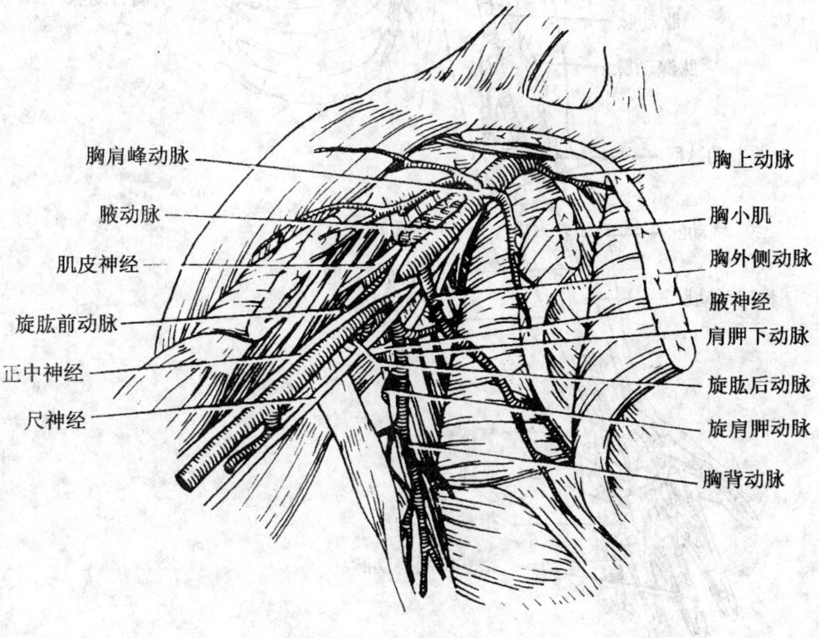

图 9－21　腋动脉及其分支

（1）**胸肩峰动脉**：以短干起自腋动脉，随即分为数支，分布于肩峰、三角肌和胸大、小肌等。

（2）**胸外侧动脉**：沿胸小肌下缘走行，分支至胸肌、前锯肌和乳房。

（3）**肩胛下动脉**：沿肩胛下肌下缘行向后下，分为**胸背动脉**和**旋肩胛动脉**，前者分布于背阔肌和前锯肌；后者向后至冈下窝，营养附近诸肌。

（4）**旋肱后动脉**：伴随腋神经绕肱骨外科颈后方，分支分布于三角肌和肩关节。

2. **肱动脉** brachial artery（图 9－22）　是腋动脉的直接延续，伴随正中神经，沿肱二头肌内侧下行至肘窝，平桡骨颈处分为桡动脉和尺动脉。在肘窝，肱二头肌腱内侧可触及肱动脉搏动，常为测量血压时的听诊部位。在肱二头肌内侧也可触及该动脉的搏动。肱动脉的分支分布于臂肌，其中最主要的分支为**肱深动脉**，在大圆肌下缘处分出后，伴桡神经行于桡神经沟内，分支分布于肱三头肌，并参与构成肘关节动脉网。

3. **桡动脉** radial artery（图 9－22）　自肱动脉分出后，与桡骨平行下降，走行于肱桡肌与桡侧腕屈肌之间，沿途发分支营养前臂桡侧诸肌，至桡腕关节处，分出**掌浅支**入手掌，与尺动脉终末支吻合成掌浅弓；本干行向后，绕桡骨茎突至手背，再穿第 1 掌骨间隙入手掌深部，在此处发出较大的**拇主要动脉**，分为 3 支，分布到拇指两侧缘和示指桡侧缘。桡动脉末

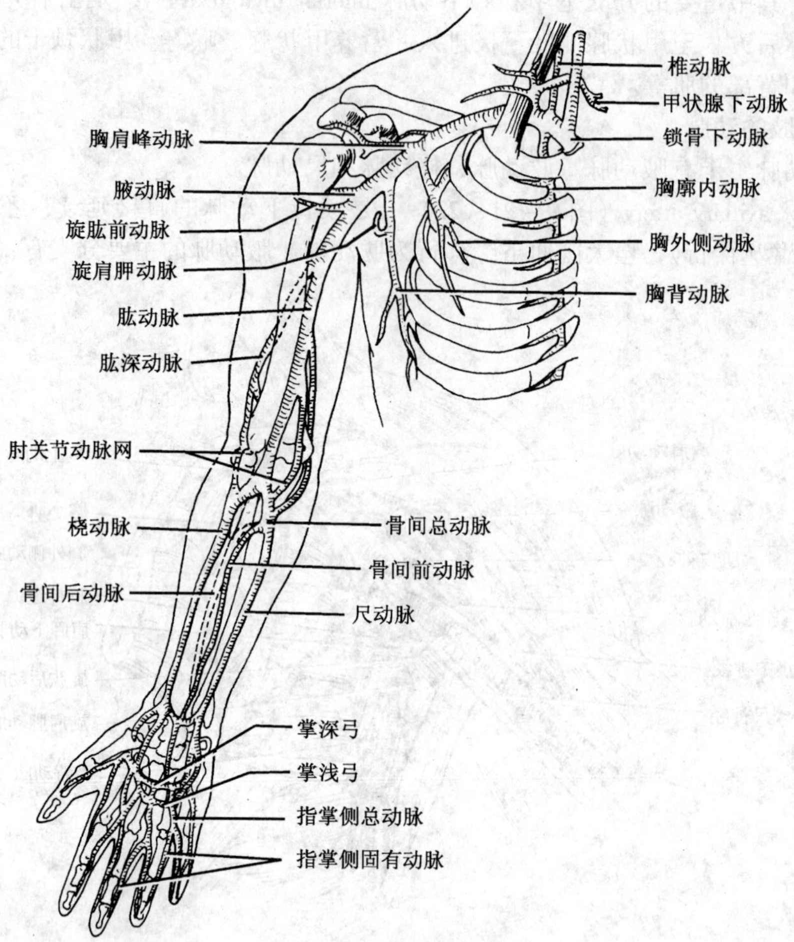

图 9-22　上肢的动脉

端与尺动脉掌深支吻合形成掌深弓。桡动脉下段在桡骨下端前方，桡侧腕屈肌腱外侧位置表浅，是重要的摸脉点。

4. **尺动脉** ulnar artery（图 9-22）　自肱动脉分出后，斜向内下，在指浅屈肌与尺侧腕屈肌之间伴尺神经下行，沿途发分支营养前臂尺侧诸肌，经豌豆骨外侧入手掌，其终末支与桡动脉掌浅支吻合成掌浅弓；其**掌深支**（在豌豆骨桡侧发自主干）与桡动脉末端吻合成掌深弓。尺动脉主要分支为**骨间总动脉**，在前臂骨间膜上缘处分为前、后两支，分别在骨间膜前、后面下行，分支营养前臂前、后群深层肌。

5. **掌浅弓和掌深弓**

（1）**掌浅弓** superficial palmar arch（图 9-23）：位于掌腱膜（手掌深筋膜的加厚）深面、指浅屈肌腱的浅面，由尺动脉终末支与桡动脉掌浅支吻合而成。从弓的凸侧发出 4 条分支，一支为**小指尺掌侧动脉**，分布于小指尺侧缘；另 3 支为**指掌侧总动脉**，行至掌指关节附近，再各分为 2 支供应第 2~5 指的相对缘。

（2）**掌深弓** deep palmar arch（图 9-24）：位于屈指肌腱与骨间掌侧肌之间，由桡动脉末端与尺动脉的掌深支吻合而成。自弓的凸侧发出 3 支**掌心动脉**行至掌指关节附近，分别注入

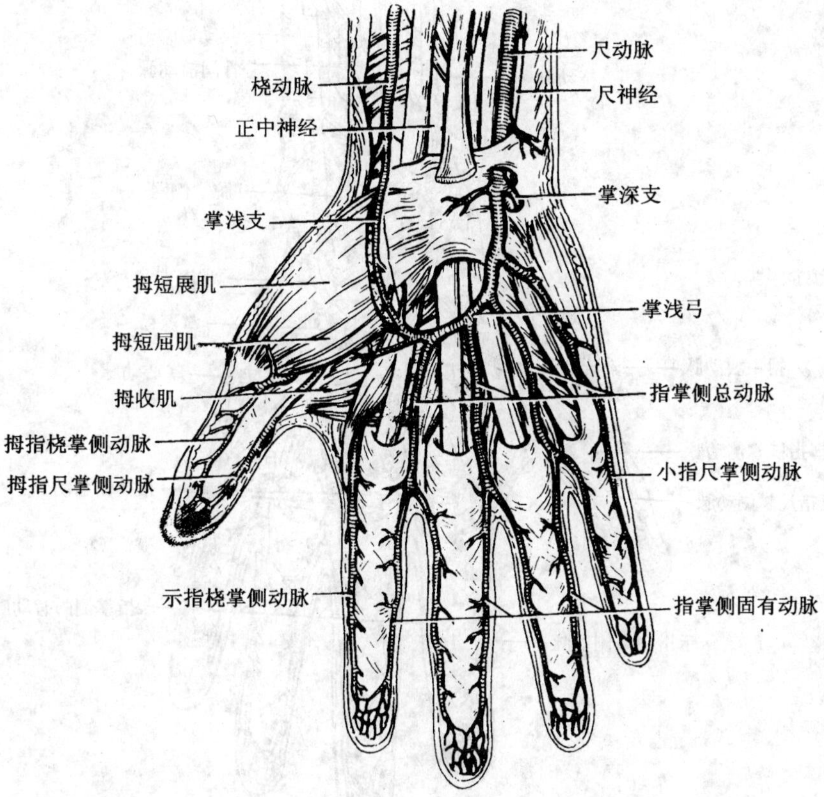

图 9－23　手的动脉（掌侧面浅层）

相应的指掌侧总动脉。

（四）胸部的动脉

胸主动脉 thoracic aorta（图 9－16）是胸部的动脉主干，下行于脊柱胸段的左前方，逐渐转至前方，达第 12 胸椎高度穿膈，移行为腹主动脉，沿途分出脏支和壁支。

脏支细小，主要分布于食管、气管、支气管和心包等胸内脏器。

壁支分布于第 3 肋间隙以下的胸壁和腹壁上部，主要为肋间后动脉和肋下动脉。**肋间后动脉** posterior intercostal arteries 有 9 对，主干伴肋间后静脉和肋间神经沿肋沟走行（至第 1、2 肋间隙的动脉为锁骨下动脉的分支），**肋下动脉** 1 对，沿第 12 肋下缘走行。

（五）腹部的动脉

腹主动脉 abdominal aorta（图 9－16）是腹部的动脉主干，从膈的主动脉裂孔下行，沿脊柱前左侧下降，至第 4 腰椎体高度分为左、右髂总动脉。腹主动脉的分支也有壁支和脏支两类。

壁支分布于膈、腹后壁和脊髓等处，主要有一对膈下动脉和 4 对腰动脉。**膈下动脉**分布于膈，并发出**肾上腺上动脉**至肾上腺。**腰动脉**横行向外，分布于腰部和脊髓。

脏支主要分布于腹内脏器，分为成对的和不成对的两类。成对的脏支主要有肾上腺中动脉、肾动脉和睾丸动脉（或卵巢动脉）。不成对的脏支有腹腔干、肠系膜上动脉和肠系膜下动脉。

1. **肾上腺中动脉** middle suprarenal artery　平对第 1 腰椎高度起于腹主动脉，分布到肾上

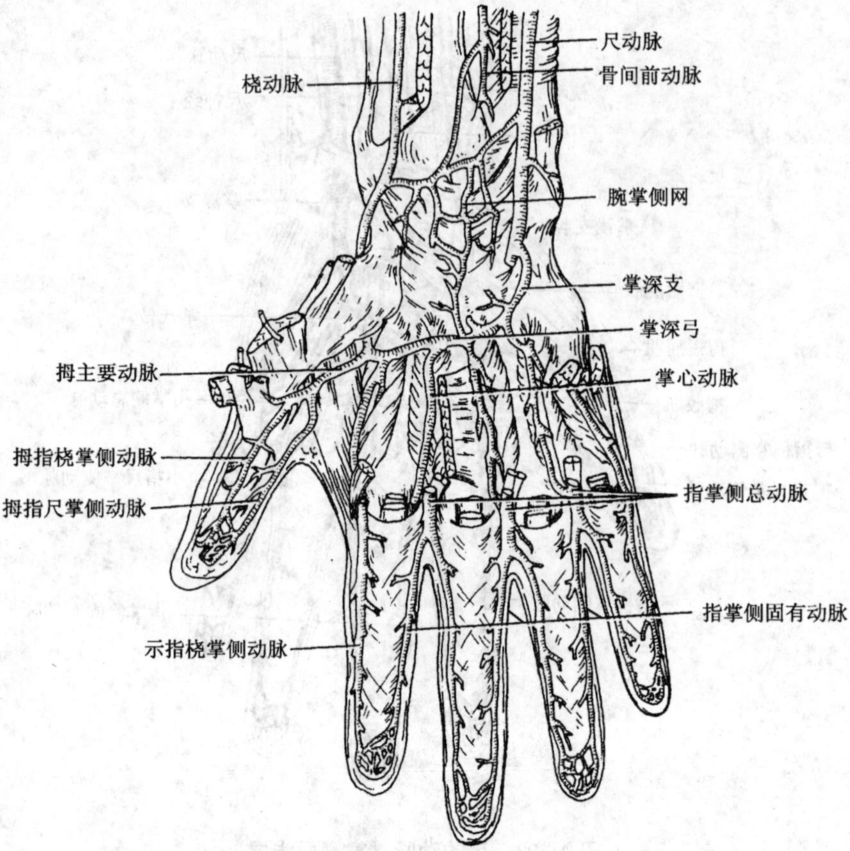

图 9-24　手的动脉（掌侧面深层）

腺。

2. **肾动脉** renal artery　约平对第 1、2 腰椎之间的高度起于腹主动脉两侧，横行向外，分数支经肾门入肾。右肾动脉较左侧的略长，位置也较低。左、右肾动脉入肾门之前发出**肾上腺下动脉**。

3. **睾丸动脉** testicular artery　细而长，在肾动脉发出部稍下方起自腹主动脉前壁，沿腰大肌前面斜向外下走行，穿经腹股沟管，参与精索的组成，分布于睾丸和附睾，故也称精索内动脉。在女性为**卵巢动脉** ovarian artery，行至小骨盆上缘处，进入卵巢悬韧带下行入盆腔，分布于卵巢和输卵管。

4. **腹腔干** celiac trunk（图 9-16，25）　又称腹腔动脉，为一短粗的动脉干，在主动脉裂孔稍下方起自腹主动脉前壁，并立即分为胃左动脉、肝总动脉和脾动脉。

（1）**胃左动脉** left gastric artery：发出后沿腹后壁行向左上至胃的贲门处，急转向右，在小网膜两层之间沿胃小弯右行，与胃右动脉吻合，沿途分支分布于食管腹段、贲门和胃小弯附近胃壁。

（2）**肝总动脉** common hepatic artery：向右行至十二指肠上部的上方进入肝十二指肠韧带，并分为肝固有动脉和胃十二指肠动脉。

①**肝固有动脉** proper hepatic artery，在肝十二指肠韧带内上行，至肝门附近分为左、右两

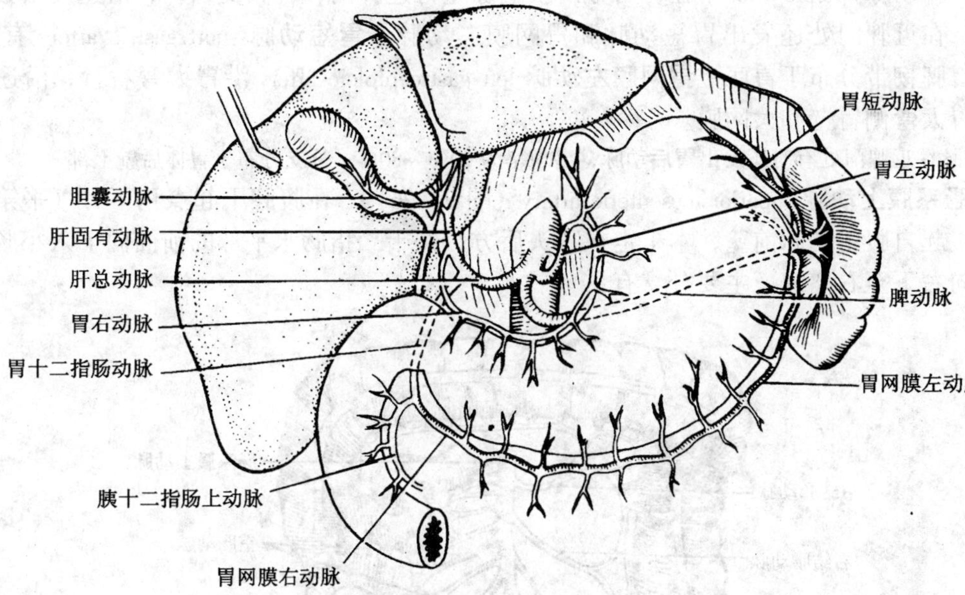

图 9－25　腹腔干及其分支

支入肝，右支在入肝门前分出**胆囊动脉** cystic artery，分布于胆囊。肝固有动脉起始部尚发出**胃右动脉** right gastric artery，在小网膜内行至幽门上缘，再沿胃小弯左行，与胃左动脉吻合，沿途分支至十二指肠上部和胃小弯附近的胃壁。

腹腔干分支表

- 腹腔干
  - 胃左动脉
    - 食管支
    - 贲门支
    - 胃支
  - 肝总动脉
    - 肝固有动脉
      - 胃右动脉
      - 肝左支
      - 肝右支——胆囊动脉
    - 胃十二指肠动脉
      - 胃网膜右动脉
      - 胰十二指肠上动脉
  - 脾动脉
    - 脾支
    - 胰支
    - 胃短动脉
    - 胃网膜左动脉

②**胃十二指肠动脉** gastroduodenal artery，经幽门后方下行，至幽门下缘分为胃网膜右动脉和胰十二指肠上动脉。**胃网膜右动脉** right gastroepiploic artery 在大网膜两层之间沿胃大弯左行，与胃网膜左动脉吻合，沿途分支至胃大弯侧胃壁和大网膜。**胰十二指肠上动脉**分为前、后两支，在胰头和十二指肠降部之间的前、后面下行，分布于十二指肠和胰头，并与胰十二指肠下动脉吻合。

（3）**脾动脉** splenic artery：在胃后方沿胰上缘左行达脾门，分数支入脾，沿途发出数条胰支至胰；在近脾门处还发出胃短动脉和胃网膜左动脉。**胃短动脉** short gastric artery 有 3～5 支，经胃脾韧带分布于胃底。**胃网膜左动脉** left gastroepiploic artery 沿胃大弯右行，沿途分支分布于胃大弯侧胃壁和大网膜。

脾动脉在近脾门处有时还发出**胃后动脉**，出现率为 60%～80%，分支分布于胃体后壁上部。

5. **肠系膜上动脉** superior mesenteric artery（图 9－26） 在腹腔干起点稍下方（平第 1 腰椎高度）起自腹主动脉前壁，本干走在胰头后方，经十二指肠水平部的前面向下入小肠系膜根，斜向右下至右髂窝，主要分支有：

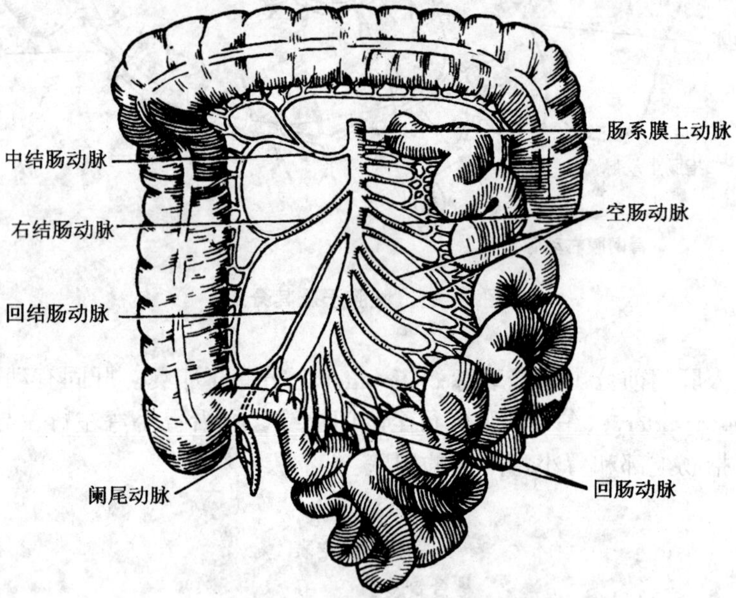

图 9－26 肠系膜上动脉及其分支

（1）**胰十二指肠下动脉**：细小，分为前、后支分布于十二指肠和胰头。

（2）**空肠动脉** jejunal arteries 和**回肠动脉** ileal arteries：有 13～18 支，由肠系膜上动脉左侧壁发出，行于小肠系膜内，反复分支并吻合形成多级动脉弓，由最后一级动脉弓发出直行小支进入肠壁，分布于空肠和回肠。这一结构特点，保证肠蠕动时的血液供应。

（3）**回结肠动脉** ileocolic artery（图 9－26，27）：为肠系膜上动脉右侧壁发出的终支，行向右下至回盲部分数支营养回肠末段、盲肠和升结肠。此外，还发出**阑尾动脉** appendicular artery，经回肠后方进入阑尾系膜游离缘内，分支营养阑尾。

（4）**右结肠动脉** right colic artery：在回结肠动脉上方发出，向右行，分支至升结肠，并与回结肠动脉和中结肠动脉吻合。

（5）**中结肠动脉** middle colic artery：在胰下缘附近起于肠系膜上动脉，进入横结肠系膜分支营养横结肠，并与右结肠动脉和左结肠动脉的分支吻合。

6. **肠系膜下动脉** inferior mesenteric artery（图 9－28） 约在第 3 腰椎水平起于腹主动脉前壁，沿腹后壁行向左下，主要分支有：

（1）**左结肠动脉** left colic artery：横行向左至降结肠附近，分支分布于结肠左曲和降结肠，并与中结肠动脉和乙状结肠动脉的分支吻合。

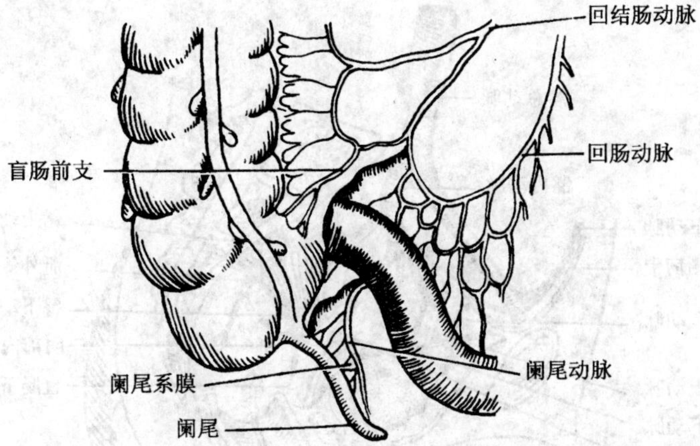

图 9－27　回盲部的动脉

（2）**乙状结肠动脉** sigmoid arteries：有 2～3 支，行向左下进入乙状结肠系膜内，各分支间相互吻合成动脉弓，分支营养乙状结肠。

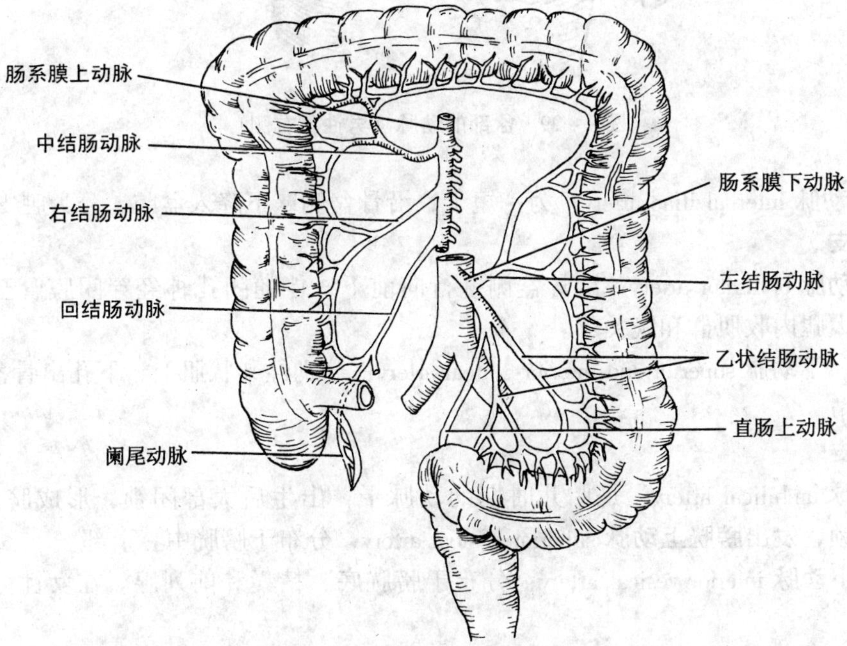

图 9－28　肠系膜下动脉及其分支

（3）**直肠上动脉** superior rectal artery：为肠系膜下动脉的终末支，在乙状结肠系膜内下行，至第 3 骶骨处分为两支，沿直肠两侧下行，分支分布于直肠上部，并与直肠下动脉的分支吻合。

（六）盆部的动脉

髂总动脉 common iliac artery（图 9－29）左、右各一，在第 4 腰椎高度自腹主动脉分出后斜向外下，至骶髂关节前方分为髂内动脉和髂外动脉。

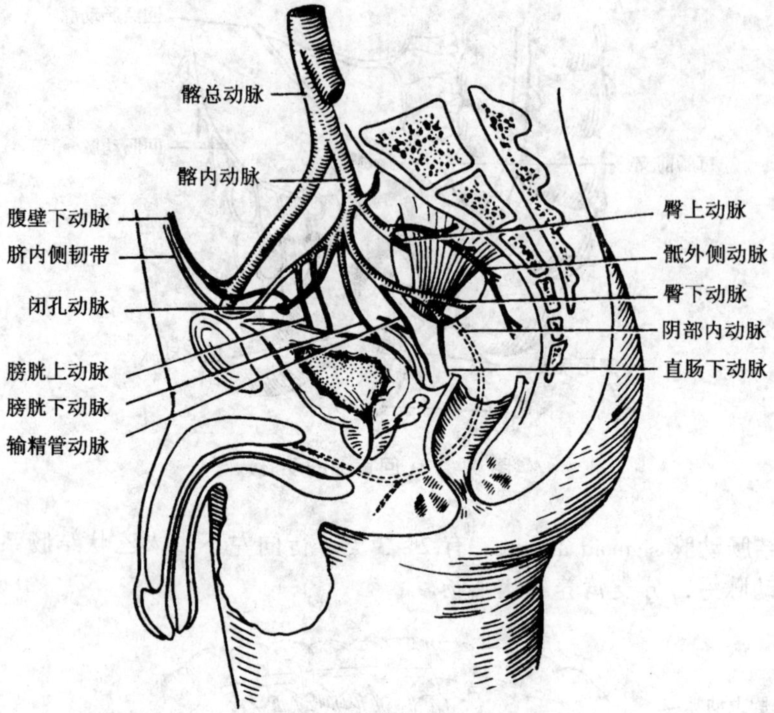

图 9－29　盆部的动脉（男性，右侧）

1. **髂内动脉** internal iliac artery　为一短干，沿骨盆侧壁下降入盆腔，分为脏支和壁支。

（1）**壁支**

①**闭孔动脉** obturator artery：沿骨盆侧壁行向前下，伴随闭孔神经穿闭膜管至大腿内侧部，分布到大腿内收肌群和髋关节。

②**臀上、下动脉** superior and inferior gluteal artery：分别经梨状肌上、下孔出骨盆，分布到臀肌和髋关节。

（2）**脏支**

①**脐动脉** umbilical artery：是胎儿时期的动脉干，出生后大部闭锁，形成脐内侧韧带，其根部未闭锁，发出**膀胱上动脉** superior vesical artery，分布于膀胱中、上部。

②**膀胱下动脉** inferior vesical artery：分布于膀胱底、精囊和前列腺。在女性分布于膀胱和阴道。

③**子宫动脉** uterine artery（图 9－30）：自髂内动脉发出后，沿骨盆侧壁向下进入子宫阔韧带内，在距子宫颈外侧约 2cm 处，跨越输尿管的前上方，达子宫侧缘迂曲上升至子宫底。子宫动脉分支分布于子宫、输卵管、卵巢和阴道，并与卵巢动脉吻合。子宫动脉与输尿管的交叉关系，在妇科手术结扎子宫动脉时，应注意勿损伤输尿管。在男性则为一细长的输精管动脉，分布于输精管。

④**直肠下动脉** inferior rectal artery：分布于直肠下部、前列腺（男）或阴道（女），并与直肠上动脉和肛动脉吻合。

⑤**阴部内动脉** internal pudendal artery：经梨状肌下孔出骨盆，绕坐骨棘后方，再经坐骨小孔达坐骨直肠窝，发出肛动脉、会阴动脉、阴茎（蒂）动脉等支，分布于肛门、会阴和外

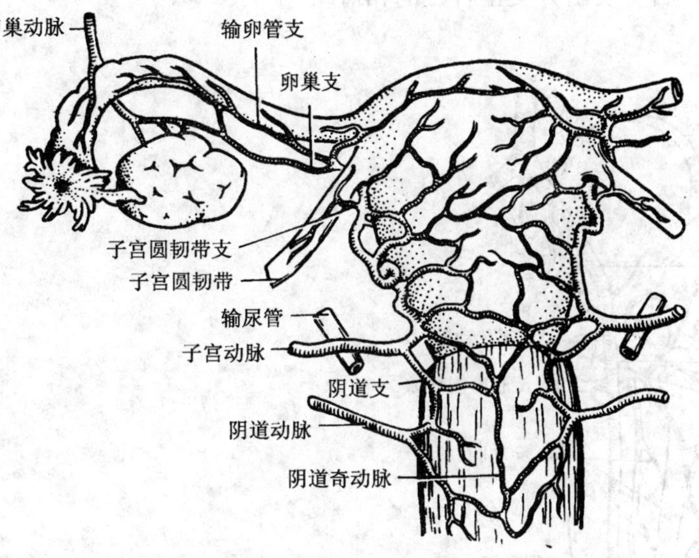

图 9 – 30　女性内生殖器的动脉分布（前面观）

生殖器。

2. **髂外动脉** external iliac artery　沿腰大肌内侧缘下行，经腹股沟韧带中点深面入股前部，延续为股动脉。髂外动脉在入股部前于腹股沟韧带上方发出**腹壁下动脉**（图 9 – 29），贴腹前壁内面、腹股沟管腹环内侧斜向内上，进入腹直肌鞘，营养腹直肌，并与腹壁上动脉吻合。

（七）下肢的动脉

下肢的动脉主干有股动脉、腘动脉、胫前动脉和胫后动脉（图 9 – 31）。

1. **股动脉** femoral artery　是髂外动脉的直接延续，在大腿上部位于缝匠肌与长收肌之间，向下向后经收肌腱裂孔入腘窝，改称腘动脉。在股上部，股动脉位于股静脉外侧、股神经内侧，位置表浅，活体上，在腹股沟韧带中点下方可摸到股动脉的搏动。股动脉的主要分支为**股深动脉**，在腹股沟韧带下方 2 ~ 5cm 处起于股动脉，向内后下行，沿途发出**旋股内侧动脉**、**旋股外侧动脉**和 3 ~ 4 支**穿动脉**（图 9 – 31），分支分布于大腿肌和髋关节。

2. **腘动脉** popliteal artery　在腘窝深部下行，至腘窝下部分为胫前动脉和胫后动脉。腘动脉分支分布于膝关节及邻近诸肌，并参与膝关节网的构成。

3. **胫前动脉** anterior tibial artery　由腘动脉发出后，穿小腿骨间膜至小腿前面，在小腿前群肌之间下行，至踝关节前方移行为足背动脉。胫前动脉分支主要分布于小腿前群肌。

4. **足背动脉** dorsal artery of foot　位置表浅，在踝关节前方，内、外踝向前连线中点、拇长伸肌腱外侧处可触及其搏动 。足背动脉在第 1 跖骨间隙近侧发出**足底深支**；末段向外呈弓形，并发分支至足背及各趾。

5. **胫后动脉** posterior tibial artery　为腘动脉的延续，在小腿肌后群浅、深两层之间下行，经内踝后方转入足底，分为足底内侧动脉和足底外侧动脉。胫后动脉分支分布于小腿后群肌。胫后动脉起始部发出一较大的**腓动脉**，沿腓骨内侧下行，分支营养附近诸肌和胫、腓骨。**足底内侧动脉**（图 9 – 32）沿足底内侧前行，分布于足底内侧；**足底外侧动脉**（图 9 – 32）为胫后动脉的终支，向前至第 5 跖骨底处转向第 1 跖骨间隙，与足背动脉的足底深支吻合，形成**足底弓**，自弓发出分支至各趾的相对缘。

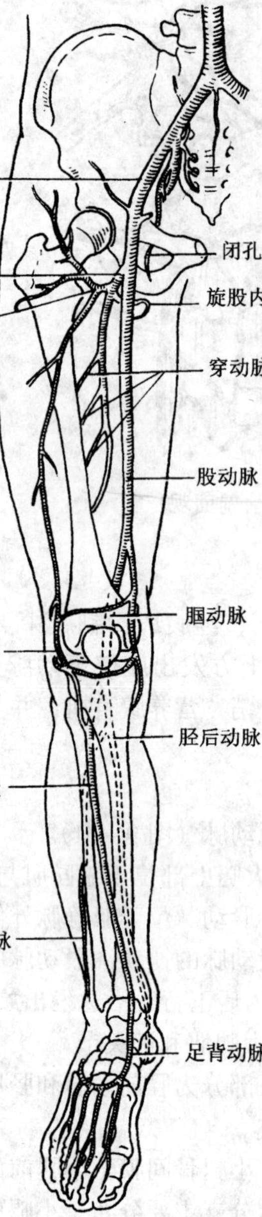

图 9－31　下肢的动脉

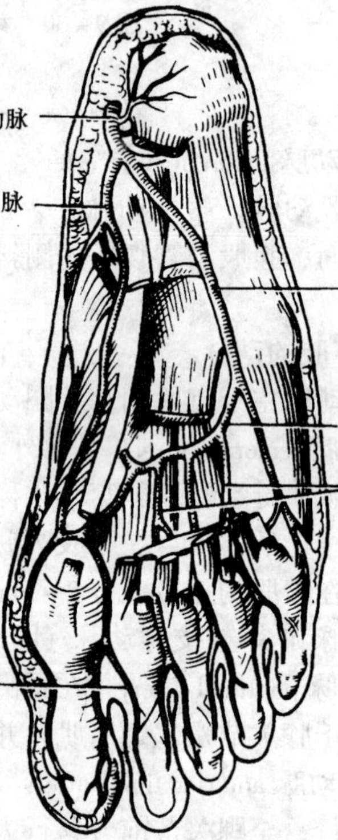

图 9－32　足底的动脉（右侧）

附：全身动脉分支表

- 升主动脉 → 左、右冠状动脉
- 主动脉弓
  - 头臂干
    - 右颈总动脉
    - 右锁骨下动脉
  - 颈总动脉
    - 颈内动脉
    - 颈外动脉
      - 甲状腺上动脉
      - 舌动脉
      - 面动脉
      - 枕动脉
      - 耳后动脉
      - 颞浅动脉
      - 上颌动脉
  - 锁骨下动脉
    - 椎动脉
    - 胸廓内动脉
    - 甲状颈干 → 甲状腺下动脉
  - → 腋动脉
    - 胸肩峰动脉
    - 胸外侧动脉
    - 肩胛下动脉
    - 旋肱前动脉
    - 旋肱后动脉
  - → 肱动脉 → 肱深动脉
    - → 桡动脉
      - 掌浅支（→ 掌深弓）
      - 终末支（→ 掌浅弓）
    - → 尺动脉
      - 掌深支（→ 掌浅弓）
      - 终末支（→ 掌深弓）
      - 骨间总动脉
- 胸主动脉
  - 壁支
    - 肋间后动脉
    - 肋下动脉
  - 脏支
    - 支气管支
    - 食管支
    - 心包支
- 腹主动脉
  - 壁支
    - 膈下动脉 → 肾上腺上动脉
    - 腰动脉
  - 脏支
    - 腹腔干
      - 胃左动脉
      - 肝总动脉
      - 脾动脉
    - 肠系膜上动脉
      - 空肠动脉、回肠动脉
      - 回结肠动脉
      - 右结肠动脉
      - 中结肠动脉
    - 肠系膜下动脉
      - 左结肠动脉
      - 乙状结肠动脉
      - 直肠上动脉
    - 肾上腺中动脉
    - 肾动脉 → 肾上腺下动脉
    - 睾丸动脉（卵巢动脉）
- 左右髂总动脉
  - → 髂内动脉
    - 壁支
      - 闭孔动脉
      - 臀上、下动脉
    - 脏支
      - 膀胱上、下动脉
      - 子宫动脉或输精管动脉
      - 直肠下动脉
      - 阴部内动脉
  - → 髂外动脉 → 腹壁下动脉
    - → 股动脉
    - → 腘动脉
      - → 胫前动脉 → 足背动脉 → 足底深支（→ 足底弓）
      - → 胫后动脉
        - 腓动脉
        - 足底内侧动脉
        - 足底外侧动脉（→ 足底弓）

第四节 静 脉

一、概 述

静脉 vein 是运送血液回心的血管，起始于毛细血管，终止于心房。静脉与相应动脉比较，管腔较大，管壁较薄，属支多，血容量大。静脉管腔内有血管内膜形成向心开放的半月形袋状皱襞称**静脉瓣**（图 9 – 33），有防止血液逆流的作用。受重力影响较大的四肢静脉瓣较多，而躯干较大的静脉少或无静脉瓣。静脉瓣机能不全时常会引起静脉曲张。

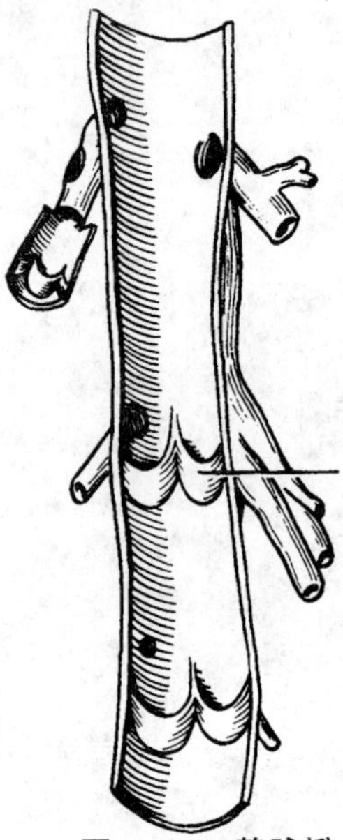

图 9 – 33 静脉瓣

体循环的静脉分浅、深两组，**浅静脉**行于皮下组织内，又名皮下静脉，浅静脉不与动脉伴行，因位置表浅，临床上常作为静脉注射、输液、采血和插管的部位。浅静脉最终注入深静脉。**深静脉**位于深筋膜深面或体腔内，多数与动脉伴行，其名称和引流范围与伴行动脉的名称和供应区基本相同。如与股动脉伴行的深静脉称股静脉。有些部位，一条动脉可有两条静脉伴行，如尺动脉、胫前动脉等。

静脉的吻合比较丰富。浅静脉间常吻合成静脉网，如手背静脉网；深静脉在某些脏器周围或壁内常吻合形成静脉丛，如膀胱、子宫、直肠静脉丛等。浅、深静脉间存在有丰富的交通支。这些都有利于血液回流和侧支循环的建立。

全身的静脉分为肺循环的静脉和体循环的静脉。

二、肺循环的静脉

肺静脉 pulmonary veins 左、右各一对，分别称**左上**、**左下肺静脉**和**右上**、**右下肺静脉**。它们起自肺门，行向内注入左心房后部，输送含氧较丰富的动脉血回心。

三、体循环的静脉

体循环的静脉包括上腔静脉系、下腔静脉系（含肝门静脉系）和心静脉系（在心的血管中叙述）。

（一）上腔静脉系

上腔静脉系由上腔静脉及其属支组成，收集头颈部、上肢和胸部（心和肺除外）的静脉血，最后注入右心房。

上腔静脉 superior vena cava（图 9 – 34）是上腔静脉系的主干，由左、右头臂静脉汇合而成，沿升主动脉右侧垂直下降，注入右心房。上腔静脉在注入右心房之前，有**奇静脉**汇入。

头臂静脉 brachiocephalic vein 又称**无名静脉**（图 9 – 34），左、右各一，由同侧颈内静脉和锁骨下静脉于胸锁关节后方汇合而成，汇合处的夹角称**静脉角**，是淋巴导管汇入静脉的部位。头臂静脉除收集颈内静脉和锁骨下静脉的血液外，还收纳甲状腺下静脉、椎静脉、胸廓内静脉等的血液。

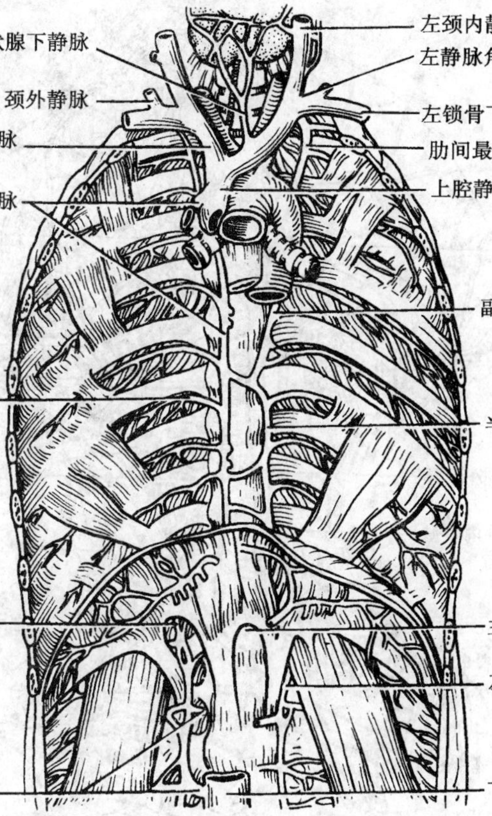

图 9－34　上腔静脉及其属支

1. 头颈部的静脉　浅静脉主要有面静脉、下颌后静脉和颈外静脉；深静脉主要是颈内静脉和锁骨下静脉。

（1）**面静脉** facial vein（图 9－35）：于眼内眦处起自内眦静脉，在面动脉后方与之伴行，至下颌角下方与下颌后静脉前支汇合，在舌骨大角高度注入颈内静脉。面静脉通过内眦静脉、眼上和眼下静脉与颅内海绵窦相交通。面静脉在口角平面以上一般无静脉瓣，因此，面部（尤其在口角以上）发生化脓性感染时，不可挤压，否则可经上述途径引起颅内感染。故通常将鼻根至两侧口角的三角区称为“危险三角”。

（2）**下颌后静脉** retromandibular vein（图 9－35）：由颞浅静脉和上颌静脉在腮腺实质内汇合而成，下行到下颌角处分为前、后两支，**前支**汇入面静脉，**后支**与耳后静脉和枕静脉汇合成颈外静脉。上颌静脉起自翼静脉丛（位于颞下窝内），翼静脉丛经眼下静脉或卵圆孔处的导血管与颅内的海绵窦交通。

（3）**颈外静脉** external jugular vein（图 9－35）：为颈部最大的浅静脉，由下颌后静脉的后支与耳后静脉及枕静脉汇合而成，沿胸锁乳突肌表面下降，至锁骨中点上方穿深筋膜注入锁骨下静脉。当心脏病或上腔静脉阻塞时可引起颈外静脉怒张。临床儿科也常把此作为抽血部位。

（4）**颈内静脉** internal jugular vein（图 9－35）：在颅底颈静脉孔处续接颅内的乙状窦。在颈动脉鞘内沿颈内动脉和颈总动脉外侧下行，在胸锁关节后方与锁骨下静脉汇合成头臂静

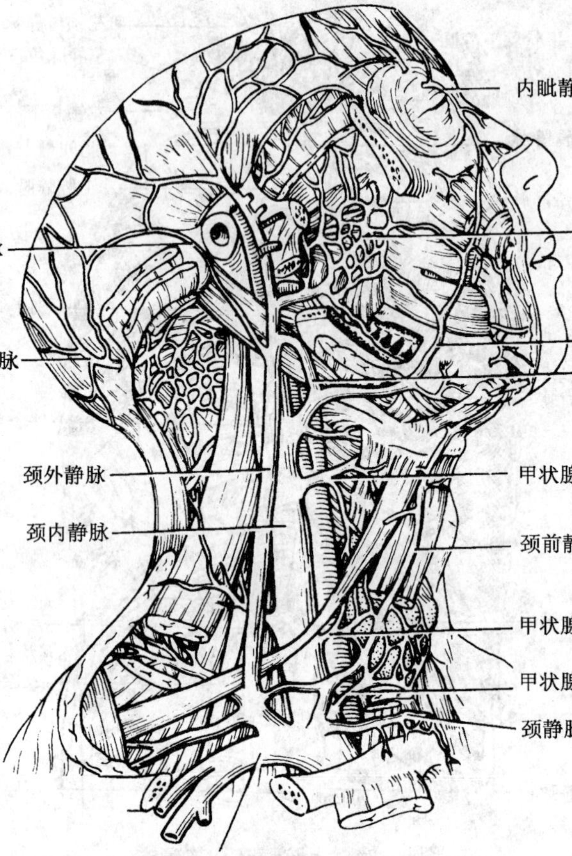

图 9-35　头颈部的静脉

脉。颈内静脉的颅内属支主要收集颅骨、脑膜、脑、视器和前庭蜗器的静脉血。颈内静脉的颅外属支主要是面静脉和下颌后静脉。

（5）**锁骨下静脉** subclavian vein：在第 1 肋外缘续于腋静脉，向内横过前斜角肌前方，至胸锁关节后方与颈内静脉汇合成头臂静脉。锁骨下静脉的主要属支是腋静脉和颈外静脉。锁骨下静脉位置恒定，管腔较大，临床上常经锁骨上或锁骨下入路做锁骨下静脉导管插入。

2. 上肢的静脉　上肢的静脉分深静脉和浅静脉两类。

上肢深静脉与同名动脉伴行，最后汇入腋静脉。**腋静脉** axillary vein 位于腋动脉的前内侧，收集上肢浅、深静脉血，在第 1 肋外缘处移行为锁骨下静脉。

上肢浅静脉（图 9-36）起自手指。手指的静脉在手背形成手背静脉网，继续向心回流途中逐渐汇成 3 条较为恒定的静脉主干，即头静脉、贵要静脉和肘正中静脉。临床上常通过上肢浅静脉进行采血、输液或静脉注射。

（1）**头静脉** cephalic vein：起于手背静脉网的桡侧，渐绕至前臂掌面并沿其桡侧上行，通过肘窝续沿肱二头肌外侧上行，最后经胸大肌三角肌间沟，穿深筋膜注入腋静脉或锁骨下静脉。

（2）**贵要静脉** basilic vein：起自手背静脉网尺侧，沿前臂尺侧上行，在肘部转至前面，再沿肱二头肌内侧上行，在臂中部穿深筋膜注入肱静脉。

（3）**肘正中静脉** median cubital vein：位于肘窝前部，是一条斜行短静脉干，连接于头静脉与贵要静脉之间。

3. 胸部的静脉（图 9 – 34）　胸部的主要静脉有头臂静脉、上腔静脉和奇静脉及其属支。

（1）**奇静脉** azygos vein：起自右腰升静脉，沿胸椎体右侧上升至第 4 胸椎高度，钩绕右肺根上方注入上腔静脉。奇静脉主要收集右侧肋间后静脉、食管静脉、支气管静脉和半奇静脉的血液。

（2）**半奇静脉**：起自左腰升静脉，沿胸椎体左侧上升，约到第 8 胸椎高度横过脊柱前面，汇入奇静脉。半奇静脉收集左侧下部肋间后静脉、食管静脉和副半奇静脉的血液。

（3）**副半奇静脉**：沿胸椎体左侧下行汇入半奇静脉或奇静脉。副半奇静脉收集左侧上部肋间后静脉的血液。

由于奇静脉下端借右腰升静脉起自下腔静脉，上端直接注入上腔静脉，因而构成了上、下腔静脉系的重要通道之一。

（二）下腔静脉系

下腔静脉系的主干是下腔静脉，它借各级属支收集下肢、盆部和腹部的静脉血，最后注入右心房。

1. 下肢的静脉　下肢的静脉分深静脉和浅静脉两类，均有丰富的静脉瓣，深、浅静脉之间有丰富的交通支相连。

下肢深静脉与同名动脉伴行，最后汇入股静脉。**股静脉** femoral vein 与股动脉伴行，向上至腹股沟韧带深面移行为髂外静脉。

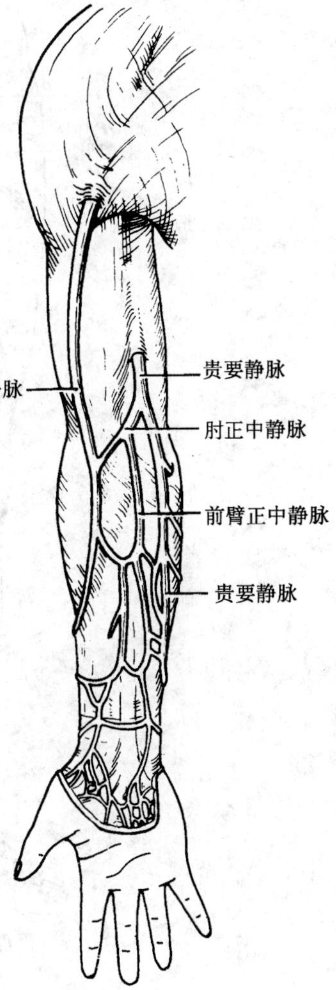

图 9 – 36　上肢的浅静脉

下肢浅静脉（图 9 – 37）起自趾背静脉，在跖骨远端皮下形成足背静脉弓，弓的内、外侧缘分别上行续为大隐静脉和小隐静脉。下肢静脉曲张多好发于这两条静脉。

（1）**大隐静脉** great saphenous vein：是全身最长的浅静脉。在足内侧缘起自足背静脉弓，经内踝前方，沿小腿、膝关节和大腿内侧上行，至耻骨结节外下方 3 ~ 4cm 处，穿阔筋膜（大腿的深筋膜）的隐静脉裂孔，注入股静脉。大隐静脉在注入股静脉之前接受**股内侧浅静脉、股外侧浅静脉、阴部外静脉、腹壁浅静脉、旋髂浅静脉** 5 条属支。大隐静脉在内踝前方位置表浅而恒定，是静脉切开或穿刺的常用部位。

（2）**小隐静脉** small saphenous vein：在足外侧缘起自足背静脉弓，经外踝后方，沿小腿后面上行，至腘窝处穿深筋膜注入腘静脉。

2. 盆部的静脉　盆部的静脉与同名的动脉伴行。主干包括髂内静脉和髂外静脉，二者在骶髂关节前方汇成**髂总静脉** common iliac vein 。

（1）**髂内静脉** internal iliac vein：收集盆腔脏器、盆壁、会阴和外生殖器的静脉血。盆部的静脉在盆腔脏器壁内或周围形成丰富的静脉丛，如：**膀胱静脉丛、直肠静脉丛、子宫静脉**

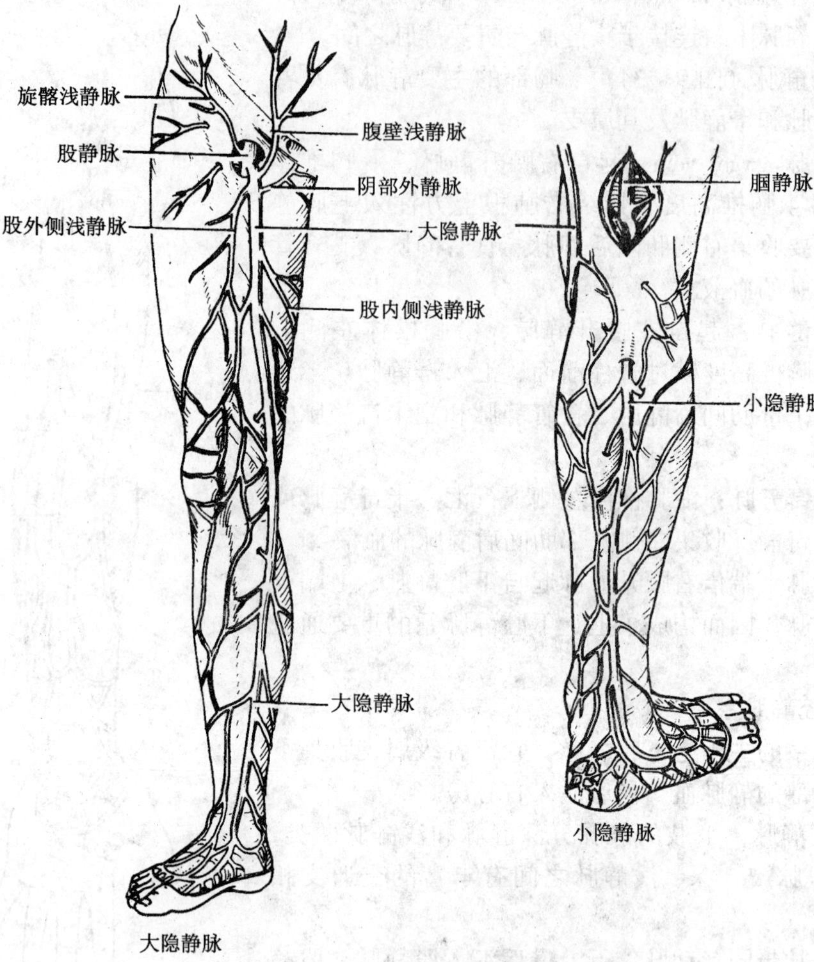

图 9－37　下肢的浅静脉

丛和**阴道静脉丛**等。

（2）**髂外静脉** external iliac vein：是股静脉的直接延续，主要收集下肢和腹前壁下部的静脉血。

3. 腹部的静脉　腹腔脏器和腹壁的静脉血直接或间接（经肝门静脉系）汇入下腔静脉。

下腔静脉 inferior vena cava（图 9－38）由左、右髂总静脉在第 4、5 腰椎间右前方汇合而成，沿腹主动脉右侧上行，经肝的腔静脉沟，穿膈的腔静脉孔入胸腔，进入右心房。下腔静脉的属支分为壁支和脏支两种。

壁支：有**膈下静脉**和 4 对**腰静脉**，它们均与同名动脉伴行。每侧各腰静脉的纵支连成**腰升静脉**，左、右腰升静脉向上分别延续为半奇静脉和奇静脉，向下注入髂总静脉。

脏支：主要有睾丸静脉（或卵巢静脉）、肾静脉、肾上腺静脉、肝静脉和肝门静脉等。

（1）**睾丸静脉** testicular vein：细而长，起自睾丸和附睾，伴同名动脉上行，左侧以直角汇入左肾静脉；右侧则以锐角注入下腔静脉。睾丸静脉在精索内迂曲呈丛状，称**蔓状静脉丛**。睾丸静脉行程较长，左侧又以直角汇入左肾静脉，故精索静脉曲张以左侧多见。在女性，此静脉称**卵巢静脉** ovarian vein，起自卵巢，在卵巢悬韧带内上行，注入部位与男性相同。

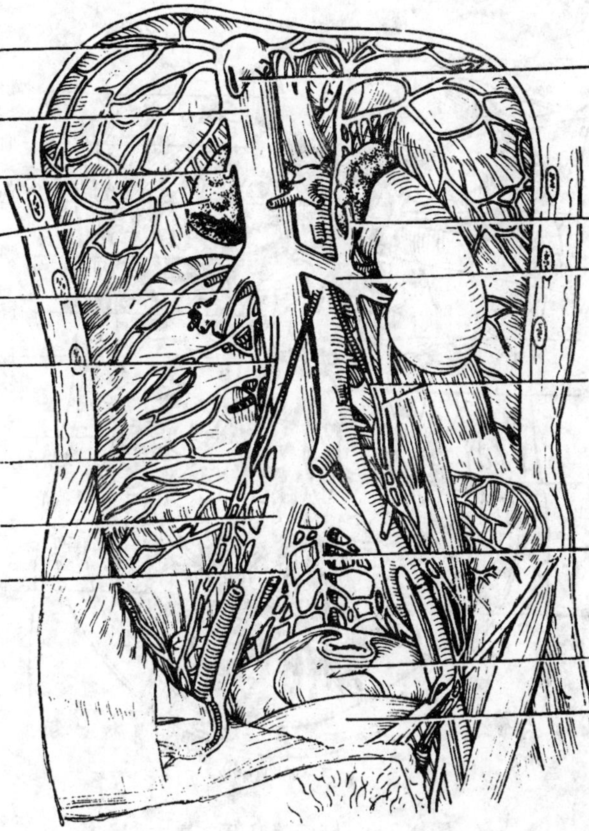

图 9－38　下腔静脉及其属支

（2）**肾静脉** renal vein：在肾门处，由 3～5 支小静脉汇合而成，在肾动脉前方横行向内，注入下腔静脉。左肾静脉比右肾静脉长，跨越腹主动脉前面，并接纳左肾上腺静脉和左睾丸（卵巢）静脉。

（3）**肾上腺静脉** suprarenal vein：左侧注入左肾静脉，右侧注入下腔静脉。

（4）**肝静脉** hepatic vein：有肝左静脉、肝右静脉和肝中静脉，包埋在肝实质内，收集肝血窦回流的血液，在肝的腔静脉沟处注入下腔静脉。

（5）**肝门静脉** hepatic portal vein（图 9－39）：肝门静脉及其属支组成肝门静脉系，收集胰、脾、胆囊、食管腹段和胃以下消化管（直肠下部及肛管除外）的静脉血。肝门静脉为一短干，长约 6～8cm，多由肠系膜上静脉与脾静脉在胰头后方汇合而成，经十二指肠上部后方进入肝十二指肠韧带内，沿肝固有动脉和胆总管后方上行至肝门，分为左、右两支入肝。在肝内反复分支最终注入肝血窦。肝血窦含有来自肝门静脉和肝固有动脉的血液，最后汇合成肝静脉注入下腔静脉。

1）肝门静脉的主要属支

①**肠系膜上静脉** superior mesenteric vein：与同名动脉伴行，收集肠系膜上动脉和胃十二指肠动脉分布区域的静脉血。

②**脾静脉** splenic vein：出脾门，沿胰后面、脾动脉下方横行向右，在胰头后方与肠系膜上静脉汇合而成肝门静脉。脾静脉主要收集脾、胰及部分胃的静脉血。

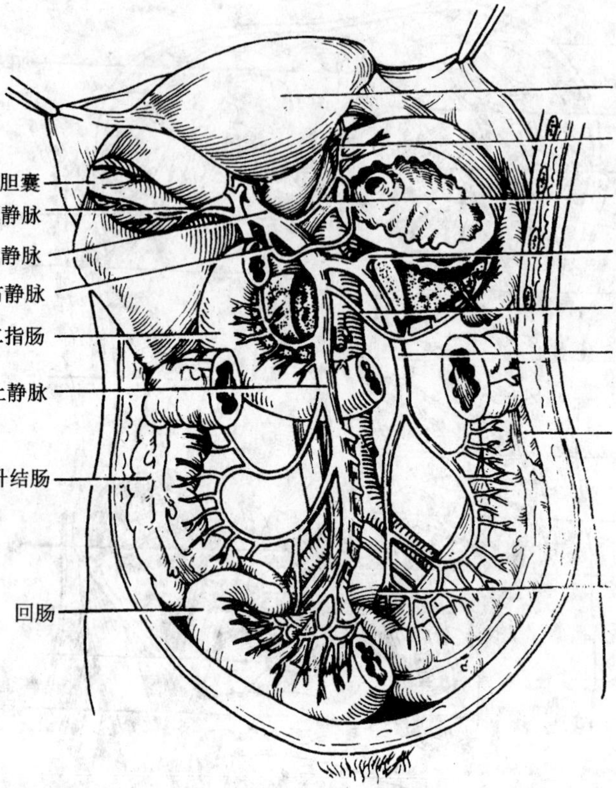

图 9－39　肝门静脉及其属支

③**肠系膜下静脉** inferior mesenteric vein：收集肠系膜下动脉分布区域的静脉血，沿同名动脉上行，在胰头后方注入脾静脉或肠系膜上静脉。

④**胃左静脉** left gastric vein：与同名动脉伴行，注入肝门静脉。胃左静脉在贲门处与食管静脉吻合，并经食管静脉与奇静脉和半奇静脉的属支吻合。

⑤**胃右静脉** right gastric vein：与胃右动脉伴行，注入肝门静脉。胃右静脉常接纳幽门前静脉。幽门前静脉在幽门和十二指肠交界处前面上行，是手术中区别幽门和十二指肠上部分界的标志。

⑥**附脐静脉** paraumbilical vein：起自脐周静脉网，经肝圆韧带内上行至肝下面，注入肝门静脉。

⑦**胆囊静脉** cystic vein：收集胆囊的静脉血，注入肝门静脉。

肝门静脉有两个主要特点：一是肝门静脉起端和止端均是毛细血管，肝门静脉一端起自腹腔内肝以外不成对脏器的毛细血管，另一端在肝内再不断分支形成肝血窦（毛细血管）；二是肝门静脉及其属支内没有静脉瓣，故当肝门静脉回流受阻（如肝硬化、门脉高压）时，血液可发生逆流。

2）肝门静脉系与上、下腔静脉系之间的吻合与交通主要有 3 处（图 9－40）。

①通过胃左静脉、食管静脉与奇静脉和半奇静脉的属支在食管粘膜下相互吻合成**食管静脉丛**，形成肝门静脉系与上腔静脉系之间的交通。

②通过肠系膜下静脉的直肠上静脉与髂内静脉的直肠下静脉和肛静脉在直肠壁内互相吻

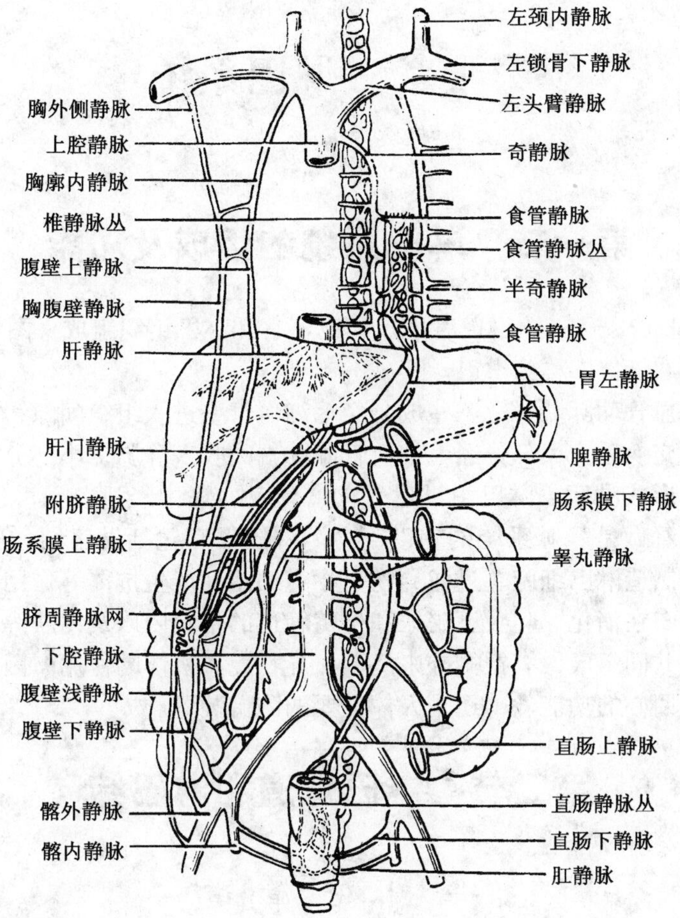

图 9-40 肝门静脉系与上、下腔静脉系之间的吻合模式图

合，形成**直肠静脉丛**，构成肝门静脉系与下腔静脉系之间的交通。

③通过**脐周静脉网**形成肝门静脉系的附脐静脉与上腔静脉系的胸、腹壁静脉和腹壁上静脉或与下腔静脉系的腹壁浅静脉和腹壁下静脉之间的交通。

在正常情况下，肝门静脉系与上、下腔静脉系的吻合支细小，血流量少。当肝硬化、肝肿瘤或胰头肿瘤可压迫肝门静脉，导致肝门静脉血液回流受阻，此时肝门静脉系的血液可经上述交通形成侧支循环，通过上、下腔静脉系回流。在这种情况下，由于血流量增多，吻合支变得粗大和弯曲，引起食管静脉丛、直肠静脉丛和脐周静脉网的静脉曲张。如果在食管、直肠等处曲张的静脉破裂，则会出现呕血或便血。

（张书永）

第十章　淋巴系统

第一节　淋巴系统的组成及功能

淋巴系统 lymphatic system 由淋巴管道、淋巴器官和淋巴组织组成（图 10－1）。在淋巴管道内流动的无色透明液体，称为淋巴。

血液流经毛细血管动脉端时，一些成分经毛细血管壁进入组织间隙，形成组织液。组织液与细胞进行物质交换后，大部分经毛细血管静脉端吸收入静脉，小部分水分和大分子物质进入毛细淋巴管，形成淋巴。淋巴沿淋巴管向心流动，途中经过若干淋巴结，最后归入静脉。故淋巴系统被看做是静脉系统的辅助部分。淋巴器官包括淋巴结、扁桃体、胸腺和脾等。淋巴器官具有制造淋巴细胞、过滤异物、吞噬细菌和产生抗体等作用。淋巴组织除构成淋巴器官外，还分布在消化、呼吸、泌尿和生殖管道的粘膜内以及皮肤等处，由大量淋巴细胞和网状结缔组织共同组成，有抵御外来病菌、异物侵入机体的作用。因此，淋巴系统除有辅助静脉运输体液回心的功能外，还是人体重要的防御装置。

第二节　淋巴管道和淋巴结

一、淋 巴 管 道

淋巴管道包括毛细淋巴管、淋巴管、淋巴干和淋巴导管。

（一）毛细淋巴管

毛细淋巴管 lymphatic capillary 是淋巴管道的起始部，它以膨大的盲端起始于组织间隙，彼此吻合成网。除上皮、牙釉质、角膜、晶状体、软骨和中枢神经系统等处外，几乎遍布全身。毛细淋巴管的结构与毛细血管基本相似，但内皮细胞外面无基膜和周细胞，故通透性较大，一些不易经毛细血管壁通过的大分子物质，如蛋白质、细菌、异物和癌细胞等，较易进入毛细淋巴管。

（二）淋巴管

淋巴管 lymphatic vessel 由毛细淋巴管汇合而成。其形态结构与静脉相似，但管径较细，管壁较薄，有丰富的瓣膜（具有防止淋巴逆流的功能），使淋巴管外形成串珠状。淋巴管在向心行程中，常穿过一个或多个淋巴结。淋巴管分浅淋巴管和深淋巴管两类。浅淋巴管位于皮下，深淋巴管多伴随血管神经束而行，两者间借小支广泛交通。

（三）淋巴干

人体一定区域的淋巴管通过一系列淋巴结群后，其最后一群淋巴结的输出管汇合成较大而短的**淋巴干** lymphatic trunk.。全身共有九条淋巴干（图 10－1，2）：即头颈部的淋巴管汇合成**左、右颈干**；上肢及部分胸壁的淋巴管汇合成**左、右锁骨下干**；胸腔脏器及部分胸、腹壁的淋巴管汇合成**左、右支气管纵隔干**；腹腔不成对脏器的淋巴管汇合成一条**肠干**；下肢、盆部、腹腔成对脏器及部分腹壁淋巴管汇合成**左、右腰干**。

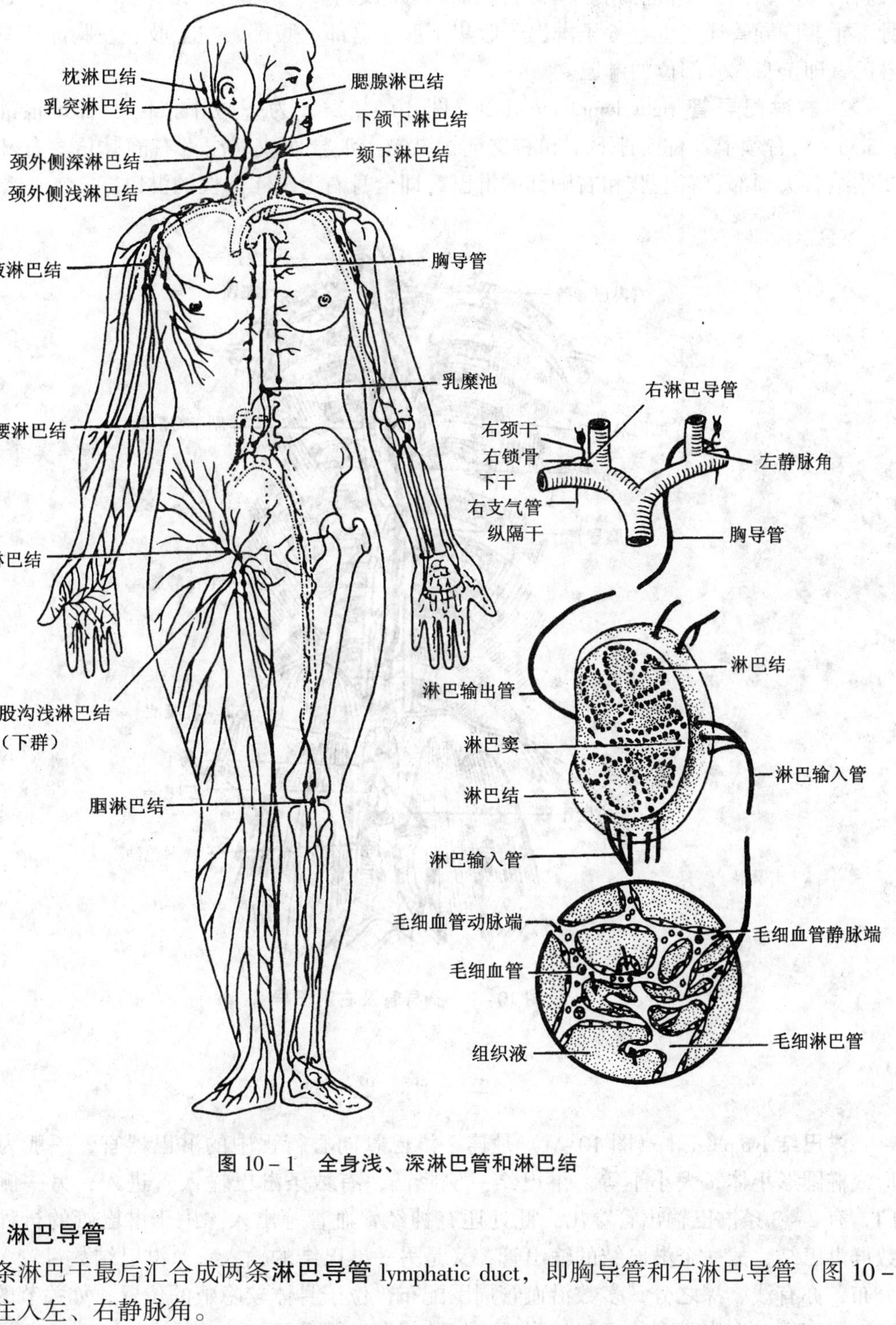

图 10－1　全身浅、深淋巴管和淋巴结

（四）淋巴导管

由九条淋巴干最后汇合成两条**淋巴导管** lymphatic duct，即胸导管和右淋巴导管（图 10－2），分别注入左、右静脉角。

1. **胸导管** thoracic duct（图 10－2）　是全身最大的淋巴管，长约 30～40cm，管径 2～5mm，它通常起始于第 1 腰椎体前面呈囊状膨大的乳糜池。**乳糜池** cisterna chyli 由左、右腰干和肠干汇合而成。胸导管起始后，与主动脉一起经膈的主动脉裂孔入胸腔，初行于主动脉与奇静脉之间，继在食管后方上行至第5胸椎高度转向左侧，出胸廓上口达左颈根部，呈弓状斜向外侧，注入左静脉角。胸导管在注入静脉之前，接纳左支气管纵隔干、左颈干和左锁骨下干。胸导管通过上述6条淋巴干收集下肢、盆部、腹部、左上肢、左胸部和左头颈部的淋巴，即全身3/4部位的淋巴。

2. **右淋巴导管** right lymphatic duct（图 10－2） 为一短干，位于右颈根部，长1～1.5cm。由右颈干、右锁骨下干和右支气管纵隔干汇合而成，注入右静脉角。右淋巴导管主要收纳右头颈部、右上肢和右胸部的淋巴，即全身右上1/4部位的淋巴。

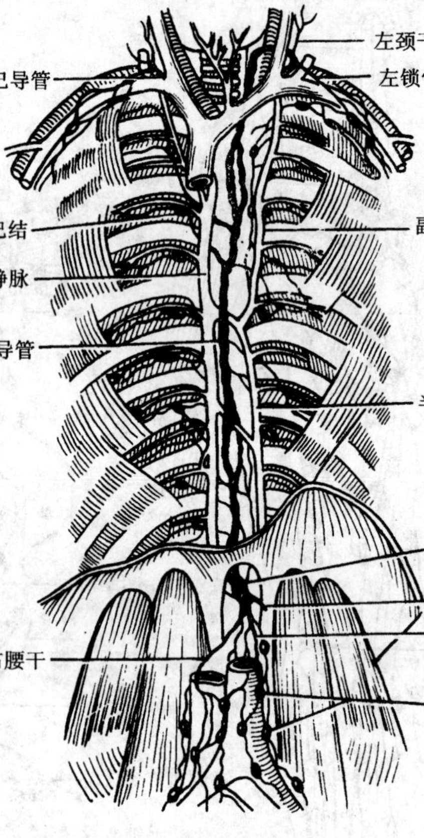

图 10－2 胸导管及右淋巴导管

二、淋 巴 结

淋巴结 lymph node（图 10－1）是连于淋巴管向心行程中的淋巴器官，一般为灰红色圆形或椭圆形小体，大小不等。淋巴结一侧隆凸，有数条淋巴输入管进入；另一侧凹陷，称门，有2～3条淋巴输出管穿出，此处还有神经、血管等出入。由于淋巴管的行程中要经过数群淋巴结，故一个淋巴结的输出管，又是另一淋巴结的输入管。淋巴结数目较多，常成群分布，亦有浅、深之分，多数沿血管周围配布，位于身体较隐蔽的位置，如关节的屈侧、腋窝、腘窝等。在内脏多位于门的附近，如肺门淋巴结等。

人体各器官的淋巴管都汇至一定部位的淋巴结，称此为该器官的局部淋巴结（临床通常称哨位淋巴结）。当某器官或局部发生病变时，细菌、病毒或癌细胞等可沿淋巴管到达相应的局部淋巴结，引起局部淋巴结肿大。如该淋巴结不能阻止消灭它们，则病变可沿淋巴管的流向扩散和转移。因此，了解局部淋巴结的位置、收纳淋巴的范围及其淋巴流向，具有重要的临床意义。

淋巴结的主要功能是产生淋巴细胞和抗体，参加人体免疫机能，对淋巴液具有滤过作用，为人体的重要防御器官之一。

第三节　人体各部的主要淋巴管和淋巴结

一、头颈部的淋巴管和淋巴结

（一）头部的淋巴结

多分布于头、颈交界处呈环状排列，由后向前依次有**枕淋巴结、乳突淋巴结、腮腺淋巴结、下颌下淋巴结**和**颏下淋巴结**，它们收集头面部的浅、深淋巴，直接或间接引流入颈外侧浅、深淋巴结（图 10－3，4）。其中比较重要的为：

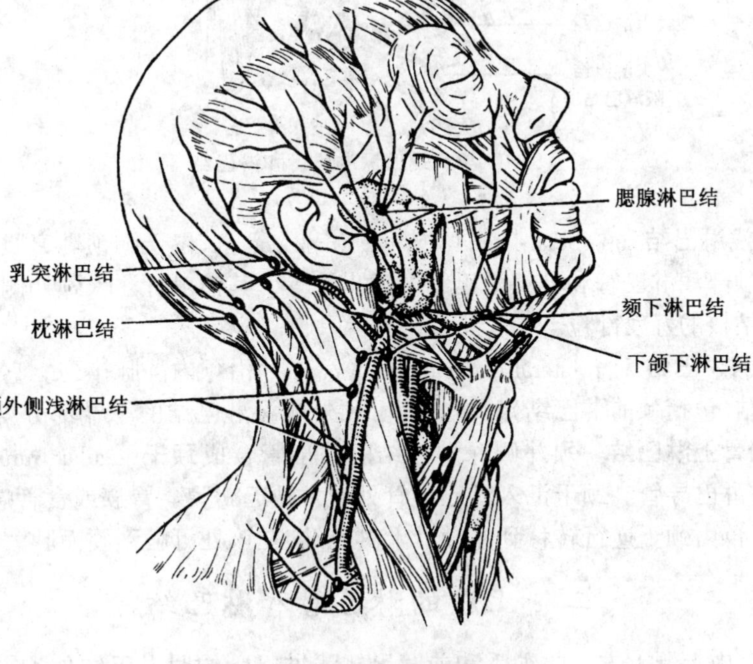

图 10－3　头颈部浅淋巴管和淋巴结

1. **乳突淋巴结** mastoid lymph nodes　又称耳后淋巴结，位于乳突部皮下，收纳颅顶部、颞区和耳廓后面的淋巴管，其输出管注入颈外侧浅淋巴结。

2. **下颌下淋巴结** submandibular lymph nodes　位于下颌下腺附近，收纳颜面、口腔和下颌下腺等处的淋巴管。颜面大部分淋巴管都直接或间接先注入下颌下淋巴结，由后者的输出管再引流入颈外侧深淋巴结，故颜面部炎症常引起该淋巴结肿大。

3. **颏下淋巴结** submental lymph nodes　位于颏下部，收纳颏部、下唇中部和舌尖等处的淋巴管，其输出管注入下颌下淋巴结或颈外侧深淋巴结。

（二）颈部的淋巴结

除位于颈部前方，收纳喉、甲状腺和气管颈部的淋巴管的**颈前淋巴结**外，主要是**颈外侧淋巴结**（图10－3，4），分为浅、深两群：

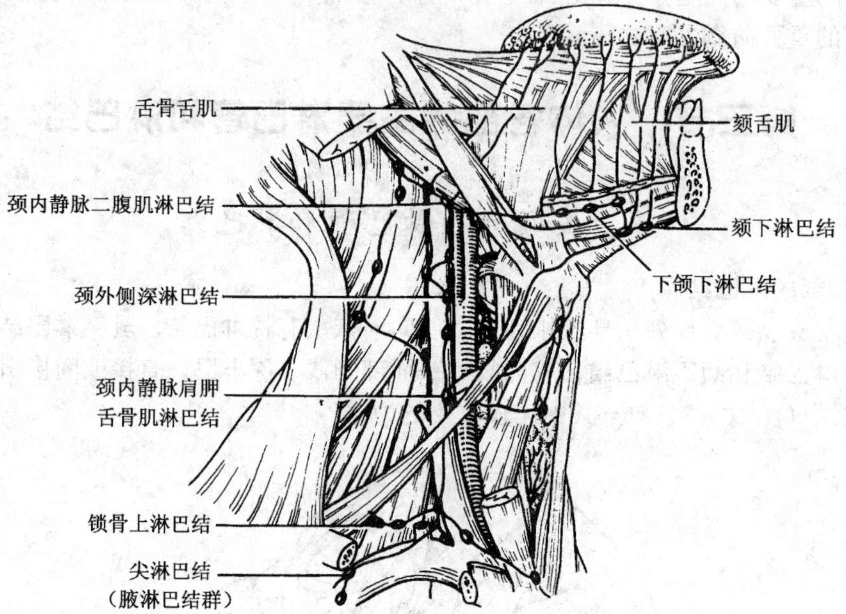

图10－4　颈部深淋巴管和淋巴结

1. **颈外侧浅淋巴结** superficial lateral cervical lymph nodes　位于胸锁乳突肌表面，沿颈外静脉排列，收纳颈部浅淋巴管和乳突淋巴结的输出管等，其输出管注入颈外侧深淋巴结。颈外侧浅淋巴结是结核的好发部位。

2. **颈外侧深淋巴结** deep lateral cervical lymph nodes　沿颈内静脉排列。它直接或间接收纳头颈部各淋巴结(包括颈前淋巴结)的输出管。颈外侧深淋巴结的下端部分淋巴结,沿锁骨下动脉排列,称**锁骨上淋巴结**。颈外侧深淋巴结的输出管合成**颈干** jugular trunk,左侧注入胸导管,右侧注入右淋巴导管。颈干汇入淋巴导管处通常缺乏瓣膜。胃癌或食管癌患者,有时癌细胞可经胸导管,再由颈干逆行转移到左锁骨上淋巴结,在该处可触到硬而肿大的淋巴结。

二、上肢的淋巴管和淋巴结

除位于肱骨内上髁上方，收纳手和前臂尺侧浅淋巴管的**肘淋巴结**外，主要是**腋淋巴结**。上肢浅淋巴管伴随浅静脉走行，深淋巴管与深部血管伴行，它们均直接或间接注入腋淋巴结。

腋淋巴结 axillary lymph nodes 位于腋窝内，沿腋动、静脉排列，分为5群（图10－5）

1. **外侧淋巴结**　沿腋静脉排列，收纳上肢的浅、深淋巴管。

2. **胸肌淋巴结**　沿胸外侧动、静脉排列，收纳胸、腹前外侧壁（脐以上）和乳房外侧部和中央部的淋巴管。

3. **肩胛下淋巴结**　在腋窝后壁沿肩胛下血管排列，收纳项、背部的淋巴管。

4. **中央淋巴结**　位于腋窝中央的脂肪组织内，收纳上述三群淋巴结的输出管。

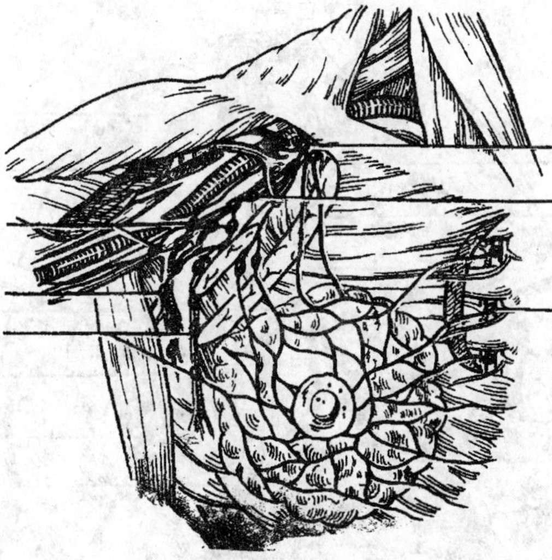

图 10－5　腋淋巴结和乳房的淋巴管

5. **尖淋巴结**　沿腋静脉近侧段排列，主要收纳上述四群淋巴结的输出管和乳房上部的淋巴管。其输出管组成**锁骨下干** subclavian trunk，左侧者注入胸导管，右侧者注入右淋巴导管。

三、胸部的淋巴管和淋巴结

（一）胸壁的淋巴结

胸壁浅淋巴管均入腋淋巴结；深淋巴管注入位于胸骨两侧、沿胸廓内血管排列的**胸骨旁淋巴结**（乳房内侧部淋巴管也注入此结，图 10－5），以及位于肋头附近的**肋间淋巴结**。

（二）胸腔脏器的淋巴结

1. **纵隔前淋巴结** anterior mediastinal lymph nodes　位于胸腔大血管和心包的前方，主要收纳胸腺、心包和心等器官的淋巴管，其输出管参与组成支气管纵隔干（图 10－6）。

2. **纵隔后淋巴结** posterior mediastinal lymph nodes　位于食管和胸主动脉的前方，收纳食管、心包和胸主动脉的淋巴管，其输出管多直接注入胸导管。

3. **肺、支气管和气管的淋巴结**（图 10－6）　数目较多。肺的淋巴管注入在肺内沿支气管和肺动脉分支排列的**肺淋巴结**，其输出管注入肺门处的**支气管肺淋巴结** bronchopulmonary lymph nodes，又称**肺门淋巴结**。肺门淋巴结的输出管注入气管杈周围的**气管支气管淋巴结**，其输出管注入气管周围的**气管旁淋巴结**。气管旁淋巴结的输出管与纵隔前淋巴结的输出管组成**支气管纵隔干** bronchomediastinal trunk，左侧注入胸导管，右侧注入右淋巴导管。

四、腹部的淋巴管和淋巴结

（一）腹壁的淋巴管和淋巴结

腹前壁浅淋巴管脐平面以上的注入腋淋巴结；脐平面以下者注入腹股沟浅淋巴结。腹前壁上、下部的深淋巴管分别注入胸骨旁淋巴结和腹股沟深淋巴结；腹后壁的深淋巴管注入位于腹主动脉和下腔静脉周围的**腰淋巴结** lumbar lymph nodes（图 10－2），数目较多，它还收纳腹腔成对脏器的淋巴管及髂总淋巴结的输出管，其输出管形成左、右**腰干** lumbar trunk，注

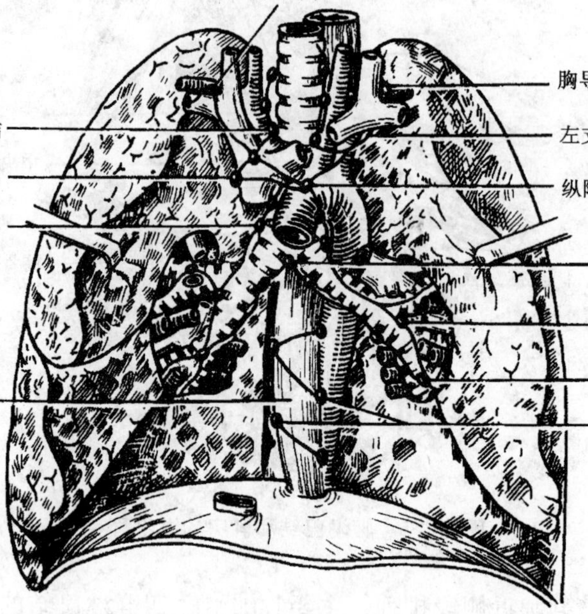

图 10－6　胸腔脏器的淋巴结

入乳糜池。

（二）腹腔脏器的淋巴管和淋巴结

腹腔成对脏器的淋巴管注入腰淋巴结。不成对脏器的淋巴管分别注入沿供应该脏器的腹腔干、肠系膜上、下动脉及其分支排列的淋巴结。

1. **腹腔淋巴结** celiac lymph nodes（图 10－7）　位于腹腔干周围，收纳沿腹腔干各分支排列的淋巴结的输出管，包括有**胃左**、**胃右淋巴结**，**胃网膜左**、**胃网膜右淋巴结**，**幽门上**、

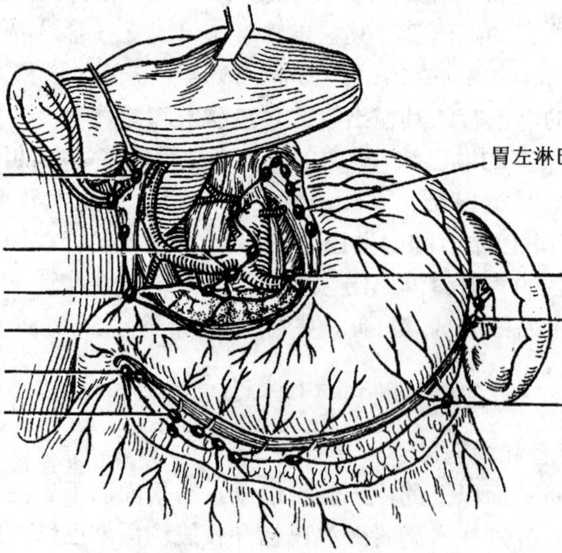

图 10－7　沿腹腔干及其分支排列的淋巴结

下淋巴结，肝淋巴结，胰淋巴结，脾淋巴结等的输出管。

2. **肠系膜上淋巴结** superior mesenteric lymph nodes（图 10－8） 位于肠系膜上动脉根部周围，收纳沿肠系膜上动脉各分支排列的淋巴结的输出管，包括有**肠系膜淋巴结**（在小肠系膜内，沿空、回肠动脉排列）、**回结肠淋巴结、右结肠淋巴结和中结肠淋巴结**的输出管。

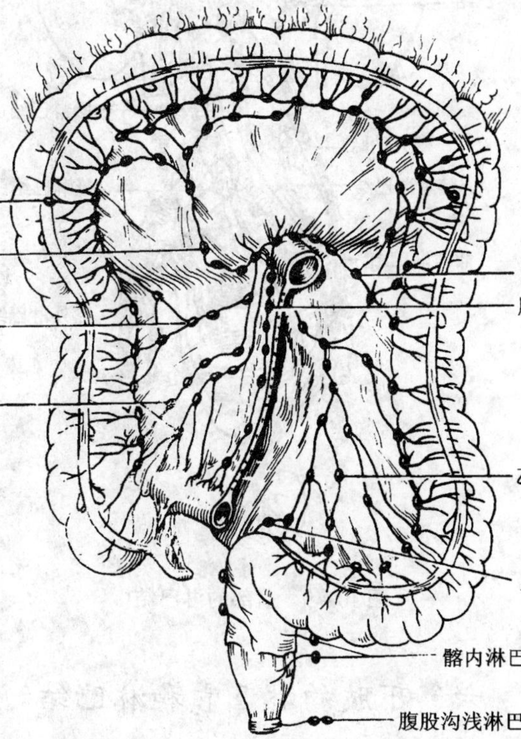

图 10－8 沿肠系膜上、下动脉及其分支排列的淋巴结

3. **肠系膜下淋巴结** inferior mesenteric lymph nodes（图 10－8） 位于肠系膜下动脉根部周围，收纳沿其分支排列的淋巴结的输出管，包括有**左结肠淋巴结、乙状结肠淋巴结和直肠上淋巴结**的输出管。

腹腔淋巴结和肠系膜上、下淋巴结的输出管组成单一的**肠干** intestinal trunk，注入乳糜池。

五、盆部的淋巴管和淋巴结

盆部的淋巴管主要注入髂外和髂内淋巴结（图 10－9）。

1. **髂外淋巴结** external iliac lymph nodes 沿髂外动脉排列，收纳腹股沟浅、深淋巴结的输出管，以及膀胱、前列腺、子宫颈、阴道上段等处的淋巴结。

2. **髂内淋巴结** internal iliac lymph nodes 沿髂内动脉排列，收纳大部分盆腔脏器、会阴和臀部的淋巴结。

髂外和髂内淋巴结的输出管均注入**髂总淋巴结** common iliac lymph nodes，后者沿髂总动脉排列，收集下肢、盆壁和盆腔脏器的淋巴，其输出管注入腰淋巴结。

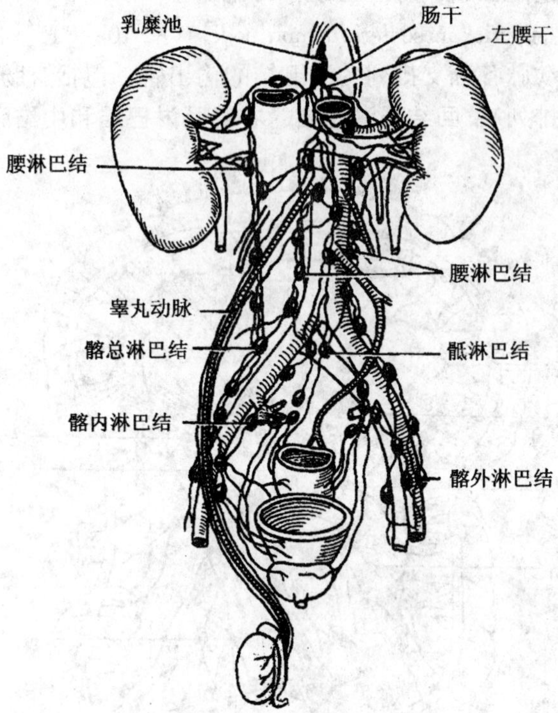

图 10－9　盆部的淋巴结

六、下肢的淋巴管和淋巴结

下肢的浅淋巴管行于皮下，深淋巴管多与深部血管伴行，最后均直接或间接注入腹股沟深淋巴结。

1. **腘淋巴结**（图 10－1）　位于腘窝脂肪组织内，收纳足外侧缘和小腿后外侧部的浅淋巴管及足和小腿的深淋巴管，其输出管注入腹股沟深淋巴结。

2. **腹股沟浅淋巴结** superficial inguinal lymph nodes（图 10－1）　位于腹股沟韧带下方，分为上、下两群：上群与腹股沟韧带平行排列，收纳腹前壁下部、臀部、会阴部和外生殖器的淋巴管；下群沿大隐静脉上端纵行排列，收纳除足外侧缘和小腿后外侧部以外的下肢浅淋巴管，其输出管注入腹股沟深淋巴结。

3. **腹股沟深淋巴结** deep inguinal lymph nodes　位于股静脉根部周围，收纳腹股沟浅淋巴结和腘淋巴结的输出管，其输出管注入髂外淋巴结。

第四节　脾

脾 spleen（图 10－10）位于左季肋区、胃底与膈之间，恰与第 9～11 肋相对，其长轴与第 10 肋一致，正常的脾在肋弓下不能被触及。活体脾呈暗红色，质较软而脆，故左季肋部受暴力打击时易造成脾破裂。

脾呈椭圆形，分为膈、脏两面，前、后两端和上、下两缘。膈面平滑隆凸，朝向外上，与膈相贴；脏面凹陷，朝向内下，近中央处有**脾门**，为神经、血管出入之处。脏面与胃底、左肾上腺、左肾、胰尾和结肠左曲相邻。上缘较锐，有 2～3 个切迹，称为**脾切迹**，脾肿大时，可作为触诊脾的标志。

脾是人体最大的淋巴器官，其主要功能是参与机体的免疫反应，胚胎时期可产生各种血细胞，生后能产生淋巴细胞。脾尚能吞噬衰老的血细胞、细菌和清除血液中的其他异物，脾血窦还有储血机能，机体需要时输入血循环以调节血量。

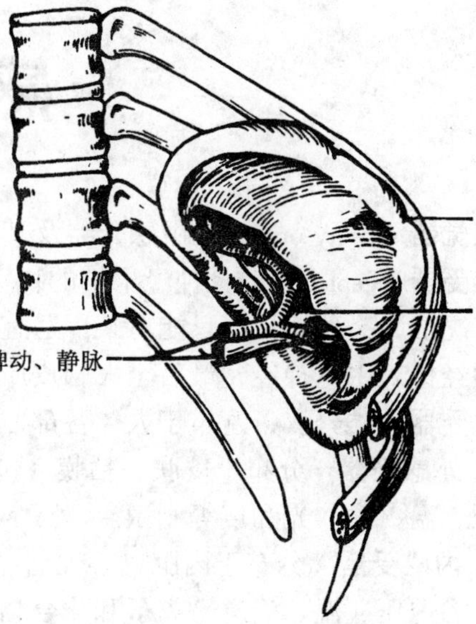

图 10－10　脾（脏面）

第五节　胸　　腺

胸腺 thymus（图 10－11）是淋巴器官，兼有内分泌功能，呈锥体形，分为不对称的左、右两叶，位于胸骨柄后方、心包上部和主动脉弓的前方。胸腺有明显的年龄变化，新生儿时约 10～15g，是一生中其相对体积最大的时期，随年龄增长继续发育，至青春期达 25～40g，此后逐渐退化，大部分被脂肪组织代替。胸腺能分泌胸腺素，可使骨髓的淋巴细胞转化成 T 淋巴细胞，并促其成熟，提高其免疫能力，参与机体免疫反应。

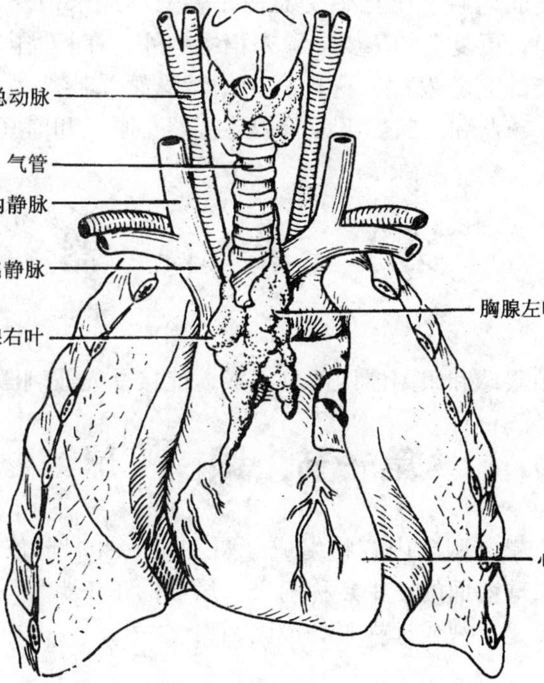

图 10－11　胸腺

（赵士斌）

感觉器

感觉器 sensory organs 是由感受器及其附属结构共同组成，是机体感受刺激的装置。

感受器 receptor 是感觉神经末梢的特殊结构，它可接受机体内、外环境的各种刺激（在正常情况下，一种感受器只能对某一适宜的刺激特别敏感），并把刺激转变为神经冲动，经感觉神经传入中枢神经，最后至大脑皮质，产生相应的感觉。

感受器种类繁多，遍布于人体各部，按其所在位置和接受刺激的来源，可分为三类：

1. **外感受器**　分布于皮肤、粘膜（包括嗅粘膜、味蕾）、眼和耳内，接受来自外环境的触、压、温、痛、光和声等刺激。

2. **内感受器**　分布于内脏、心血管壁等处，接受来自这些器官的化学和物理刺激，如压力、渗透压、温、痛觉、离子和化合物浓度等。

3. **本体感受器**　分布于肌、肌腱、关节和内耳位觉器等处，接受身体各部的运动觉、振动觉和位置觉。

感受器结构繁简不一，如最简单的皮肤内痛觉感受器为游离神经末梢，仅是感觉神经的简单末梢；较复杂的皮肤内触、压觉感受器，在感觉神经末梢外，还形成数层结构的被囊（触觉小体、环层小体）；更复杂的感受器除末梢结构外，在其周围还形成一些附属器，以保护感受器并确保其功能的充分发挥，这种复杂的特殊感受器即为感觉器。人体感觉器有视器、前庭蜗器、嗅器、味器和皮肤。下面只叙述视器（眼）和前庭蜗器（耳）。

第十一章　视　器

视器 visual organ 由眼球和眼副器两部分组成，能接受光波刺激。

第一节　眼　　球

眼球 eyeball 由眼球壁与眼球内容物组成（图 11－1）。眼球位于眶内，近似圆形，后面以视神经连于间脑。眼球前面的正中点称前极，后面的正中点称后极。前、后两极之间的连线称**眼轴**。眼轴的长短是近视或远视眼的成因因素之一。

一、眼 球 壁

从外向内，由外膜、中膜和内膜三层组成。

（一）外膜

外膜或纤维膜由致密结缔组织构成，厚而坚韧，具有保护眼球内容物的作用。分为角膜和巩膜两部分。

1. **角膜** cornea　占外膜的前 1/6，曲度较眼球其他部分的大，无色透明，有折光作用，

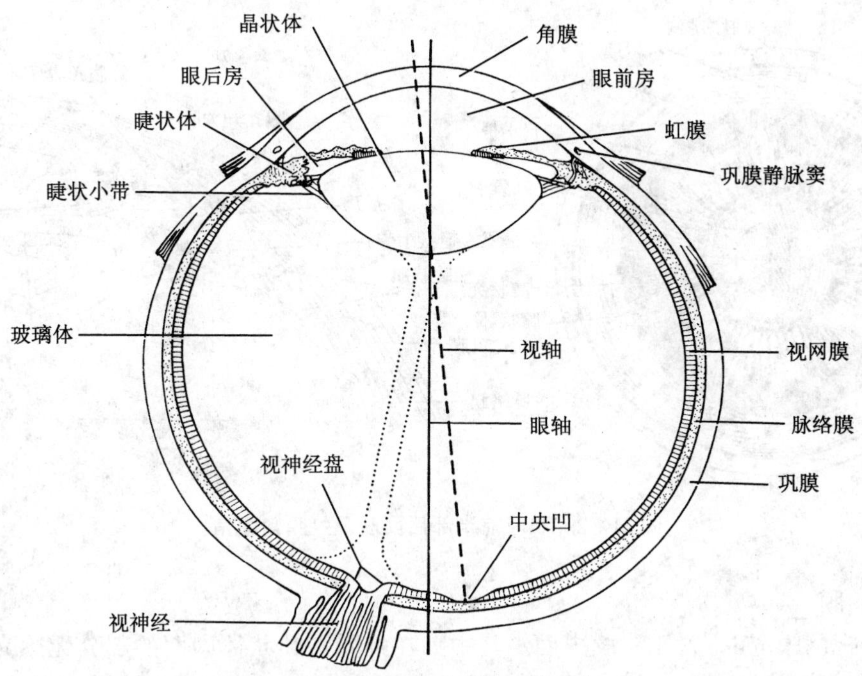

图 11－1　眼球的水平切面（右侧）

无血管但富有感觉神经末梢，故当角膜发生病变时疼痛很剧烈。

2. **巩膜** sclera　占外膜的后 5/6，为乳白色不透明的纤维膜。前缘与角膜相连，后方与视神经的鞘膜相续。巩膜与角膜交界处称**角膜缘**，是眼内手术常用的切口部位。其深面有一环形小管称**巩膜静脉窦** sinus venosus sclerae。

（二）中膜

中膜或**血管膜**含丰富的血管和色素细胞。中膜由前向后分为虹膜、睫状体和脉络膜三部分。

1. **虹膜** iris　位于中膜的最前部，呈冠状位的圆盘状，中央有一圆孔称**瞳孔** pupil，是光线进入眼球的通路。在活体，通过角膜可看见虹膜和瞳孔。虹膜的颜色取决于色素的多寡，因种族或个体而异，黄种人多呈棕褐色。虹膜内有两种平滑肌：一种环绕在瞳孔周围，称**瞳孔括约肌** sphincter pupillae，收缩时使瞳孔缩小；另一种自瞳孔向周围辐射状排列，称**瞳孔开大肌** dilator pupillae，收缩时使瞳孔开大。瞳孔的开大或缩小可调节进入眼内的光线，如在弱光下或看远方时瞳孔开大；在强光下或看近物时，瞳孔缩小。

2. **睫状体** ciliary body　为中膜最肥厚的部分，位于虹膜与脉络膜之间，其前部向内突出，呈放射状排列的皱襞，称**睫状突**，由睫状突发出**睫状小带**与晶状体相连（图 11－1，2）。睫状体内含有平滑肌，称**睫状肌** ciliary muscle，该肌收缩与舒张，牵动睫状小带，可调节晶状体的曲度。

3. **脉络膜** choroid　连于睫状体的后方，占中膜的后 2/3，其外面与巩膜结合疏松，内面与视网膜色素层紧密相贴，含有丰富的血管和色素，具有营养眼球内组织及吸收眼内的分散光线以免扰乱视觉的作用。

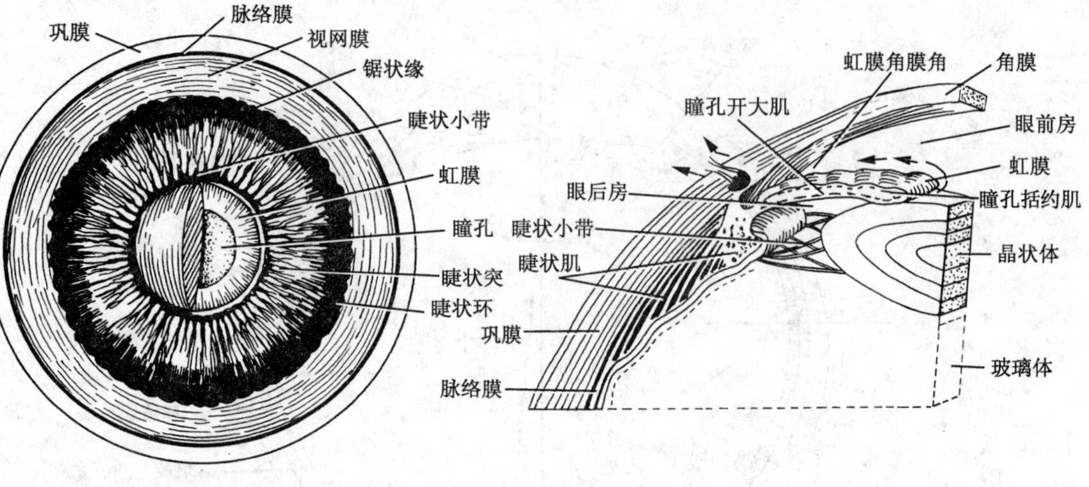

图 11-2 眼球前半部后面观及虹膜角膜角

（三）内膜

内膜或**视网膜** retina 衬于中膜内面。其中贴在虹膜和睫状体内面的部分无感光作用，称**视网膜盲部**；贴在脉络膜内面的部分具有感光功能，称**视网膜视部** parts optica retinae。视网膜后部偏内侧，可见一圆盘形隆起，称**视神经盘** optic disc（或称视神经乳头），此处是视神经纤维和视网膜中央动、静脉出入的部位，无感光细胞，不能感光，故又称**盲点**。在视神经盘颞侧稍下方约 3.5mm 处有一黄色小区，称**黄斑** macula lutea，其中央凹陷处称**中央凹** fovea centralis，是感光辨色最敏锐的部位（图 11-3），这些结构在活体均可用眼底镜直接观察。

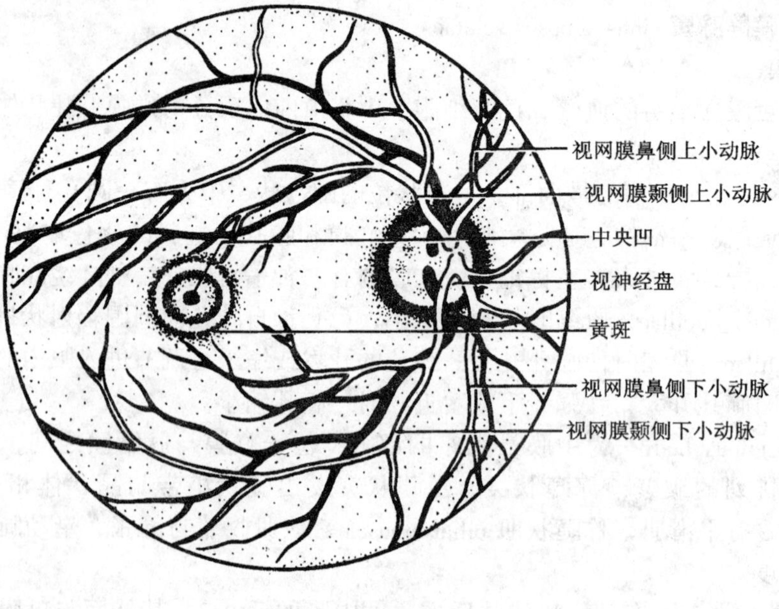

图 11-3 眼底（右侧）

视膜网结构可分为内、外两层：外层为**色素部**，由单层色素上皮构成；内层为**神经部**，由神经细胞组成，两层间连结疏松，病理情况下两层易脱离，即为视网膜剥离症。视网膜内层自外向内由三层神经细胞组成（图 11－4）：①视细胞（视杆、视锥细胞），能感受投射到视网膜的光波刺激；②双极细胞；③节细胞，接受经双极细胞传递来的源自视细胞的神经冲动，它的轴突向视神经盘处集中，向后穿出眼球壁形成视神经，把光刺激传送入脑，产生视觉。

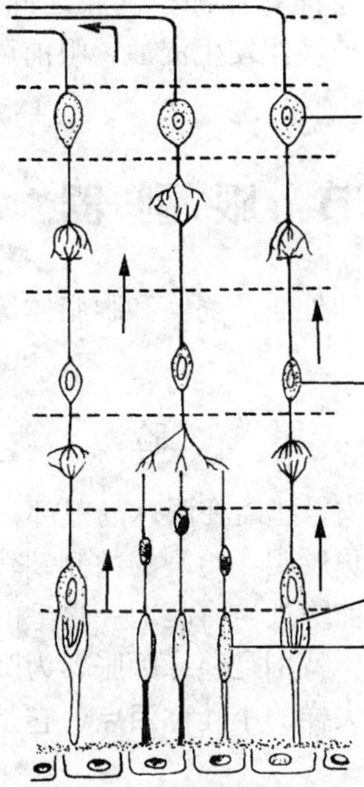

图 11－4　视网膜的神经细胞示意图

二、眼球内容物

包括房水、晶状体和玻璃体，均具有折光作用，它们与角膜一起，称为眼的屈光系统。

（一）房水

房水 aqueous humor 为无色透明的液体，充满于眼房中。**眼房**（图 11－1）为位于角膜与晶状体、睫状体之间的腔隙，被虹膜分隔成前房和后房，前房为虹膜与角膜之间的腔隙；后房为虹膜与晶状体睫状体和睫状小带之间狭小的间隙。前房与后房借瞳孔相通。在前房的周边，虹膜与角膜交界处的环形区域称**虹膜角膜角**，又称**前房角**，是房水循环的必经之路。

房水由睫状体产生，经眼球后房、瞳孔到眼球前房，再经虹膜角膜角，渗入巩膜静脉窦，最后汇入眼静脉。在房水循环各环节中，任何一种因素引起房水回流受阻（如虹膜睫状体炎引起瞳孔闭锁、前房角狭窄等）则引起眼内压增高，导致视力障碍，临床上称为青光眼。

（二）晶状体

晶状体 lens（图 11－1）位于虹膜与玻璃体之间，呈双凸透镜状，后面较隆凸，不含血管和神经，无色透明而有弹性。晶状体表面包有薄而透明的**晶状体囊**，周缘借睫状小带连于睫状体。

晶状体的曲率可随睫状肌的舒缩而改变。当看近物时，睫状肌收缩，睫状小带放松，晶状体由于本身的弹性而变凸，折光能力增强，使物像聚焦在视网膜上。看远物时，与此相反。老年人因晶状体弹性减弱，眼的调节能力减退，看近物时模糊，看远物时较清晰，俗称“老花眼”晶状体可因代谢障碍（糖尿病）、外伤、电离辐射等引起混浊而影响视力，临床上称“白内障”。

（三）玻璃体

玻璃体 vitreous body（图 11－1）位于晶状体和视网膜之间，由无色透明的胶状物质构成，具有折光和支持视网膜的作用。若玻璃体发生混浊，眼前可见晃动的黑点，临床上称飞蚊症。

第二节 眼副器

眼副器包括眼睑、结膜、泪器、眼球外肌及筋膜和眶脂体等，对眼球有保护、支持、运动等作用。

一、眼　　睑

眼睑 eyelids（图 11－5，6）俗称眼皮，遮盖在眼球的前部，有保护眼球的作用。眼睑可分为**上睑**和**下睑**。上、下睑之间的裂隙称**睑裂**。睑裂的内侧端较钝圆称**内眦**，睑裂外侧端较锐利称**外眦**。睑的游离缘称**睑缘**。睑缘前缘处生有睫毛。睫毛的皮脂腺称**睫毛腺**（Zeis 腺），当此腺感染时形成麦粒肿，表现为眼睑，特别是睑缘肿胀，为眼科常见病。近上、下睑缘内侧端，各有一小的突起，其顶端有一针尖样的小孔称**泪点**，它是泪小管的入口。

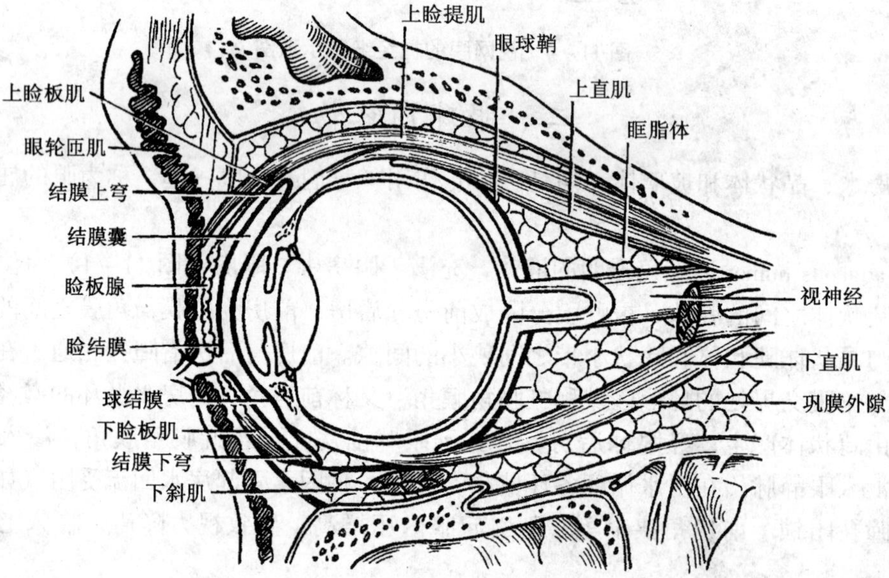

图 11－5　眼眶（矢状断面）

眼睑组织由浅至深分为 5 层：皮肤、皮下组织、肌层、睑板和睑结膜。眼睑皮肤细薄，皮下组织疏松，心肾疾病时容易发生眼睑皮下水肿。肌层主要为眼轮匝肌，收缩时闭合睑裂。上睑内尚有上睑提肌，此肌的腱止于睑上部，收缩时可上提眼睑，麻痹时则造成眼睑下垂。此肌止腱深方还有一层平滑肌称**上睑板肌**，受交感神经支配，也有开大睑裂的作用。**睑**

板由致密结缔组织构成，呈半月形，较坚韧。睑板的内侧和外侧分别借**睑内侧韧带**和**睑外侧韧带**与眶缘相连。睑内侧韧带后方有泪囊（图 11－6），因此，睑内侧韧带是施行泪囊手术寻找泪囊的标志。睑板内有许多**睑板腺**，与睑缘垂直排列，开口于睑缘后缘，它分泌油脂类物质，有润滑睑缘防止泪液外溢的作用，当腺管阻塞时，分泌物潴留，形成睑板腺囊肿，亦称霰粒肿。睑结膜被覆于眼睑最内面，含有丰富血管。

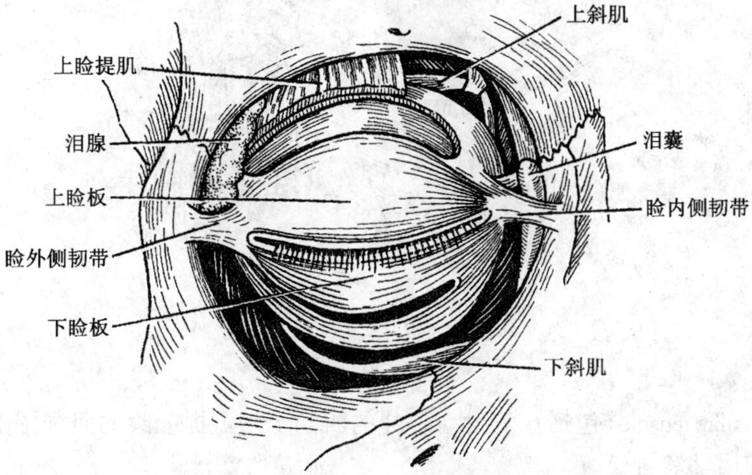

图 11－6　睑板

二、结　　膜

结膜 conjunctiva(图 11－5)为富有血管的透明薄膜,覆盖在眼睑内面的部分称**睑结膜**；覆盖于眼球巩膜前面的部分称**球结膜**。上、下睑结膜与球结膜互相移行，其反折处分别形成**结膜上穹**和**结膜下穹**。闭眼时全部结膜围成一个囊状腔隙，称**结膜囊**，滴眼药即入此囊内。沙眼和结膜炎是结膜的常见病。

三、泪　　器

泪器 lacrimal apparatus 由泪腺和泪道组成。泪道包括泪点、泪小管、泪囊和鼻泪管（图 11－7）。

1. **泪腺** lacrimal gland　位于眶上壁外侧部的泪腺窝内，经 10～20 条排泄小管开口于结膜上穹的外侧部。它分泌的泪液，借瞬眼活动涂抹湿润、清洁角膜和结膜，对眼球起保护作用，多余的泪液流向内眦，经泪点进入泪小管。

2. **泪小管** lacrimal ductules　起于上、下睑缘的泪点，分别向上和向下与睑缘垂直走行一段，然后均转向内侧与睑缘平行开口于泪囊。为泪囊炎患者作泪囊冲洗术时，应注意泪小管的走行特点。

3. **泪囊** lacrimal sac　位于眶内侧壁前部的泪囊窝内，为一膜性囊，其上部为盲端，下端延续为鼻泪管。

4. **鼻泪管** nasolacrimal duct　位于骨性鼻泪管内，上连泪囊，下端开口于下鼻道。当炎症等引起的鼻泪管及泪囊不畅通时，可引起溢泪症。

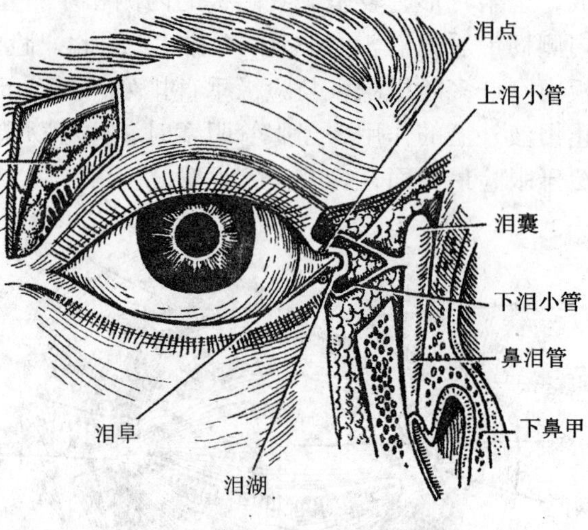

图 11－7　泪器

四、眼球外肌

眼球外肌 ocular muscles 包括 6 条运动眼球的肌和 1 条上提上睑的肌（图 11－8），都是骨骼肌，为视器的运动装置。

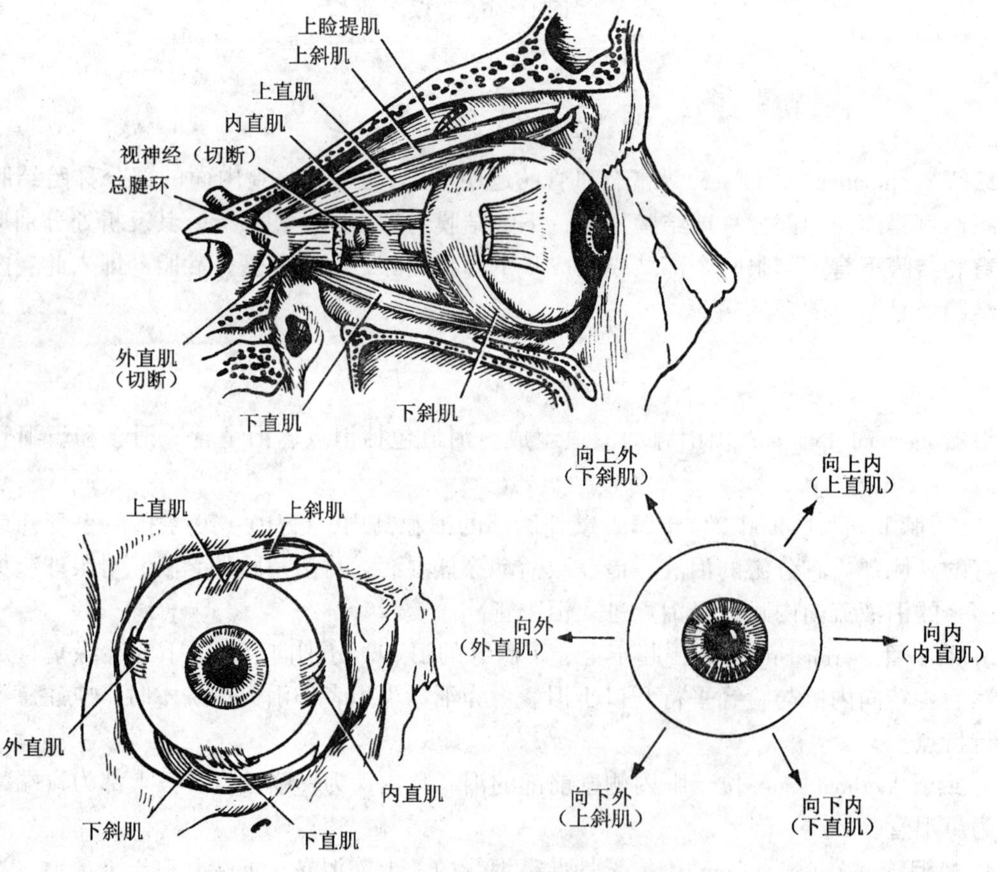

图 11－8　眼球外肌

上睑提肌起自视神经孔上方，向前止于上睑，可提上睑。运动眼球的有四块直肌，两块斜肌，除下斜肌外，其余各肌均起于视神经孔周围的总腱环。**上直肌、下直肌、内直肌**和**外直肌**向前分别止于眼球前部巩膜的上、下、内侧面和外侧面。分别可使瞳孔转向上内、下内、内侧和外侧。**上斜肌**在上直肌和内直肌之间前行，以细腱通过附于眶内侧壁前上方的纤维滑车，然后转向后外，经上直肌下方，止于眼球后外侧面上部，其作用是使瞳孔转向下外方。**下斜肌**起于眶下壁内侧部，于下直肌下方斜向后外，止于眼球外侧面，可使瞳孔转向上外方。眼球的正常转动，是两侧眼肌共同协调运动的结果，如侧视时一侧外直肌和另一侧的内直肌同时收缩；聚视中线时两眼的内直肌同时收缩。当某条眼肌瘫痪，则会出现眼球斜视或有复视现象。

五、眶脂体和眼球筋膜

眶脂体为充填于眶内各结构之间的脂肪组织，对眶内各结构起支持保护作用。眼球筋膜又称**眼球鞘**（图 11－5），包裹眼球的大部，为介于眼球与眶脂体之间的纤维组织薄膜，它与眼球间存有间隙，以利于眼球的灵活转动。

第三节　眼的血管

一、眼的动脉

眼动脉 ophthalmic artery 起于颈内动脉，与视神经一起经视神经管入眶，分支营养眼球、眼球外肌、泪腺、眼睑等，其中最重要的分支是视网膜中央动脉（图 11－9）。

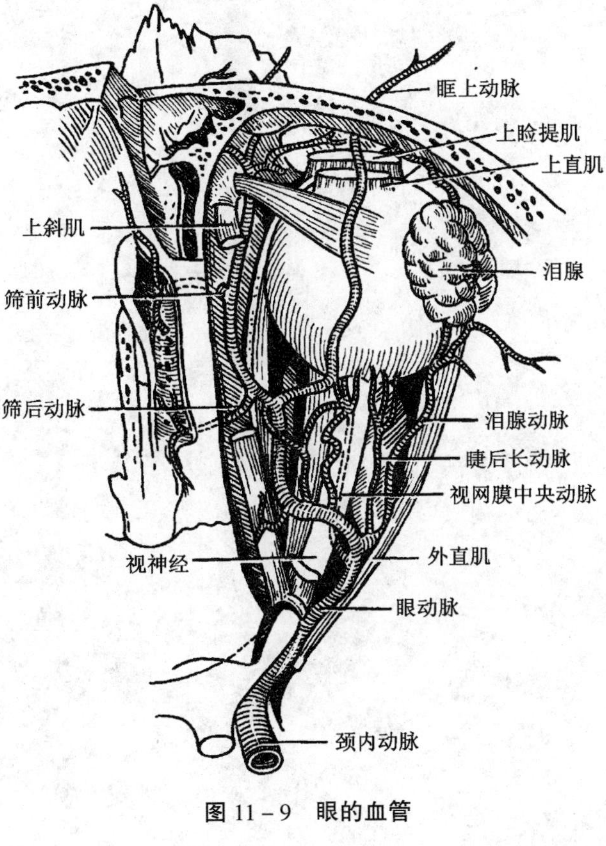

图 11－9　眼的血管

视网膜中央动脉 central artery of retina 最初走在视神经下方，后穿入视神经行于视神经中央，出视神经盘处分为四支，即视网膜鼻侧上、下小动脉和视网膜颞侧上、下小动脉，营养视网膜内层。临床上常用眼底镜观察此动脉，以帮助诊断动脉硬化及某些颅内疾病（图 11－3）。

二、眼的静脉

眼球的静脉主要有**视网膜中央静脉和涡静脉**：前者收集视网膜的静脉血，与同名动脉伴行，穿出视神经后注入眼上静脉；涡静脉有 4～6 条，收集虹膜、睫状体和脉络膜的静脉血，穿出巩膜后注入眼上和眼下静脉。

眼上静脉和**眼下静脉**均起自眶的前内侧部，收集与眼动脉分支伴行的静脉。眼静脉无瓣膜，向前与面静脉的终支吻合，向后注入海绵窦，因此面部感染可经此途径侵入颅内。

（赵士斌）

第十二章　前庭蜗器

前庭蜗器 vestibulocochlear organ 又称**位听器**，包括感受声波的听器和感受头部位置变化的位觉器。两者在功能上虽然不同，但结构上联系紧密。前庭蜗器包括外耳、中耳和内耳三部分（图 12 – 1）。

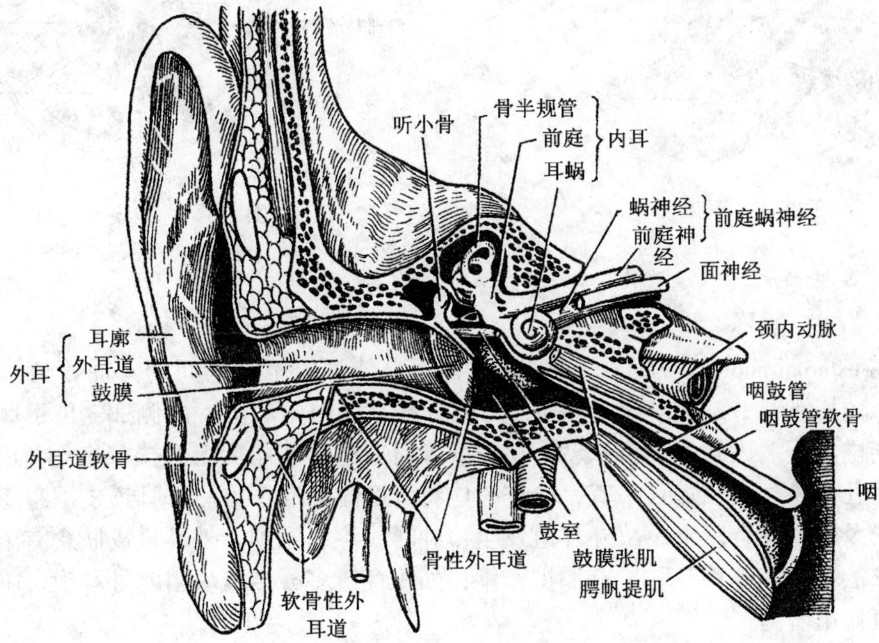

图 12 – 1　位听器全貌模式图

第一节　外　　耳

外耳 external ear 包括耳廓、外耳道和鼓膜三部分，具有收集和传导声波的作用。

一、耳　　廓

耳廓 auricle 位于头部两侧，大部分以弹性软骨为支架，外面覆以皮肤，皮下组织很少，但血管神经丰富。耳廓下方小部无软骨，仅有皮肤、结缔组织和脂肪，称**耳垂**，是临床常用的采血部位。

耳廓前外侧面高低不平（图 12 – 2），边缘向前卷曲称**耳轮**，前方与其平行的隆起称**对耳轮**，后者上端分叉为**对耳轮脚**，两脚间为凹陷的**三角窝**。对耳轮前方的深窝称**耳甲**，有外耳门通外耳道。外耳门前方有突起的**耳屏**，与其相对的突起（在耳轮下端）称**对耳屏**，两者间有**耳屏间切迹**。耳廓的外部形态是耳针取穴的标志。

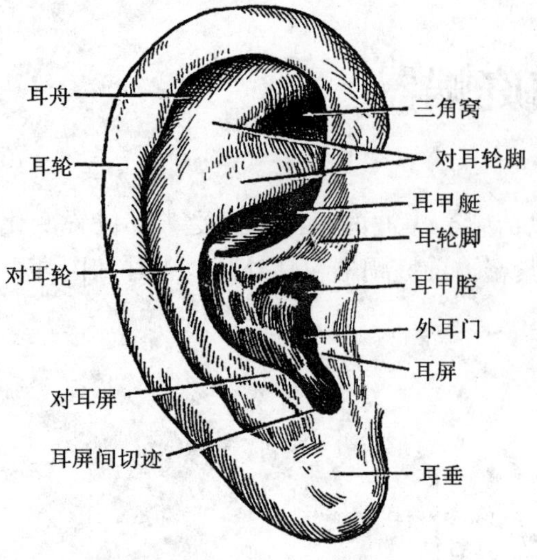

图 12－2　耳廓

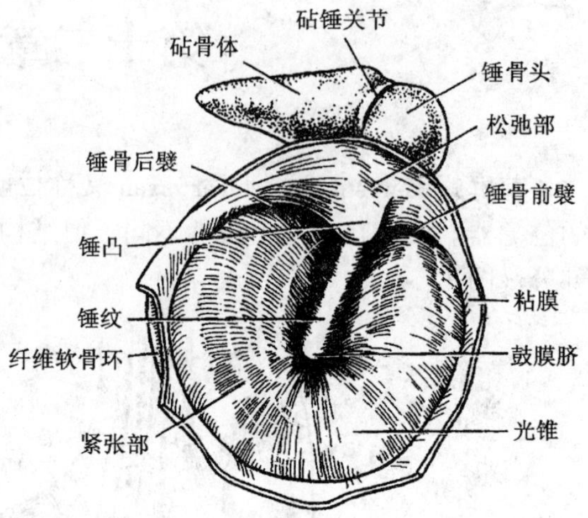

图 12－3　鼓膜（右侧）

二、外耳道

外耳道 external auditory meatus（图 12－1）为自外耳门至鼓膜间的弯曲管道，成人长约 2.5～3.5cm。其外侧 1/3 以软骨为基础，为软骨部，朝向内后上；内侧 2/3 位于颞骨内，为骨部，朝向内前下。因软骨部可牵动，检查鼓膜时应将耳廓向后上牵拉，将外耳道拉直才能看到鼓膜。儿童外耳道较短且平直，检查时应将耳廓拉向后下方。外耳道皮下组织很少，皮肤与软骨膜及骨膜结合紧密，故外耳道发生疖肿时，疼痛剧烈。外耳道皮肤含有丰富的耵聍腺，其分泌的粘稠液体称耵聍，有保护作用，如积存过多凝结成块阻塞外耳道，临床上称耵聍栓塞，可妨碍听力。

三、鼓　膜

鼓膜 tympanic membrane 为椭圆形半透明薄膜，位于外耳道底与中耳的鼓室之间，外侧面向前下外侧倾斜，其前上 1/4 部分薄而松弛称**松弛部**，后下 3/4 部分较坚实紧张称**紧张部**。鼓膜中心向内凹陷称**鼓膜脐**，在活体其前下方有一个三角形反光区称**光锥**（图 12－3），光锥消失是鼓膜内陷的重要标志。

第二节　中　耳

中耳 middle ear 包括鼓室、咽鼓管、乳突窦和乳突小房。

一、鼓　室

鼓室 tympanic cavity 为颞骨岩部内形态不规则的一个含气小腔，位于鼓膜与内耳之间（图 12－1），室腔内面覆有粘膜。鼓室内有听小骨、韧带、肌、血管和神经等。

（一）鼓室的壁

鼓室有六个壁（图 12－4，5）。

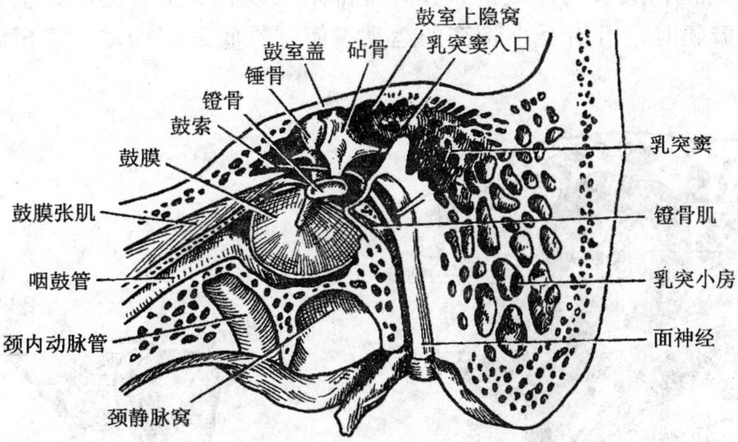

图 12-4　鼓室外侧壁

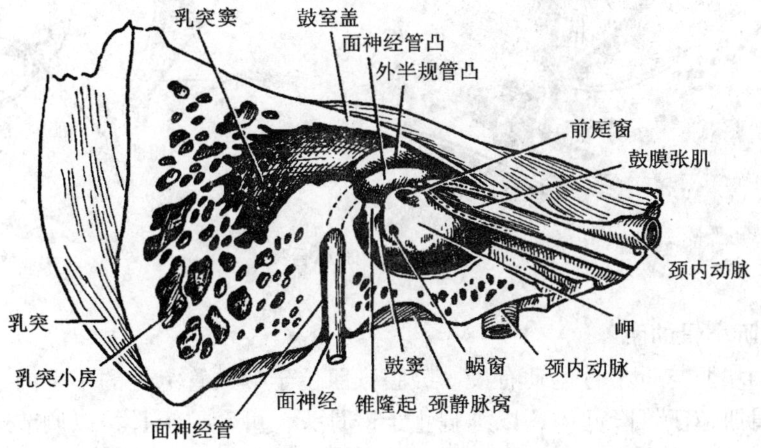

图 12-5　鼓室内侧壁

1. **上壁**　为**盖壁**，即鼓室盖，为颞骨岩部前面外侧份薄层骨板构成，将鼓室与颅中窝相隔。中耳炎时若破坏此壁，炎症可蔓延到颅内。

2. **下壁**　为**颈静脉壁**，由一薄层骨板构成，将鼓室与颈内静脉起始部隔开，有的人此壁极薄，中耳炎手术时易损伤颈内静脉引起出血。

3. **前壁**　为**颈动脉壁**，即颈动脉管的后壁，此壁上部有咽鼓管的开口。

4. **后壁**　为**乳突壁**，此壁上部有乳突窦开口，向后通入乳突小房，故中耳炎时炎症可蔓延至乳突小房引起乳突炎。乳突窦开口的下方，有一锥状突起称**锥隆起**。

5. **外侧壁**　大部分由鼓膜构成，故又称**鼓膜壁**，中耳炎时脓液破坏此壁，可造成鼓膜穿孔，脓液经外耳道流出。

6. **内侧壁**　为**迷路壁**，即内耳的外侧壁。此壁中部隆起称**岬**。岬的后上方有一卵圆形孔称**前庭窗**。岬的后下方有一圆形孔称**蜗窗**，活体时有第二鼓膜封闭。前庭窗的后上方骨呈弓形隆起，称**面神经管凸**，内有面神经通过。面神经管壁较薄或缺如，故中耳炎脓液可损及面神经。

（二）听小骨

位于鼓室内，共有三块（图 12-6），自外向内依次为**锤骨** malleus、**砧骨** incus 和**镫骨**

stapes，三块听小骨间借关节相连成链，锤骨下部附于鼓膜，镫骨的底以韧带连于前庭窗边缘。当声波振动鼓膜时，可借听小骨链的运动，使镫骨底来回摆动，将声波的振动传入内耳。

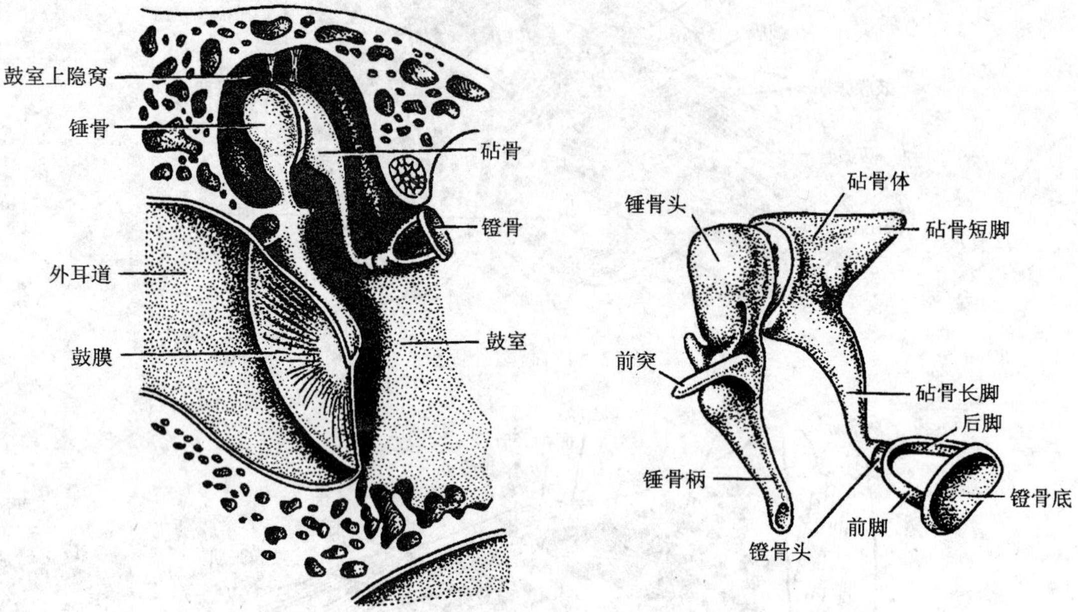

图 12-6　听小骨

（三）运动听小骨的肌

中耳内有两块肌与听小骨运动有关。**鼓膜张肌**位于咽鼓管上方的小管内，止于镫骨，可紧张鼓膜。**镫骨肌**位于锥隆起内，以细腱止于镫骨头，可牵拉镫骨，以调节声波引起的对内耳的压力。

二、咽鼓管

咽鼓管 auditory tube（图 12-1）为连通咽与鼓室之间的管道，外侧 1/3 为骨部，内侧2/3为软骨部。管的外侧端开口于鼓室前壁；内侧端开口于鼻咽的侧壁，即**咽鼓管咽口**，此口平时闭合，当吞咽或呵欠时开放，空气经咽鼓管进入鼓室，以保持鼓膜内、外压力的平衡，以利于鼓膜的振动。咽鼓管管腔内面覆有粘膜，并与鼓室和咽的粘膜相延续。幼儿的咽鼓管较成人的短而平，管径较大，故上呼吸道感染易沿此途径侵入鼓室，引起中耳炎。

三、乳突窦和乳突小房

乳突窦 mastoid antrum（图 12-4，5）是一个介于鼓室与乳突小房之间的腔，向前开口于鼓室后壁的上部，向后下与乳突小房相通连。**乳突小房**为颞骨乳突内的许多含气小腔，互相连通。乳突小房和乳突窦内衬以粘膜，并与鼓室的粘膜相延续，故中耳炎可蔓延到乳突窦和乳突小房。

第三节　内　　耳

内耳 internal ear 又称迷路，位于颞骨岩部内、鼓室与内耳道底之间，内有位、听觉感受器。迷路由一系列构造复杂的管腔组成，包括骨迷路和膜迷路。骨迷路是颞骨岩部内的骨性隧道，膜迷路套在骨迷路内，由互相连通的膜性小管和小囊组成。骨迷路与膜迷路之间的腔隙充满着外淋巴，膜迷路内充满着内淋巴，内、外淋巴互不相通。

一、骨迷路

骨迷路 bony labyrinth 为致密骨质组成的管道，由前向后依次为耳蜗、前庭和骨半规管三部分（图 12－7）。

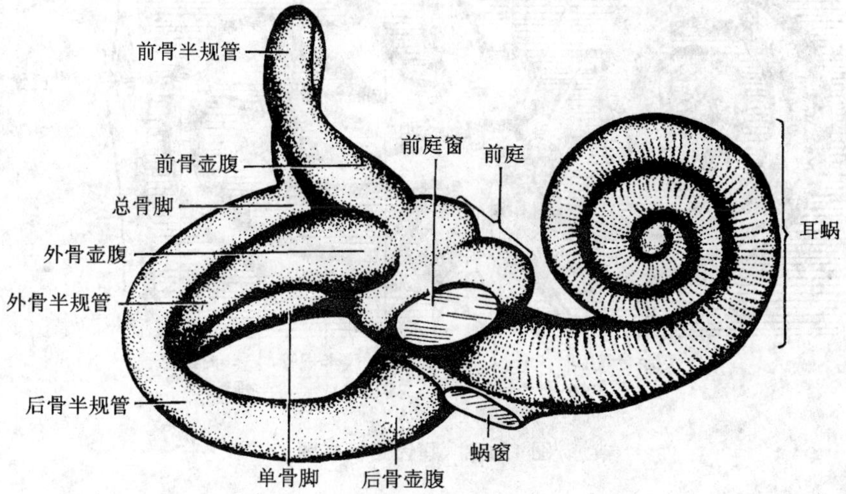

图 12－7　骨迷路

（一）前庭

前庭 vestibule 位于骨迷路中部，呈椭圆形空腔，前下方借一大孔与耳蜗相通，后上方以五个小孔与骨半规管相通，前庭的外侧壁（即鼓室内侧壁）上有前庭窗，内侧壁为内耳道底。

（二）骨半规管

骨半规管 bony semicircular canals 是由三个相互垂直的半环形小管组成，按其位置分别称**前骨半规管、后骨半规管和外骨半规管**。每管的一端称**单骨脚**，另一端膨大称**壶腹骨脚**，其膨大的部分称**骨壶腹**。前、后骨半规管的单骨脚合成一个**总骨脚**，因此三个骨半规管只有五个开口通于前庭。

（三）耳蜗

耳蜗 cochlea 位于前庭的前方，形似蜗牛壳。**蜗底**朝向内耳道底，**蜗顶**朝向前外方。耳蜗由一个骨性的**蜗螺旋管（骨蜗管）**环绕骨性的蜗轴约两圈半构成（图 12－9），**蜗轴**为耳蜗中央的骨质，它发出骨片伸入蜗螺旋管称骨**螺旋板**，此板与膜迷路的蜗管相连，从而将蜗螺旋管分成上、下两半，上半（即蜗顶侧）称**前庭阶**，下半（即蜗底侧）称**鼓阶**。前庭阶与鼓阶内充满外淋巴，两者只有在蜗顶处借**蜗孔**彼此相通。前庭阶一端与前庭窗相接，鼓阶一端与蜗窗相接。前庭窗被镫骨底所封闭，蜗窗被第二鼓膜封闭。

二、膜 迷 路

膜迷路 membranous labyrinth（图 12－8）位于骨迷路内，由膜性小管及囊组成，与骨迷路形态相似但略小。膜迷路可分为椭圆囊、球囊、膜半规管和蜗管。

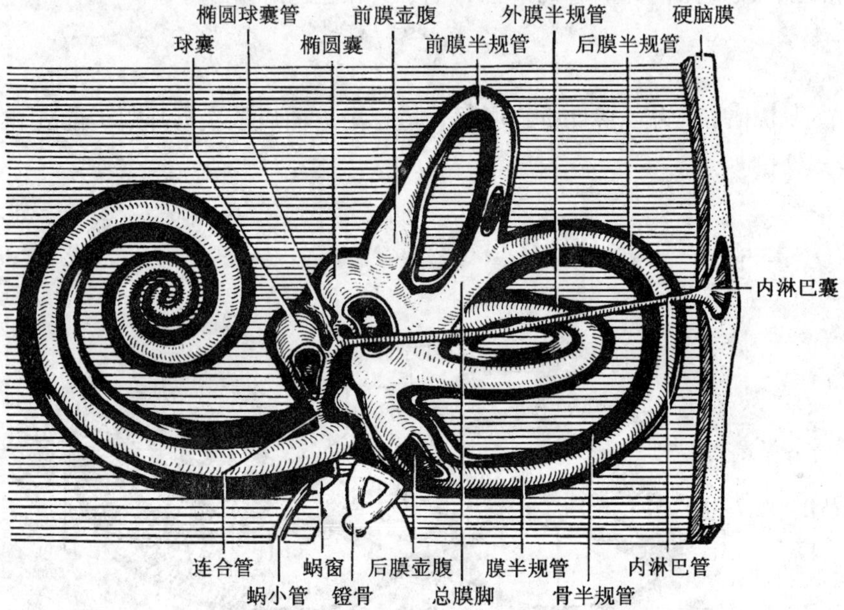

图 12－8　膜迷路模式图

（一）椭圆囊和球囊

椭圆囊 utricle 和**球囊** saccule 位于前庭内，椭圆囊居后上方，其后壁有五个小孔通膜半规管；球囊居前下方，以连合管与蜗管相通。两囊之间以椭圆球囊管相连，此管发出内淋巴管，穿经前庭内侧壁，至颞骨岩部后面扩大为淋巴囊，内淋巴可经此渗透回入周围血管丛。椭圆囊底壁和球囊前壁上有略隆起的小斑，分别称**椭圆囊斑** macula utriculi 和**球囊斑** macula sacculi，均为位觉感受器，能接受直线变速运动的刺激。

（二）膜半规管

膜半规管 semicircular ducts 位于骨半规管内，形态、位置与骨半规管相似，但管径较小。膜半规管的壶腹壁上，有嵴状隆起，称**壶腹嵴** crista ampullaris。它也是位觉感受器，能接受旋转运动开始和终止时的刺激。

（三）蜗管

蜗管 cochlear duct 为位于耳蜗内、前庭阶与鼓阶之间的膜性管道，横切面上呈三角形（图 12－9），其上壁称**前庭膜**，分隔前庭阶与蜗管；**外侧壁**贴于蜗螺旋管的骨壁上，含有丰富的血管，可能有分泌内淋巴的作用；下壁称**螺旋膜**，又称**基底膜**，与鼓阶相隔。在螺旋膜上有听觉感受器，称**螺旋器** spiral organ，也称 Corti 器。

声波传入内耳的途径有二：一是空气传导；二为骨传导。在正常情况下以空气传导为主。

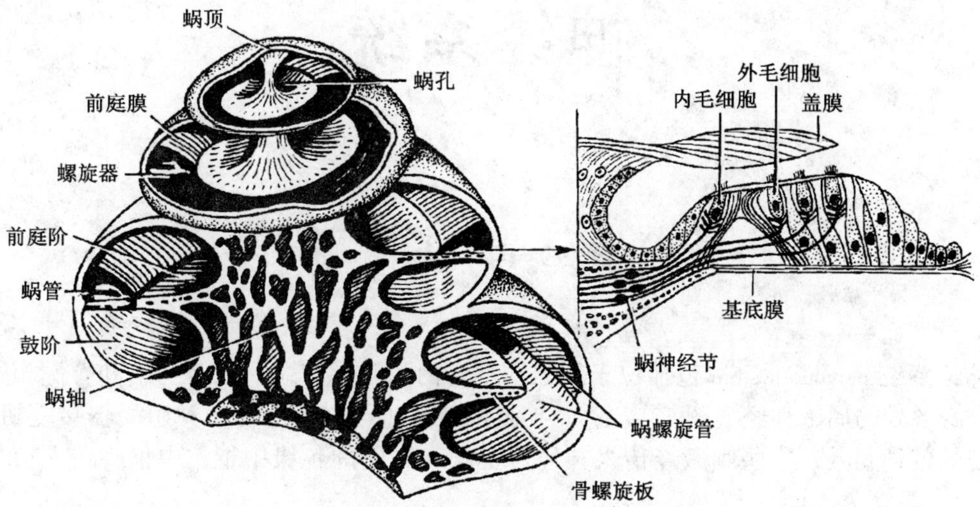

图 12－9　耳蜗纵切示意图

1. 空气传导　声波经外耳道引起鼓膜振动，经中耳的听小骨链传至前庭窗，引起前庭阶外淋巴波动，再经蜗孔传至鼓阶（蜗窗上的第二鼓膜向相反方向振动，有缓冲淋巴压力的作用）。前庭阶和鼓阶中外淋巴的波动，引起膜性的蜗管中的内淋巴波动，刺激基底膜上螺旋器，后者把波动的刺激变为神经冲动，经蜗神经传入中枢神经产生听觉。当鼓膜破损或听小骨功能障碍时，鼓室中空气的振动可经第二鼓膜传入内耳，但听力显著降低。

2. 骨传导　声波经颅骨传入内耳。在声波振动冲击下，颅骨（包括骨迷路）发生微小的来回移动或压缩回弹，继而导致内耳淋巴的波动，刺激螺旋器引起听觉。但骨传导效能极微。

（赵士斌）

神经系统

第十三章　总　论

神经系统 nervous system 包括位于颅腔和椎管内的脑和脊髓，以及与脑和脊髓相连并分布于全身各处的周围神经（图 13－1）。神经系统通过与它相连的各种感受器接受机体内、外环境的各种刺激，这些刺激经传入神经传至脑和脊髓的各级中枢，中枢将传入信息整合

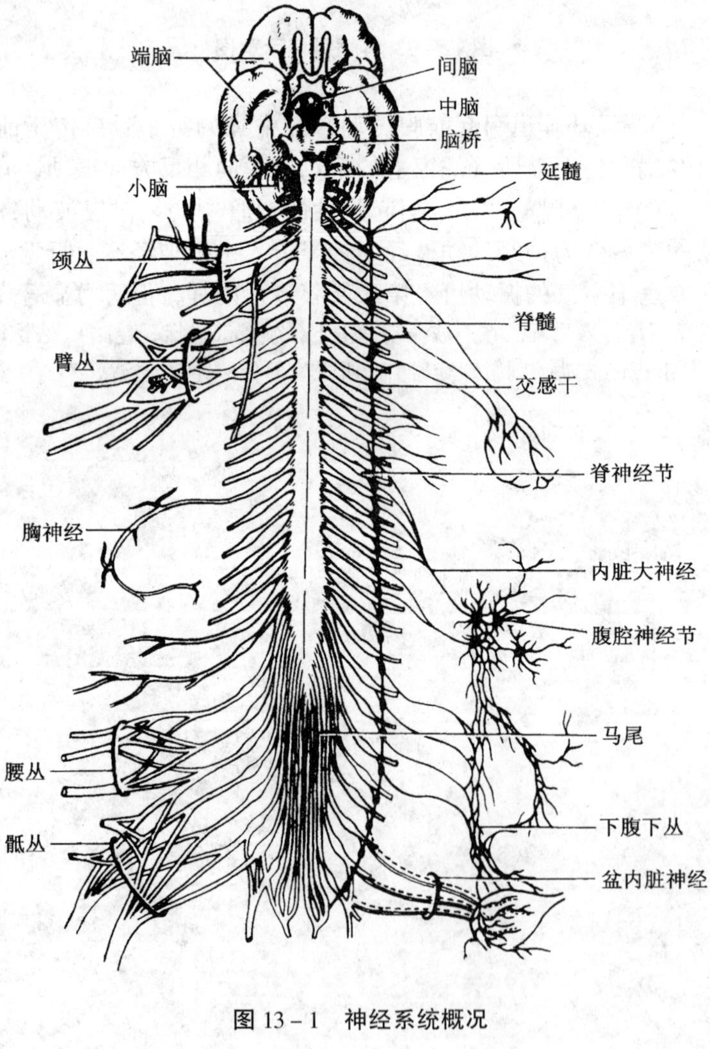

图 13－1　神经系统概况

后，发出相应的神经冲动，经传出神经传至相应的效应器，产生各种反应，控制和调节其他各系统的活动，使机体成为一个有机的整体，以适应多变的外环境及维持机体内环境的微细平衡，保证生命活动的正常进行。因此，神经系统是机体的主导系统。

人类神经系统的形态和功能是经过长期进化过程而获得的，神经系统的形态和基本模式在所有脊椎动物都是相似的，但人类由于从事生产劳动、语言交流和社会活动，促进了人类大脑皮质的高度发展，不仅含有与高等动物相似的各种感觉和运动中枢，而且有了分析语言的中枢，使人类大脑皮质成为思维意识活动的物质基础。这样，人类神经系统在结构和功能上都远远超越了其他动物，不仅能适应认识世界，而且能主观能动地改造世界，使自然界为人类服务。

一、神经系统的区分

神经系统分为**中枢神经系统** central nervous system 和**周围神经系统** peripheral nervous system 两部分。中枢神经系统包括**脑**和**脊髓**；周围神经系统包括**脑神经、脊神经**和**内脏神经**。

脑和脊髓由胚胎时期的神经管发育而成，平齐枕骨大孔处作为脑和脊髓的分界。神经管的头端演变成脑，分为五个部分，从颅侧向尾侧为**端脑**（即左、右大脑半球）、**间脑**、**中脑**、**后脑**（包括**脑桥**和**小脑**）和**延髓**（图 13－1）。神经管的余部演变成**脊髓**，呈长筒状。

脑神经共 12 对，与脑相连，主要分布于头颈部，但也有远至胸、腹腔脏器的。**脊神经**共 31 对，借前、后根与脊髓连接，主要分布于躯干和四肢。**内脏神经**是指分布于内脏、心血管、平滑肌和腺体的神经而言。其实，内脏神经在分布中常与脑、脊神经合并走行，并非截然分开，并通过脑神经和脊神经附于脑和脊髓。与内脏神经相对而言的**躯体神经**是指分布于体表、骨、关节和骨骼肌的神经。内脏神经和躯体神经的命名是依据它们分布的对象不同，而脑神经、脊神经的命名是依据它们分别与脑和脊髓相连接。

在周围神经中，内脏神经和躯体神经都有感觉神经和运动神经。**感觉神经**是将感受器的冲动传向中枢部，故又称**传入神经**；**运动神经**是将中枢部的冲动传向周围的效应器，故又称**传出神经**。其中内脏运动神经又称**自主神经**或**植物神经**，根据形态结构和功能的不同，又可将内脏运动神经分为**交感神经**和**副交感神经**。

二、神经系统的组成

除了血管和结缔组织的被膜外，神经系统由**神经元** neuron 和**神经胶质** neuroglia 组成。

（一）神经元

神经元即神经细胞，是一种高度分化的细胞，具有接受刺激和传导冲动等功能，是神经系统的结构和功能单位。

1. 神经元的基本形态　神经元的形态是多种多样的，但每一个神经元都包括有**胞体**和**突起**两部分（图 13－2），突起又分为**树突**和**轴突**。树突的数量和配布方式在不同的神经元中很不一致，一般有多个，较短，可反复分支。有些神经元树突具有小突起，称**树突棘**，以增大树突的表面积，可借此与其他神经元形成突触联系。神经元胞体通常只有一条轴突，一般较细长，可发出少数侧支。从功能上看，树突和胞体是接受其他神经元传来冲动的主要部位，而自神经元发出的冲动沿其轴突朝向远离胞体方向传导。

2. 神经元的分类　神经元可依据其形态（突起的多寡、轴突的长短）和功能的不同进行分类。

依据神经元突起的数目可分为三类（图 13－3）：

（1）**假单极神经元**：从胞体发出一个短突起，很快呈“T”字形分叉，一支至周围组织的感受器，称为**周围突**，另一支进入脑或脊髓，称为**中枢突**。凡脑、脊神经节中的一级感觉神经元多数属于此类。

（2）**双极神经元**：数量较少，胞体呈梭形，其两端各发出一个突起，一支伸向感受器为周围突，另一支伸向中枢为中枢突，如鼻粘膜内的嗅细胞、视网膜内的双极细胞、内耳的前庭神经节和蜗神经节内的感觉神经元。

（3）**多极神经元**：具有多个树突和一个轴突，中枢内的神经元绝大多数属于此类。

依据神经元的功能也可分为三类：

（1）**感觉神经元**：胞体位于脑、脊神经节内，假单极和双极神经元属此类，将内、外环境各种刺激传向中枢部。

（2）**运动神经元**：胞体位于中枢部，为多极神经元，将冲动自中枢部传向周围部，支配骨骼肌、心肌、平滑肌和腺体。

（3）**联络神经元**：在中枢内位于感觉和运动神经元之间，数量很大，占神经元总数的 99%，起联

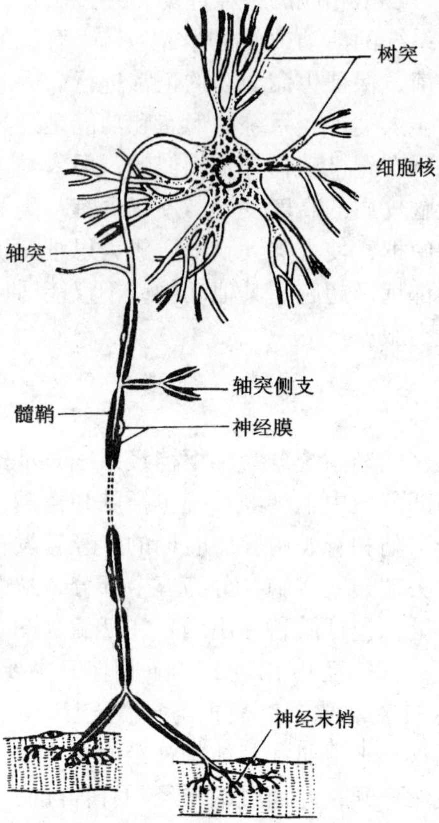

图 13－2　神经元模式图

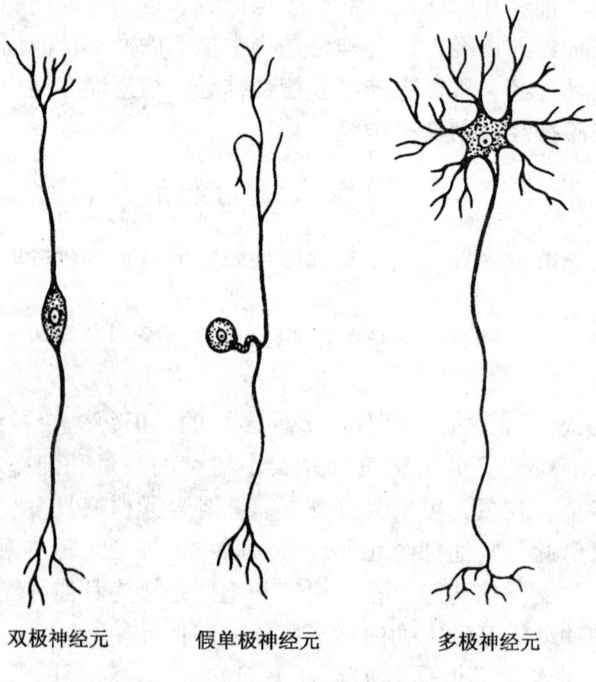

图 13－3　神经元按突起数目的分类

络作用，也为多极神经元，又称**中间神经元**。

依据神经元轴突的长短可分为两类：①Golgi Ⅰ型，为长轴突；②Golgi Ⅱ型，为短轴突。这两类细胞都是多极神经元。

此外，依据神经元所含的递质不同，还可分为**胆碱能神经元**、**去甲肾上腺素能神经元**、**多巴胺能神经元**和**五羟色胺能神经元**等。

3. 突触　神经元之间通过突触互相联系。**突触** synapse 是神经元与神经元之间或神经元与效应器之间及感受器细胞与神经细胞之间特化的接触区域。一个神经元仅能通过突触影响另一个神经元或效应器。大部分突触是**化学突触**，即冲动的传递需借助于化学递质的作用。但也有一些是**电突触**。一个典型的化学突触包括**突触前部**、**突触间隙**和**突触后部**三部分（图 13－4）。当神经冲动传至突触前部，此部的突触小泡释放神经递质到突触间隙并影响突触后部，从而完成神经元间的冲动传递。突触传递都是单方向的。

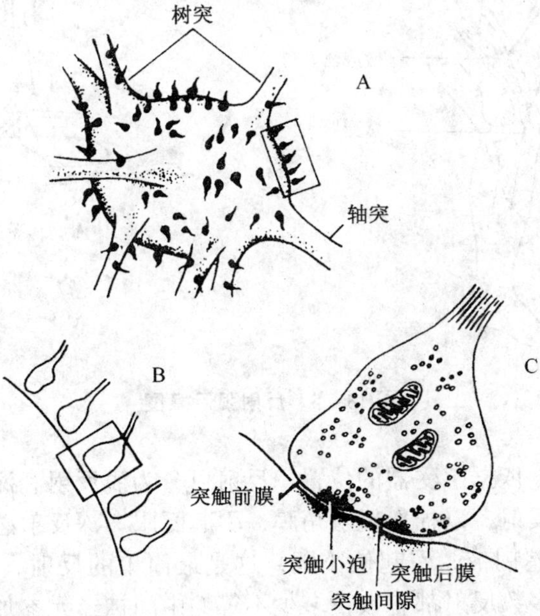

图 13－4　突触

A. 光镜下运动神经元表面上的突触

B. 为 A 图方框范围内的放大

C. 为 B 图方框内的电镜图

最多见的突触是一个神经元的轴突末梢止于另一个神经元的树突或胞体上，分别称为轴—树或轴—体突触。近年研究发现还有轴—轴、体—树、体—体和树—树突触等。

（二）神经胶质

神经胶质或称神经胶质细胞。神经系统中，神经元的胞体和轴突一般均被神经胶质细胞所围绕，其数量是神经元的 10～50 倍。神经胶质细胞不能传导神经冲动，它主要对神经元起支持、营养、保护、修复和形成髓鞘等作用。

三、神经系统的活动方式

神经系统的基本活动方式是**反射** reflex。所谓反射就是神经系统在调节机体的活动中，对内、外环境的刺激做出适宜的反应。完成反射活动的形态结构基础是**反射弧** reflex arc（图 13-5），包括：感受器→感觉神经→中枢部→运动神经→效应器。当感受器将所接受的刺激转变为神经冲动并经感觉神经传入中枢部后，中枢部对此冲动进行整合，经运动神经将整合后的冲动传至效应器，使机体对刺激做出一定的反应。

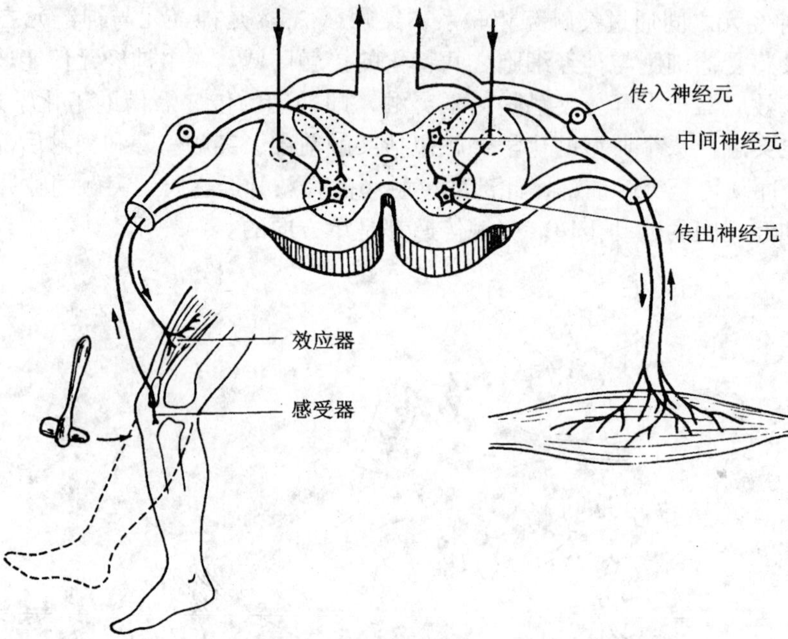

图 13-5　反射弧示意图

在正常生理状态下，依据感受器的位置，反射可分为**浅反射**和**深反射**两类。浅反射感受器的位置浅表，如角膜反射，以棉絮轻触角膜，引起眨眼。深反射感受器的位置较深，如髌反射（图 13-5），叩打髌韧带，引起伸小腿，这是最简单的反射，只有感觉和运动神经元参加，称**单突触反射**；多数反射都有数量多少不等的中间神经元参加，称**多突触反射**。在神经系统某些疾病时，可出现**病理反射**，如 Babinski 征，轻划患者足底，蹰趾背屈，正常人则为跖屈。此外，依据反射建立的方式，可分为先天性的**非条件反射**和后天获得的**条件反射**。

四、神经系统的常用术语

在中枢和周围神经系统中，胞体和突起有一定的组合编排方式，因部位和编排方式不同而给予不同的术语名称。

1. 神经核和神经节　除皮质外，形态和功能相似的神经元胞体聚集成团，位于中枢部的称**神经核** nucleus；位于周围部的称**神经节** ganglion，有**感觉神经节**和**内脏神经节**（即植物神经节）之分。

2. 灰质和皮质　在中枢部，**灰质** gray matter 泛指神经元胞体及树突的集聚地点，在新鲜标本中色泽灰暗，如脊髓灰质。**皮质** cortex 是指配布在脑表面的灰质，如大、小脑皮质。

3. 神经纤维、神经和纤维束　神经元的轴突（或长突起）若有髓鞘和（或）神经膜包被，则称为**神经纤维** neurofibril；神经纤维在周围部可聚合为粗细不等的**神经** never，由结缔组织被膜包裹。神经中可含功能相同的纤维，也可含功能不同的纤维，如有的神经只含运动或感觉纤维，而有的神经可既含运动纤维也含感觉纤维，在中枢部，起止、行程和功能相似的神经纤维走在一起，称**纤维束** tract。

4. 白质和髓质　在中枢部，**白质** white matter 是泛指神经纤维的集聚地点，在新鲜标本髓鞘色泽白亮，如脊髓白质；分布于大、小脑皮质深面的白质又称**髓质** medulla。

5. 网状结构　在中枢部的某些区域，神经纤维纵横交织成网状，其间散有大小不等的神经元，灰、白质混杂排列，称为**网状结构** reticular formation，为进化过程中较古老的结构。

（胡梦娟）

第十四章 周围神经系统

周围神经系统是指脑和脊髓以外的神经成分而言，由神经和神经节构成。为讲述方便，通常把周围神经系统分为脊神经、脑神经和内脏神经三部分。

第一节 脊神经

脊神经 spinal nerves 与脊髓相连，主要分布于躯干和四肢，共 31 对，计有**颈神经** cervical nerves 8 对（$C_{1\sim8}$），**胸神经** thoracic nerves 12 对（$T_{1\sim12}$），**腰神经** lumbar nerves 5 对（$L_{1\sim5}$），**骶神经** sacral nerves 5 对（$S_{1\sim5}$），**尾神经** coccygeal nerve 1 对（Co）。每对脊神经（图 14－1）由与脊髓相连的前根和后根在近椎间孔处合成，后根上有一椭圆形膨大，称**脊神经节** spinal ganglion。**前根**由运动纤维组成，其胞体位于脊髓的灰质内；**后根**属感觉根，其胞体位于脊神经节，节中假单极神经元的中枢突组成后根，周围突加入脊神经。第 1 对颈神经从寰椎上方与枕骨之间出椎管，以下各对脊神经依次出自上而下排列的各椎间孔和骶前、后孔，但第 5 骶神经和尾神经从骶管裂孔穿出。

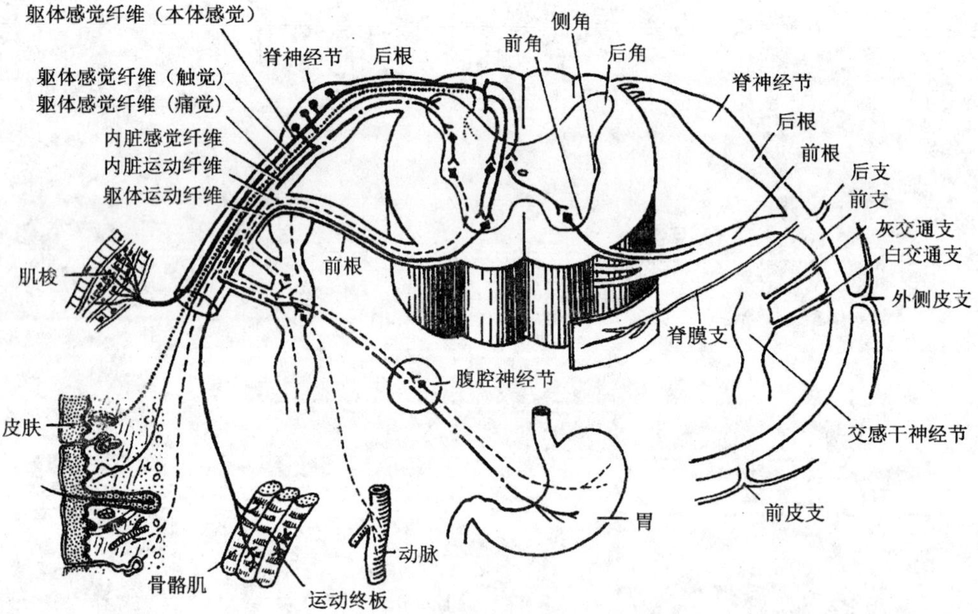

图 14－1 脊神经的组成和分布模式图

脊神经都是混合性神经。根据分布范围和功能的不同，脊神经均含有以下四种纤维成分：

1. 躯体感觉纤维 分布于皮肤、骨骼肌、腱和关节，将皮肤的浅感觉（痛、温、触觉）和肌、腱、关节的深感觉（运动觉、位置觉等）冲动传入中枢。

2. 内脏感觉纤维　分布于内脏、心血管和腺体，传导来自这些结构的感觉冲动。

3. 躯体运动纤维　分布于骨骼肌，支配其运动。

4. 内脏运动纤维　支配平滑肌和心肌的运动，控制腺体的分泌。

脊神经出椎间孔后，主要分为前支和后支，均为混合性。后支较细小，主要分布于项、背部皮肤及深群肌，节段性明显；前支较粗大，主要分布于躯干前、外侧部和四肢的肌和皮肤，除胸神经前支保持明显的节段性外，其余前支先交织成丛，再由丛发出若干神经至相应分布区。脊神经前支形成的神经丛有颈丛、臂丛、腰丛和骶丛。

一、颈　丛

（一）颈丛的组成和位置

颈丛 cervical plexus 由 $C_{1\sim4}$前支组成，位于胸锁乳突肌上部的深面。

（二）颈丛的主要分支

1. 皮支（图 14-2）　自胸锁乳突肌后缘中点附近浅出，在浅筋膜中呈放射状分布，其分支有：①**枕小神经**，行向后上至枕部及耳廓背面的皮肤。②**耳大神经**，行向上前至耳廓及其附近的皮肤。③**颈横神经**，也称颈皮神经，行向前至颈前部皮肤。④**锁骨上神经**，分多支行向下外至颈外侧下部、胸壁上部和肩部的皮肤。颈部手术时麻醉颈丛皮支，注射部位即在胸锁乳突肌后缘中点处。

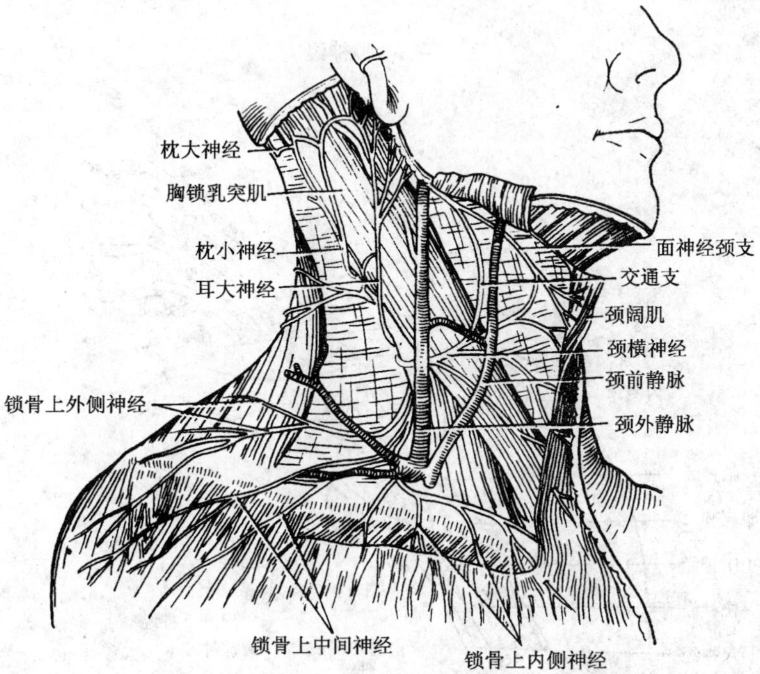

图 14-2　颈丛皮支

2. 肌支　主要支配颈深肌群、舌骨下肌群和膈。**膈神经** phrenic n.（$C_{3\sim5}$）（图 14-3）为混合性神经，是颈丛的最重要分支，沿前斜角肌前面下降，穿锁骨下动、静脉之间经胸廓上口入胸腔，再经肺根前方下行至膈。其运动纤维支配膈，感觉纤维分布于胸膜、心包和膈下的部分腹膜。膈神经受刺激时，可出现呃逆现象。膈神经受损，因膈瘫痪而致呼吸减弱。

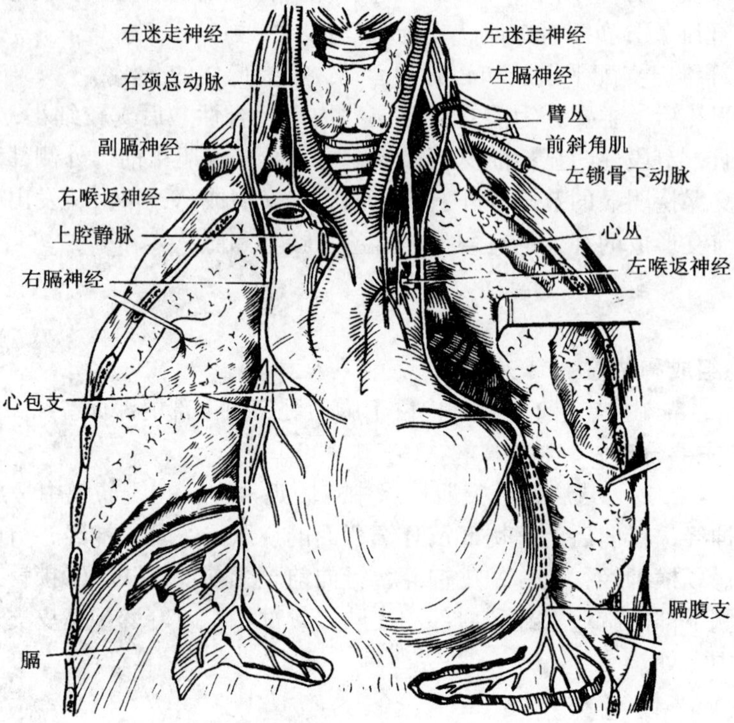

图 14－3　膈神经

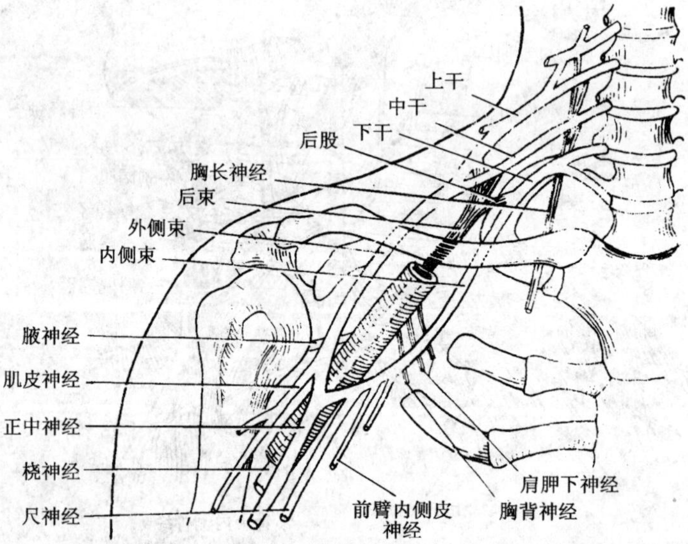

图 14－4　臂丛组成模式图

二、臂　　丛

（一）臂丛的组成和位置

臂丛 brachial plexus 由 $C_{5\sim8}$前支和 T_1 前支的大部分组成，自斜角肌间隙穿出，行于锁骨下动脉后上方，经锁骨后方进入腋窝（图 14－4）。臂丛在锁骨上窝处位置表浅。在活体可触摸到；在腋窝，臂丛分支围绕腋动脉，位于动脉的内侧、外侧和后方。上肢手术时常麻醉臂丛，麻醉部位可在锁骨上窝或腋窝，但前者应注意勿损伤胸膜顶而导致气胸。

（二）臂丛的主要分支

臂丛分支主要分布于上肢的肌和皮肤，也支配部分背浅群肌和胸上肢肌，其中主要的分支有：

1. **胸长神经**（$C_{5\sim7}$）　沿前锯肌表面下降并支配此肌。此神经损伤，前锯肌瘫痪，肩胛骨脊柱缘翘起，表现为"翼状肩"。

2. **胸背神经**（$C_{6\sim8}$）　沿肩胛骨外侧缘下行，支配背阔肌。在乳癌根治术中，清除腋淋巴结时，应注意勿损伤此神经。

3. **肌皮神经** musculocutaneous n.（$C_{5\sim7}$）（图 14－5）　向外下斜穿喙肱肌，经肱二头肌和肱肌间下行，并发分支支配上述三肌，其终支在肘关节稍上方的外侧浅出，分布于前臂外侧的皮肤。

4. **正中神经** median n.（$C_5\sim T_1$）（图 14－5，6A）　由内、外侧两根合成，与肱动脉伴行，沿肱二头肌内侧沟下降至肘窝，穿旋前圆肌后于前臂前面正中指浅、深屈肌之间下行，经腕管至手掌。正中神经在臂部无分支。在前臂支配除肱桡肌、尺侧腕屈肌和指深屈肌尺侧半以外的所有前臂屈肌和旋前肌。在手掌，发出返支，支配除拇收肌以外的鱼际肌群，另有肌支支配第 1、2 蚓状肌；皮支分布于手掌桡侧 2/3，桡侧三个半指的掌面及其中节和远节背面的皮肤（图 14－6C）。

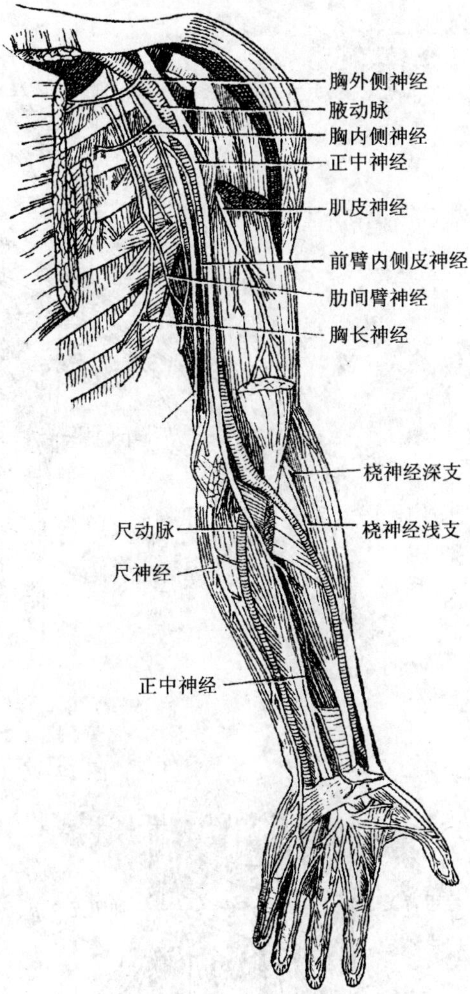

图 14－5　上肢前面的神经

正中神经损伤表现为：①因鱼际肌群萎缩而手掌显平坦，呈现所谓的"猿手"（图 14－7A）。②运动障碍：屈腕能力减弱，前臂不能旋前，拇、食和中指不能屈曲，拇指不能作对掌运动。③感觉障碍以拇、食、中指末节皮肤最明显。

5. **尺神经** ulnar n.（$C_7\sim T_1$）（图 14－5，6A、B）　初与肱动脉同行于肱二头肌内侧沟内，后转至肘关节背面的尺神经沟（此处神经位置表浅，紧贴骨面，活体上可触摸到，也较易受损伤），再向下前至前臂掌侧面，伴尺动脉行于前臂尺侧，经豌豆骨外侧至手掌。在臂部尺神经无分支。尺神经肌支支配尺侧腕屈肌、指深屈肌尺侧半、小鱼际肌群、拇收肌、骨间肌肌群及第 3、4 蚓状肌；皮支分布于手掌尺侧 1/3 及尺侧一个半指掌面和手背尺侧半及尺侧两个半指背面的皮肤（图 14－6C）。

尺神经损伤表现为：①小鱼际肌群因萎缩而显平坦，又因骨间肌及第 3、4 蚓状肌萎缩、掌骨间呈现深沟，第 4、5 指掌指关节过伸、指间关节屈曲，呈现为"爪形手"

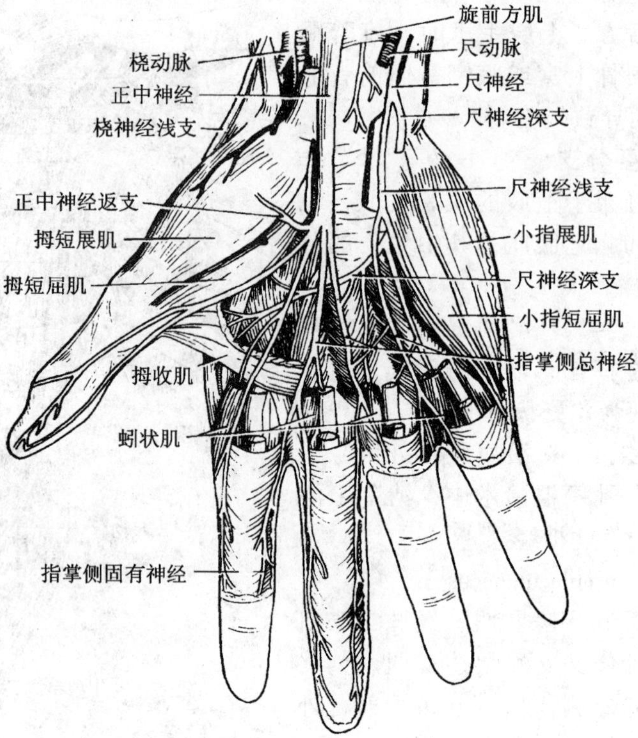

图 14－6（A） 手掌面的神经

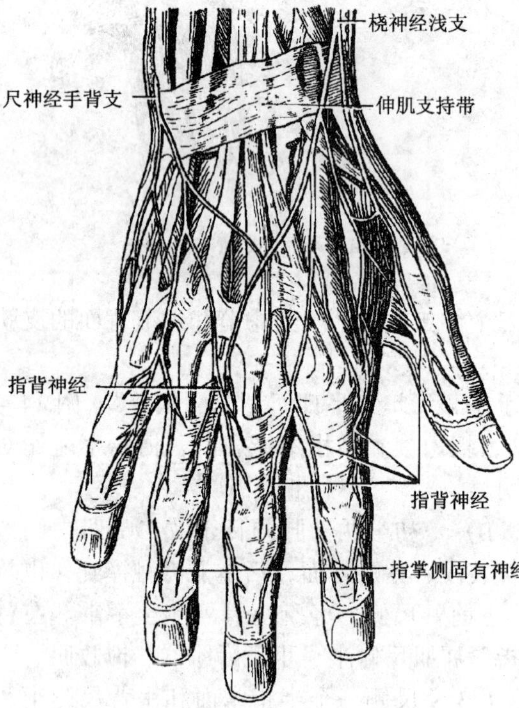

图 14－6（B） 手背面的神经

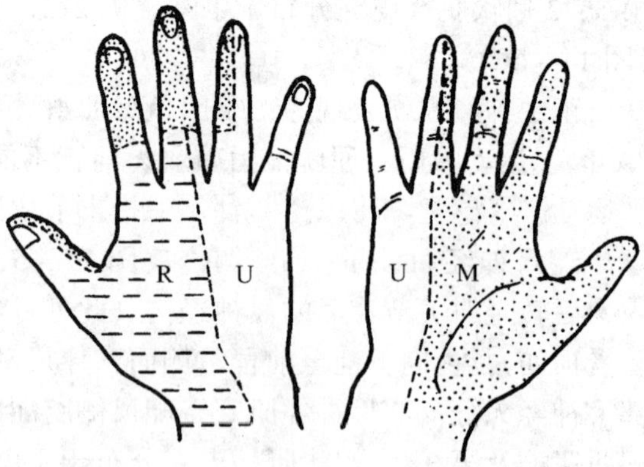

图 14－6（C） 手皮肤的神经分布示意图

M. 正中神经 U. 尺神经 R. 桡神经

(图 14－7B)。②运动障碍：屈腕能力减弱，拇指不能内收，其他各指不能内收和外展，第 4、5 指末节不能屈曲。③感觉障碍以手内侧缘皮肤最明显。

6．**桡神经** radial n．(C_5～T_1)（图 14－8，6B） 紧贴肱骨背面的桡神经沟并伴肱深动脉行向外下，达肱骨外上髁前上方分支，至前臂背侧和手背。桡神经粗大，支配整个上肢背侧的肌和皮肤，在手背的皮支分布于手背桡侧半及桡侧两个半指背面的皮肤（图 14－6C）。

肱骨中段骨折常损伤桡神经。桡神经损伤表现为：①肘关节屈曲，前臂呈旋前位，腕部呈“垂腕”状态(图 14－9)。②运动障碍：不能伸肘、腕和指，拇指不能外展，前臂旋后功能减弱。③感觉障碍以第 1、2 掌骨间隙背面的“虎口区”皮肤最明显。

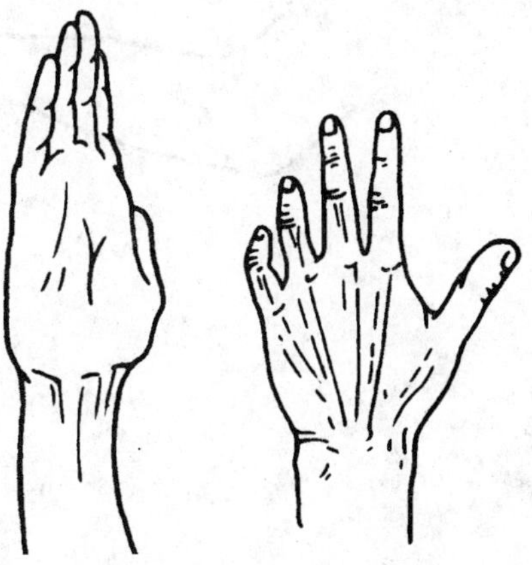

图 14－7 “猿手”(A)和“爪形手”(B)

7．**腋神经** axillary n．($C_{5\sim6}$)(图 14－10) 伴旋肱后动脉绕肱骨外科颈后方至三角肌深面，其肌支支配三角肌和小圆肌；皮支分布于肩部和臂外侧上部的皮肤。

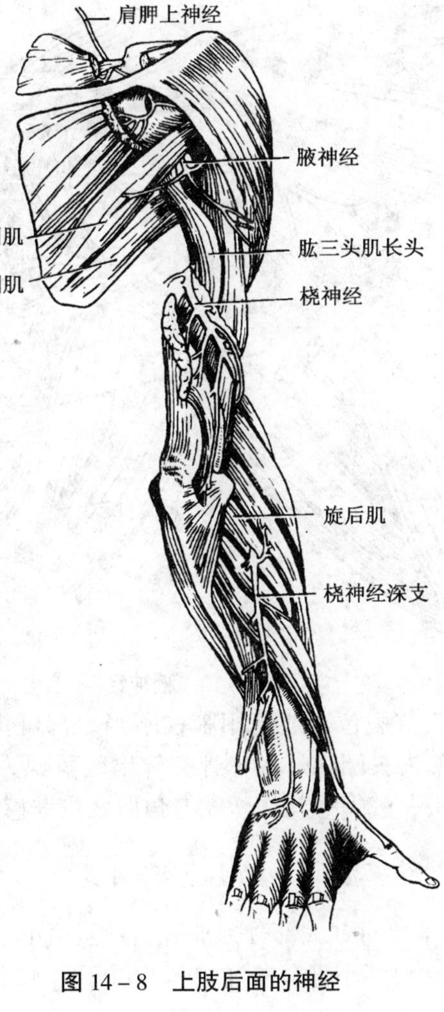

图 14－8 上肢后面的神经

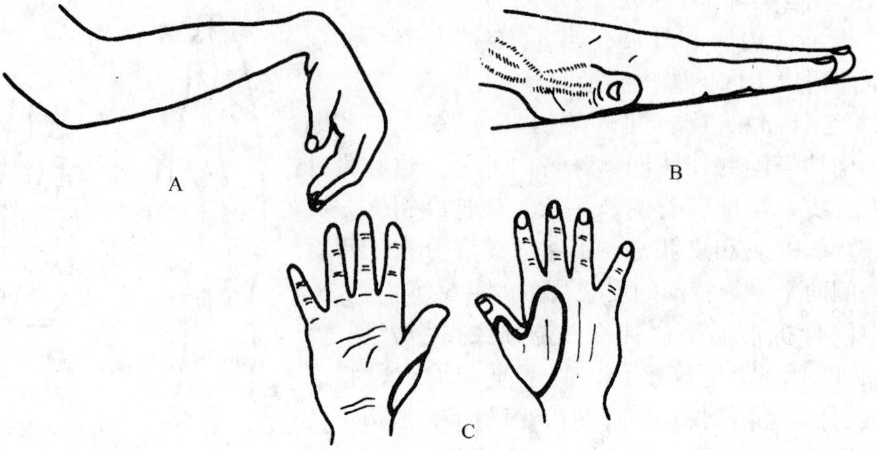

图 14－9　桡神经损伤症状图解

A. 垂腕　B. 拇指不能外展　C. “虎口区”皮肤感觉丧失

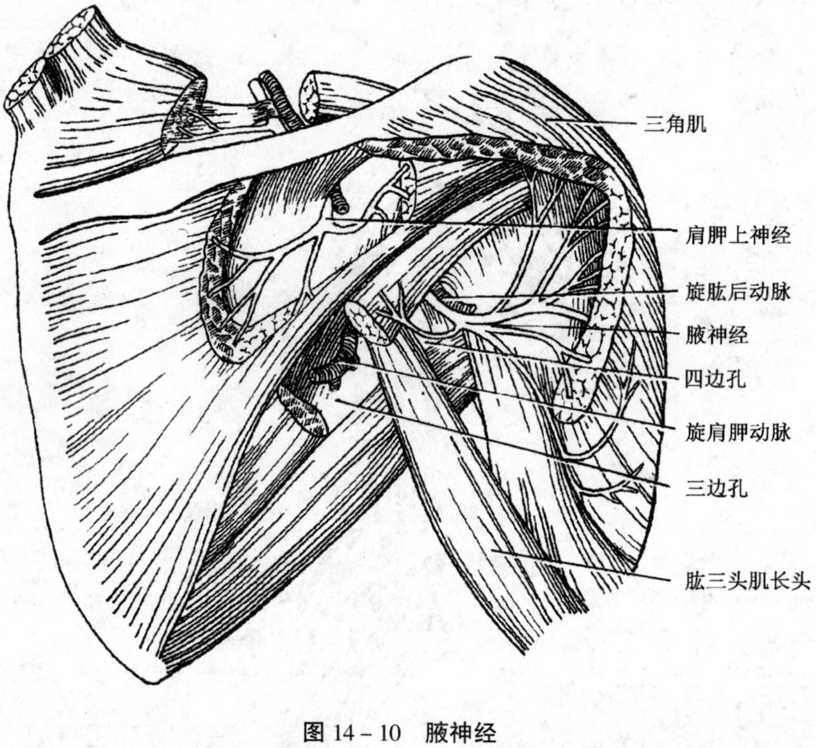

图 14－10　腋神经

肱骨外科颈骨折，肩关节脱位，或使用腋杖不当，都可损伤腋神经。腋神经损伤表现为：①因三角肌萎缩，肩部失去圆隆外形，骨突耸出，呈现为“方形肩”。②运动障碍：臂不能外展，患者不能做梳头、戴帽等动作。③三角肌区皮肤感觉丧失。

三、胸神经前支

胸神经前支共 12 对：第 1 对（大部分参加臂丛）至第 11 对位于相应肋间隙中，称**肋间神经** intercostal nerves；第 12 对（小部分参加腰丛）位于第 12 肋下方，称**肋下神经**。自椎间孔向前至腋前线，各神经行于肋内面下缘的肋沟内，因此在胸廓侧面行胸腔穿刺时，为避免损伤肋间神经不应在肋下缘进针。下 6 对胸神经前支的前份斜向下前，进入腹前外侧壁。胸神经前支的肌支支配肋间肌和腹前外侧壁诸肌；皮支除分布于胸腹壁皮肤外，还分布于肋胸膜和腹膜壁层。

胸神经前支分布保持明显的节段性，每对前支的皮支分布区如环状的条带，由上向下按神经顺序依次排列（图 14－11），临床上常据此来测定麻醉平面的高低和检查感觉障碍的节段。一般常以下述标志定神经节段：胸骨角平面对 T_2，乳头平面相当 T_4，剑突平面相当 T_6，肋弓平面相当 T_8，脐平面相当 T_{10}，脐与耻骨联合连线的中点平面相当 T_{12}。

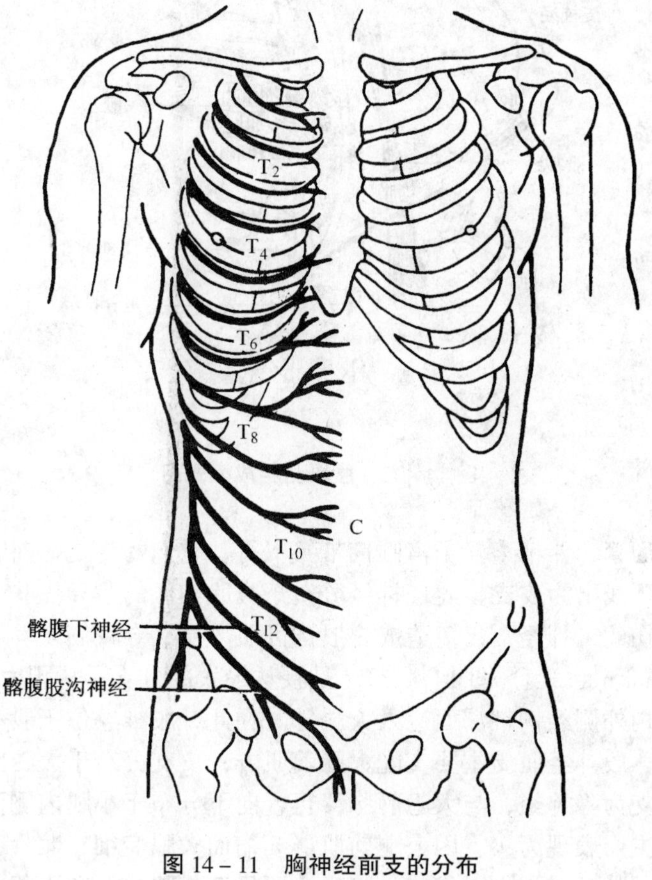

图 14－11　胸神经前支的分布

四、腰　丛

（一）腰丛的组成和位置

腰丛 lumbar plexus 由 T_{12}（小部分）、$L_{1\sim3}$及 L_4（一部分）前支组成（图 14－12）。腰丛位于腰大肌的深面。

（二）腰丛的主要分支

除有肌支支配髂腰肌和腰方肌外，其主要分支分布于腹股沟区及大腿的前部和内侧部。

1. **髂腹下神经** iliohypogastric n.（$T_{12} \sim L_1$）和**髂腹股沟神经** ilioinguinal n.（L_1）（图 14－11）　为平行的上、下两条细支，在髂嵴上方进入腹前外侧壁肌层内行向前内，其中髂腹股

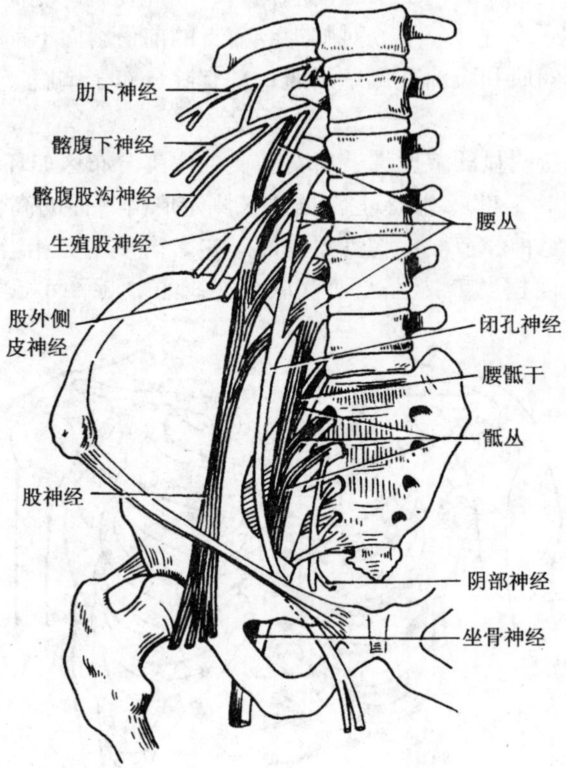

图 14－12　腰骶丛组成模式图

沟神经还穿经腹股沟管，伴精索（子宫圆韧带）下行，它们的终支，前者于腹股沟管皮下环上方、后者经皮下环浅出为皮支。此二神经分布于腹股沟区的肌和皮肤。在行腹股沟疝修补术时，应注意勿损伤此二神经，以免造成腹股沟区肌瘫痪，导致疝复发。

2. **股神经** femoral n.($L_{2\sim4}$)(图 14－13)　是腰丛最大的分支，从腰大肌外侧缘走出下行，在腹股沟韧带中点稍外侧经韧带深面进入大腿部。在此，股神经位于股动脉的外侧，随即分成若干肌支和皮支。股神经肌支主要支配大腿前肌群；皮支分布于大腿前面和小腿内侧面皮肤。其中最长的皮支为隐神经，与大隐静脉伴行，向下分布于小腿内侧面及足内侧缘皮肤。

股神经损伤的主要表现为：①因大腿前肌群萎缩而大腿变细，髌骨突出。②行走时抬腿困难，不能伸小腿，膝反射消失。③感觉障碍主要见于大腿前面和小腿内侧面皮肤。

3. **闭孔神经** obturator n.($L_{2\sim4}$)(图 14－13)　从腰大肌内侧缘走出，穿闭孔至大腿内侧。肌支支配大腿内收肌群，皮支分布于大腿内侧皮肤。

闭孔神经损伤主要表现为：①大腿内收能力减弱，仰卧时患肢不能置于健侧大腿之上。走路时患肢向外侧摆动；②大腿内侧皮肤感觉障碍。

4. **生殖股神经**(L_1、L_2)　自腰大肌前面穿出，肌支入腹股沟管支配提睾肌，皮支分布于阴囊（大阴唇）及其附近的大腿部皮肤。

此外还有**股外侧皮神经**（图 14－13），自腰大肌外侧缘穿出，经髂前上棘内侧、腹股沟韧带深面达股部，分布于大腿前外侧部皮肤。

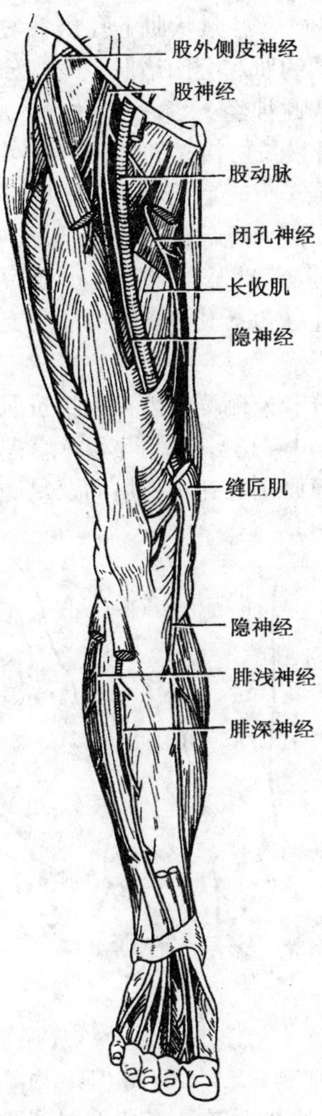

图 14－13　下肢前面的神经

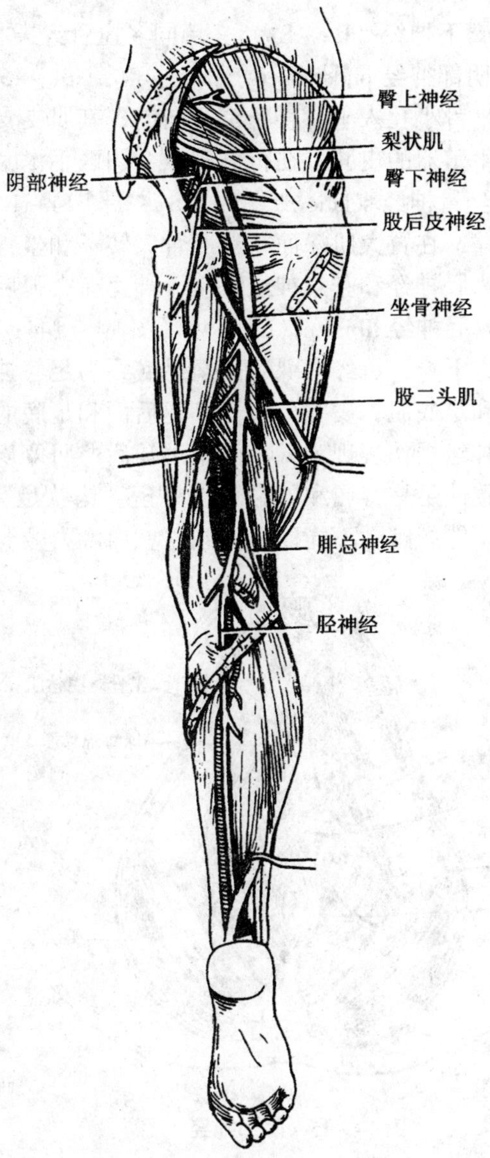

图 14－14　下肢后面的神经

五、骶　　丛

（一）骶丛的组成和位置

骶丛 sacral plexus 由L_4（一部分）、L_5、$S_{1\sim5}$、Co 前支组成（图 14－12）。其中L_4一部分和L_5前支合成腰骶干。骶丛位于小骨盆内、骶骨及梨状肌前面，其主要分支经坐骨大孔入臀部。

（二）骶丛的主要分支

骶丛分支主要分布于臀部、大腿后部、小腿和足的肌和皮肤（图 14－14，13），也有一些短支分布于盆壁和会阴，其中主要的分支有：

1. **臀上神经**（$L_4\sim S_1$）　伴同名血管经梨状肌上孔出骨盆，向后支配臀中肌、臀小肌和阔筋膜张肌。

2. **臀下神经**（$L_5 \sim S_2$）　伴同名血管经梨状肌下孔出骨盆，向后支配臀大肌。

3. **阴部神经** pudendal n.（$S_{2\sim4}$）（图 14－15）　伴同名血管经梨状肌下孔出骨盆，绕坐骨棘经坐骨小孔入坐骨直肠窝行向前，其肌支支配肛门外括约肌和会阴诸肌；皮支分布于肛门及外生殖器的皮肤。在行肛门及会阴区手术时，常需麻醉此神经。

4. **坐骨神经** sciatic n.（$L_4 \sim S_3$）（图 14－14）　是全身最长最粗大的神经，经梨状肌下孔出骨盆，在臀大肌深面，经股骨大转子和坐骨结节之间降至大腿后面，下行达腘窝上角稍上方分为胫神经和腓总神经。坐骨神经在大腿后部发分支支配大腿后群肌。

（1）**胫神经** tibial n.（$L_4 \sim S_3$）（图 14－14）：与腘动脉及胫后动脉伴行，在小腿后面比目鱼肌深方下行，再经内踝后方至足底终为足底神经。胫神经（包括其终支）的肌支支配小腿后群肌和足底肌；皮支分布于小腿后面和足底的皮肤。

胫神经损伤表现为：①由于小腿后群肌瘫痪，小腿前群和外侧群肌因失去拮抗肌而过度牵拉，致使足呈背屈和外翻位，呈现“钩状足”畸形（图 14－16A）。②运动障碍：足不能跖屈，不能屈趾，不能以足尖站立，内翻力减弱。③感觉障碍主要在小腿后面及足底。

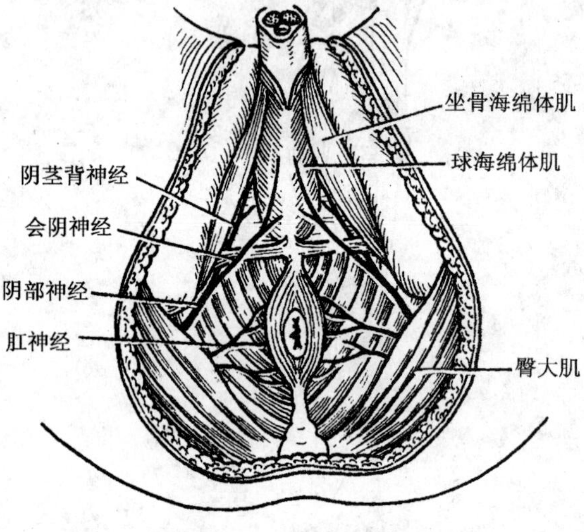

图 14－15　阴部神经

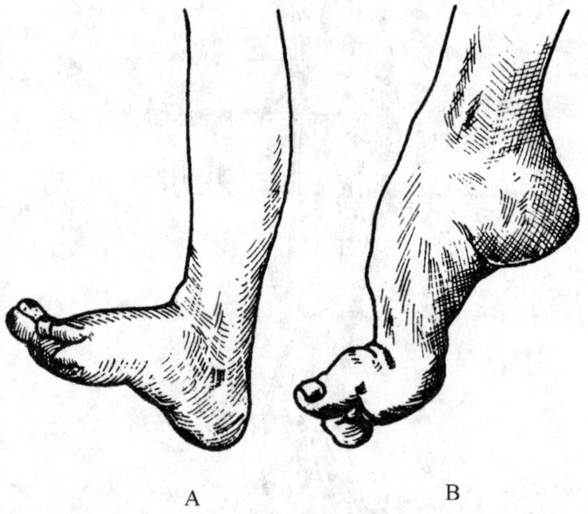

图 14－16　“钩状足”（A）和“马蹄内翻足”（B）

（2）**腓总神经** common peroneal n.（$L_4 \sim S_2$）（图 14－14，13）：自腘窝上角沿股二头肌内侧缘走向外下，绕过腓骨颈，穿腓骨长肌达小腿前面分为腓浅神经和腓深神经。**腓浅神经**下行于腓骨长、短肌之间，肌支支配此二肌，皮支分布于小腿外侧、足背和趾背皮肤。**腓深神经**与胫前动脉伴行，其分支支配小腿前群肌和足背肌，并分布于第 1 趾间隙背面的皮肤。

腓总神经损伤表现为：①由于小腿前、外侧群肌瘫痪，小腿后群肌因失去拮抗肌而过度牵拉，致使足跖屈（足下垂）和内翻位，呈现“马蹄内翻足”畸形（图 14－16B）。②运动障碍：足和趾不能背屈，因足下垂，患者步行时必须用力提高下肢，髋、膝关节高度屈曲，呈跨阈步态。③感觉障碍见于小腿前、外侧面及足背皮肤。

第二节　脑 神 经

脑神经 cranial nerves（图 14－17）为与脑相连的周围神经，主要分布于头颈部，也可远至胸腹腔脏器。脑神经共 12 对，其序号通常用罗马数字表示，列表如下：

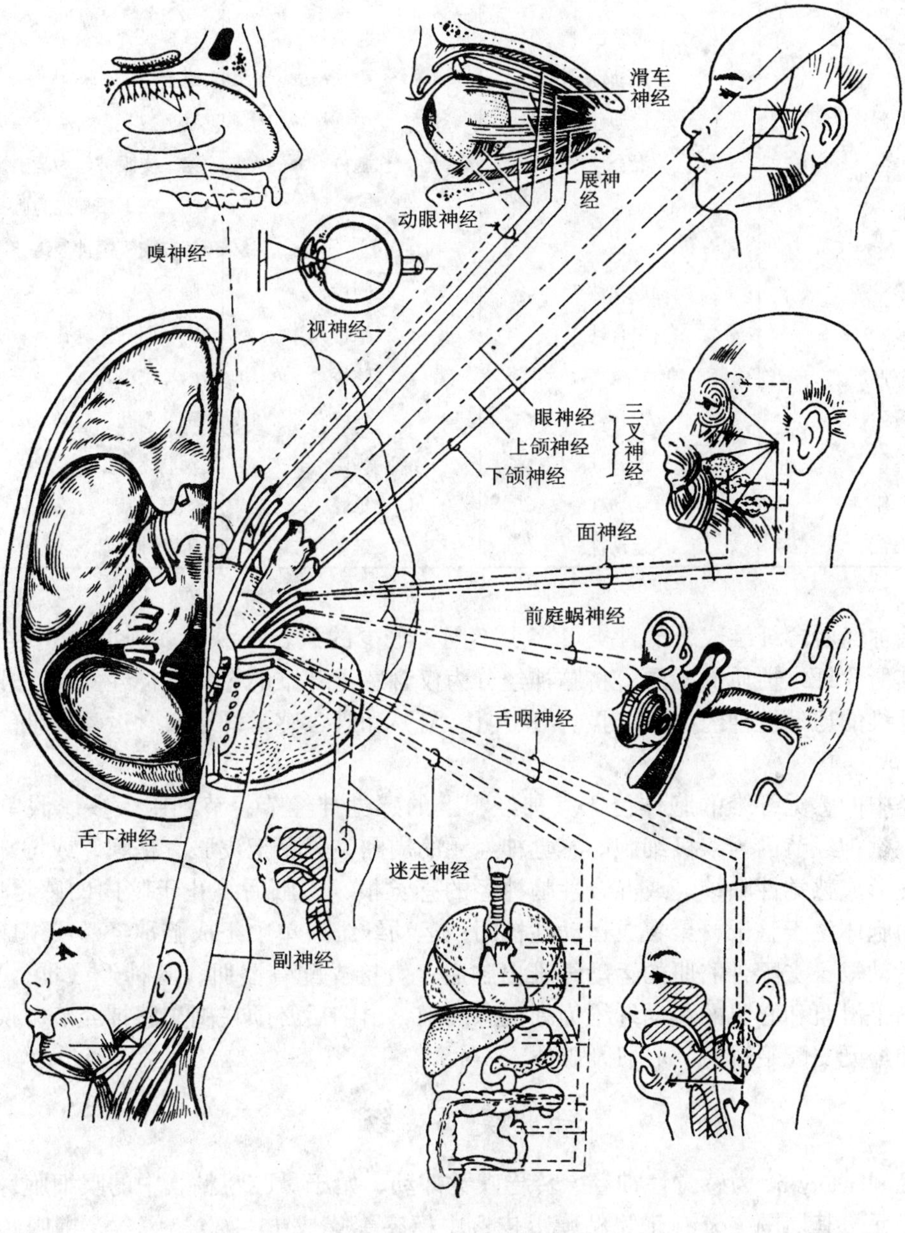

图 14－17　脑神经概况

脑神经的成分较脊神经复杂，含 7 种纤维成分：除与脊神经一样含有一般的①躯体感觉纤维；②内脏感觉纤维；③躯体运动纤维；④内脏运动纤维外；由于头部出现了一些特殊感受器，所以还含有⑤特殊躯体感觉纤维，分布于前庭蜗器和视器，传导位、听和视觉冲动；⑥特殊内脏感觉纤维，分布于味蕾和嗅粘膜，传导味、嗅觉冲动；此外，头颈部有一些从腮弓衍化来的骨骼肌，如咀嚼肌、面肌、咽喉肌、胸锁乳突肌和斜方肌等，支配这类骨骼肌的纤维特称⑦特殊内脏运动纤维。

各脑神经连接的脑部和进出颅腔的部位

序号及名称	性质	连接的脑部	进出颅腔的部位
Ⅰ 嗅神经	感觉性	端脑	筛孔
Ⅱ 视神经	感觉性	间脑	视神经管
Ⅲ 动眼神经	运动性	中脑	眶上裂
Ⅳ 滑车神经	运动性	中脑	眶上裂
Ⅴ 三叉神经	混合性	脑桥	第一支眼神经为眶上裂
			第二支上颌神经为圆孔
			第三支下颌神经为卵圆孔
Ⅵ 展神经	运动性	脑桥	眶上裂
Ⅶ 面神经	混合性	脑桥	内耳门→茎乳孔
Ⅷ 前庭蜗神经	感觉性	脑桥	内耳门
Ⅸ 舌咽神经	混合性	延髓	颈静脉孔
Ⅹ 迷走神经	混合性	延髓	颈静脉孔
Ⅺ 副神经	运动性	延髓	颈静脉孔
Ⅻ 舌下神经	运动性	延髓	舌下神经管

每对脑神经所含纤维成分的种类可多少不同，最少的只含一种，多则可达 3～4 种。因而可根据其所含纤维性质的不同，将脑神经分为仅含感觉纤维的感觉性神经（Ⅰ、Ⅱ、Ⅷ）、仅含运动纤维的运动性神经（Ⅲ、Ⅳ、Ⅵ、Ⅺ、Ⅻ）和既含感觉纤维又含运动纤维的混合性神经（Ⅴ、Ⅶ、Ⅸ、Ⅹ）。

脑神经中的感觉纤维的胞体位于其神经干上的感觉神经节，节细胞大多属假单极神经元，少数感觉神经节内为双极细胞。感觉神经元的周围突分布至皮肤、粘膜，或特殊的感受器；中枢突形成感觉性脑神经或混合性脑神经的感觉根，入脑后终止于脑内的感觉性核团。运动纤维的胞体位于脑干，聚集成运动性核团；运动纤维或单独组成脑神经，或组成混合性脑神经的运动根；支配骨骼肌的运动纤维出脑后，直接支配骨骼肌；脑神经（Ⅲ、Ⅶ、Ⅸ、Ⅹ）中控制平滑肌和心肌的运动纤维为副交感纤维，出脑后必须在副交感神经节中换元，再由后者的神经元支配平滑肌、心肌及腺体。

一、嗅 神 经

嗅神经 olfactory n. 为感觉性神经，传导嗅觉冲动，始于鼻腔嗅粘膜中的嗅细胞，嗅细胞为双极神经元，其周围突分布于嗅粘膜上皮；中枢突聚集成 15～20 条**嗅丝**，即嗅神经，穿筛孔入颅，止于端脑的嗅球。颅前窝骨折时，可损伤嗅神经导致嗅觉障碍。

二、视 神 经

视神经 optic n. 为感觉性神经，传导视觉冲动，由视网膜节细胞的轴突先汇聚于视神经盘，然后向后穿出巩膜，形成视神经。视神经经视神经管入颅中窝，连于视交叉，再经视束连于间脑。

三、动眼神经

动眼神经 oculomotor n.（图 14-18）为运动性神经，含有两种运动纤维：①躯体运动纤维，起自中脑，向前穿过海绵窦，经眶上裂入眶，分支支配除外直肌和上斜肌以外的全部眼球外肌，是动眼神经的主要成分。②副交感纤维，起自中脑，随主干入眶，然后进入位于视神经外侧的睫状神经节（属副交感神经节，详见内脏神经）换元，后者发纤维至眼球内的瞳孔括约肌和睫状肌，可缩小瞳孔和调节晶状体的曲度。

动眼神经损伤的主要表现：①上睑下垂。②眼外斜视，眼球不能向内、向上和向下方运动。③瞳孔散大，患侧对光反射消失（对光的刺激不能引起缩瞳）。

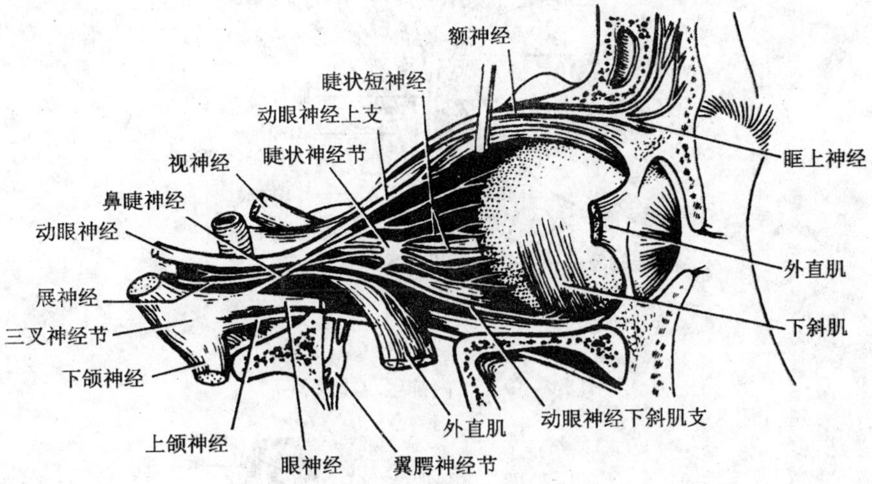

图 14-18　眶内神经（外侧面观）

四、滑车神经

滑车神经 trochlear n.（图 14-19）为运动性神经，起自中脑并于其背面出脑，绕中脑侧面至腹侧，再向前穿过海绵窦，经眶上裂入眶，支配上斜肌。滑车神经损伤，瞳孔不能转向下外方。

五、三叉神经

三叉神经 trigeminal n.（图 14-18，19，20）为粗大的混合性神经，含有两种纤维成分：①一般的躯体感觉纤维，主要分布于头面部皮肤，大部分口、鼻腔粘膜及眶区结构，传导一般感觉（如痛、温、触觉等）冲动，纤维的胞体位于颅中窝颞骨岩部前面的**三叉神经节** trigeminal ganglion，其假单极神经元的周围突，形成三叉神经三大分支，即眼神经、上颌神经和下颌神经，中枢突形成感觉根，进入脑桥，是三叉神经的主要成分。②支配咀嚼肌的运动纤维，起自脑桥，形成较小的运动根，行经三叉神经节下方，后随下颌神经经卵圆孔出颅，支配咀嚼肌。

（一）眼神经

眼神经 ophthalmic n. 只含感觉纤维，自三叉神经节向前穿过海绵窦，经眶上裂入眶。眼

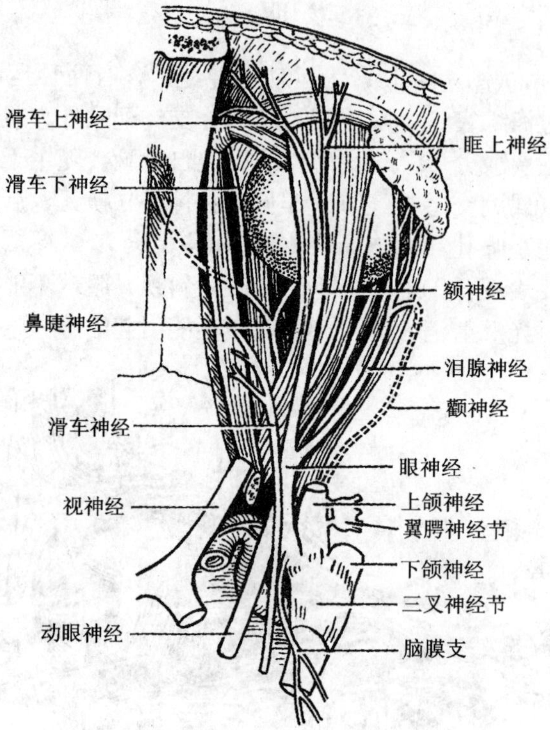

图 14－19　眶内神经（上面观）

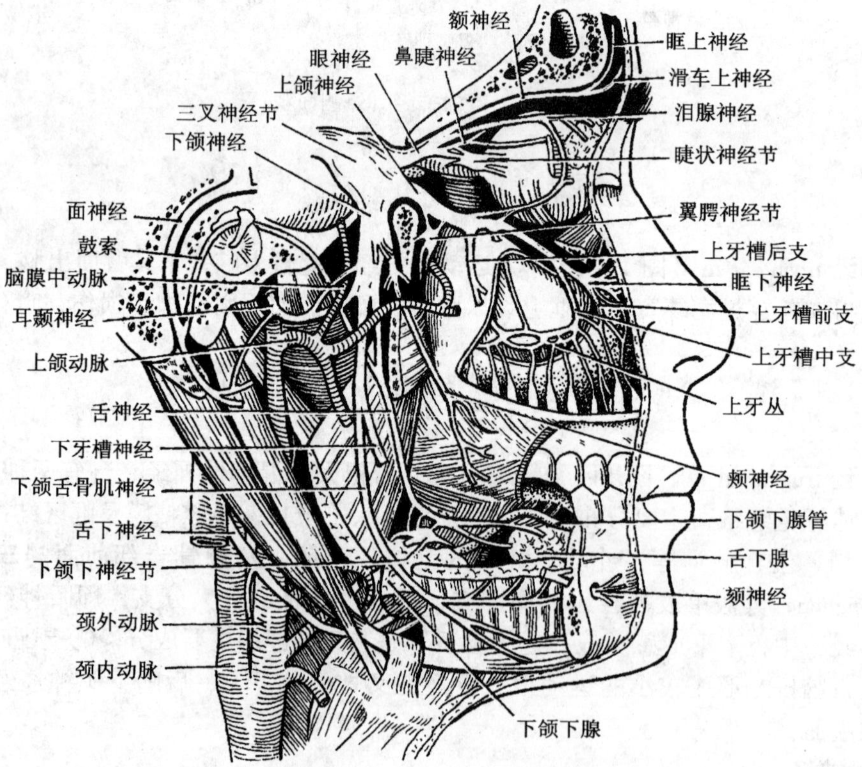

图 14－20　三叉神经

神经分支分布于眼裂以上面部、头皮前部和鼻背的皮肤（图 14－21），也分布于眼球、结膜、泪腺以及部分鼻腔粘膜等，接受来自这些结构的一般感觉刺激，至角膜的分支还参与角膜反射。眼神经分支中最粗大的是**额神经**，在上睑提肌上方前行，分数支，其中**眶上神经**经眶上切迹（孔）浅出，分布于额部皮肤。

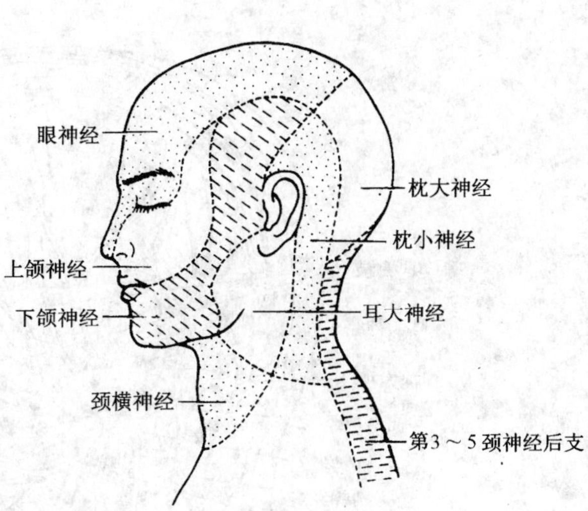

图 14－21　三叉神经皮支分布区图解

（二）上颌神经

上颌神经 maxillary n. 也只含感觉纤维，自三叉神经节向前穿过海绵窦，经圆孔出颅，再经眶下裂入眶。上颌神经分支分布于眼裂与口裂之间的面部皮肤（图 14－21），还分布于上颌牙和口、鼻腔粘膜等。上颌神经入眶后续为**眶下神经**（为其终支），经眶下沟和眶下管，出眶下孔至面部皮肤。上颌神经在入眶前发出**上牙槽神经**后支，在上颌骨体后方穿入骨质，与眶下神经发出的上牙槽神经前、中支一起，分布于上颌牙及牙龈等。拔上颌后部牙时，可在上颌骨体后方麻醉上牙槽神经后支。

（三）下颌神经

下颌神经 mandibular n. 为混合性神经，经卵圆孔出颅至颞下窝。其肌支在出颅后立即自主干分出，支配诸咀嚼肌，称**咀嚼肌神经**；余下主要是感觉纤维，分支分布于口裂以下的面部、耳前及颞部皮肤（图 14－21），还分布于下颌牙、舌前 2/3 粘膜和口腔底及侧壁（颊）的粘膜，其中主要分支有：①**耳颞神经**，以两根夹持脑膜中动脉后合成一干，穿腮腺实质浅出向上，与颞浅血管伴行，主要分布于耳前及颞部皮肤。②**颊神经**，分布于颊部皮肤及口腔侧壁粘膜。③**舌神经**，呈弓状越下颌下腺上方向前至舌，分布于口底及舌前 2/3 粘膜，接受一般粘膜感觉冲动。④**下牙槽神经**，穿经下颌孔入下颌管，终支出颏孔，主要分布于下颌牙、牙龈、颏部及下唇的皮肤和粘膜。拔下颌牙时，常在下颌孔等处麻醉下牙槽神经。

三叉神经的常见病是三叉神经痛。临床上检查三叉神经时，常在眶上切迹、眶下孔和颏孔部位按压。

六、展神经

展神经 abducent n.（图 14－18）为运动性神经，起自脑桥，从延髓脑桥沟出脑，向前穿海绵窦，经眶上裂入眶，支配外直肌。展神经损伤，患侧眼球不能转向外侧，呈现内斜视。

七、面神经

面神经 facial n.（图 14－22）为混合性神经，主要含有三种纤维成分：①支配面肌的运动纤维，起自脑桥，也从延髓脑桥沟出脑，入内耳门和内耳道，穿过颞骨内的面神经管，再经茎乳孔出颅，穿腮腺后在其前缘呈放射状分支分布，计有**颞支**、**颧支**、**颊支**、**下颌缘支**和**颈支**，支配面肌和颈阔肌，是面神经的主要成分。面侧区手术忌用纵行切口，以免损伤上述

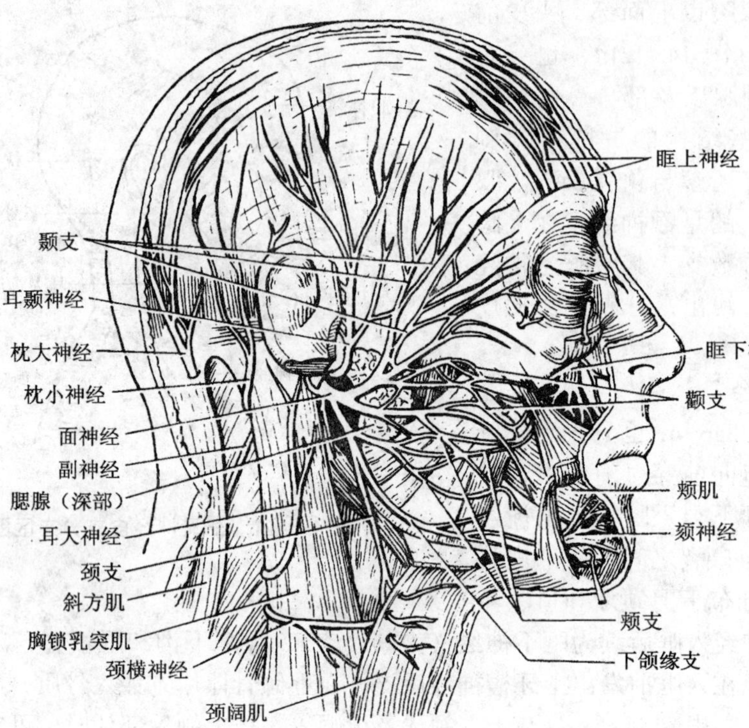

图 14－22　面神经

分支。②副交感纤维，起自脑桥，与主干一起出脑，穿出颅底后，在**下颌下神经节**（位于舌神经下方）或**翼腭神经节**（位于翼腭窝中）中换元，两节均为副交感神经节，它们发纤维支配除腮腺以外的头面部腺体的分泌，包括有下颌下腺、舌下腺、口鼻腔粘膜腺和泪腺。③味觉纤维，其胞体位于面神经干上的**膝神经节**内，此节恰在面神经管一拐弯处，其周围突分布于舌前 2/3 的味蕾，中枢突随面神经主干入脑桥。②③两种纤维在面神经出茎乳孔之前自主干分出，一起形成**鼓索**，经鼓室，穿出颅底，向前下加入舌神经（图 14－20），随舌神经至分布区。

面神经还有少量纤维分布于耳部皮肤，传导一般的躯体感觉。

面神经的行程较长，因损伤部位不同，可出现不同的临床表现：①出茎乳孔后的面神经主干损伤，由于面肌瘫痪，患侧额纹消失，不能皱眉，眼裂和口裂不能充分闭合，不能鼓腮，患侧鼻唇沟平坦，口角歪向健侧，患侧角膜反射消失（以棉絮轻触角膜，不能闭眼）。②面神经管内及其以上面神经干损伤，除有上述表现外，还可出现患者舌前 2/3 味觉障碍；泪腺、下颌下腺、舌下腺分泌障碍；结膜、口、鼻腔粘膜干燥等现象，也可出现听觉过敏（因面神经在鼓室中有分支支配镫骨肌）。

八、前庭蜗神经

前庭蜗神经 vestibulocochlear n.（图 14－23）为感觉性神经，由前庭神经和蜗神经两部分组成。该神经起自内耳，经内耳道、内耳门入颅，进入脑干。

（一）前庭神经

前庭神经 vestibular n. 传导平衡觉（头部的位置觉和运动觉）冲动。其感觉神经元的胞

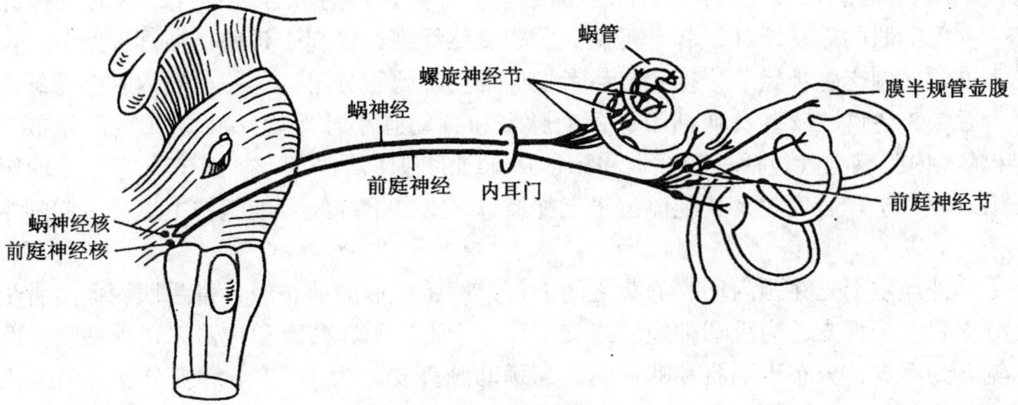

图 14－23　前庭蜗神经

体位于内耳道底，聚集成**前庭神经节**，此节双极神经元的周围突分布于内耳膜迷路的椭圆囊斑、球囊斑和壶腹嵴，中枢突聚成前庭神经。

（二）蜗神经

蜗神经 cochlear n. 传导听觉冲动，其感觉神经元的胞体位于耳蜗蜗轴内，聚成**螺旋神经节**，其双极细胞的周围突分布于螺旋器，中枢突聚成蜗神经。

九、舌咽神经

舌咽神经 glossopharyngeal n.（图14－24）连于延髓侧面，经颈静脉孔至颅外，在孔内神经干

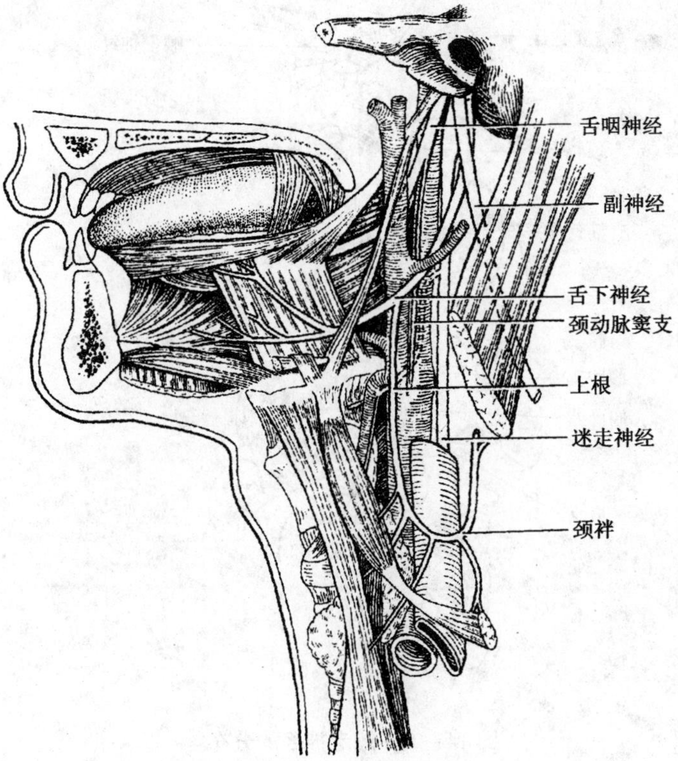

图 14－24　舌咽神经和舌下神经

上有两个感觉神经节，即**上神经节**和**下神经节**。舌咽神经为混合性神经，含有五种纤维成分：①支配咽肌的运动纤维，起于延髓。②副交感纤维，也起于延髓，在耳神经节（位于卵圆孔下方，属副交感神经节）换元，后者发纤维支配腮腺分泌。③一般的内脏感觉纤维，分布于舌后1/3粘膜、鼓室及咽粘膜、颈动脉窦和颈动脉小球等。④味觉纤维，分布于舌后1/3味蕾。内脏感觉（包括一般感觉和味觉）纤维的胞体均位于下神经节。⑤一般的躯体感觉纤维，分布于耳后皮肤，其胞体位于上神经节。上、下神经节细胞的中枢突一起随主干入脑。

舌咽神经主干先在颈内动、静脉之间下行，然后弓形向前，经舌骨舌肌深面至舌根，其主要分支有：①**舌支**，为舌咽神经的终支，分布于舌后1/3粘膜和味蕾，司舌粘膜一般感觉和味觉。②**咽支**，分布于咽肌和咽粘膜。③**颈动脉窦支**，为1～2条纤细分支，沿颈内动脉下降，至颈总动脉分杈处，分布于颈内动脉窦的压力感受器和颈动脉小球的化学感受器，传导来自这两个结构的冲动入脑，以调节血压和呼吸。

十、迷走神经

迷走神经 vagus n.（图14－25，26）是脑神经中行程最长、分布最广的神经。它连于延髓侧面，经颈静脉孔至颅外，在孔内及其稍下方神经干上也有两个感觉神经节，也称**上神经节**和**下神经节**。迷走神经是混合性神经，含有四种纤维成分：①副交感纤维，是迷走神经的

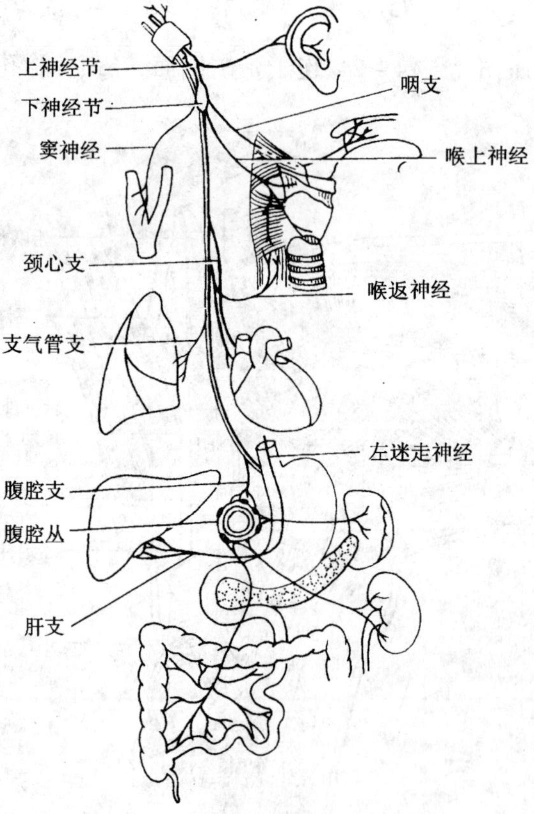

图14－25　迷走神经的分布

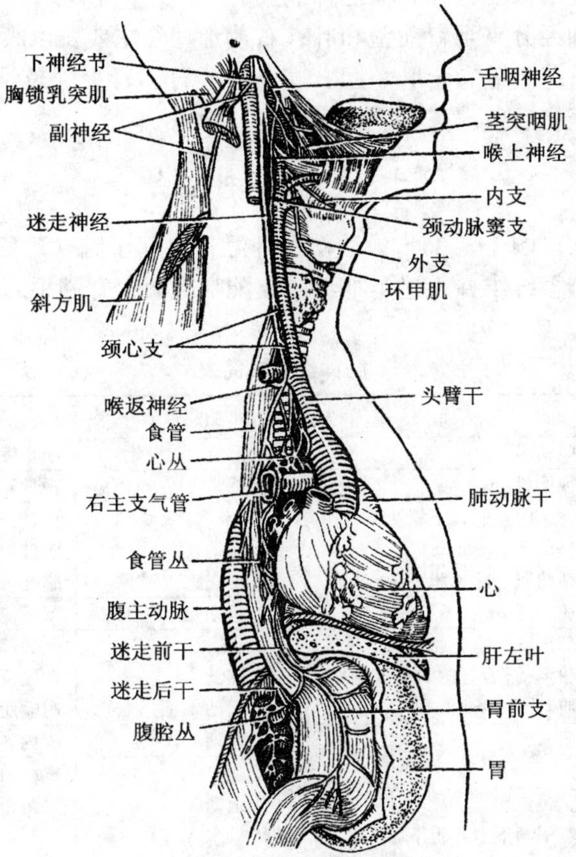

图 14－26　舌咽、迷走、副神经

最主要成分，纤维随主干分支分布于颈、胸、腹部的多种脏器，须在相应脏器壁内或器官旁一些小的副交感神经节中换元后，才能支配心肌、平滑肌的运动及腺体的分泌。②一般的内脏感觉纤维，分布于咽、喉粘膜和胸、腹腔脏器的粘膜，其胞体位于下神经节。③一般的躯体感觉纤维，分布于耳廓和外耳道皮肤等处，其胞体位于上神经节。上、下神经节细胞的中枢突一起随主干入脑。④支配喉肌及大部分咽肌的运动纤维，自延髓发出。

在颈部，迷走神经主干在颈内静脉与颈内动脉或颈总动脉之间的后方下行，经胸廓上口入胸腔。迷走神经在颈部的最主要分支是**喉上神经** superior laryngeal n.，分内、外两支，外支与甲状腺上动脉伴行，支配喉的环甲肌；内支穿甲状舌骨膜入喉，分布于声门裂以上的喉粘膜。迷走神经在颈部还发**心支**，加入心丛。

在胸腔，左、右迷走神经行程稍异：左迷走神经经主动脉弓前方，继至肺根后方，再下行于食管前面；右迷走神经经肺根后方，下行于食管后面。左、右迷走神经与食管一起经膈的食管裂孔入腹腔。迷走神经在胸部，除发心支、支气管支、食管支加入心丛、肺丛和食管丛外，最主要的分支是喉返神经。两侧**喉返神经** recurrent laryngeal n. 返回部位不同：左侧绕主动脉弓，右侧绕右锁骨下动脉返回颈部，均沿气管与食管间的沟内上行入喉，其终支称**喉下神经**，肌支支配除环甲肌以外的所有喉肌；感觉纤维分布于声门裂以下的喉粘膜。喉返神经在甲状腺侧叶深方上行时，与甲状腺下动脉相交。甲状腺手术结扎甲状腺上、下动脉时，应注意勿损伤与其邻近的喉上神经和喉返神经。

在腹腔，左迷走神经分支至胃前壁和肝；右迷走神经主要发出腹腔支，加入腹腔丛，与交感神经一起，沿血管分支分布于肝、胆、胰、脾、肾、肾上腺及结肠左曲之前的消化管。右迷走神经还有分支至胃后壁。

十一、副 神 经

副神经 accessory n.（图 14－26）为运动性神经，由起于脑（延髓）和脊髓的两根合成，经颈静脉孔出颅后，脑根纤维并入迷走神经，支配咽喉肌；脊髓根纤维行向后下，支配胸锁乳突肌和斜方肌。

脑神经分布简表

序号及名称	分　布	功能性质	损伤后的主要表现
Ⅰ 嗅神经	鼻腔嗅粘膜	感觉	嗅觉障碍
Ⅱ 视神经	眼球视网膜	感觉	视觉障碍
Ⅲ 动眼神经	上、下、内直肌，下斜肌，上睑提肌	运动	眼外斜视、上睑下垂
	瞳孔括约肌、睫状肌	副交感	瞳孔散大、对光反射消失
Ⅳ 滑车神经	上斜肌	运动	眼不能向下外斜视
Ⅴ 三叉神经	头面部皮肤、口鼻腔粘膜、舌前2/3粘膜、牙及牙龈、眶区结构	感觉	头面部皮肤、粘膜感觉障碍、角膜反射消失
	咀嚼肌	运动	咀嚼肌瘫痪
Ⅵ 展神经	外直肌	运动	眼内斜视
Ⅶ 面神经	面肌、颈阔肌	运动	额纹消失、眼不能闭合、口角歪向健侧、鼻唇沟变浅
	泪腺、下颌下腺、舌下腺及口、鼻腔粘膜腺	副交感	分泌障碍
	舌前2/3味蕾	感觉	味觉障碍
	（耳部皮肤）	（感觉）	
Ⅷ 前庭蜗神经	壶腹嵴、球囊斑和椭圆囊斑	感觉	眩晕等平衡觉障碍
	耳蜗螺旋器	感觉	听力障碍
Ⅸ 舌咽神经	部分咽肌	运动	部分咽肌瘫痪
	腮腺	副交感	分泌障碍
	咽、鼓室、舌后1/3的粘膜，颈动脉窦、颈动脉小球	感觉	咽与舌后1/3感觉障碍、咽反射丧失
	舌后1/3味蕾	感觉	舌后1/3味觉丧失
	耳后皮肤	感觉	皮肤感觉障碍
Ⅹ 迷走神经	胸腹腔脏器平滑肌、心肌、腺体	副交感	内脏运动障碍、心率加快、腺体分泌障碍
	咽、喉肌	运动	发音困难、声音嘶哑、吞咽障碍
	胸腹腔脏器、咽喉粘膜	感觉	内脏感觉障碍
	耳廓及外耳道皮肤	感觉	皮肤感觉障碍
Ⅺ 副神经	咽、喉肌	运动	
	胸锁乳突肌	运动	一侧胸锁乳突肌瘫痪头无力转向对侧；双侧瘫痪则不能仰头；斜方肌瘫痪导致肩部下垂，耸肩无力
Ⅻ 舌下神经	舌内肌和部分舌外肌	运动	舌肌瘫痪、萎缩，伸舌时，舌尖偏向患侧

副神经损伤后，因胸锁乳突肌瘫痪，头不能向健侧回旋和向患侧侧屈，双侧损伤则不能仰头；由于斜方肌瘫痪，患侧肩胛骨下垂，耸肩无力。

十二、舌下神经

舌下神经 hypoglossal n.（图 14－24）为运动性神经，起自延髓，经舌下神经管出颅，弓形向前，沿舌骨舌肌外侧进入舌，支配舌内肌和舌外肌。

一侧舌下神经损伤，患侧半舌肌瘫痪并萎缩，伸舌时因健侧颏舌肌的作用，舌尖偏向患侧。

第三节 内脏神经

内脏神经是指主要分布于内脏、心血管、平滑肌和腺体的神经。与躯体神经一样，内脏神经也包含有运动神经和感觉神经。其实，内脏神经与脑、脊神经并不是截然分开的，在有些地方，它以内脏运动纤维、内脏感觉纤维存在于脑、脊神经中。内脏运动神经支配心肌、平滑肌的运动和腺体的分泌，这些活动不受人的意志控制，故又称**自主神经**；又因它主要控制和调节动、植物共有的新陈代谢活动，并不支配动物所特有的骨骼肌，所以又称**植物神经**。实际上，内脏运动神经的活动还是在大脑皮质和皮质下各级中枢的控制和调节下进行的。内脏感觉神经将来自内脏、心血管等处的感觉冲动传入中枢，通过反射调节内脏、心血管等器官的活动，以维持机体内环境的相对平衡。

一、内脏运动神经

内脏运动神经与躯体运动神经在结构上最重要的区别在于，躯体运动神经自脑干和脊髓的运动神经元发出后，直接到达骨骼肌，而内脏运动神经不能直达效应器，必须在内脏神经节（植物神经节）中换元，由节内的神经元发出纤维才能到达心肌、平滑肌和腺体。于是内脏运动神经自低级中枢至效应器需经过两个神经元：位于脑干或脊髓内的内脏运动神经元称**节前神经元**，其轴突称**节前纤维**；内脏神经节内的神经元称**节后神经元**，其轴突称**节后纤维**，节后纤维才能直接支配效应器。

内脏运动神经（图 14－27）根据形态结构和机能特点的不同，分为交感神经和副交感神经两部分，它们都有各自的中枢部和周围部。与之相应，内脏神经节也有交感神经节和副交感神经节之分。

（一）交感神经

交感神经 sympathetic nerves 的低级中枢位于全部胸髓和腰髓 1～3 节段的侧角内（图 14－27），所以交感神经也称植物神经的胸腰部。

交感神经的周围部由交感神经节、交感干、自节发出的神经、神经丛组成。

1. **交感神经节** sympathetic ganglia　因位置不同分为椎旁神经节和椎前神经节：**椎旁神经节**（图 14－28）位于脊柱两侧，每侧约有 19～24 个节；**椎前神经节**（图 14－27，28，31）位于脊柱前方，主要有成对的**腹腔神经节** celiac ganglia 和**主动脉肾神经节** aorticorenal ganglia（为腹腔神经节下外侧的突出部）以及单个的**肠系膜上神经节** superior mesenteric ganglion 和**肠系膜下神经节** inferior mesenteric ganglion。腹腔、肠系膜上、下神经节分别位于同名血管根部附近。

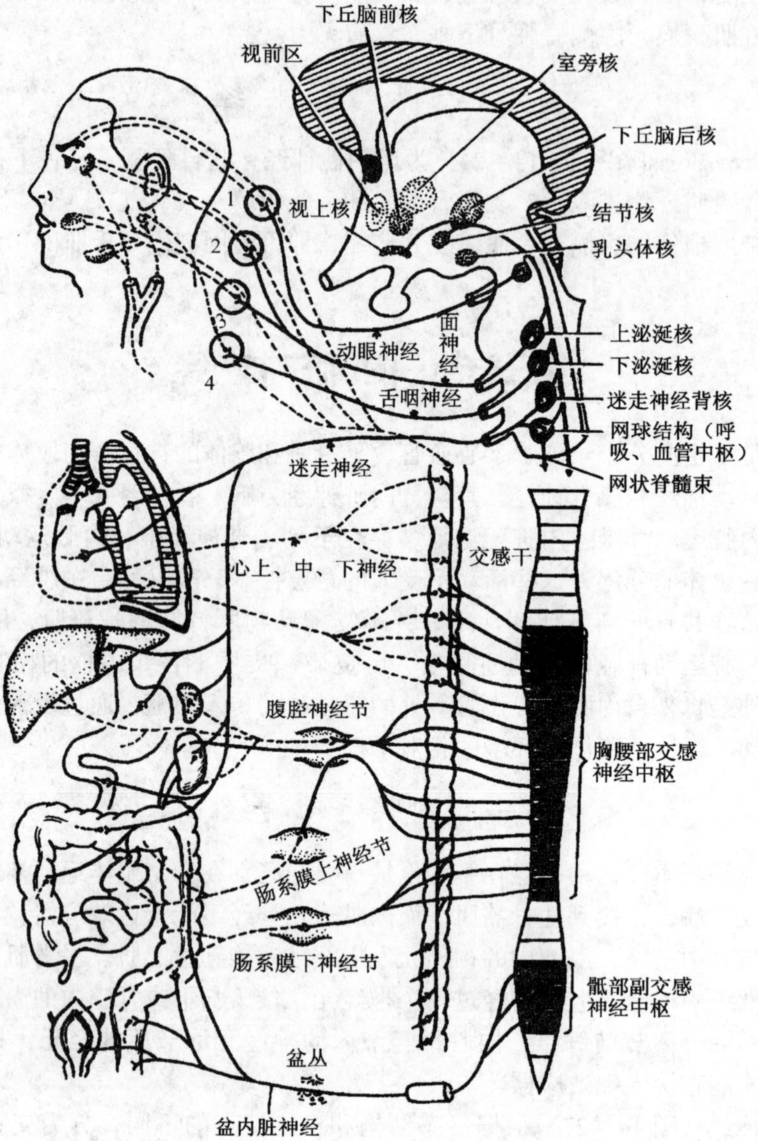

图 14－27　内脏运动神经概况

1. 睫状神经节　2. 翼腭神经节　3. 下颌下神经节　4. 耳神经节

2. **交感干** sympathetic trunk（图 14－28）　位于脊柱两侧，由同侧椎旁神经节以**节间支**相连，形成一对串珠样结构，故椎旁神经节也称**交感干神经节**。交感干上自颅底外面，下达尾骨前方。颈部一般有三对椎旁神经节，称**颈上、颈中、颈下神经节** superior，middle，inferior cervical ganglion。胸部有 10～12 对节，胸 1 节往往与颈下神经节合并，特称**颈胸神经节**或**星状神经节** stellate ganglion。腰部有 3～5 对节，骶部有 2～3 对节，尾部两干相连只有一个单节。

交感干神经节借交通支与相应的脊神经相连接（图 14－29，30）。交通支分为**白交通支**和**灰交通支**，它们位于交感干与脊神经所形成的夹角区内，白交通支居外下，灰交通支居内上。

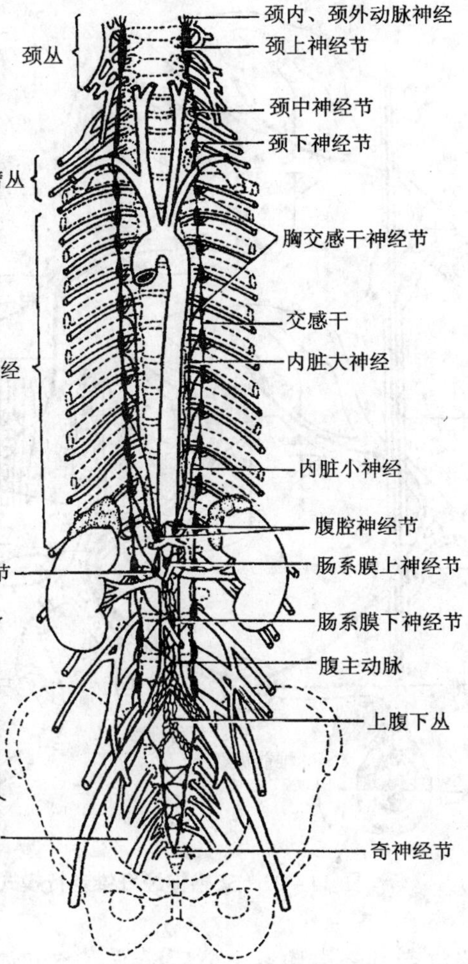

图 14-28　交感干全貌

3. 交感神经节前纤维的去向　脊髓侧角细胞发出的交感节前纤维，随脊神经前根出椎间孔，经前支始段、白交通支（因纤维有髓鞘而发亮色白）入相应椎旁神经节，然后有三种不同的去向（图 14-27，29）：

（1）终止于相应椎旁神经节。

（2）进入相应的椎旁神经节后，在交感干内继续上行或下行一段，再终止于高位或低位的椎旁神经节。通过这种方式，节前神经元虽然集中在脊髓的胸腰部（故白交通支只有胸腰部有），但其节前纤维在交感干内则可上至颈部，下达骶尾部。

（3）穿出椎旁神经节，终止于椎前神经节。如来自胸髓 6～12 节段的部分节前纤维，穿过相应的椎旁神经节（没有终止），组成**内脏大神经** greater splanchnic n.（$T_{6\sim9}$）和**内脏小神经** lesser splanchnic n.（$T_{10\sim12}$），穿膈脚入腹腔后，内脏大神经主要终止于腹腔神经节，内脏小神经终止于主动脉肾神经节和肠系膜上神经节。此外，来自腰髓 1～3 节段的部分节前纤维，也穿过相应的椎旁神经节，终止于肠系膜下神经节。

4. 交感神经节后纤维的去向和分布概况　交感神经节后纤维也有三种去向（图 14-27，29，30）：

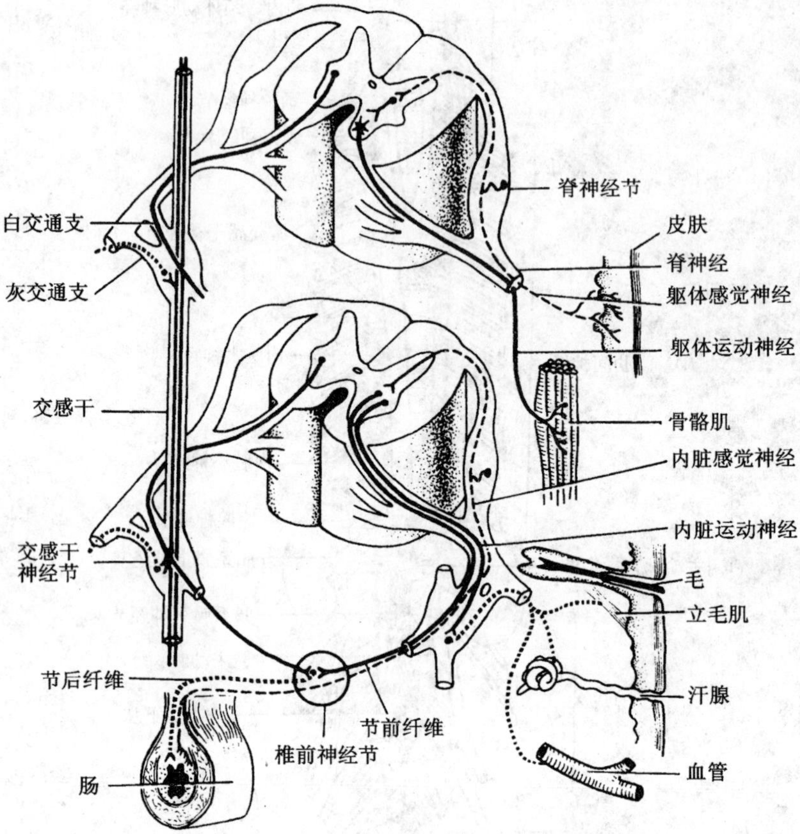

图 14-29　交感神经纤维走行模式图

（1）交感干上所有椎旁神经节均发出节后纤维，经灰交通支（因无髓鞘而呈灰色）返回31对脊神经（故灰交通支也有31对），随脊神经的前、后支，分布于全身皮肤的血管、汗腺及竖毛肌。

（2）节后纤维缠附于动脉外膜上，形成神经丛，名称按所攀附的动脉命名，随动脉分支到达所支配的器官。例如，颈部的椎旁神经节发出节后纤维至邻近的动脉，形成颈内动脉丛、颈外动脉丛、锁骨下动脉丛和椎动脉丛等，随同名动脉的分支分布于头颈和上肢的平滑肌和腺体，如瞳孔开大肌、睑板肌、泪腺、唾液腺、口鼻腔粘膜腺、血管、甲状腺等。又如，腹腔神经节、肠系膜上神经节和肠系膜下神经节发出的节后纤维，与副交感神经的分支交织成丛（图 14-31），并分别沿各自的同名动脉的分支，分布到与动脉供血范围相应的腹腔脏器。

（3）节后纤维形成脏支，直接分布到所支配的器官，脏支多在脏器附近与副交感神经的分支交织成丛，如：颈上、中、下神经节发出心上、中、下神经参加**心丛**，分布到心；上5对胸交感节发出许多小的脏支，参加**心丛**、**肺丛**和**食管丛**等，骶部椎旁神经节发出的脏支参加**盆丛**，分布到盆腔脏器。

概括起来，来自胸髓1~5节段侧角细胞的节前纤维，在颈部和上胸部椎旁神经节换元后，节后纤维分布至头颈、上肢及胸腔器官。来自胸髓6~12节段侧角细胞的节前纤维，在椎前神经节（腹腔神经节、主动脉肾神经节和肠系膜上神经节）内换元后，节后纤维分布到

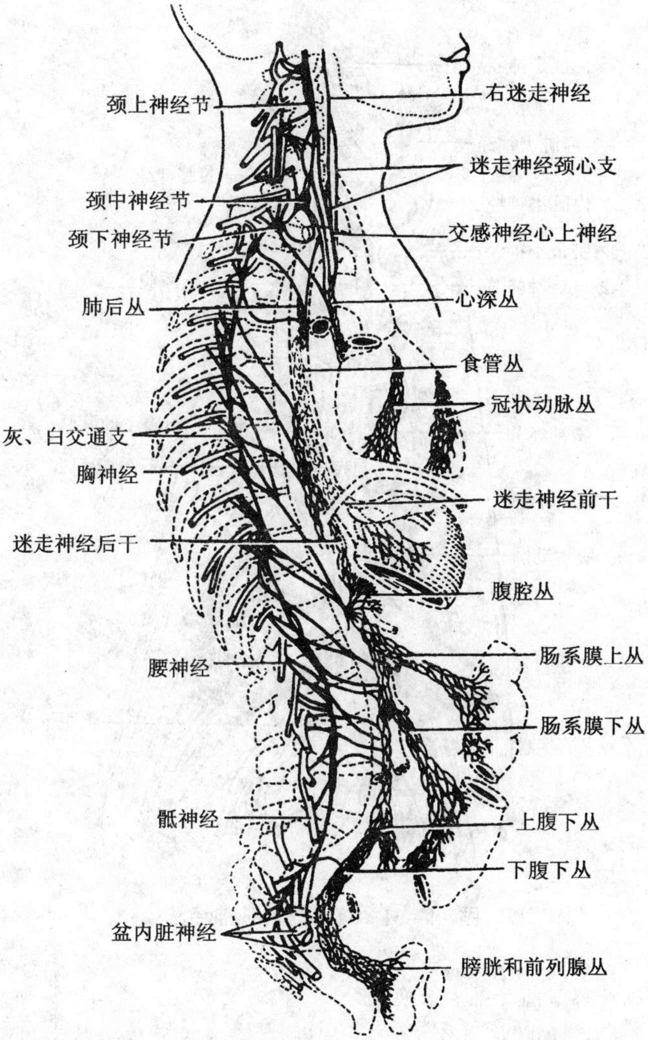

图 14－30　右交感干及其与胸、腹、盆丛的联系

肝、脾、胰、肾，以及结肠左曲以上的消化管。来自腰髓 1～3 节段侧角细胞的节前纤维，在肠系膜下神经节或腰骶部椎旁神经节内换元后，节后纤维分布到结肠左曲以下的消化管、盆腔脏器及下肢（主要攀附髂外及下肢动脉而至）。

（二）副交感神经

副交感神经 parasympathetic nerves 的低级中枢位于脑干和骶髓 2～4 节，所以副交感神经也称植物神经的颅骶部（图 14－27）。副交感神经节前神经元在脑干内聚成四对一般的内脏运动性核团（副交感核），计有中脑的动眼神经副核（Ⅲ）、脑桥的上泌涎核（Ⅶ）、延髓的下泌涎核（Ⅸ）及迷走神经背核（Ⅹ）；在骶髓 2～4 节段内聚成骶副交感核（位置与侧角相当）。

副交感神经的周围部包括副交感神经节及进出此节的节前和节后纤维。副交感神经节多位于器官的附近或壁内，称**器官旁节**或**器官内节（壁内节）**，一般均较小，但颅部的器官旁节较大，肉眼可见，计有睫状神经节、翼腭神经节、下颌下神经节和耳神经节。

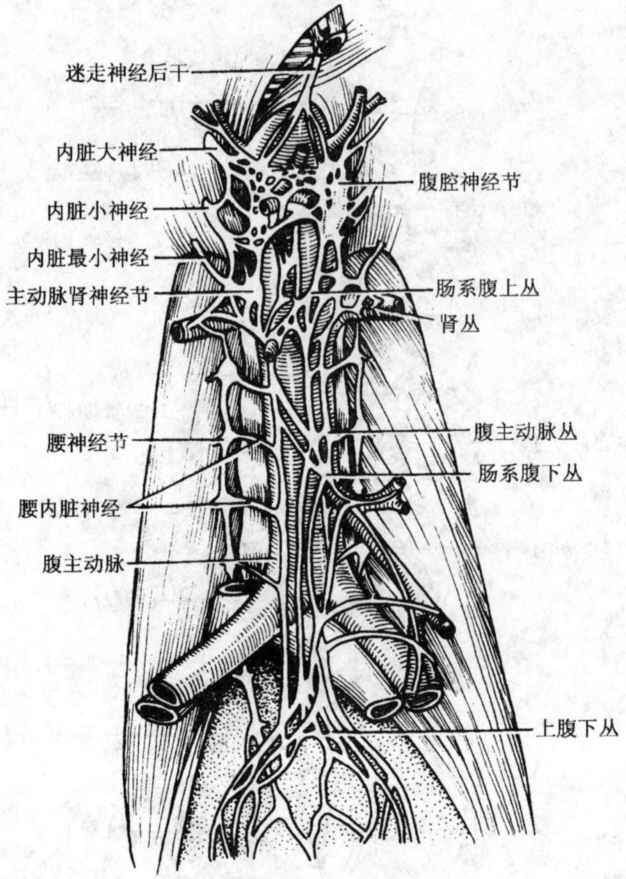

图 14 - 31　腹部的内脏神经丛

副交感神经节除有副交感节前纤维入节换元外，节内并有交感神经和感觉神经纤维通过（不换神经元），分别称交感根和感觉根。如睫状神经节有三个根进入：①副交感根，来自动眼神经，换元后，节后纤维支配瞳孔括约肌和睫状肌。②交感根，来自颈内动脉丛，支配瞳孔开大肌、睑板肌。③感觉根，来自三叉神经的眼神经的分支，接受眼球的一般感觉，故临床作眼球手术时，可采用睫状神经节阻滞麻醉。

1. 颅部的副交感神经　随第Ⅲ、Ⅶ、Ⅸ、Ⅹ对脑神经分布（详见各对脑神经），现简述如下：

（1）随动眼神经分布：动眼神经的副交感节前纤维，起自中脑的动眼神经副核，入眶后，终止于**睫状神经节**，该节发出的节后纤维穿入眼球，支配瞳孔括约肌和睫状肌。

（2）随面神经分布：面神经的副交感节前纤维，起自脑桥的上泌涎核，入**翼腭神经节**或**下颌下神经节**换元。翼腭神经节的节后纤维分布至泪腺、鼻腔及腭部的粘膜腺。下颌下神经节的节后纤维支配下颌下腺、舌下腺及部分口腔粘膜腺。

（3）随舌咽神经分布：舌咽神经的副交感节前纤维，起自延髓的下泌涎核，终止于**耳神经节**，其节后纤维支配腮腺。

（4）随迷走神经分布：迷走神经的副交感节前纤维，起自延髓的迷走神经背核，纤维随主干分支分布，在所支配的器官附近的器官旁节或器官内节换元，节后纤维分布于胸腹腔脏器（除降结肠、乙状结肠及盆腔脏器以外）的平滑肌、心肌和腺体。

2. 骶部的副交感神经　其节前纤维起自骶髓2~4节段内的骶副交感核，随骶神经出骶前孔，又从骶神经分出构成**盆内脏神经** pelvic splanchnic nerves（图14-27，32），加入盆丛，随盆丛分支分布到所支配的脏器的器官旁节或器官内节中换元，节后纤维支配结肠左曲以下的消化管和盆腔脏器的平滑肌和腺体，以及外阴部血管的平滑肌。

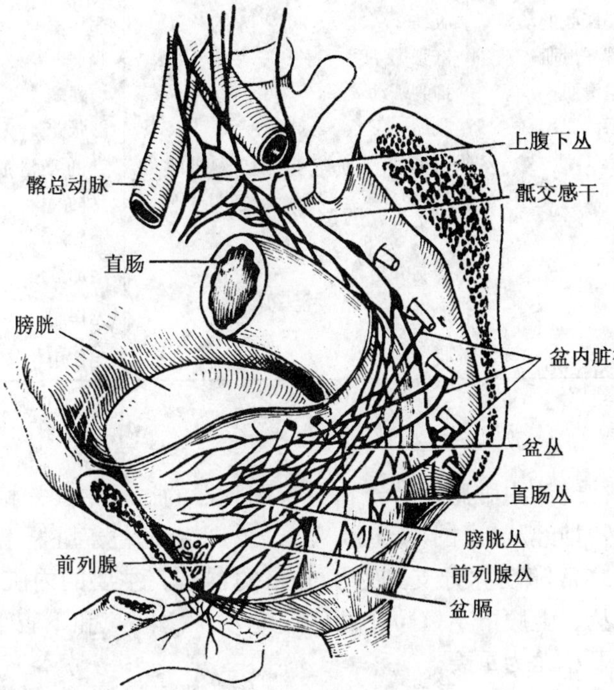

图14-32　盆部内脏神经丛

（三）交感神经和副交感神经的比较

交感神经和副交感神经都是内脏运动神经。身体绝大多数内脏器官均受两者的双重支配，但两者在形态结构和功能上各有本身的特点。

1. 低级中枢部位不同　交感神经的低级中枢位于脊髓全部胸节和腰1~3节的侧角；副交感神经的低级中枢位于脑干内一般的内脏运动性核团和骶髓2~4节的骶副交感核。

2. 周围部内脏神经节的位置不同　交感神经节位于脊柱两侧（椎旁神经节）和脊柱前方（椎前神经节）；副交感神经节位于器官附近的器官旁节或器官内节。

3. 节前纤维与节后纤维相对长度不同　由于交感神经节靠近脊柱，离支配器官较远，因此其节前纤维短而节后纤维长。副交感神经节邻近所支配的器官，而与脑干或骶髓相对较远，故其节后纤维短而节前纤维长。

4. 分布范围不同　全身皮肤的血管、汗腺和竖毛肌上，仅有交感神经而无副交感神经支配。肾上腺髓质亦仅有交感神经支配。因此，副交感神经分布范围比较局限，交感神经分布广泛。

5. 功能不同　交感与副交感神经对同一器官的作用是互相拮抗，又是统一的（见下表）。在应激条件下，交感神经兴奋性相对增强；在恢复体力和平静代谢时，副交感神经活动占优势。两者功能的对立和统一，维持着机体内环境的动态平衡，使机体更好地适应内、外环境的变化。

交感神经和副交感神经对器官的作用

系统	器官	交感神经	副交感神经
脉管系统	心脏	心律加快，收缩力增强	心律减慢，收缩力减弱
	冠状动脉	舒张	轻度收缩
	躯干、四肢的动脉	收缩	无作用
呼吸系统	支气管平滑肌	舒张	收缩
消化系统	胃肠平滑肌	抑制蠕动	增强蠕动
	胃肠括约肌	收缩	舒张
泌尿系统	膀胱	壁的平滑肌舒张、括约肌收缩（潴尿）	壁的平滑肌收缩、括约肌舒张（排尿）
视器	瞳孔	散大	缩小
	泪腺	抑制分泌	增加分泌
皮肤	汗腺	促进分泌	无作用
	竖毛肌	收缩	无作用

（四）内脏神经丛

交感神经、副交感神经和内脏感觉神经在分布到脏器的过程中，常相互交织形成**内脏神经丛**（自主神经丛或植物神经丛）（图 14－30，31，32），有的位于脏器附近，有的攀附动脉的周围，由丛发出的分支常随动脉分支到达所分布的器官。主要的内脏神经丛有心丛、肺丛、腹腔丛、腹主动脉丛、上腹下丛（位于两侧髂总动脉之间）和下腹下丛（即盆丛）。其中心丛、腹腔丛、下腹下丛尤为重要。

1. **心丛** cardiac plexus　由颈交感节发出的心上、中、下神经及上 5 个胸交感节发出的心支和迷走神经的心支组成，位于主动脉弓的前下及后方，丛中有小的副交感神经节，迷走神经副交感节前纤维在此换元。心丛分支随冠状动脉分支分布至心。

2. **腹腔丛** celiac plexus　是最大的内脏神经丛，主要由内脏大、小神经与迷走神经的腹腔支组成，位于腹腔干和肠系膜上动脉根部周围。丛内有腹腔神经节、主动脉肾神经节和肠系膜上神经节，它们接受内脏大、小神经的交感节前纤维在此换元。腹腔丛的分支随动脉分支分布于肝、脾、胰、肾及结肠左曲以上的消化管。

3. **下腹下丛**即**盆丛** pelvic plexus　主要由盆内脏神经（骶部副交感节前纤维）和腰交感干的节后纤维组成，位于直肠两侧，丛的分支随髂内动脉分支分布到盆腔各脏器。

二、内脏感觉神经

内脏器官除有交感和副交感神经支配外，还有感觉神经分布，把来自内脏、心血管的感觉冲动传入中枢。

内脏感觉神经元也属假单极神经元，胞体位于脊神经节或脑神经节内。其中枢突随脊神经后根进入脊髓，或随脑神经进入脑干。其周围突不单独组成神经，而是随交感神经或副交感神经（可随舌咽神经、迷走神经、盆内脏神经）分布于各器官。

正常内脏活动一般不引起主观感觉，较强烈的内脏活动，则可产生内脏感觉。

内脏一般对触、切割、冷热刺激不敏感，而对空腔器官的扩张、平滑肌痉挛性收缩、突然而大幅度地牵拉脏器，以及缺血或炎症刺激敏感。另外，内脏痛觉往往定位不确切，呈弥散性。这是由于一个脏器的感觉纤维，往往经多个脊髓节段传入中枢，而一对脊神经中又包含着多个脏器的感觉纤维。

牵涉性痛：当一个脏器患病（或疼痛）时，往往引起一定皮肤区的疼痛或感觉过敏，这种现象称牵涉性痛。例如，肝有病变时，在右颈部和右肩部可有酸痛或感觉过敏。心肌缺血产生心绞痛时，左前胸和左臂内侧面可有钝痛（图 14－33）。牵涉性痛产生的机理，目前尚不清楚，一般认为，患病内脏的传入神经，与牵涉性痛区皮肤的传入神经，进入相同的脊髓节段，在脊髓内患病内脏传入冲动可能扩散到邻近的躯体感觉通路，从而产生牵涉性痛。了解牵涉性痛现象，对临床某些内脏疾病的诊断有一定帮助。

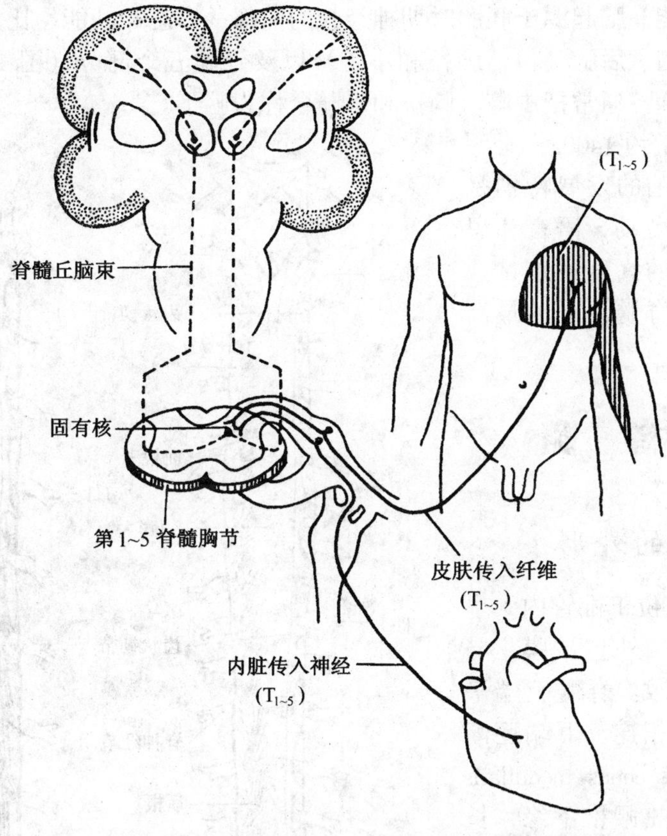

图 14－33　心传入神经与皮肤传入神经的相互关系

（胡梦娟　梁邦领）

第十五章　中枢神经系统

中枢神经系统包括脊髓和脑。脊髓起源于胚胎时期神经管的后部，与脑相比是分化较少的部分，仍保持着明显的节段性。正常生理条件下，能独立完成许多反射活动，在脑的控制下可执行复杂的功能。脑起源于胚胎时期神经管的前部，形态和功能均比脊髓复杂。脑可分为端脑、间脑、中脑、后脑（包括脑桥和小脑）以及延髓五个部分（图 13－1），延髓向下经枕骨大孔连接脊髓。通常把中脑、脑桥和延髓合称为脑干。

人脑的平均重量约 1400g，有明显的个体差异。人脑的发展特别是大脑皮质的发展与劳动、语言和思维有关。大脑皮质的高度发展，成为控制其他脑部和脊髓活动的最高级中枢。

第一节　脊　髓

一、脊髓的外形

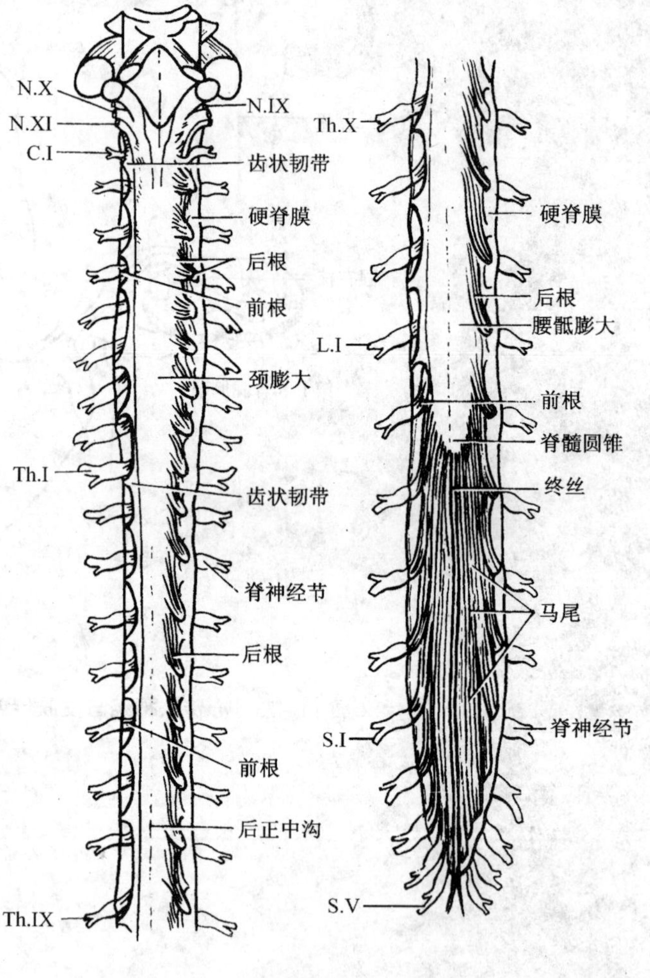

图 15－1　脊髓的外形（背面）

脊髓 spinal cord 位于椎管内，呈圆柱形，前后稍扁，外包被膜，与脊柱的生理弯曲一致。脊髓上端平枕骨大孔处与延髓相连，下端逐渐变细，以**脊髓圆锥** conus medullaris（图 15－1）终于第 1 腰椎下缘，长约 42～45cm。自脊髓圆锥向下，延为细长的、无神经组织的**终丝** filum terminale，向下止于尾骨的背面。脊髓可藉每对脊神经根的出入范围划分为 31 节：即 8 个颈节，12 个胸节，5 个腰节，5 个骶节和 1 个尾节。脊髓全长粗细不等，有两个膨大部：**颈膨大** cervical enlargement 自第 4 颈节至第 1 胸节；**腰骶膨大** lumbosacral enlargement 自第 2 腰节至第 3 骶节。两个膨大的出现系该脊髓节段内的神经细胞和纤维较多所致，这与四肢的发达有关。颈膨大相当于臂丛发出的节段，支配上肢。腰骶膨大相当于发出腰骶丛的节段，支配下肢。

脊髓表面借前、后两条纵沟分为对称的两半。前面的**前正中裂**较深，后面的**后正中沟**较浅。此外，前外侧面有一对**前外侧沟**，前根自此沟走出；后外侧面有一对**后外侧沟**，后根经此沟进入脊髓。脊神经后根在与前根会合前，有膨大的脊神经节。每一对应的前、后根在椎间孔处合成一条脊神经，从相应的椎间孔穿出。因椎管长于脊髓，则脊神经根距各自相应的椎间孔自上而下愈来越远，结果与脊髓相连的腰、骶、尾部的前、后根在通过相应的椎间孔之前，围绕终丝在椎管内向下行走一段较长的距离，这些神经根形成**马尾** cauda equina。在成年人一般第 1 腰椎以下已无脊髓，只有马尾，故临床上常在第 3、4 或 4、5 腰椎棘突之间进行蛛网膜下隙穿刺或麻醉术，以避免损伤脊髓。

由于成人脊髓和脊柱的长度不等。所以脊髓的节段与脊柱的节段不完全对应。了解脊髓节段与椎骨的对应关系，对推测脊髓病灶的位置有临床应用意义。在成人（图 15－2），上颈髓（$C_{1\sim4}$）大致与同序数椎骨相对应。下颈髓（$C_{5\sim8}$）和上胸髓（$T_{1\sim4}$）与同序数椎骨的上一节椎体平对，如第 6 颈节脊髓平对第 5 颈椎体。中胸部的脊髓约与同序数椎骨的上二节椎体平对。下胸部的脊髓约与同序数椎骨的上三节椎体平对。腰髓约平对第 11 至 12 胸椎范围，骶髓和尾髓约平对第 1 腰椎。

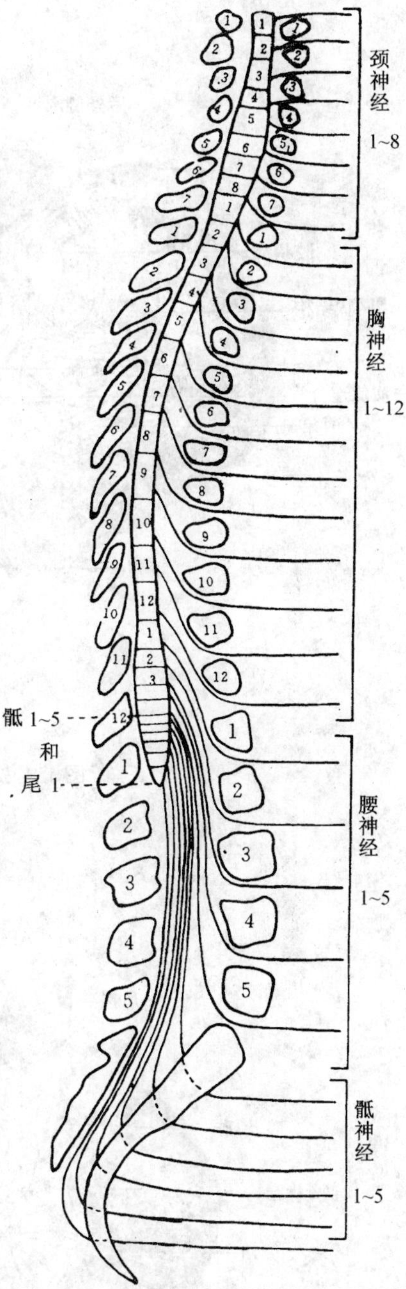

图 15－2　脊髓节段与椎骨的相应位置关系

二、脊髓的内部结构

脊髓的各节段，内部结构虽不尽相同，但总的特征是一致的（图 15－3，4）。在脊髓的横切面上，中部可见纵贯脊髓全长的**中央管**的断面，管的周围是 H 形的**灰质**，主要是神经元的胞体及一些纵横交织的神经纤维。灰质的外面是**白质**，主要是纵行排列的上、下行纤维束。每侧的灰质前部扩大为**前角**，后部狭细为**后角**。在胸髓和上 2～3 节腰髓，前、后角之间还有**侧角**。中央管周围连接两侧灰质的部分，称为**灰质连合**。前、后角之间的外侧，灰、白质混淆交织，称为**网状结构**。白质藉脊髓表面的纵沟分为三个索：前正中裂与前外侧沟之间为**前索**；前、后外侧沟之间为**外侧索**；后外侧沟与后正中沟之间为**后索**，在中央管的前方有纤维在此横行越边，称为**白质前连合**。

（一）灰质

脊髓灰质内含有大量大小不等的多极神经元。其中多数神经元的胞体在横切面上组合成群（图 15－3，4），称为**神经核**；在纵切面上每群细胞纵贯成**细胞柱**。一个神经核的细胞具

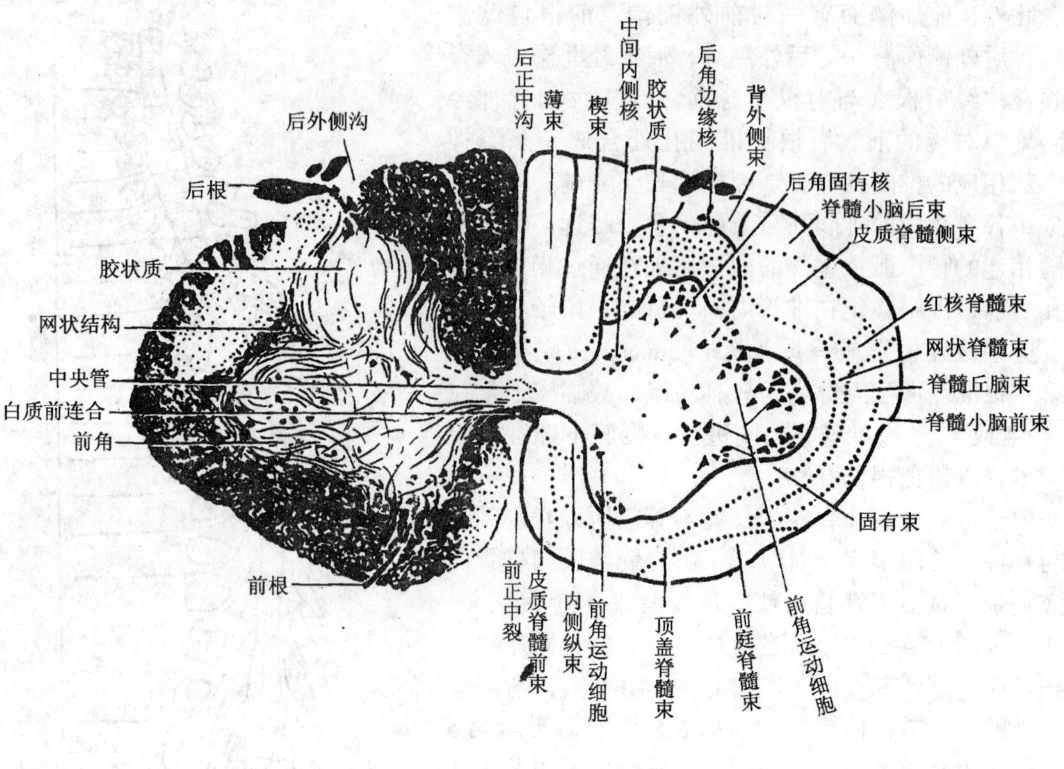

图 15－3　新生儿脊髓颈膨大的横切面

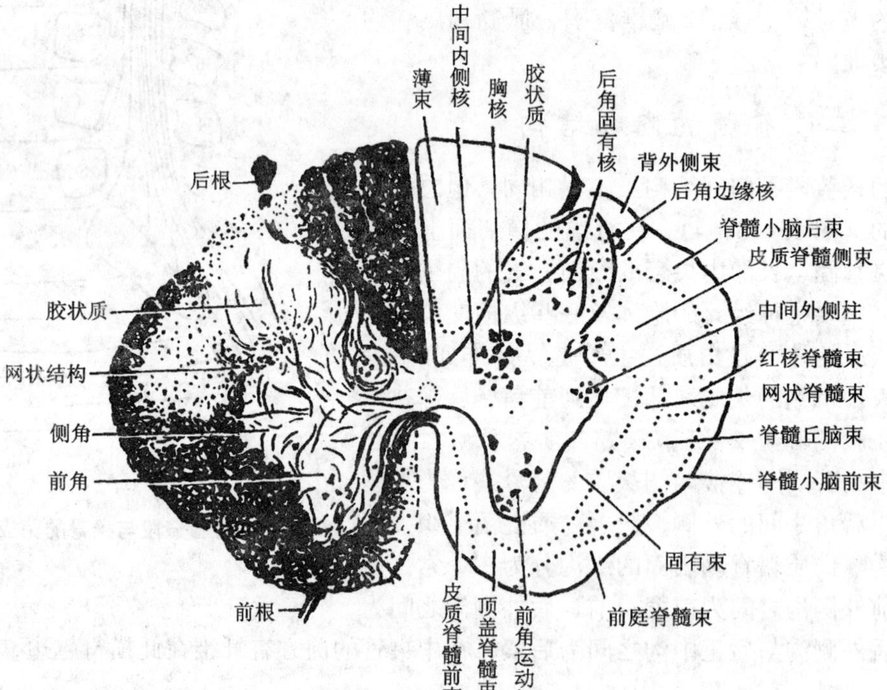

图 15－4　新生儿脊髓胸部的横切面

有相似的形态特征，其轴突有共同的终止点，功能性质也相同。

1. **前角** anterior horn　在脊髓前角有成群排列的**前角运动神经元** motor neurons of anterior horn，是大型多极神经元。前角运动细胞被分为大型的 **α-运动神经元**和小型的 **γ-运动神经元**：前者发纤维经前根和脊神经支配梭外骨骼肌纤维，引起肌收缩；后者轴突也经前根和脊神经支配梭内骨骼肌纤维，保持肌的张力。前角运动细胞在配布上可分为内、外侧两群：内侧群支配躯干固有肌，见于脊髓全长；外侧群在颈膨大和腰骶膨大节段发达，支配四肢肌。当前角运动细胞的胞体或轴突受损时，它所支配的骨骼肌失去随意运动，不能完成反射活动，肌张力降低，出现肌萎缩，为弛缓性瘫痪。

2. **侧角** lateral horn　由中、小型细胞组成，称**中间外侧柱** intermediolateral column，见于胸髓和上 2~3 节腰髓，是交感神经的节前神经元胞体。它们的轴突经前根、白交通支入交感干。在骶髓第 2~4 节中，虽无侧角，但前角基部相当侧角位置的神经元，是骶部副交感神经的节前神经元，称为**骶副交感核**，它发出的纤维组成盆内脏神经。

3. **后角** posterior horn　后角细胞主要接受后根纤维，分群较多，在后角浅层有纵贯脊髓全长的**胶状质** substantia gelatinosa，由小型细胞组成，它发出短的纤维，在胶状质背外方的**背外侧束**中上行或下行，但仍终止于本节段或邻近几个节段的胶状质内，参与脊髓节段间的联系。在胶状质的背方有**后角边缘核**。在胶状质的腹侧，大、中型细胞较多，称为**后角固有核** nucleus proprius。在后角基部的内侧有边界明确的一团大型细胞，称为**胸核** nucleus thoracicus，又名**背核**，仅见于自颈髓 8 至腰髓 3 节段。

依据 Rexed 对脊髓灰质细胞构筑的研究，在脊髓的横切面上，细胞构筑是有层次的，特别是在后角。脊髓灰质从背侧向腹侧被划分为 10 个板层（图 15-5）。Ⅰ层相当于后角边缘核；Ⅱ层相当于胶状质；Ⅲ~Ⅳ层相当于后角固有核；Ⅴ~Ⅵ层位于后角基部；Ⅶ层位于前、后角之间的中间带，内有胸核和中间外侧柱（核）；Ⅷ层位于前角基部；Ⅸ层内有前角运动神经元；Ⅹ层在中央管的周围。由于这种分层方法更能反映脊髓的功能特性，故现广为采用。

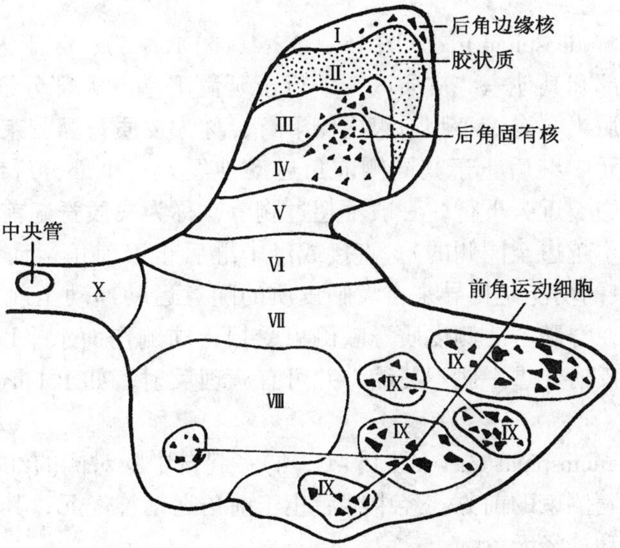

图 15-5　人类颈髓第 6 节，示细胞构筑分层

（二）白质

1. 上行纤维束

（1）**薄束** fasciculus gracilis 和**楔束** fasciculus cuneatus（图 15－3，4，图 16－1）：位于后索内，这两个束是后根内侧部纤维进入脊髓后在同侧后索内直接上行构成的。薄束起自同侧 T_5 以下的脊神经节细胞；楔束起自同侧 T_4 以上的脊神经节细胞。这些脊神经节细胞的周围突分布至肌、腱、关节和皮肤的感受器；中枢突经后根内侧部进入脊髓后索上行，止于延髓的薄束核和楔束核。薄、楔束分别传导身体下半部和上半部的本体感觉（肌、腱、关节的位置和运动觉以及振动觉）和精细或辨别性触觉（如辨别两点距离和物体的纹理粗细），在脑内经两次中继，最后传入对侧大脑皮质。后索病变或损伤，病人患侧伤面水平以下本体感觉和精细触觉丧失。

（2）**脊髓小脑后束和脊髓小脑前束** posterior spinocerebellar tract and anterior spinocerebellar tract（图 15－3，4）：分别位居外侧索周边的后部和前部。脊髓小脑后束起于同侧胸核，上行经小脑下脚止于小脑皮质；脊髓小脑前束起于双侧（以对侧为主）脊髓灰质Ⅴ～Ⅶ层的外侧部，上行经小脑上脚止于小脑皮质。两束主要传导非意识性（反射性）本体感觉冲动入小脑。

（3）**脊髓丘脑束** spinothalamic tract（图 15－3，4，图 16－2）：位于外侧索的前半（脊髓小脑前束内侧）和前索中。可分为**脊髓丘脑侧束和脊髓丘脑前束**，前者传导痛、温觉信息，后者传导粗触、压觉信息。脊神经节内传导痛、温觉的神经元的中枢突经后根外侧部入脊髓，在位居胶状质背外方的背外侧束中上行 1～2 节止于灰质Ⅰ、Ⅱ层内；传导粗触、压觉者经后根的内侧部入后索直接止于脊髓灰质。脊髓丘脑束的起始细胞主要在Ⅰ、Ⅳ～Ⅶ层中，这些细胞的树突可伸入Ⅱ层与后根纤维直接形成突触；轴突经白质前连合交叉向颅侧斜越 1 节至对侧，形成脊髓丘脑束，上行止于背侧丘脑，后者再将痛、温觉和粗触、压觉的冲动传入大脑皮质。在脊髓内一侧脊髓丘脑束病变损伤时，病人对侧伤面水平 1～2 节以下痛、温觉丧失，触觉因传导精细触觉的后索完好而无严重障碍。

2. 下行纤维束

（1）**皮质脊髓束** corticospinal tract（图 15－3，4，图 16－5）：起于大脑皮质中央前回中、上部，中央旁小叶前部和其他一些皮质区，下行至延髓下端，大部分纤维经锥体交叉越边，至对侧脊髓的外侧索后半、脊髓小脑后束内侧下行，称为**皮质脊髓侧束**，纵贯脊髓全长，沿途直接或经中间神经元中继后止于其同侧前角运动神经元；小部分纤维不在锥体交叉处越边，在同侧前索前正中裂近旁下行，一般不超过胸节，称为**皮质脊髓前束**，陆续经白质前连合越边至对侧（也有不越边至同侧的），直接或经中继后止于前角运动神经元（主要是内侧群细胞）。皮质脊髓束的功能是传导来自大脑皮质的随意运动冲动至前角运动神经元，控制骨骼肌的随意运动。在脊髓若一侧皮质脊髓侧束受损，同侧伤面水平以下产生痉挛性瘫痪，出现肌张力升高，腱反射亢进，肌不萎缩，并可有病理反射，如 Babinski 症等，为痉挛性瘫痪。

（2）**红核脊髓束** rubrospinal tract（图 15－3，4）：起自中脑对侧的红核。在脊髓内它下行于外侧索中、皮质脊髓侧束的前方，经中继后止于前角运动神经元，其功能为兴奋屈肌运动神经元和抑制伸肌运动神经元。

（3）其他的下行纤维束（图 15－3，4）：均起自脑干，下行入脊髓，直接或间接止于前角运动神经元。①**前庭脊髓束**，位于前索前沿，起自同侧前庭神经外侧核。此束能兴奋伸肌运动神经元和抑制屈肌运动神经元。②**顶盖脊髓束**，位于前索，起自对侧上丘。此束参与完成视、听反射。③**网状脊髓束**，位于前索和外侧索的深部，起自双侧网状结构。此束能调节肌张力和运动的协调。④**内侧纵束**，位于前索、前正中裂底的两侧，起于双侧前庭神经核，下行只到颈髓。其机能主要参与完成与身体平衡有关的反射。

3. **固有束**（图 15－3，4）　紧贴灰质周围，由短距离的上、下行纤维构成，起于脊髓止于脊髓，以完成脊髓节段间的联系。

在脑的各级中枢控制和调节下，脊髓通过其上、下行纤维束和灰质及脊神经完成传导功能及各种反射活动。但是当脊髓横断性截瘫后，失去高级中枢的控制，仍可通过脊髓的前、后根，灰质和固有束来完成一些简单的反射，如腱反射、屈肌反射和排便、排尿反射等。

第二节　脑　　干

一、脑干的外形

脑干 brain stem（图 15－6，7）由延髓、脑桥和中脑三部分组成。延髓和脑桥的背面与小脑相连（图 15－8）。它们之间的室腔为第四脑室，此室向下与延髓和脊髓的中央管相通，向上连通中脑的中脑水管。将小脑摘去，可见到第四脑室底，由延髓背面的上部和脑桥背面构成，呈菱形，也称**菱形窝**。

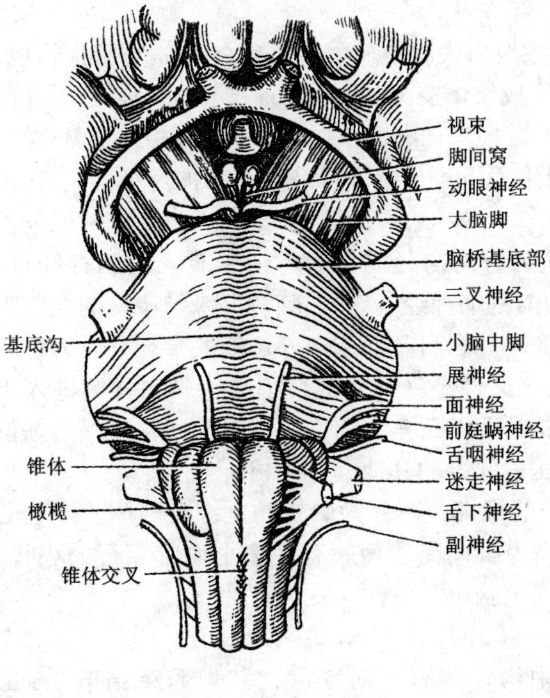

图 15－6　脑干的腹面

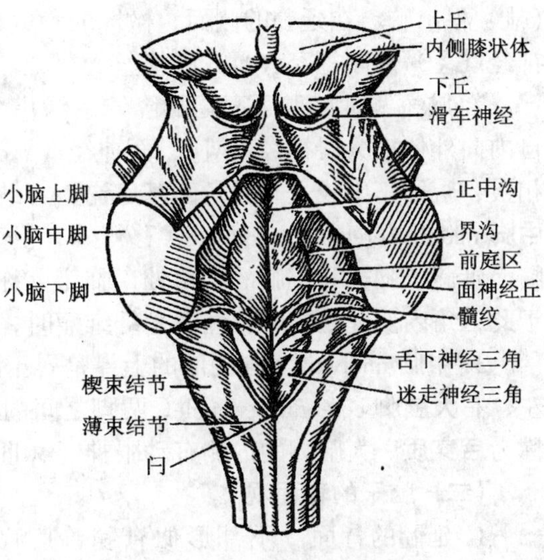

图 15－7　脑干的背面

（一）脑干的腹面观

1. **延髓** medulla oblongata　位于脑干的下部，其下界平枕骨大孔处与脊髓相连。延髓腹面上界与脑桥之间有一横行的**延髓脑桥沟**。延髓腹面的前正中裂和前外侧沟均延伸到延髓腹侧

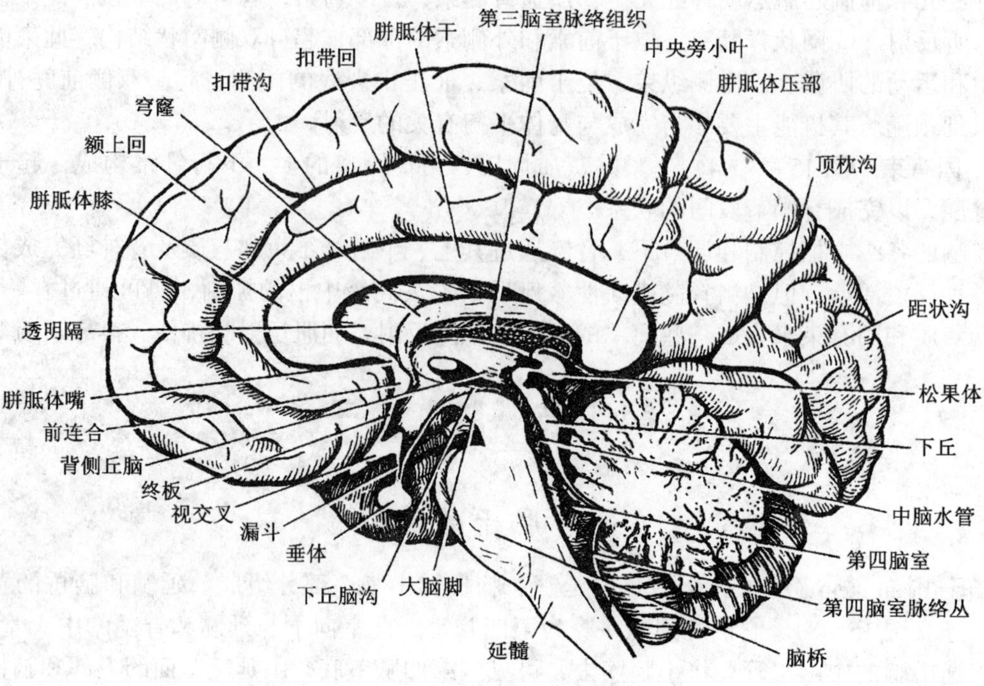

图 15－8　脑的正中矢状面

面。前正中裂两侧有纵行隆起的**锥体** pyramid，主要由大脑皮质发出下行的皮质脊髓束构成，在延髓和脊髓交界处，大部分纤维左右交叉，形成**锥体交叉** decussation of pyramid。锥体外侧的卵圆形隆起称为**橄榄** olive，内有下橄榄核。橄榄与锥体之间的前外侧沟中有舌下神经（Ⅻ）根出脑。在延髓的侧面、橄榄的背方，自上而下可见依次排列的舌咽神经（Ⅸ）、迷走神经（Ⅹ）和副神经（Ⅺ）的根丝。

2. **脑桥** pons　腹面宽阔膨隆，下缘借延髓脑桥沟与延髓分界。沟中有三对脑神经根，自内向外依次为展神经（Ⅵ）、面神经（Ⅶ）和前庭蜗神经（Ⅷ）。脑桥上缘与中脑的大脑脚相接，腹面正中线上有纵行的**基底沟**，容纳基底动脉；自基底沟向外逐渐变窄，移行为**小脑中脚** middle cerebellar peduncle，移行处有粗大的三叉神经（Ⅴ）根，小脑中脚向背侧进入小脑。延髓、脑桥和小脑的交角处，临床上称为**脑桥小脑三角**，前庭蜗神经和面神经根恰好位于此三角内。此处的听神经发生纤维瘤时，可压迫邻近的其他脑神经根。

3. **中脑** midbrain　腹侧面的上界是属于间脑的视束，下界为脑桥的上缘。两侧为隆起的左、右**大脑脚** cerebral peduncle，两脚之间的凹陷为**脚间窝**，窝底有许多小血管穿行的小孔，称为**后穿质**。大脑脚的内侧有动眼神经（Ⅲ）根出脑。

（二）脑干的背面观

1. 延髓的背面　下部形似脊髓，其后正中沟外侧有一对隆起，称为**薄束结节** gracile tubercle。再向外是一对**楔束结节** cuneate tubercle，它们的深面分别有薄束核和楔束核。在楔束结节的外上方稍微隆起，称为**小脑下脚** inferior cerebellar peduncle，主要是进入小脑的纤维。延髓的上部中央管开敞为第四脑室，室底构成菱形窝的下部。

2. 脑桥的背面　构成第四脑室底的上半，此处室底的外侧壁为左、右**小脑上脚** superior cerebellar peduncle，为出小脑的纤维。两脚间夹有薄层白质板，称**上髓帆**（也称前髓帆）。

3. 第四脑室底　即**菱形窝** rhomboid fossa（图 15－7）。它的下部边界为薄束结节、楔束结节和小脑下脚，上部边界为小脑上脚。菱形窝的两个外侧角称第四脑室的**外侧隐窝**。**髓纹**为由菱形窝的外侧角横行至中线的纤维，作为延髓和脑桥在背面的分界线。在室底的正中线上有**正中沟**，它纵贯菱形窝的全长，将其分为左、右两半。每侧又被纵行的**界沟**分为内、外侧两部分：内侧部位于正中沟与界沟之间，称为**内侧隆起**；界沟以外的外侧部是三角形的**前庭区**，深方为前庭神经核团。前庭区的外侧角上有一小隆起，称为**听结节**，内隐蜗神经核。在内侧隆起上，髓纹以下可见两个小三角区：靠内上方的为**舌下神经三角**，内隐舌下神经核；靠外下方的称**迷走神经三角**，内隐迷走神经背核。在髓纹的上方，内侧隆起上有一圆形隆凸，为**面神经丘**，内隐展神经核。在界沟的上端，深面有富含去甲肾上腺素能神经元聚集，此处称为**蓝斑**。

4. 中脑的背面　由两对小丘组成。上方的一对为**上丘** superior colliculus，主要是视觉反射中枢；下方的一对为**下丘** inferior colliculus，是听觉传导通路的重要核团。下丘的下方上髓帆上有滑车神经（Ⅳ）根出脑，是惟一自脑干背面出脑的脑神经。

5. **第四脑室** fourth ventricle　是位于延髓、脑桥和小脑之间的室腔。第四脑室的顶朝向小脑，室底为菱形窝。室内有脑脊液，并与中脑水管和中央管相交通。第四脑室的顶（图 15－9，8），前部由小脑上脚及上髓帆形成；后部由**下髓帆**（也称后髓帆）和第四脑室脉络

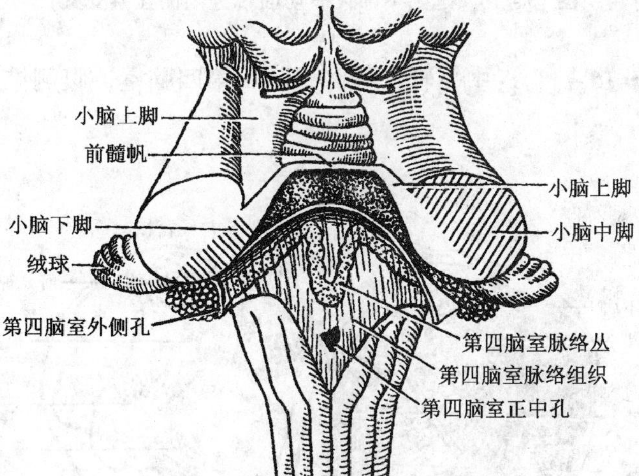

图 15－9　第四脑室顶

组织形成。上、下髓帆伸入小脑，以锐角相会合。下髓帆向下续于**第四脑室脉络组织**，后者由室管膜上皮、软脑膜及血管组成。脉络组织上部分血管反复分支成丛，带着软脑膜和室管膜上皮突入室腔，形成**第四脑室脉络丛**。脉络丛能产生脑脊液。第四脑室有三孔：不成对的**第四脑室正中孔**，位于第四脑室下角的上方；成对的**第四脑室外侧孔**，在第四脑室外侧隐窝的尖端。第四脑室借这些孔与蛛网膜下隙相通。

二、脑干的内部结构

脑干是脊髓的上延，与其外形变化相应，脑干各部内部结构也有一些大的特征性变化。从横切面上看：

1. 延髓下部（图 15－10），是颈髓的直接上延，结构与脊髓相似，但后索内的薄、楔束中出现了薄、楔束核；前正中裂两旁有粗大的锥体束下行。

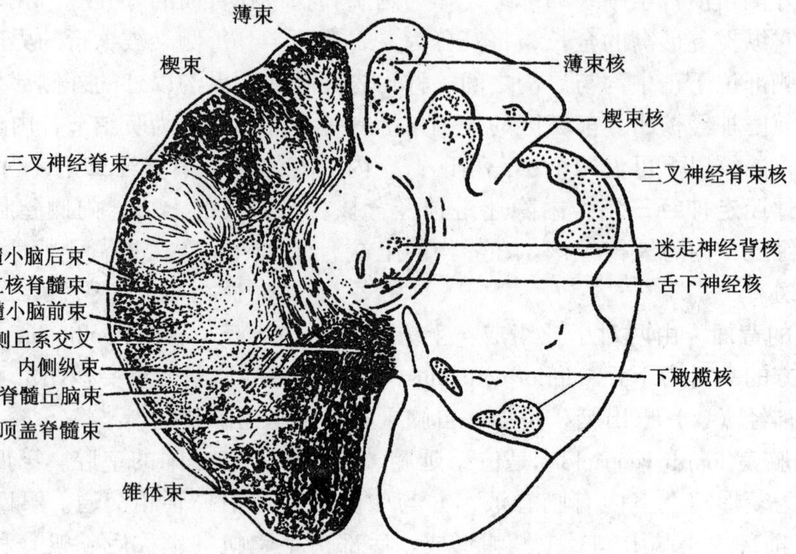

图 15－10　延髓下部代表切面（经内侧丘系交叉）

2. 延髓上部（图 15－11），中央管背移并开敞为第四脑室；腹侧锥体束的背外方出现了大的下橄榄核。

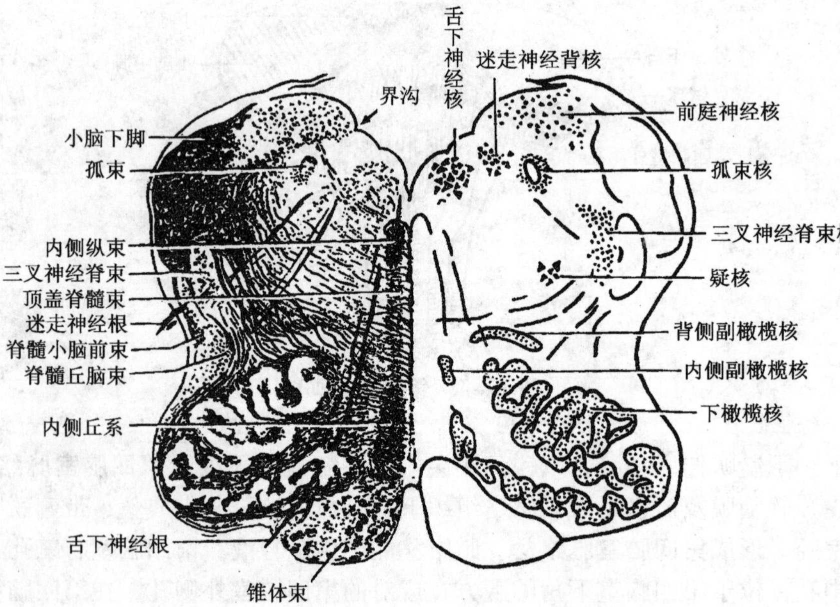

图 15－11　延髓上部代表切面（经橄榄中部）

3. 脑桥(图 15－12),可分为背侧的被盖部和腹侧的基底部:前者是延髓的直接上延,两者结构上是相互连贯的;后者是脑桥新出现的结构。两部之间以横行的斜方体纤维的前缘为界。

4. 中脑（图 15－13），背侧部为一对上丘或下丘，合称顶盖。其余部分为大脑脚。大脑脚的背侧部为中脑的被盖，是脑桥被盖部的直接延续（包括中脑水管及其周围的中央灰质）；大脑脚的最腹侧部称大脑脚底，来自大脑皮质的一些下行纤维通行于此；中脑被盖与大脑脚底之间为一大的灰质团块－黑质。

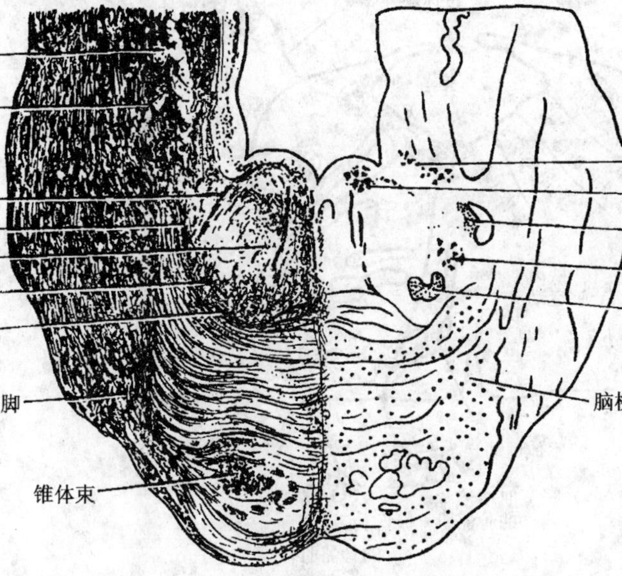

图 15－12　脑桥代表切面（经面神经丘）

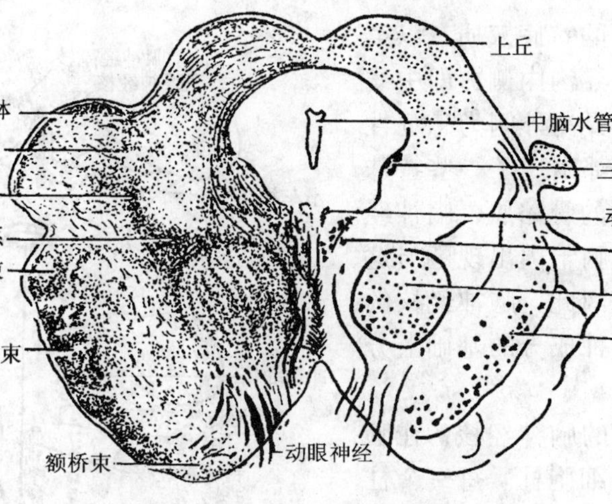

图 15－13　中脑代表切面（经上丘）

脑干内部结构也是由灰质、白质和网状结构组成，但远比脊髓复杂，且有以下主要改变：①灰质不再连贯成柱，而成为许多分离断续的核团。②很多纤维束在脑干内交叉传导，打乱了脊髓原来的灰、白质的界限。③在延髓上部和脑桥，原脊髓中央管周围的灰质成为第四脑室的室底灰质。④脑干中央的网状结构范围比脊髓者扩大。

（一）灰质

1. 脑神经核　第Ⅲ～Ⅻ对脑神经的核团都位于脑干内，它们在脑干内的排列原则与脊髓基本相似。脊髓灰质中的运动性核团（前角和侧角）和感觉性核团（后角）在位置上是腹背关系。脑干内（图 15 – 14），由于中央管后壁开放向两侧展开，原先腹背方向排列的脊髓

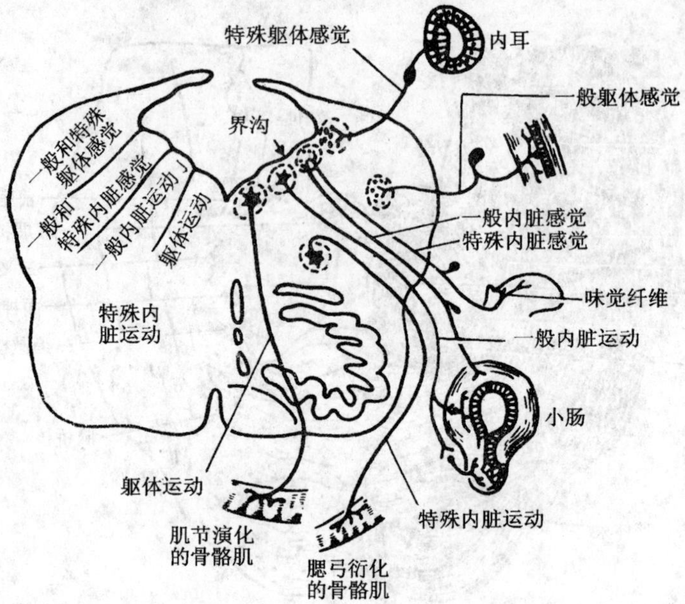

图 15 – 14　延髓橄榄中部横切面图解

示脑神经核的六个功能柱

灰质变成内外方向排列的室底灰质，以第四脑室底的界沟为界，界沟内侧，即中线两侧，为运动性核团；界沟外侧为感觉性核团。此外，由于头面部出现了一些特殊感觉器以及腮弓演化来的骨骼肌，脑神经的成分比脊神经复杂，脑干内出现了与这些结构相关连的核团，因此，脑神经核的功能性质在脊髓灰质四种成分的基础上分化为七种（图 15 – 14）。

这些功能性质不同的脑神经核，在脑干内排列成六个纵行的细胞柱。每一个柱并非纵贯脑干全长，多数是断开的，可以包括数个核团，但它们的功能性质相同、位置相当。故每一个柱代表一个单独的功能体系，称之为功能柱；由于脑干内的一般和特殊内脏感觉核是一个核，即孤束核：其头端接受味觉纤维（属特殊内脏感觉纤维）；其余部分接受一般内脏感觉纤维，因此脑干内共有六个功能柱。图 15 – 15 中，把全部功能柱投影到脑干的背面：左侧表

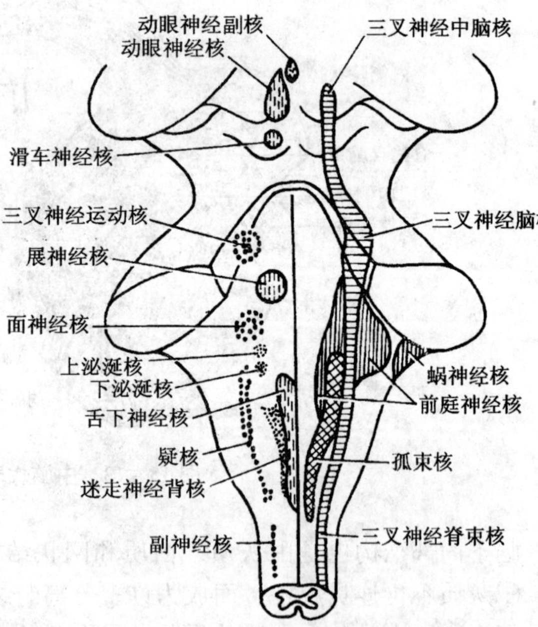

图 15 – 15　脑神经核在脑干背面的投影

示运动功能柱；右侧表示感觉功能柱。第Ⅲ～Ⅻ对脑神经核在脑干内的排列、位置、所属功能柱、连属哪对（些）脑神经及具体的功能列表说明如下：

第Ⅲ～Ⅻ对脑神经核在脑干内的排列

功能柱		躯体运动柱	特殊内脏运动柱	一般内脏运动柱		内脏感觉柱（一般和特殊）	一般躯体感觉柱	特殊躯体感觉柱	
位置		在中线两侧	在躯体运动柱的腹外侧	在躯体运动柱的背外方		在一般内脏运动柱的外侧	在内脏感觉柱的外侧	在最外侧（前庭区深方）	
中脑	上丘	动眼神经核*（Ⅲ）		动眼神经副核（Ⅲ）			三叉神经中脑核（Ⅴ）		
	下丘	滑车神经核（Ⅳ）							
脑桥	中部		三叉神经运动核（Ⅴ）				三叉神经脑桥核（Ⅴ）		
	中下部	展神经核（Ⅵ）	面神经核（Ⅶ）	上泌涎核（Ⅶ）		孤束核（Ⅶ、Ⅸ、Ⅹ）	三叉神经脊束核（Ⅴ、Ⅸ、Ⅹ）	前庭神经核（Ⅷ）	蜗神经核（Ⅷ）
延髓	橄榄上部		疑核（Ⅸ、Ⅹ、Ⅺ）	下泌涎核（Ⅸ）	界沟				
	橄榄中部	舌下神经核（Ⅻ）		迷走神经背核（Ⅹ）					
	内侧丘系交叉								
	锥体交叉		副神经核（Ⅺ）						
功能		1. 展神经核支配外直肌；滑车神经核支配上斜肌；其余的眼球外肌由动眼神经核支配 2. 舌下神经核支配舌肌	1. 三叉神经运动核支配咀嚼肌 2. 面神经核支配面肌 3. 疑核支配咽喉肌 4. 副神经核支配胸锁乳突肌和斜方肌	1. 动眼神经副核支配睫状肌和瞳孔括约肌 2. 上泌涎核控制泪腺、舌下腺、下颌下腺和口鼻腔粘膜腺的分泌活动 3. 下泌涎核控制腮腺的分泌活动 4. 迷走神经背核控制大部分胸腹腔脏器的活动		1. 核的上端接受来自味蕾的特殊内脏感觉冲动 2. 其余大部接受胸腹腔脏器的一般内脏感觉冲动	1. 三叉神经中脑核接受咀嚼肌、面肌和牙齿的本体感觉冲动 2. 三叉神经脑桥核和脊束核接受颜面、口腔和鼻腔等处的一般感觉冲动	1. 前庭神经核接受球囊斑、椭圆囊斑、壶腹嵴的平衡觉冲动 2. 蜗神经核接受内耳螺旋器的听觉冲动	

* 表中每一脑神经核后括号内附注了其所属哪对（些）脑神经

每对脑神经所含的纤维成分多寡不一，但每一种运动纤维一定起于相应的脑神经运动性核团，如滑车、展、副和舌下神经分别起于同名脑神经核；每一种感觉纤维一定终止于相应的脑神经感觉性核团，如前庭蜗神经终止于前庭神经核和蜗神经核；含两种以上纤维成分的脑神经，则应与相应数目的脑神经核相联系，简述如下：①动眼神经的核团：支配大部分眼球外肌的纤维起于动眼神经核；支配瞳孔括约肌和睫状肌的纤维起于动眼神经副核。②三叉神经的主要核团：接受头面部皮肤、粘膜刺激的感觉纤维终止于三叉神经脊束核和三叉神经脑桥核；支配咀嚼肌的运动纤维起于三叉神经运动核。③面神经的主要核团：支配面肌的纤维起于面神经核，先走向背内绕展神经核，再转向腹外出脑；支配除腮腺以外头面部所有腺体分泌的纤维起于上泌涎核；接受舌前 2/3 味觉的纤维终止于孤束核。④舌咽神经的核团：支配腮腺分泌的纤维起于下泌涎核；支配咽肌的纤维起于疑核；接受舌后 1/3 味觉及一般粘膜感觉的纤维终止于孤束核；接受来自耳后皮肤的感觉纤维终止于三叉神经脊束核。⑤迷走神经的核团：支配大部分胸腹腔脏器的运动纤维起于迷走神经背核；来自上述区域的感觉纤维终止于孤束核；支配咽喉肌的纤维起于疑核；接受外耳皮肤的感觉纤维终止于三叉神经脊束核。

2. 非脑神经核

(1) **薄束核** gracile nucleus 和**楔束核** cuneate nucleus（图 15 - 10）：分别位于延髓薄束结节和楔束结节深方。它们分别是薄束和楔束的终止核。此两核发出的纤维弓形走向中央管腹侧，左、右交叉，称为**内侧丘系交叉**，交叉后的纤维在中线两侧上行成为**内侧丘系**。

(2) **下橄榄核** inferior o1ivary nucleus（图 15 - 11）：在延髓橄榄的深方，为一皱褶的囊形灰质团块，在人类特大。它主要接受大脑皮质、脊髓和红核的纤维，发出的纤维走向对侧，与脊髓小脑后束共同组成粗大的**小脑下脚**进入小脑。

(3) **脑桥核** pontine nuclei（图 15 - 12）：为许多小的细胞团块，散布于脑桥基底部的纤维之间，接受同侧皮质脑桥束的纤维。自脑桥核发出纤维横行，交叉至对侧，聚成**小脑中脚**入小脑。

(4) **红核** red nucleus（图 15 - 13）：主要位于中脑上丘节段的被盖部，呈圆柱形，它接受大脑运动皮质发出的纤维和小脑的传出纤维——小脑上脚。红核的传出纤维主要形成对侧的红核脊髓束，影响前角运动神经元的活动。

(5) **黑质** substantia nigra（图 15 - 13）：位于中脑被盖和大脑脚底之间，主要见于中脑的全长。黑质细胞大多含有黑色素，是脑内合成多巴胺的主要核团。黑质主要与端脑的新纹状体（尾状核和壳）有往返纤维联系。由于某些原因使黑质细胞变性，多巴胺合成减少，是引起震颤麻痹（Parkinson 病）的主要病因。在正常生理状态下，黑质是调节运动的重要中枢。

(6) **上丘**：人类的上丘主要是视觉反射中枢，主要接受来自视网膜和视觉皮质的纤维，但也接受下丘传来的听觉信息。上丘发出的纤维环绕中央灰质，在中线交叉后下行，形成顶盖脊髓束；部分纤维不交叉，同侧下行为顶盖延髓束，分别止于脊髓前角运动细胞和脑干的运动核，完成由光、声刺激所引起的反射活动。

(7) **下丘**：是听觉传导通路上的重要中继核。它主要接受起自蜗神经核的外侧丘系纤维，发出纤维至内侧膝状体。下丘也发纤维至上丘，参与听觉反射活动。

(二) 白质

主要是一些上、下行纤维束（图 15 - 10 ~ 13），其中有的是脊髓纤维束的续行段。

1. 上行纤维束

(1) **内侧丘系** medial lemniscus：经延髓的锥体束背方、中线两旁上行，穿脑桥的斜方体，再经中脑红核的外侧，向上止于背侧丘脑。传导对侧半躯干、肢体的本体感觉和精细触觉。

(2) **三叉丘系** trigeminal lemniscus：由三叉神经脊束核和三叉神经脑桥核发出的纤维，随时越边至对侧上行集合而成，在脑桥和中脑被盖其位置与内侧丘系毗邻，向上止于背侧丘脑。传导对侧半头面部的痛、温度和粗触觉。

(3) **外侧丘系** lateral lemniscus：蜗神经核发出的纤维，大部分在脑桥被盖腹侧部左、右交叉至对侧，形成**斜方体**，然后在被盖的腹外侧折向上行，形成**外侧丘系**，止于下丘；小部分不交叉纤维加入同侧外侧丘系，故外侧丘系传导双侧的听觉冲动，以对侧为主。

(4) **脊髓丘脑束**：为从脊髓上行的纤维束，经下橄榄核背外侧，以后伴内侧丘系的外侧上行至背侧丘脑。

2. 下行纤维束

(1) **锥体束** pyramidal tract：是自大脑皮质发出控制骨骼肌随意运动的一个复合下行纤维束。其中一部分纤维到脊髓，直接或间接止于前角运动细胞，称**皮质脊髓束**（在脊髓的内部结构一节已述）；另一部分直接或间接止于脑神经运动核（与骨骼肌有关的，下同），称**皮质核束** corticonuclear tract。锥体束在脑干内行经中脑的大脑脚底中3/5、脑桥基底部和延髓锥体深方。至延髓下部，皮质脊髓束的大部分纤维经锥体交叉越至对侧下行，形成皮质脊髓侧束；小部分不交叉纤维仍在同侧下行，形成皮质脊髓前束。皮质核束的纤维在脑干下行过程中，陆续离开锥体束，止于双侧脑神经运动核，但舌下神经核和面神经核中支配下部面肌的细胞群，只接受对侧皮质核束的纤维。临床上一侧锥体束损伤时，引起对侧肢体随意运动瘫痪，并有对侧下部面肌和舌肌瘫痪，而其他脑神经运动核的功能不出现障碍。

(2) 其他的下行纤维束：①**皮质脑桥束**，起自大脑皮质，向下行经中脑的大脑脚底内侧1/5（额桥束）和外侧1/5（顶、枕、颞桥束）、脑桥基底部，止于脑桥核。②**红核脊髓束**，自红核发出后，立即在被盖腹侧部中线处交叉下行。③**顶盖脊髓束**，自上丘发出后，在被盖背侧部中线处交叉，沿脑干中线两旁下行。④**内侧纵束**，由前庭神经核向中线两侧发出纤维，然后沿第四脑室底深方中线两侧纵行，实为既有下行也有上行的复合纤维束，向上可止于第Ⅲ、Ⅳ、Ⅵ对脑神经核，向下可至副神经核和颈髓前角运动神经元，参与完成平衡刺激引起的反射活动。

（三）脑干的网状结构

在脑干内，除了脑神经核和一些边界清楚的核团（如薄束核、楔束核、下橄榄核、红核和黑质等）以及长距离的纤维束外，有些区域有许多纤维纵横交织，其间散布大量大小不等的细胞，称为**网状结构** reticular formation，它占据中脑和脑桥被盖的中央部、延髓第四脑室室底灰质腹侧与下橄榄核之间的大片区域。网状结构在进化上比较古老，在形态上仍保持着多神经元和多突触的特征。

依据细胞构筑和纤维联系，可把网状结构分为三个纵贯脑干全长的区域：

1. 外侧（1/3）区　主要由小细胞构成，它接受各种感觉纤维束的侧支；轴突进入内侧区终止，因此称其为网状结构的接受区。

2. 内侧（2/3）区　主要由大型神经元构成，它们发出长的轴突，分升、降支上、下行，一方面经多突触联系投向大脑皮质；一方面形成网状脊髓束下行至脊髓前角运动细胞，因此可认为内侧区是网状结构的效应区。

3. 正中区即**中缝核**　位于脑干中线附近。中缝核的许多细胞富含5-羟色胺。

网状结构的纤维联系非常广泛。

网状结构的功能主要有以下几方面：

1. 通过网状脊髓束调节肌的张力。网状结构内有使肌张力降低的抑制区和增强肌张力的易化区。

2. 通过多突触的上行投射影响大脑皮质的兴奋性，即网状上行激动系统。这种投射是非特异性的，投射到大脑皮质的广泛区域，并不引起特定的感觉，而是使大脑皮质处于觉醒和警觉状态，适合于接受各种刺激。损伤中脑的网状结构可导致昏睡不醒。

3. 调节内脏活动。延髓网状结构中有调节内脏活动的重要中枢，如呼吸中枢、心血管运动中枢等。这些中枢受损可造成呼吸、心跳停止，导致死亡。

4. 中缝核的功能与睡眠有关。损伤此核可导致高度失眠。中缝核还参与镇痛机制。

第三节　小　　脑

一、小脑的外形

小脑 cerebellum 位于颅后窝，以三对小脑脚连接于脑干的背面。小脑的外形（图 15－16）中间部比较狭窄，称为**小脑蚓** vermis，两侧部膨大称为**小脑半球** cerebellar hemisphere。小脑上面比较平坦；下面的中间部凹陷，两侧呈半球形隆起，近枕骨大孔处，小脑蚓两旁的半球部分比较膨出，称**小脑扁桃体**。当颅脑外伤或颅内肿瘤等导致颅内压升高时，小脑扁桃体可移位嵌入枕骨大孔，形成小脑扁桃体疝，压迫延髓，危及生命。整个小脑表面有许多大致平行的浅沟，将小脑分成许多**小脑叶片**。小脑上面前 1/3 与后 2/3 交界处有一横行深沟称**原裂**。

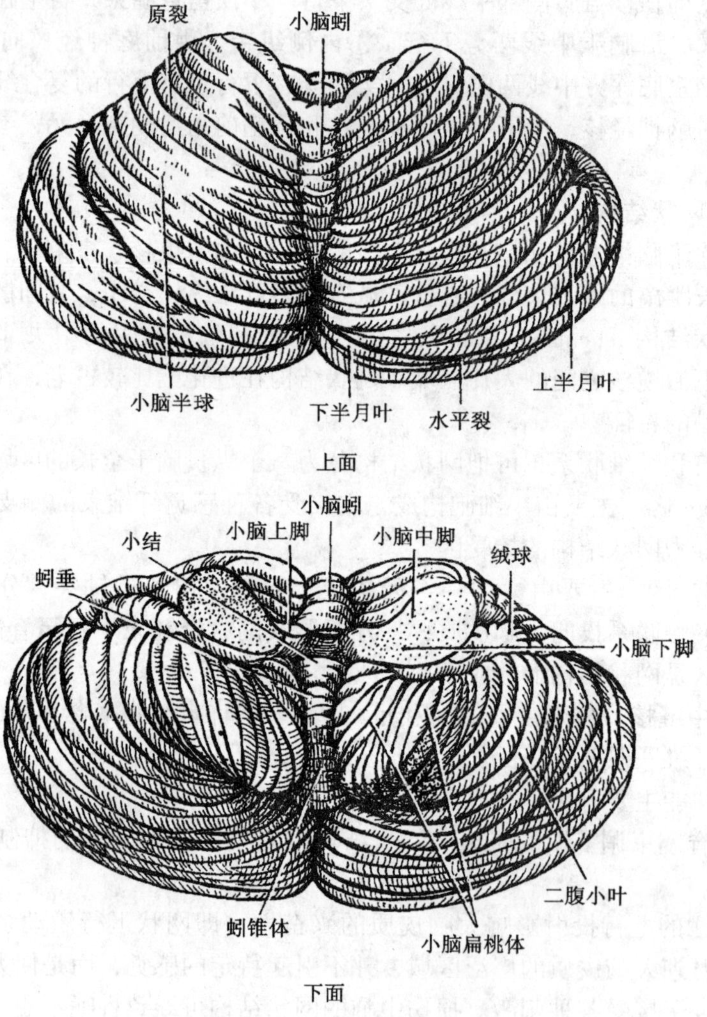

图 15－16　小脑外形

小脑依其表面的沟裂可分为三叶：

1. **绒球小结叶** 在小脑的下面，包括半球上的绒球和小脑蚓中的小结，两者间有绒球脚相连。

2. **小脑前叶** 在小脑上面的前部，包括原裂以前的半球和小脑蚓。

3. **小脑后叶** 包括原裂以后的小脑上面和小脑下面的余下大部。

绒球小结叶在种系发生上最古老，称**原小脑**；小脑前叶加上后叶中小脑蚓下部的蚓锥体和蚓垂，合称**旧小脑**，在种系发生上出现较早。除原、旧小脑以外的其余部分为**新小脑**，种系发生上较新，仅见于哺乳类，它随大脑皮质的发展而发展起来，在人类它占据了小脑的大部分。

二、小脑的内部结构

（一）小脑的结构

小脑内部灰、白质的配布与脊髓不同，其灰质主要位于表层，称**小脑皮质** cerebellar cortex；白质位于深方；深部白质内又有若干灰质团块，称**小脑核** cerebellar nuclei（图 15－17）。

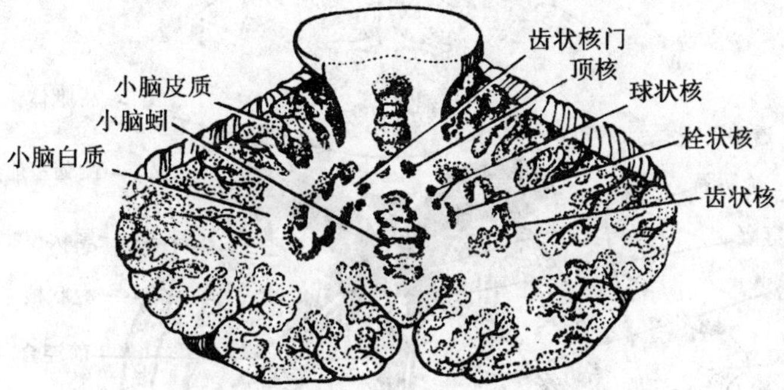

图 15－17 小脑水平切面示小脑核

小脑各部皮质的结构是相同的，由浅入深分为三层：①分子层，细胞成分较少。②梨状神经元层（或 Purkinje 细胞层），由单层排列的大的 Purkinje 细胞胞体组成。③颗粒层，内有大量的小的颗粒细胞。

小脑核有四对，最大的是**齿状核** dentate nucleus（图 15－17），其内侧有**栓状核**和**球状核**，**顶核**位于第四脑室顶上方中线两旁。

（二）小脑的纤维联系

小脑的传入纤维主要有：①前庭小脑纤维，来自前庭神经核或前庭神经，止于原小脑。②脊髓小脑前、后束纤维（后者经小脑下脚入小脑），止于旧小脑。③脑桥小脑纤维，起自脑桥核，经小脑中脚止于新小脑。所有传入纤维都入小脑皮质，进入小脑皮质的冲动，经各类神经元的整合，最后经 Purkinje 细胞的轴突传至小脑核。由小脑核发纤维出小脑。

小脑的主要传出纤维由齿状核发出，组成**小脑上脚**，在中脑下丘阶段的被盖部左、右交叉，小部分纤维止于红核，大部分纤维止于背侧丘脑。其他小脑核可发纤维至前庭神经核或脑干网状结构。

（三）小脑的功能

小脑是一个重要的躯体运动调节中枢。其功能是维持身体平衡（原小脑）、调节肌张力（旧小脑）和调节骨骼肌运动的协调（新小脑）。原小脑损伤，患者站立不稳，步态蹒跚。旧小脑病变，主要表现为肌张力降低。新小脑病变，表现为运动不协调（共济失调），如步行时举足过高、不能准确指到鼻尖等。由于小脑的纤维联系有所重叠，小脑病变也常不是局限于某一叶，故实际临床表现往往是复杂的。

第四节　间　脑

一、间脑的外形

间脑 diencephalon 位于中脑与端脑之间，人类由于大脑半球的高度发展，间脑除腹面的一部分露于表面以外，其他部分被大脑半球所掩盖。间脑的外侧壁与大脑半球愈合，因此，间脑和端脑之间的边界不如其他脑部之间的清楚。间脑分为上丘脑、背侧丘脑、后丘脑、底丘脑和下丘脑五部分（图 15－8，18，22）。间脑的室腔为第三脑室。

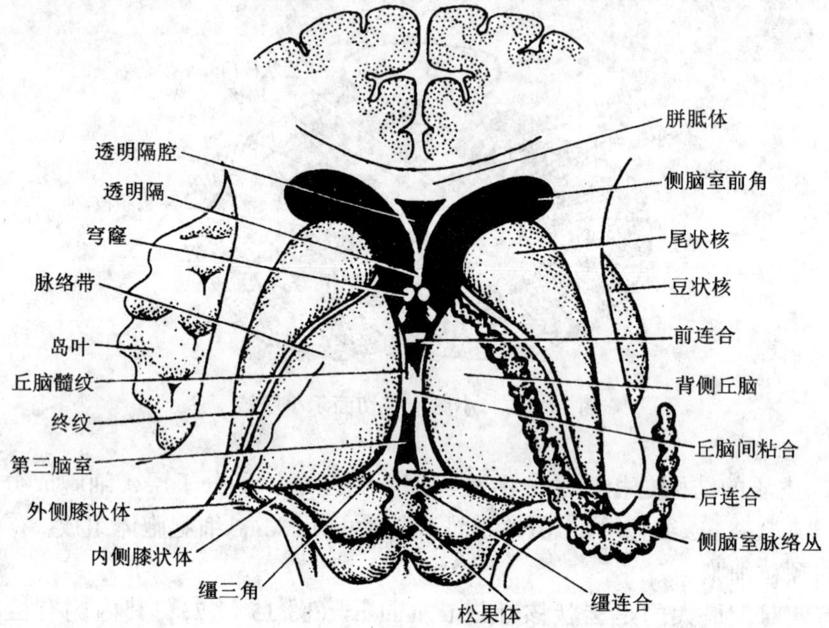

图 15－18　间脑的背面

1. **背侧丘脑** dorsal thalamus　又称**丘脑**，为两个卵圆形的灰质团块，中间被第三脑室分隔开。丘脑的前端背面隆起为**丘脑前结节**；后端膨大，称为**枕**。内侧面参与构成第三脑室侧壁的上份，其下缘以一前后走向的**下丘脑沟**与其腹侧的下丘脑分界，此沟背方常有一卵圆形的**丘脑间粘合**连接两侧丘脑。外侧面邻接端脑的尾状核和内囊。

2. **后丘脑** metathalamus　包括位于枕的后下和后外下方的**内侧膝状体**和**外侧膝状体**，分别借下丘臂和上丘臂连接下丘和上丘。

3. **上丘脑** epithalamus　位于第三脑室顶部的周围。丘脑背侧面和内侧面交界处有一束纵行纤维，称**丘脑髓纹**。它向后进入**缰三角**。左、右缰三角间为**缰连合**，它的后方连有**松果体**。

4. **下丘脑** hypothalamus　位于下丘脑沟以下，构成第三脑室侧壁的下份和底壁。在脑底面，**视交叉**位于下丘脑的最前部，它向后外延为**视束**。视交叉后方有**灰结节**，灰结节向下移行为**漏斗**。漏斗的下端与**垂体** hypophysis 相接。灰结节后方还有一对圆形隆起，称**乳头体**。

5. **底丘脑** subthalamus　是间脑和中脑的移行区，表面不可见。

6. **第三脑室** third ventricle　位于间脑的中线上，呈矢状位的裂隙状，向后通中脑水管，向前经两个室间孔与大脑半球内的侧脑室相通。第三脑室顶部成自脉络组织和脉络丛。

二、间脑的内部结构

间脑的核团不像脑干中的核团那样各有明确的边界，多数与邻近的核团相互移行。间脑内部结构主要介绍背侧丘脑、后丘脑和下丘脑。

（一）背侧丘脑和后丘脑

背侧丘脑为一卵圆形的灰质团块，被其灰质内部的“Y”字形纤维板 - **内髓板**分隔为三个主要的核群（图 15 – 19，20），即**前核群**（在内髓板前部的分叉处的前方）、**内侧核群**和**外侧核群**（分别位于内髓板的内侧和外侧）。外侧核群可分为背、腹两层，这两层核团之间并

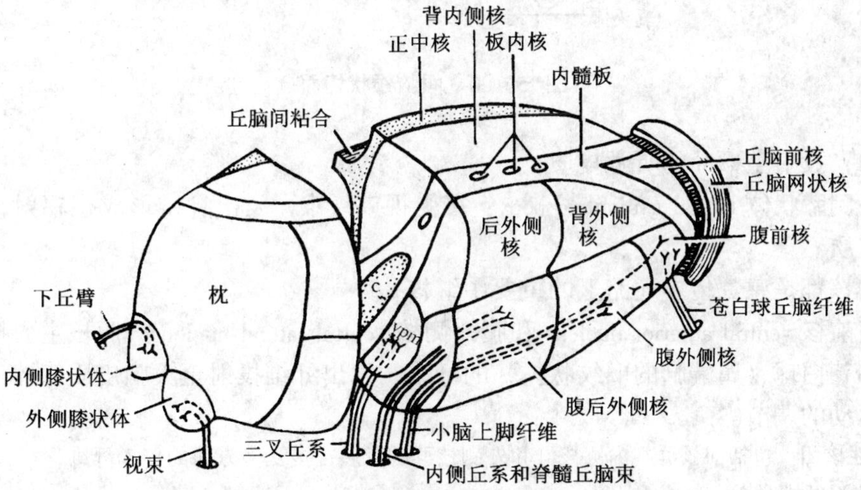

图 15 – 19　人右侧背侧丘脑核团的立体观

vpm. 腹后内侧核　C. 中央中核

无天然边界。每层从前向后又各分为三个核团。背层的最后部的核团为丘脑的**枕**。腹层的核团由前向后分别称为**腹前核**、**腹外侧核**和**腹后核**。腹后核按位置再分为**腹后内侧核**和**腹后外侧核**。此外，在内髓板内有若干灰质团块，称板内核群；贴靠第三脑室侧壁有薄层灰质，称中线核群；在丘脑外侧还有一层纤维，称**外髓板**，外髓板的外侧是属于端脑的内囊，在外髓板与内囊之间有丘脑网状核。

后丘脑位于丘脑枕的后下方，包括内、外侧膝状体（图 15 – 19）。

背侧丘脑和后丘脑核团虽多，依据纤维联系和功能可将它们归纳为三类：

1. **特异性中继核团**　功能上最重要，包括：

（1）**腹后内侧核** ventral posteromedial nucleus：接受三叉丘系和来自孤束核的味觉纤维。

（2）**腹后外侧核** ventral posterolateral nucleus：接受内侧丘系和脊髓丘脑束的纤维。

上述两核均发出纤维投射至大脑皮质躯体感觉区。

（3）**内侧膝状体** medial geniculate body：接受下丘（经下丘臂）来的听觉纤维，发出纤维

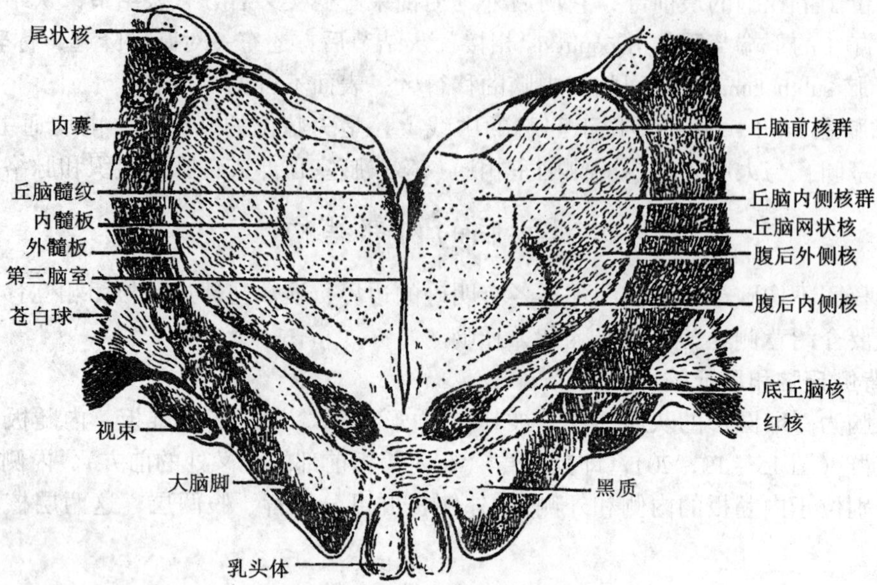

图 15－20　间脑额状切面

形成**听辐射**，投射至颞叶的听觉皮质。

（4）**外侧膝状体** lateral geniculate body：接受视束纤维，发出纤维形成**视辐射**，投射至枕叶的视觉皮质。

以上四核都是感觉传导通路上的重要中继核。

（5）**腹前核** ventral anterior nucleus 和**腹外侧核** ventral lateral nucleus：两核主要接受小脑上脚、黑质和苍白球（属端脑的旧纹状体）的纤维，发出纤维投射至大脑皮质躯体运动区，参与对随意运动的调节。

2. **联络性核团**　包括前核群、内侧核群和外侧核群的背层，接受多方面的传入纤维，与大脑皮质广泛的联络区有往返纤维联系。

3. **非特异性投射核团**　如板内及中线核群等，与网状结构的纤维联系和功能有关。

（二）下丘脑

下丘脑包括下丘脑沟以下第三脑室旁壁和室底的结构。前界为视交叉和终板（图 15－8），后界为乳头体的后缘。

1. **下丘脑的主要核团**（图 15－21）　下丘脑的核团较多，大多界限不清。轮廓较清晰的重要核团有：①**视上核** supraoptic nucleus，跨越视交叉的背外方。②**室旁核** paraventricular nucleus，位于视上核的上方、紧贴第三脑室侧壁。此两核的细胞较大，分泌催产素和加压素，经它们的轴突运送至垂体后叶。③**漏斗核**，位于第三脑室壁最下方，靠近漏斗处。④**乳头体核**，位于乳头体内。

2. **下丘脑的纤维联系**　下丘脑的纤维联系广泛而复杂，简述如下：下丘脑的主要传入纤维有：①**前脑内侧束**，起自位于终板前方的隔区和嗅脑，纤维松散地经过下丘脑外侧区，兼有与下丘脑往返联系的纤维。②**穹窿**，是下丘脑最粗大的纤维束，起于海马，止于乳头体核（图 15－29）。③来自脑干和脊髓网状结构的纤维。周围神经传入的各种内脏感觉冲动，大多经网状结构中继后传至下丘脑。④直接来自孤束核的味觉纤维。

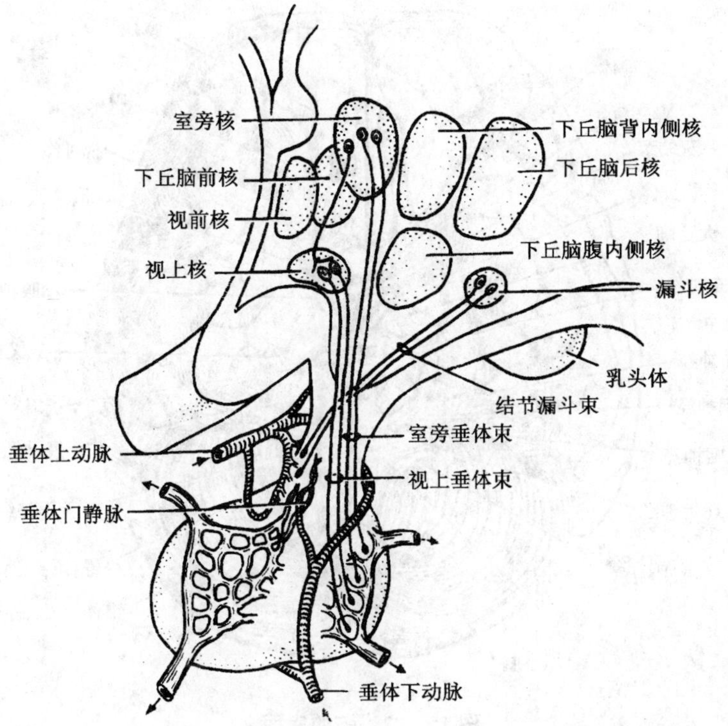

图 15－21　下丘脑核团及其与垂体间的联系示意图

下丘脑的主要传出纤维有：①**乳头丘脑束**，自乳头体核至丘脑前核，后者与大脑皮质的扣带回有往返的纤维联系。②下丘脑下行纤维，通过中脑中央灰质和网状结构等的中继，至脑干和脊髓的副交感和交感节前神经元核团，影响内脏的活动。③下丘脑与垂体的联系（图 15－21），室旁核和视上核发出的纤维形成**室旁垂体束和视上垂体束**，运送催产素和加压素至垂体后叶并释放入血液，影响靶器官。漏斗核分泌的能影响垂体前叶细胞分泌活动的激素（释放因子或抑制因子），经其轴突形成的**结节漏斗束**送至漏斗起始部，再经垂体门脉系运输至垂体前叶，影响垂体前叶各种激素的分泌。

3. **下丘脑的功能**　下丘脑是调节内脏活动和内分泌活动的皮质下较高级中枢。下丘脑内还有调节体温、摄食和水盐代谢等的中枢。此外，下丘脑还参与情绪反应活动。

第五节　端　　脑

一、端脑的外形

端脑 telencephalon（图 15－22，23，24，25）包括左、右大脑半球。人类的大脑半球由于高度发展，它笼盖了间脑、中脑和小脑的上面。左右大脑半球由**大脑纵裂**将其不完全分隔开，大脑纵裂的底部有胼胝体将两半球连接在一起。

（一）大脑半球的分叶

每个大脑半球有三个面，即膨隆的**上外侧面**（背外侧面）、两半球相对的**内侧面**和**下面**

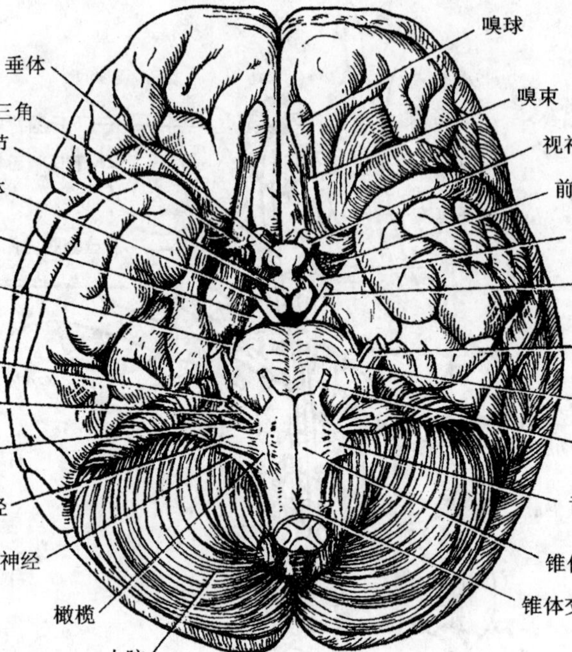

图 15－22　脑的底面

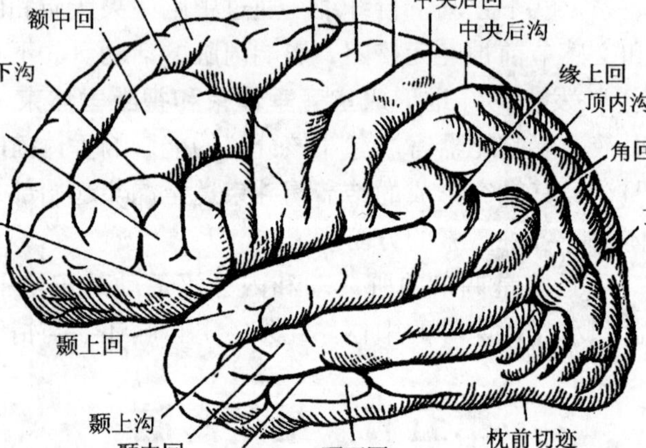

图 15－23　大脑半球背外侧面

（底面）。上外侧面与内侧面交界处为**上缘**，上外侧面与下面交界处是**下缘**。大脑半球表面布满深浅不同的**沟**，沟与沟之间为隆起的**回**。有三个深而恒定的沟作为分叶的标志：①**外侧沟** lateral sulcus，是半球最深的沟，起自半球的前下面，转至上外侧面，行向后上。②**中央沟** central sulcus，起自半球上缘中点的稍后方，斜向前下，几达外侧沟。沟的上端延转至半球内侧面。③**顶枕沟** parieto-occipital sulcus，位于半球内侧面的后部，自前下斜向后上，上端稍

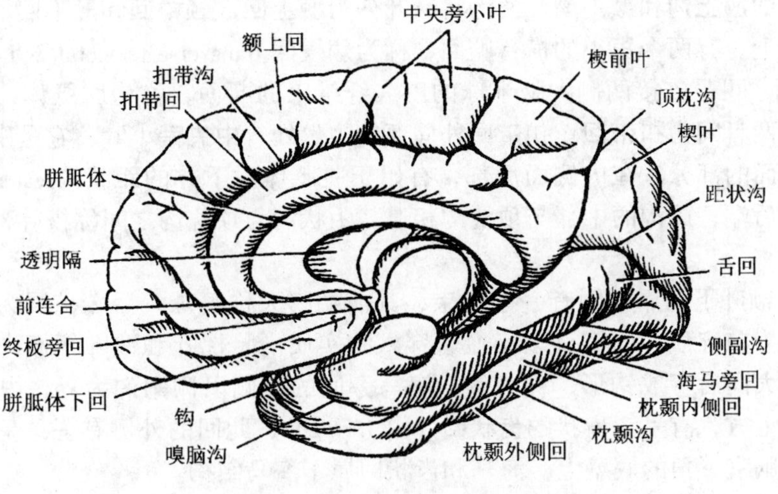

图 15-24　大脑半球内侧面

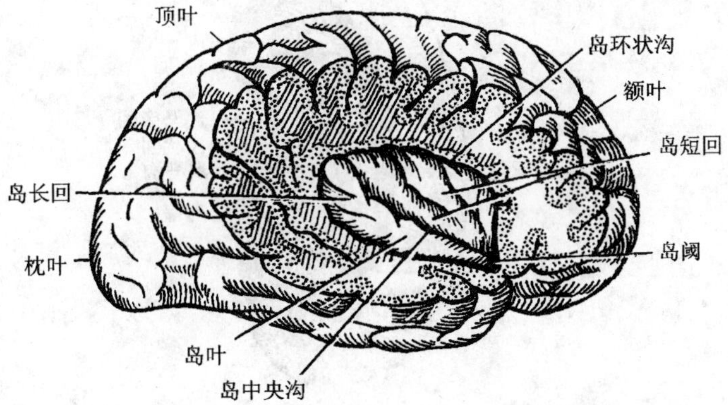

图 15-25　岛叶

延转至上外侧面。

借上述三沟可将半球分为五叶：中央沟以前，外侧沟以上的部分是**额叶** frontal lobe；中央沟以后，顶枕沟以前的部分为**顶叶** parietal lobe；外侧沟以下的部分为**颞叶** temporal lobe；顶枕沟以后的部分为**枕叶** occipital lobe；**岛叶** insular lobe 藏于外侧沟的深部。顶、枕、颞叶在上外侧面的分界是假设的。外侧面枕叶的前界是自顶枕沟至**枕前切迹**（枕叶后端向前约 4cm 处）的连线。此线的中点到外侧沟后端的连线是顶叶与颞叶的分界。

（二）大脑半球的重要沟回

1. 上外侧面　在额叶，中央沟之前，有一条与其平行的**中央前沟**，两沟间为**中央前回** precentral gyrus。此沟的前方有上、下两条与大脑纵裂平行的沟，分别称**额上沟**和**额下沟**。两沟将额叶上外侧面余部分为**额上回**、**额中回**和**额下回**。在顶叶，中央沟后方有一条与其平行的**中央后沟**，两沟间为**中央后回** postcentral gyrus。中央后沟的后方有一与半球上缘大致平行的**顶内沟**，此沟以上部分为**顶上小叶**，以下部分为**顶下小叶**。顶下小叶又分为两部，包绕外侧沟后端的脑回称**缘上回**，围绕颞上沟末端的脑回为**角回**。在颞叶，外侧沟的下方，有两条大致与其平行的**颞上沟**和**颞下沟**。两沟将颞叶分为**颞上回**、**颞中回**和**颞下回**。自颞上回转入外侧沟的下壁上，有两个短小的横行脑回，称为**颞横回** transverse temporal gyri。

2. 内侧面　可见连接两侧大脑半球的巨大纤维束的断面，称为**胼胝体**，上方有与之平行的**扣带沟**，两者间为**扣带回**。扣带回外周部约中份处有**中央旁小叶**，它是中央前、后回上端延伸至内侧面的部分。在内侧面后部，有始于胼胝体后下方的**距状沟** calcarine sulcus，呈弓形行至枕叶后端，此沟的中部与顶枕沟相遇。距状沟与顶枕沟之间称**楔叶**，距状沟下方为**舌回**。

3. 下面　额叶下面靠内侧有一条**嗅束**，其前端膨大称**嗅球**，后端扩展为**嗅三角**。嗅三角与视束之间为**前穿质**，内有许多小血管穿入脑实质内。枕叶和颞叶下面内侧部有**海马旁回**，其前端膨大向后弯成钩形，称为**钩**。海马旁回的外侧以**侧副沟**为界；内侧以**海马沟**为界。海马沟的上方，有呈锯齿状的**齿状回**（图 15 - 26），此回的外侧有一条呈弓状隆起的**海马**，它位于侧脑室下角的底壁上。海马和齿状回属于**海马结构**。

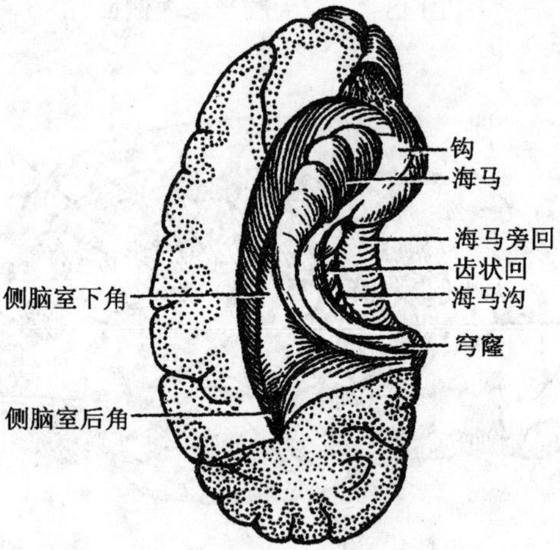

图 15 - 26　颞叶的一部分示海马结构

二、端脑的内部结构

大脑半球表层是大脑皮质；深方为髓质；深部髓质中包含有若干灰质团块，称基底核；半球内的室腔为侧脑室。

(一) 侧脑室

侧脑室 lateral ventricle（图 15 - 27）内含脑脊液。左、右各一，略呈“C”形，可分为四部：中央部位于顶叶内，自此发出三个角：前角向前伸入额叶；后角向后伸入枕叶；下角最长，向前下伸入颞叶。在前角与中央部交界处有**室间孔**使侧脑室与第三脑室相通。在中央部和下角有侧脑室脉络丛，产生脑脊液。

(二) 基底核

基底核 basal nuclei 包括尾状核、豆状核、屏状核和杏仁体（图 15 - 28）。

1. **尾状核** caudate nucleus　像条弯曲的尾巴，全长都与侧脑室相邻，可分**头**、**体**、**尾**三部。尾状核头膨大，突向侧脑室前角；向后逐渐变细称体，沿背侧丘脑的背外侧缘向后延伸；尾在侧脑室下角的顶上，向前行到下角前端处连接杏仁体。

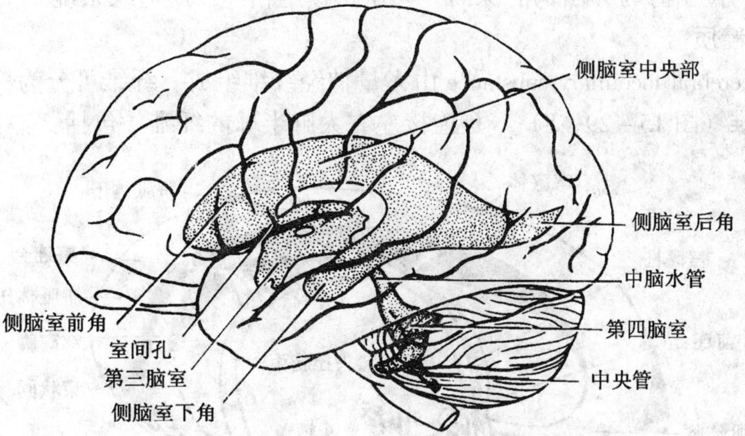

图 15-27　侧脑室投影图

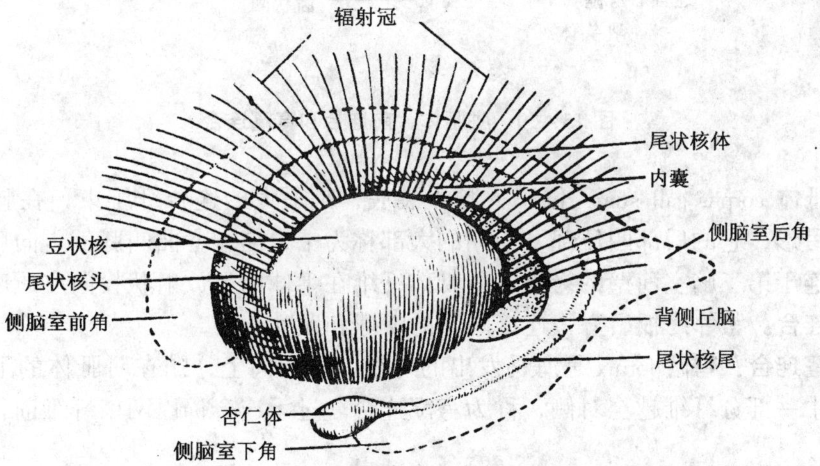

图 15-28　基底核与侧脑室、内囊、背侧丘脑示意图

2. **豆状核** lentiform nucleus　位于背侧丘脑的外侧，两者间的白质为内囊。在水平切面或冠状切面上，豆状核均呈尖向内侧的楔形，被髓板分为两部：外侧部称**壳** putamen；内侧部称**苍白球** globus pallidus。

尾状核和豆状核的前端相连，此两核合称为**纹状体** corpus striatum。其中尾状核和壳是种系发生上较新的结构，称**新纹状体**；苍白球较古老，称**旧纹状体**。新纹状体主要接受来自大脑皮质和黑质的纤维，其传出纤维除一部分返回黑质外，主要止于苍白球。苍白球的传出纤维主要止于丘脑的腹前核和腹外侧核。

纹状体的功能被认为是躯体运动的一个主要调节中枢，病变后的主要表现是运动不正常和肌张力的改变。其中一类主要表现为运动减少，肌张力亢进，如震颤麻痹（Parkinson 病）患者，主要症状为震颤、肌张力过高、随意运动减少，运动缓慢、面部表情呆板。另一类表现为运动过多、肌张力低下，如舞蹈病，主要表现为上肢和头面部不自主和无目的动作。

3. **屏状核**　为位于岛叶皮质和豆状核之间的一薄层灰质，功能不明。

4. **杏仁体**　位于海马旁回钩的深面，与尾状核尾相连，属边缘系统。

（三）大脑髓质

大脑髓质 cerebral medullary substance 由大量神经纤维组成。纤维可分为三类：

1. **连合纤维**（图 15－29，8）　是连接左右大脑半球的纤维，包括：

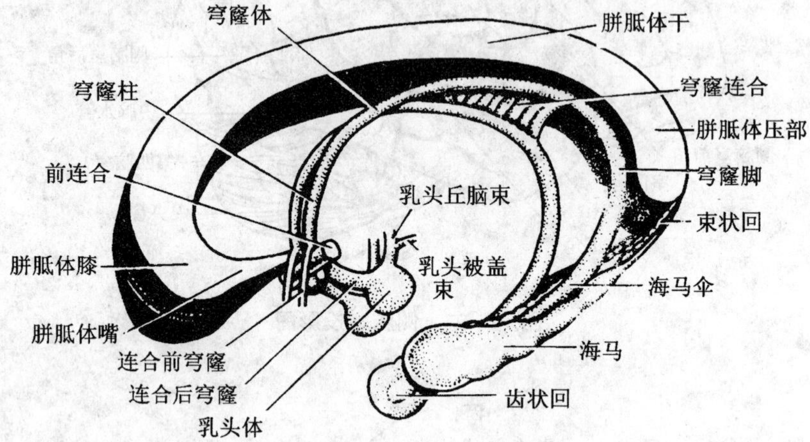

图 15－29　胼胝体、前连合和穹窿连合

（1）**胼胝体** corpus callosum：位于大脑纵裂底，是最大的连合纤维束，在脑的正中矢状切面上，呈弓形，它的后部叫**压部**，中间的大部称为干，前端弯曲叫**膝**，再向后下为薄层的**嘴**。嘴向下连于第三脑室前壁的终板。胼胝体纤维在半球内呈放射状投向皮质广大区域。

（2）**前连合**：紧邻终板后方，连接两侧的嗅球和颞叶。

（3）**穹窿连合**：**穹窿** fornix 是海马发出的纤维，弓形向上，贴在胼胝体的下面前行并互相靠近，其中一部分纤维越至对侧，称为穹窿连合。过了连合仍以两束纤维前行，再向下止于乳头体核。

2. **联络纤维**　是连接本侧半球内部回与回或叶与叶之间的纤维。短纤维联系相邻脑回，称**弓状纤维**。长纤维联系于各叶之间，如**上、下纵束**、**钩束**和**扣带**等（图 15－30）。

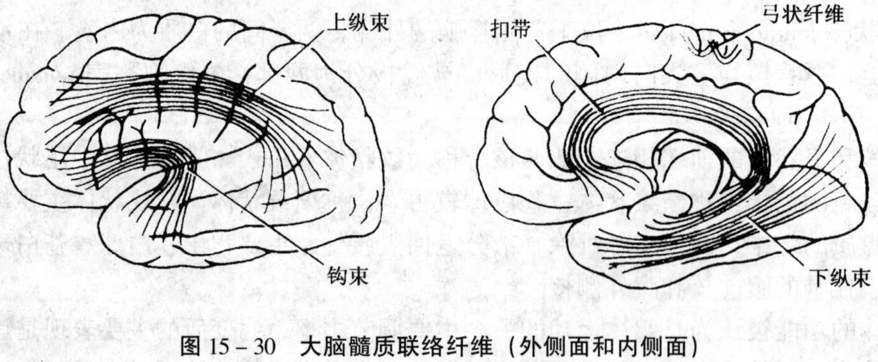

图 15－30　大脑髓质联络纤维（外侧面和内侧面）

3. **投射纤维**　联系大脑皮质和皮质下中枢的上、下行纤维称为投射纤维。这些纤维绝大部分经过内囊。**内囊** internal capsule 为一宽厚的白质层，位于尾状核、背侧丘脑与豆状核

之间（图 15－31，32）。在端脑的水平切面上，内囊呈尖端向内侧的“＞”字形，可分为三部：**内囊前肢**，位于豆状核与尾状核头之间；**内囊后肢**，在豆状核与背侧丘脑之间；前、后肢汇合处形成的钝角，为**内囊膝**。通过内囊各部的纤维束的名称和位置见图 15－31，其中比较重要的是：内囊前肢有额桥束通过；内囊膝有皮质核束通过；内囊后肢有皮质脊髓束和丘脑腹后核向皮质的投射纤维（丘脑中央辐射），后肢的后部及后下部还分别有视辐射和听辐射通过。

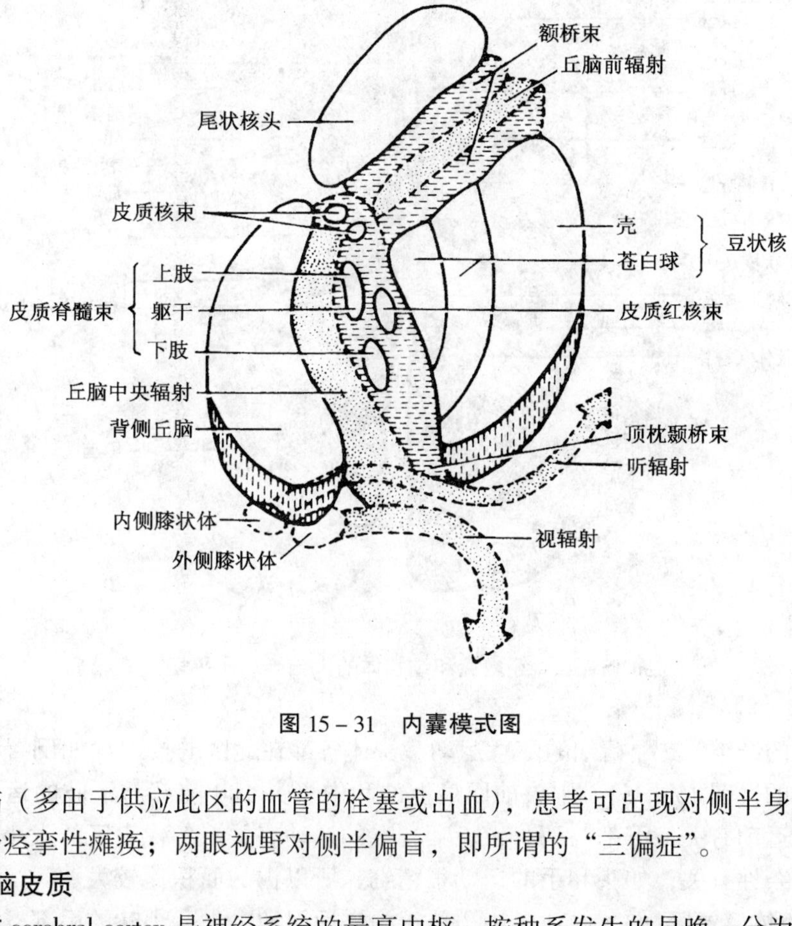

图 15－31　内囊模式图

内囊损伤（多由于供应此区的血管的栓塞或出血），患者可出现对侧半身浅、深感觉丧失；对侧半身痉挛性瘫痪；两眼视野对侧半偏盲，即所谓的“三偏症”。

（四）大脑皮质

大脑皮质 cerebral cortex 是神经系统的最高中枢。按种系发生的早晚，分为形成海马和齿状回的**原皮质**、嗅脑的**旧皮质**和其余大部的**新皮质**。原、旧皮质只有三层结构，新皮质为六层结构（详见组织学）。依据细胞和纤维构筑的不同，可将全部大脑皮质分为若干区，目前应用最广的是 Brodmann 分区法（分为 52 区，图 15－33，34）。这对大脑皮质形态机能的研究和临床应用都有重要意义。

大脑皮质各区各有其不同的主要功能（某一功能区只是执行某种功能的核心部分，邻近区也分散有类似功能）。大脑皮质按功能定位分为若干运动区、感觉区和参与语言功能的区域。除感觉和运动区外，其余区域可称为联络区，感觉分析的高级加工是在联络区完成的。下面仅介绍大脑皮质最重要的几个功能区：

1. **第Ⅰ躯体运动区**　主要位于中央前回和中央旁小叶的前部，包括 Brodmann 第 4 区和第 6 区。此区主要接受中央后回和背侧丘脑的腹外核、腹前核发来的纤维。自此区发出锥体束，控制骨骼肌随意运动。中央前回第五层中的 Betz 细胞（巨型锥体细胞）的轴突是锥体

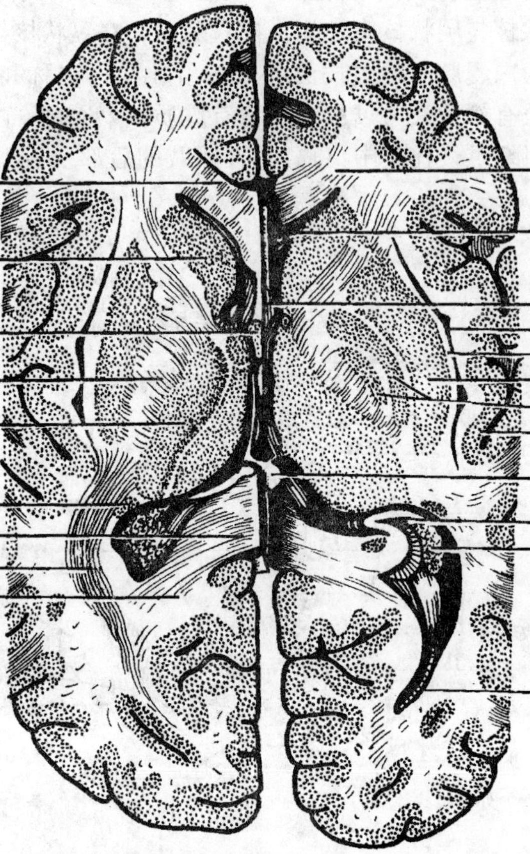

图 15－32 经内囊和纹状体的大脑半球水平切面

束中的最粗大的纤维，支配精细的随意运动。身体各部在此区的投影犹如倒置的人形，但头部仍然是正置的（图 15－35）。中央前回最上部和中央旁小叶前部与下肢的运动有关；中部与躯干和上肢运动有关；下部与面、舌、咽、喉的运动有关。各代表区的大小与该部功能的重要程度和复杂性有关，如头和手的运动很精细，所以占的面积比较大。

2. 第Ⅰ躯体感觉区（3、1、2 区） 位于中央后回和中央旁小叶的后部。该区接受背侧丘脑腹后核传来的对侧半身痛、温度、触、压觉以及位置觉和运动觉等。身体各部在此区的投影也如倒置的人形，头部也是正置的，详细参看图 15－36。

3. 视区（17 区） 为位于枕叶内侧面距状沟两侧的皮质，接受外侧膝状体发来的视辐射纤维。因视神经在视交叉处部分纤维交叉（详见视觉传导通路），一侧视区皮质接受同侧视网膜的颞侧和对侧视网膜的鼻侧半传来的信息，即接受双眼对侧半视野的物像，故损伤一侧视区，可引起双眼视野对侧半同向性偏盲。

4. 听区（41，42 区） 位于颞横回。内侧膝状体发出的听辐射投射至此。因一侧听区接受来自两耳的听觉冲动，故一侧听区受损，仅有轻度双侧听力障碍，不致引起全聋。

5. 语言中枢（图 15－37） 是人类大脑皮质特有的一些区域，通常在一侧半球上发展。与语言功能有关的半球可视为优势半球，多数为左半球。优势半球有说话、听话、书写和阅读四个语言中枢：

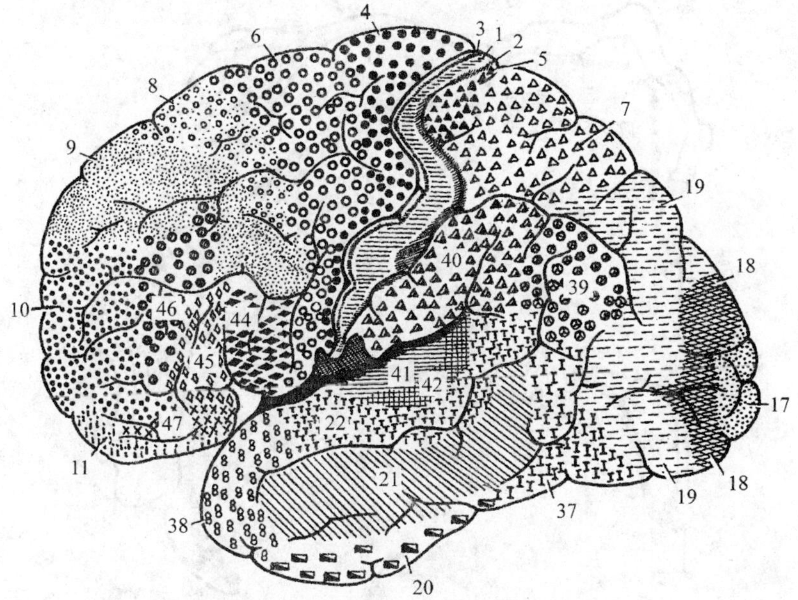

图 15－33　大脑皮质的分区（背外侧面）

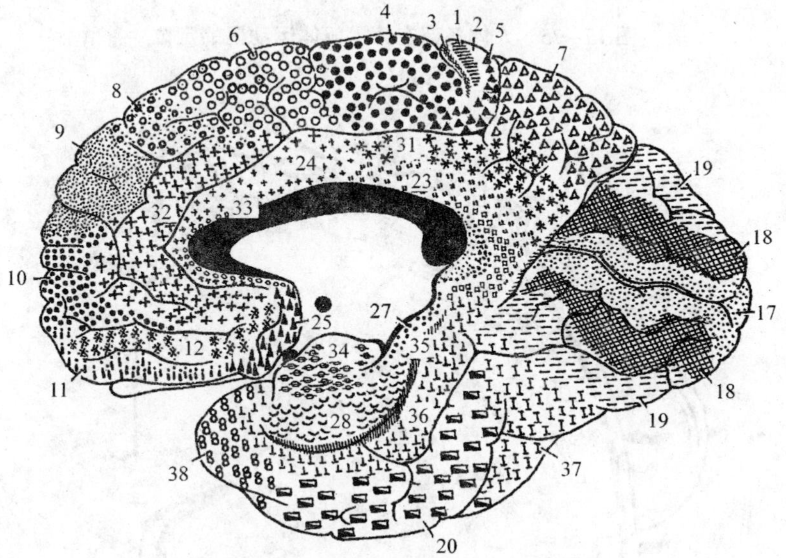

图 15－34　大脑皮质的分区（内侧面）

（1）**运动性语言中枢**（说话中枢）：位于额下回后部（又称 Broca 区）。此区受损，虽唇、舌、咽喉肌未瘫痪，但患者丧失了说话能力，称为运动性失语症。

（2）**听觉性语言中枢**（听话中枢）：在颞上回后部。此区受损，虽然听觉正常，但听不懂别人讲话的意思，自己讲话常错、乱而不自知，称为感觉性失语症。

（3）**书写中枢**：在额中回后部。此区受损，虽然手部的运动没有障碍，但不能以书写方式表达意思，称为失写症。

（4）**视觉性语言中枢**（阅读中枢）：位于顶下小叶的角回。此区受损，视觉没有障碍，

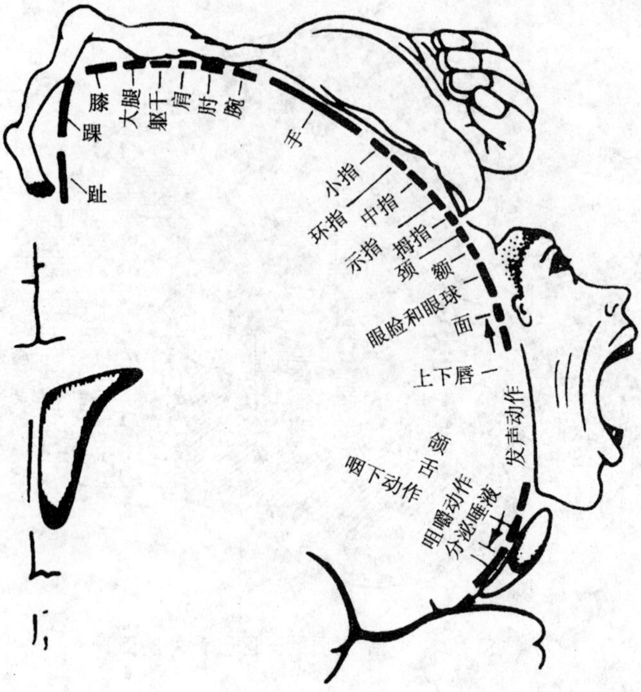

图 15－35　人体各部在第Ⅰ躯体运动区的定位

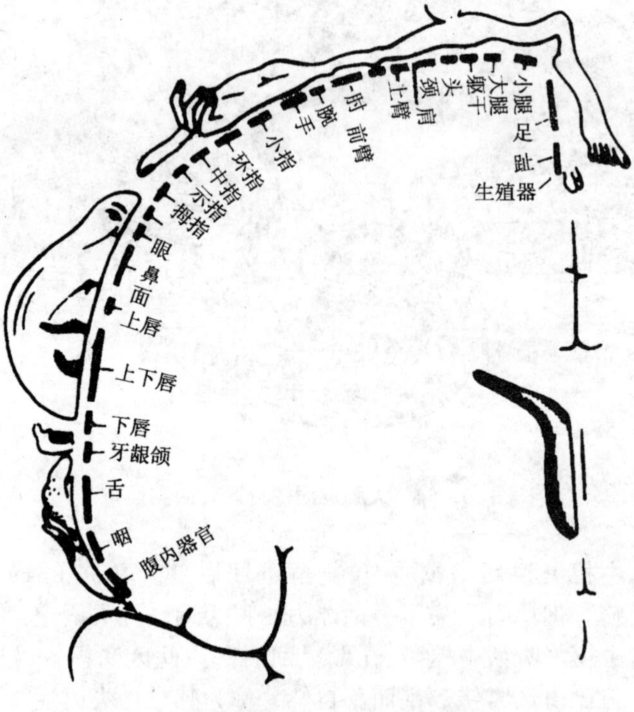

图 15－36　人体各部在第Ⅰ躯体感觉区的定位

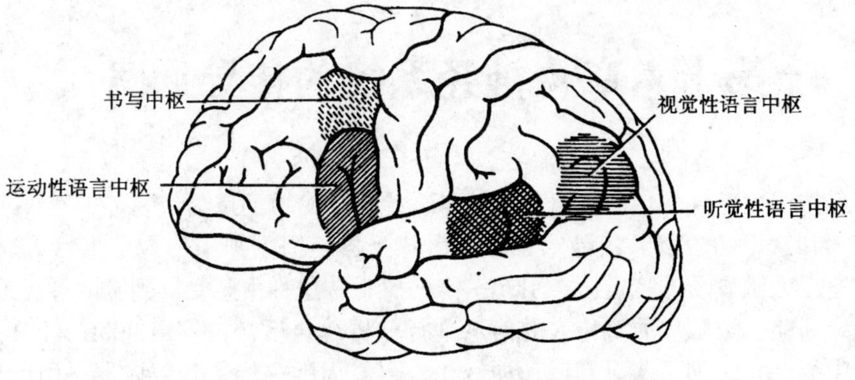

图 15－37　人左侧大脑半球的语言中枢

但患者不能阅读，不理解曾认识的文字的含意，称为失读症。

人类大脑左、右半球的功能基本相同，但各有其特化方面：优势半球是从事语言文字符号方面的特化；而非优势半球是从事于空间感觉、美术、音乐等方面的特化。

（五）边缘系统

在半球的内侧面，围绕胼胝体的隔区（位于终板前方）、扣带回和海马旁回，加上海马和齿状回等，合称为**边缘叶**。边缘叶再加上与它联系密切的皮质和皮质下结构（如杏仁体、隔区下的隔核、下丘脑、背侧丘脑的前核群、中脑被盖等），共同组成**边缘系统** limbic system。由于这部分脑与嗅觉和内脏活动关系密切，故也称内脏脑。此外，边缘系统还与记忆、情绪反应和性活动等有关。

（沈　丽）

第十六章　神经系统的传导通路

中枢神经接受内、外环境的大量传入信息，除做出简单的反射应答外，有许多传入信息还上升到感知和意识的阶段。各种感觉冲动由感受器经周围神经传入中枢后，通过几次中继，最后传递至大脑皮质的特定区，引起一定的感觉，这种由感受器到脑的神经通路称为上行或感觉传导通路。大脑皮质对传入的信息进行分析综合后，再发出冲动，经其下行纤维，直接或经过中继终止于脑干或脊髓运动神经元，再经周围神经传到效应器，引起反应活动。这种由脑至效应器的神经通路，称为下行或运动传导通路。传导通路实际上是复杂反射弧的一部分（传入部和传出部）。不经过大脑皮质的上、下行传导通路称为反射通路。下面仅叙述几种主要的传导通路。

一、感觉传导通路

（一）躯干四肢的本体感觉和精细触觉传导通路

躯干四肢的本体感觉又称深感觉，其传导通路还传导皮肤的精细触觉，此通路由三级神经元组成（图 16－1）。

第一级神经元的胞体在脊神经节内，其周围突分布于肌、腱、关节等处深部感受器（接受身体各部的位置觉、运动觉和振动觉）和皮肤的精细触觉（辨别两点距离、物体的纹理粗细等）感受器。中枢突经脊神经后根内侧部入脊髓的后索直接上行，其中来自第 5 胸节以下的纤维形成薄束，来自第 4 胸节以上的纤维走在薄束的外侧形成楔束。两束分别终于延髓的薄束核和楔束核。

第二级神经元的胞体在薄束核和楔束核内。此两核发出的第二级纤维向前绕过中央灰质的腹侧，在中线交叉，称为内侧丘系交叉，交叉后的纤维在延髓中线两侧、锥体束的背方折向上行，称为内侧丘系。至脑桥纵穿横行的斜方体纤维，入中脑居红核的外侧，再向上止于背侧丘脑的腹后外侧核。

第三级神经元的胞体在背侧丘脑的腹后外侧核，它发出第三级纤维（丘脑中央辐射）经内囊后肢主要投射到中央后回的中、上部和中央旁小叶的后部。

此通路若在脊髓受损，患者闭眼时，不能确定同侧各关节的位置和运动方向（身体易倾倒）及皮肤的两点距离等；若在内侧丘系或其以上部位受损，则功能障碍在对侧。

（二）痛、温觉和粗触觉压觉传导通路

此通路又称浅感觉传导通路，由三级神经元组成（图 16－2）。

1. 躯干四肢的浅感觉传导通路　第一级神经元的胞体在脊神经节内，其周围突分布于躯干和四肢皮肤内的感受器；中枢突经后根入脊髓。其中，传导痛温觉的纤维经后根外侧部进入脊髓的背外侧束，上升 1～2 节后，止于脊髓灰质；传导粗触觉压觉的纤维经后根内侧部入后索直接止于脊髓灰质。

第二级神经元胞体主要在脊髓灰质的第Ⅰ、Ⅳ～Ⅶ层中，这些神经元发出第二级纤维经白质前连合向颅侧斜越一个节段到对侧的外侧索和前索上行，组成脊髓丘脑侧束和脊髓丘脑前束。脊髓丘脑束向上经过延髓下橄榄的背外侧、脑桥和中脑内侧丘系的外侧，终止于背侧

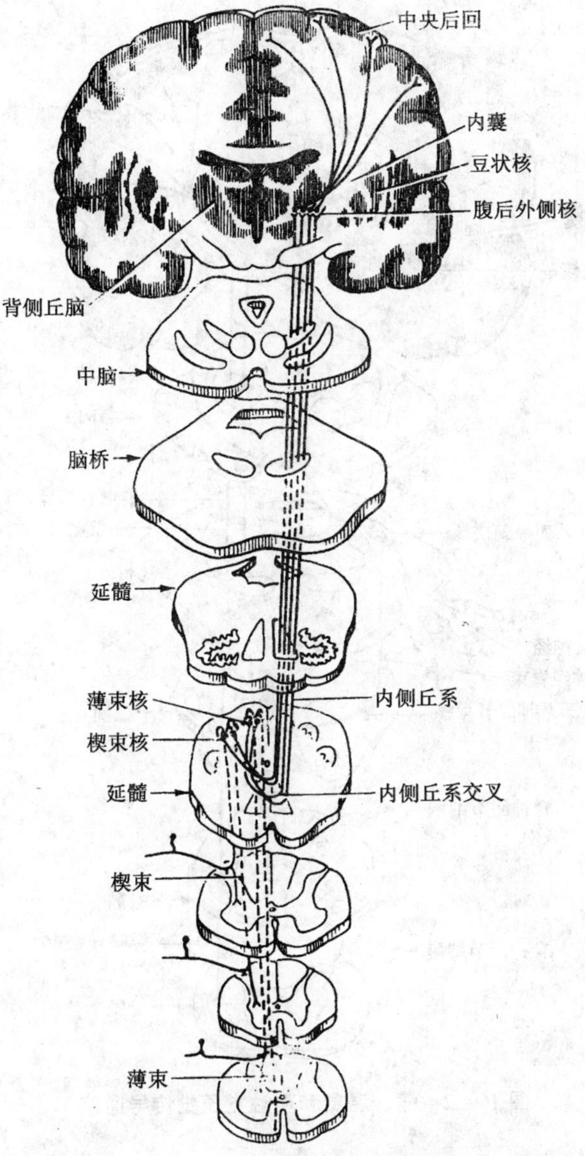

图 16－1　躯干四肢的本体感觉和精细触觉传导通路

丘脑的腹后外侧核。

第三级神经元的胞体在背侧丘脑的腹后外侧核，由此核发出的第三级纤维（丘脑中央辐射）经内囊后肢，投射到中央后回中、上部和中央旁小叶的后部。

若在脊髓损伤脊髓丘脑束，对侧伤面 1～2 节段以下痛、温觉消失；若在脊髓以上损伤此通路，感觉障碍涉及整个对侧躯干和四肢。

2. **头面部的浅感觉传导通路**　第一级神经元的胞体在三叉神经节内，其周围突经三叉神经分布于头面部皮肤、口和鼻腔粘膜的一般感受器，中枢突经三叉神经根入脑桥。其中传递痛、温觉的纤维入脑后下降为三叉神经脊束，止于三叉神经脊束核。传递触压觉的纤维主要终止于三叉神经脑桥核。

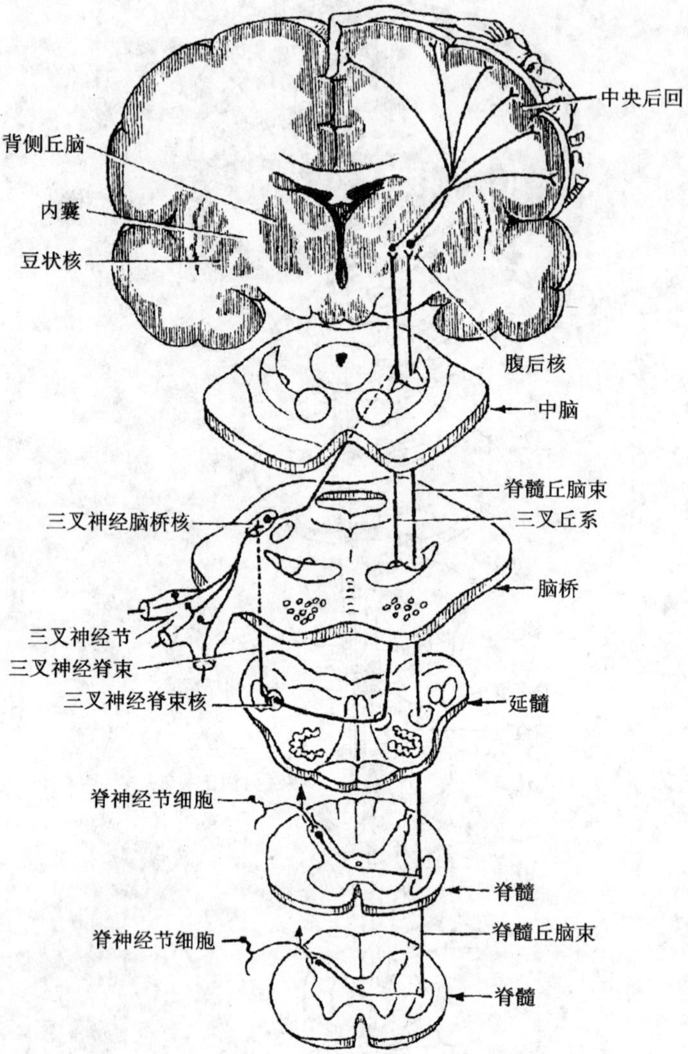

图 16－2　痛、温觉和粗触觉压觉传导通路

第二级神经元的胞体在三叉神经脊束核和脑桥核内，此两核发出的第二级纤维越边至对侧组成三叉丘系，与内侧丘系毗邻上行，止于背侧丘脑的腹后内侧核。三叉神经脑桥核和脊束核同时还发纤维至面神经核，参与完成角膜反射（以棉絮轻触角膜引起闭眼）。

第三级神经元的胞体在背侧丘脑的腹后内侧核内，自此核发出的第三级纤维（丘脑中央辐射）经内囊后肢，投射到中央后回的下部。

在此通路中，若三叉丘系或其以上的部分受损时，对侧头面部痛、温觉和触压觉障碍。若三叉丘系以下受损，则感觉障碍在同侧。

（三）视觉传导通路和瞳孔对光反射通路

1. **视觉传导通路**（图 16－3）　视网膜的视锥和视杆细胞（为光感受器细胞）感受光刺激后，把神经冲动传给双极细胞（为第一级神经元）；由双极细胞再传给节细胞（为第二级神经元）。节细胞的轴突在视神经盘处向后穿出眼球形成视神经，通过视神经管入颅后形成视交叉，其中来自视网膜鼻侧半的纤维交叉到对侧，而来自视网膜颞侧半的纤维不交叉。故视交叉后延的视束一侧内含来自两眼视网膜同侧半的纤维。视束向后绕大脑脚主要终于外侧膝状体（为第三级神经元）。后者的轴突组成视辐射，经内囊后肢的后部，向后投射到枕叶距状沟两侧的视觉皮质。

当眼球固定向前平视时，所能看到的空间范围称为视野。一眼的视野可分为颞侧半和鼻侧半。视觉传导通路的不同部位受损害时，可引起不同的视野缺损：①一侧视神经损伤，患侧视野全盲。②视交叉中央部的交叉纤维损伤（如垂体瘤），可引起双眼视野颞侧偏盲。③视交叉外侧部的不交叉纤维损伤，患侧眼的视野鼻侧偏盲。④一侧视束或视辐射或视觉皮质损伤，可引起双眼视野对侧半同向性偏盲（同侧眼的鼻侧视野和对侧眼的颞侧视野偏盲）。

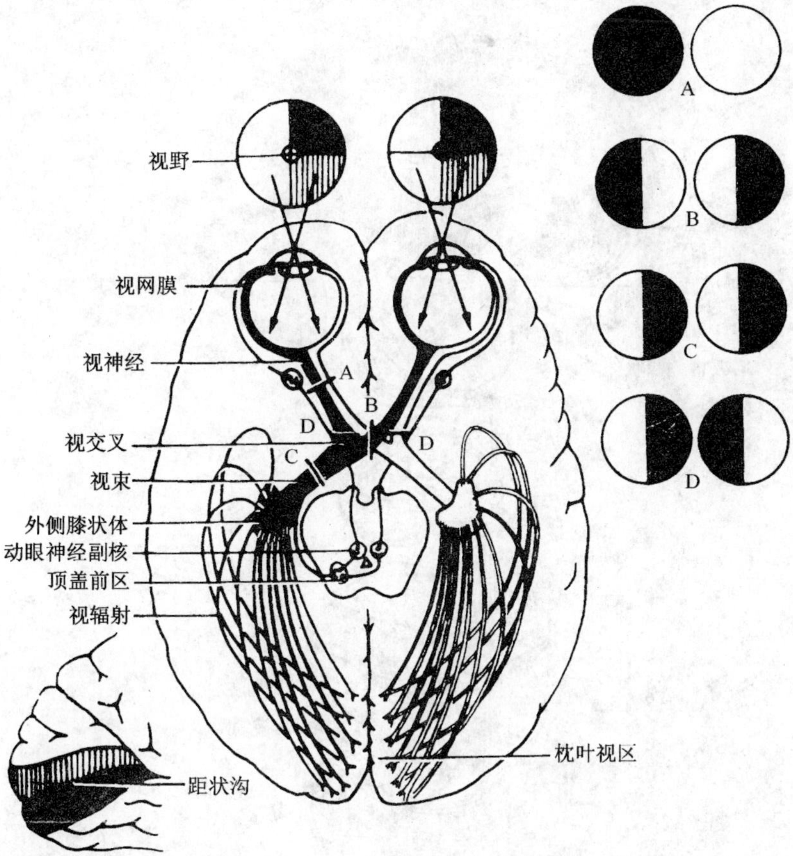

图 16－3　视觉传导通路和瞳孔对光反射通路

2. **瞳孔对光反射通路**（图 16－3）　光照一侧瞳孔，引起双侧瞳孔缩小的反应，称为瞳孔对光反射。对光反射通路是由视网膜起始，经视神经、视交叉和视束，再经上丘臂到达顶盖前区（为位于上丘与间脑交界处的小区域灰质），此区发出的纤维止于两侧的动眼神经副核。动眼神经副核的轴突（副交感节前纤维）经动眼神经到睫状神经节更换神经元，节后纤维支配瞳孔括约肌，引起双侧瞳孔缩小。

当一侧动眼神经受损时，由于反射通路的传出部分中断，光照不能引起患侧眼的瞳孔缩小，即患侧眼的对光反射消失。当一侧视神经受损时，由于反射通路的传入部分中断，光照患侧眼球时，不能引起双侧瞳孔缩小；但当光照健侧眼球时，双侧瞳孔缩小。

视束中还有少数纤维经上丘臂终止于上丘，上丘发出的纤维组成顶盖脊髓束，下行至脊髓，完成视觉反射。

（四）听觉传导通路

听觉传导通路（图 16－4）的第一级神经元为螺旋神经节的双极细胞，其周围突分布于内耳螺旋器，中枢突组成第Ⅷ对脑神经中的蜗神经根，在延髓、脑桥交界处入脑止于蜗神经核。第二级神经元胞体在蜗神经核，它发出的纤维中大部分在脑桥内交叉，组成斜方体，然后纤维折向上行，称为外侧丘系。少数不交叉的纤维，进入同侧的外侧丘系。外侧丘系的纤维主要止于下丘。第三级神经元胞体在下丘，下丘再发纤维经下丘臂到内侧膝状体（外侧丘系中少数纤维可直接终止于内侧膝状体）。第四级神经元胞体在内侧膝状体，它发出的纤维组成听辐射，经内囊后肢的后下部，投射到大脑皮质的听区（颞横回）。

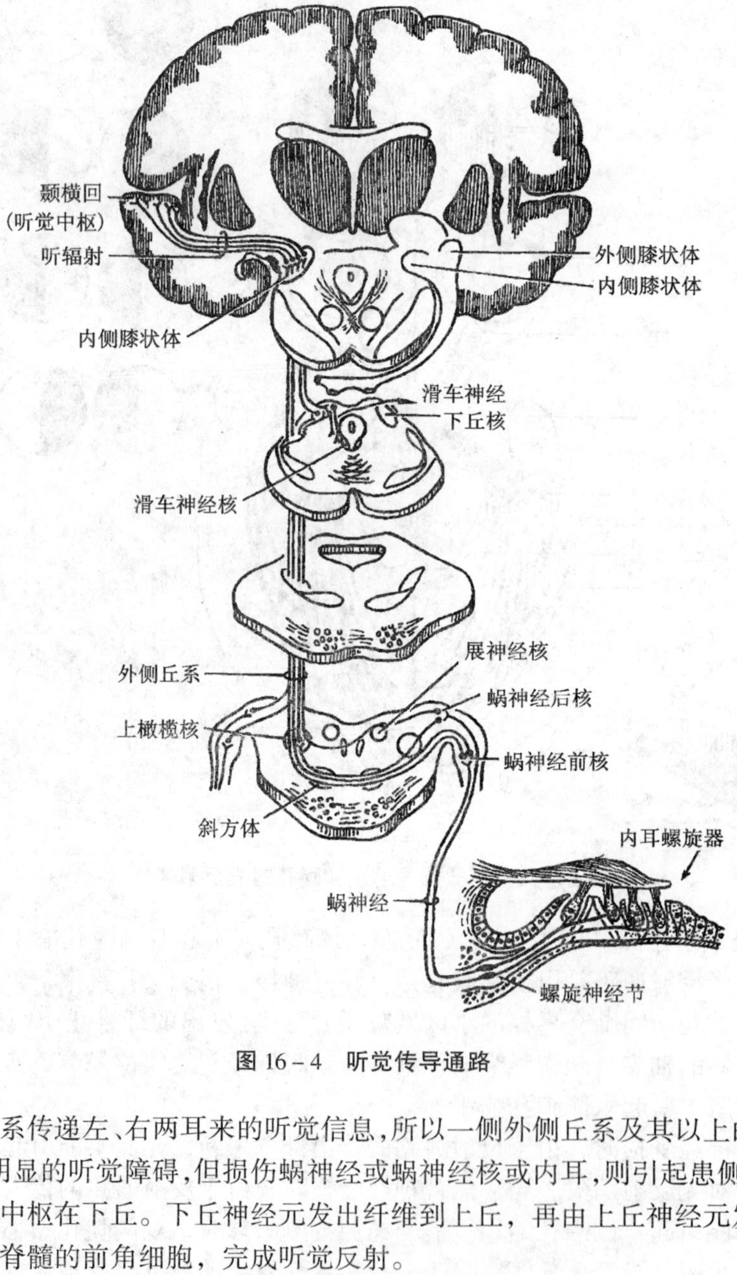

图 16－4　听觉传导通路

由于外侧丘系传递左、右两耳来的听觉信息，所以一侧外侧丘系及其以上的听觉传导通路受损，不会引起明显的听觉障碍，但损伤蜗神经或蜗神经核或内耳，则引起患侧听觉障碍。

听觉的反射中枢在下丘。下丘神经元发出纤维到上丘，再由上丘神经元发出纤维，经顶盖脊髓束下行至脊髓的前角细胞，完成听觉反射。

二、运动传导通路

大脑皮质对躯体运动的调节是通过锥体系和锥体外系来实现的，两者在功能上互相协调、互相配合，共同完成各项复杂的随意运动。

（一）锥体系

锥体系 pyramidal system 主要包括上、下两个运动神经元。**上运动神经元** upper motor neurons 的胞体主要位于大脑皮质躯体运动区的锥体细胞。这些细胞的轴突组成下行的锥体束，其中下行至脊髓的纤维称为皮质脊髓束；沿途陆续离开锥体束，直接或间接止于脑神经运动核（与骨骼肌有关的，下同）的纤维为皮质核束。**下运动神经元** lower motor neurons 的胞体位于脑神经运动核和脊髓前角运动细胞，它们的轴突分别经脑神经和脊神经支配全身骨骼肌的随意运动。

1. 皮质脊髓束（图 16－5）　主要由中央前回中、上部和中央旁小叶前部皮质以及 6 区

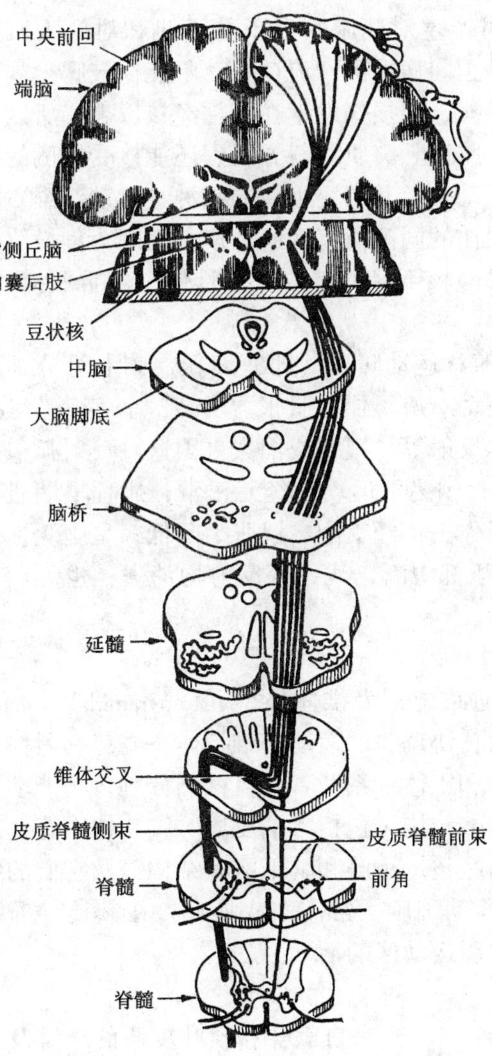

图 16－5　锥体系（示皮质脊髓束）

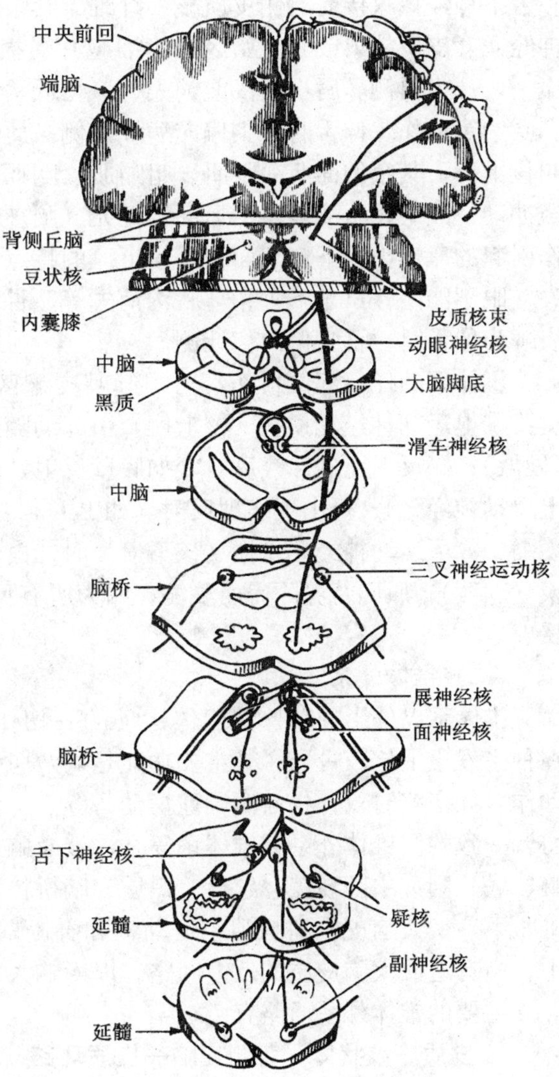

图 16－6　锥体系（示皮质核束）

额叶皮质的锥体细胞的轴突构成。它下行经过内囊后肢、大脑脚底中部3/5、脑桥的基底部和延髓的锥体。在锥体下端，约75%~90%的纤维交叉，形成锥体交叉，交叉后的纤维在对侧脊髓外侧索下行，称**皮质脊髓侧束**，此束陆续止于其同侧的前角运动细胞。在延髓内没有交叉的小部分纤维，则在同侧前索中下行，称**皮质脊髓前束**，一般只达脊髓上胸节段，陆续经白质前连合越过中线，止于其对侧的前角运动细胞；但有少量纤维不越边而止于其同侧的前角运动细胞。皮质脊髓前束主要终于支配躯干肌的内侧群前角运动细胞。因此，躯干肌接受双侧皮质脊髓束的支配，一侧皮质脊髓束受损，主要引起对侧肢体瘫痪，躯干肌运动无明显影响。

2. **皮质核束**（图16-6） 由中央前回下部皮质的锥体细胞的轴突构成，纤维下行经内囊膝、大脑脚底中部3/5（居皮质脊髓束的内侧），一部分纤维止于动眼神经核和滑车神经核；大部分纤维继续下行至脑桥和延髓，沿途陆续止于三叉神经运动核、展神经核、面神经核、疑核、舌下神经核和副神经核。这些脑神经核中，面神经核中支配眼裂以下面肌的部分和舌下神经核只接受对侧皮质核束纤维，其余的均接受双侧皮质核束支配。如果一侧上运动神经元（皮质核束或其起始区锥体细胞）受损，可产生对侧眼裂以下的面肌和对侧舌肌瘫痪，表现为对侧鼻唇沟变浅或消失、口角低垂，嘴歪向病灶侧，流口水，不能作鼓腮、露齿和吹哨等动作，伸舌时舌尖偏向病灶对侧。此种瘫痪，因损伤发生在脑神经核以上，所以又叫核上瘫。其余的面肌、眼肌、咀嚼肌、咽喉肌、胸锁乳突肌和斜方肌因还能接受健侧的神经冲动，故不发生瘫痪。下运动神经元（脑神经运动核及其轴突组成的脑神经运动纤维）损伤引起的瘫痪为核下瘫。面神经核下瘫的特点是损伤的同侧所有面肌瘫痪，表现为额横纹消失，眼不能闭，口角下垂，鼻唇沟消失等。舌下神经核下瘫的特点是病灶侧全部舌肌瘫痪，表现为伸舌时，舌尖偏向病灶侧。

锥体系的任何部位损伤都可引起其支配区的随意运动障碍，即瘫痪。临床上可分为两类：①上运动神经元损伤（核上瘫）引起的随意运动麻痹，伴有肌张力增高；呈痉挛性瘫痪（硬瘫）；深反射亢进；浅反射（如腹壁反射、提睾反射等）减弱或消失（因这种反射弧包括上运动神经元）；可出现病理反射（如Babinski征）；因为下运动神经元正常，病程早期肌不萎缩。②下运动神经元受损（核下瘫）时，由于肌失去神经支配，肌张力降低；呈弛缓性瘫痪（软瘫）；肌因营养障碍而萎缩；因为所有反射弧都中断，浅、深反射均消失；也无病理反射。

（二）锥体外系

锥体系以外影响和控制躯体运动的一切传导通路统称为**锥体外系** extrapyramidal system，在种系发生上比较古老，其主要功能是调节肌张力，协调肌的运动，维持体态姿势和习惯性动作（如走路时双臂自然协调地摆动）等。锥体系和锥体外系两者不可截然分割，功能上是协调一致的。锥体外系较锥体系复杂，涉及脑内许多结构，包括大脑皮质、纹状体、背侧丘脑、底丘脑、中脑顶盖、红核、黑质、脑桥核、前庭核、小脑和脑干网状结构等及它们的纤维联系。从大脑皮质到脑神经运动核和脊髓前角运动细胞，常需多次换元，在其传导通路中，尚有返回大脑皮质的反馈回路，以影响大脑皮质运动区的活动。

主要的锥体外系通路有：

1. **皮质—纹状体—背侧丘脑—皮质环路**（图16-7） 来自额叶和顶叶皮质的纤维及锥体束的侧支经内囊终于新纹状体，后者发纤维主要止于苍白球。苍白球发出的纤维穿过内囊或绕过大脑脚底进入底丘脑，其中许多纤维上行止于背侧丘脑的腹外核和腹前核。此两核发出纤维投射到额叶皮质躯体运动区。这是一条影响发出锥体束的躯体运动皮质活动的重要反馈环路。

2. 新纹状体—黑质回路（图 16-7） 新纹状体与黑质之间有往返的纤维联系，故黑质也参与运动的调节。黑质细胞病变使纹状体内多巴胺水平下降，这是造成震颤麻痹（Parkinson 病）的主要原因。

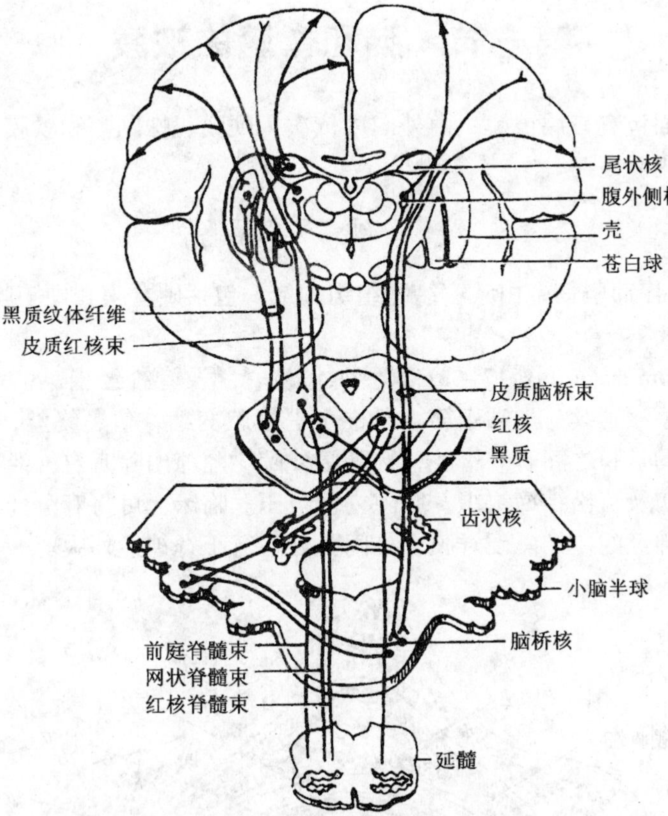

图 16-7 锥体外系主要通路

3. 皮质—脑桥—小脑—皮质环路（图 16-7） 皮质脑桥束分为额桥束和顶枕颞桥束，分别经内囊的前肢和后肢、大脑脚的内侧 1/5 和外侧 1/5 部下行，至脑桥基底部，止于脑桥核。由脑桥核发出纤维越边组成对侧的小脑中脚进入新小脑。由小脑皮质发出的冲动经齿状核发出小脑上脚出小脑，纤维交叉后小部分止于红核，大部分终于背侧丘脑腹前核和腹外核，此两核再发纤维投射至额叶皮质，借此环路小脑对大脑皮质发出的运动冲动进行调节和修正。

此外，大脑皮质和小脑还通过网状脊髓束、红核脊髓束、前庭脊髓束等影响前角运动细胞的活动，以调节肌张力、协调肌群运动、维持体态姿势、确保锥体系进行精细的随意运动。

（胡梦娟）

第十七章　脑和脊髓的被膜、血管和脑脊液循环

第一节　脑和脊髓的被膜

脑和脊髓的外面包有三层被膜，由外向内依次为硬膜、蛛网膜和软膜。它们对脑和脊髓有支持和保护的作用。

一、硬　　膜

硬膜 dura mater 厚而坚韧，由致密结缔组织构成。包括硬脊膜和硬脑膜。

（一）硬脊膜

硬脊膜 spinal dura mater（图 17－1）呈管状包被脊髓及脊神经根。上端附着于枕骨大孔周缘，向上与硬脑膜相延续；下端于第 2 骶椎水平管腔变细，包裹终丝，末端附着于尾骨。硬脊膜与椎管内面的骨膜之间有一窄腔，称**硬膜外隙**。腔隙内除有脊神经根通过外，还有静脉丛、淋巴管和脂肪及疏松结缔组织，腔隙内呈负压。临床上可将麻醉药注入此腔隙行硬膜外麻醉，以阻断脊神经的传导。硬脊膜在椎间孔处移行于脊神经外膜。

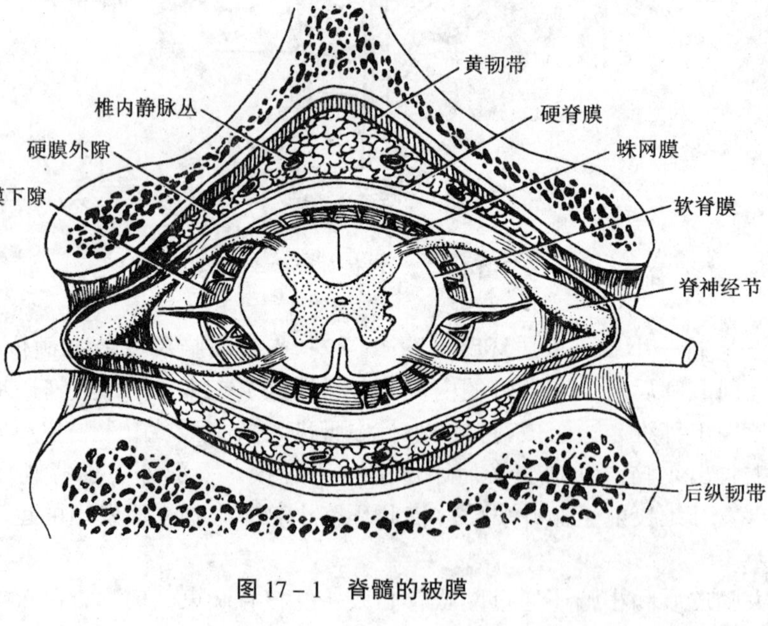

图 17－1　脊髓的被膜

（二）硬脑膜

硬脑膜 cerebral dura mater（图 17－2）与硬脊膜不同，它由两层合成，脑膜的血管和神经行于两层之间。外层相当于颅骨内面的骨膜，因此硬脑膜外无硬膜外隙。硬脑膜与颅盖诸骨连结疏松，故颅顶部外伤时，易使硬脑膜从颅盖剥离而形成硬脑膜外血肿；硬脑膜与颅底诸骨结合紧密，颅底骨折时，往往伤及硬脑膜和蛛网膜，致使脑脊液外漏。如颅前窝骨折

时，脑脊液可流入鼻腔，形成鼻漏。

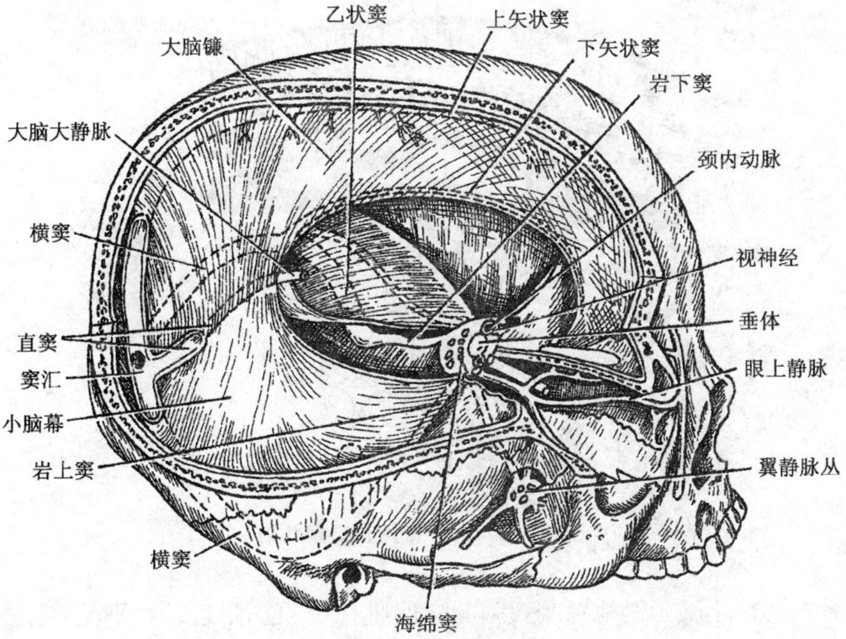

图 17-2　硬脑膜及硬脑膜窦

硬脑膜内层在某些部位折叠形成双层结构，伸入脑的各部间隙中：伸入大脑纵裂者，称**大脑镰** cerebral falx；伸入大脑半球和小脑之间者，称**小脑幕** tentorium of cerebellum。小脑幕的前缘呈弧形凹陷，称**小脑幕切迹**。当颅内压增高时，切迹上方的脑组织可能被挤入小脑幕切迹下，形成小脑幕切迹疝。

硬脑膜在某些部位，两层分开，留有腔隙，内衬内皮细胞，构成**硬脑膜窦** sinuses of dura mater，收纳脑的静脉血。因窦壁不含平滑肌，无收缩能力，故损伤时出血较多，且不易止血。重要的硬脑膜窦有：位于大脑镰上、下缘的为**上矢状窦** superior sagittal sinus 和**下矢状窦**；位于大脑镰与小脑幕连接处的为**直窦**；上矢状窦与直窦在枕内隆凸处汇合成窦汇，下矢状窦向后注入直窦；位于小脑幕后缘处的横窦左、右各一，起自窦汇，沿枕骨横窦沟走向外侧，续于位于颅骨乙状窦沟中的**乙状窦**，乙状窦下达颈静脉孔处续接颈内静脉；另外，在颅中窝蝶骨体两侧有**海绵窦** cavernous sinus，窦腔内有颈内动脉和展神经通过，外侧壁内有动眼神经、滑车神经、眼神经和上颌神经通过，故海绵窦有损伤时，常波及上述血管、神经而出现相应症状。海绵窦向前经眼静脉可与面静脉相交通，故面部感染可经此途径波及颅内。

二、蛛 网 膜

蛛网膜 arachnoid mater（图 17-1，3）为半透明薄膜，位于硬膜深面，**脑蛛网膜和脊髓蛛网膜**互相延续。蛛网膜与软膜之间的腔隙称**蛛网膜下隙** subarachnoid space，腔内充满脑脊液。蛛网膜下隙在某些部位比较宽大，形成**蛛网膜下池** subarachnoid cisterns，如位于小脑和延髓背面之间的**小脑延髓池**（图 17-9）；在脊髓下端至第 2 骶椎平面之间的为**终池**（图 17-9），终池特别扩大，内有马尾，临床上常在此进行穿刺术，以抽取脑脊液或注入药物。临

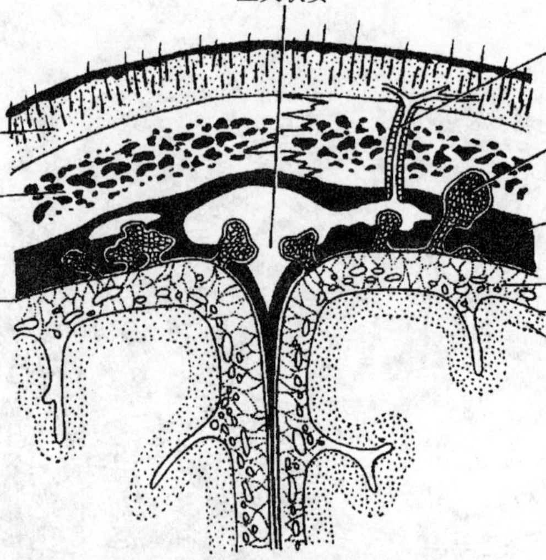

图 17－3　上矢状窦和蛛网膜粒

床也可经枕骨大孔作小脑延髓池穿刺。脑的蛛网膜在硬膜窦附近，特别是在上矢状窦两侧，形成许多颗粒状突起，突入窦内，称**蛛网膜粒**，脑脊液由此渗入窦内，归入静脉。

三、软　膜

软膜 pia mater（图 17－1，3）很薄，富含血管，紧贴于脑和脊髓表面（分别称**软脑膜**和**软脊膜**），并深入脑和脊髓的沟裂之中。软脊膜自脊髓下端延为终丝；在脊髓两侧脊神经前、后根之间，软脊膜向外侧突出，顶着蛛网膜附着于硬脊膜上，形成一对锯齿状的**齿状韧带**，有固定脊髓的作用。在脑室壁的某些部位，软脑膜及其上的血管与室管膜上皮共同构成脉络组织，后者某些部位血管反复分支成丛，夹带软脑膜和室管膜上皮一起突入脑室形成**脉络丛**，是产生脑脊液的主要结构。

第二节　脑和脊髓的血管

脑的血液供应非常丰富。脑的重量不足体重的 3%，但脑的耗氧量和血流量却占全身总耗氧量和血流量的 20%左右。良好的血液供应是维持大脑正常功能的重要条件，当供应脑的血管发生病变，患区脑组织可因缺血而引起坏死或软化，导致中枢功能的障碍。

一、脑的血管

（一）脑的动脉

脑的动脉（图 17－4，5）来自颈内动脉和椎动脉。颈内动脉供应大脑半球前 2/3（以顶枕沟为界）和部分间脑；椎动脉供应大脑半球后 1/3、部分间脑、小脑和脑干。它们的分支均分为皮质支（营养皮质及其下的髓质）和中央支（供应基底核、内囊和间脑等）。

1. 颈内动脉　经颈动脉管入颅，向前穿出海绵窦，折向后方，在视交叉的外侧分出以下主要分支：

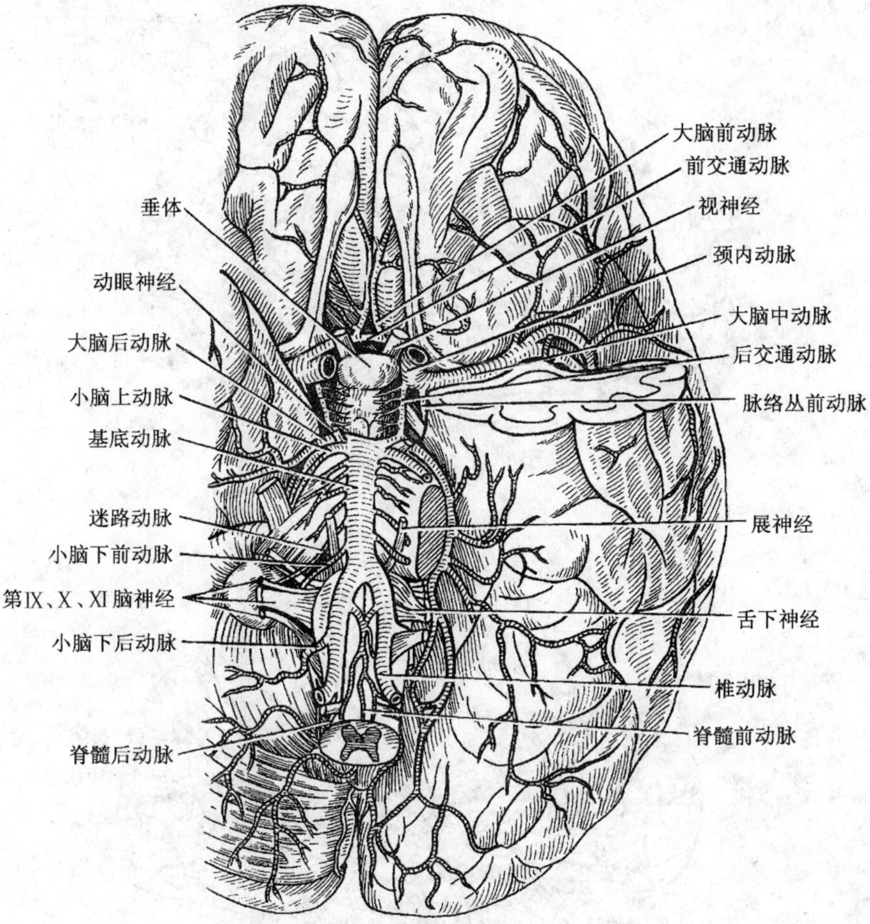

图 17-4　脑的动脉（底面）

（1）**大脑前动脉** anterior cerebral artery：向前内进入大脑纵裂，与对侧同名动脉借**前交通动脉**相连，然后沿胼胝体背侧后行，其皮质支分布于顶枕沟以前的大脑半球内侧面、额叶底面的一部分和额、顶两叶外侧面的上部；其起始部发出数支细小的中央支，经前穿质入脑实质，供应豆状核、尾状核前部和内囊前肢。

（2）**大脑中动脉** middle cerebral artery：是颈内动脉最大最主要的分支，可视为颈内动脉的直接延续。大脑半球所需血液的约 80% 来自大脑中动脉。它沿大脑外侧沟后行，皮质支分布于大脑半球上外侧面大部和岛叶，其中包括躯体运动区、躯体感觉区和语言中枢，若该动脉发生阻塞，将出现严重的功能障碍；其起始段发出约十数支纤细的中央支（图 16-6），又称豆纹动脉，经后穿质垂直向上进入脑实质，主要供应尾状核、豆状核、内囊膝及后肢前部。豆纹动脉在高血压动脉硬化时容易破裂（故又名出血动脉）而导致脑溢血（“中风”），出现严重的功能障碍。

（3）**后交通动脉** posterior communicating artery：较小，于视束下方后行，与大脑后动脉相吻合。

另外，颈内动脉在后交通动脉的外侧，还发出**脉络丛前动脉**，行向后外，分支进入侧脑室脉络丛，此动脉细而长，易发生栓塞。颈内动脉分支还有眼动脉，已在视器中叙述。

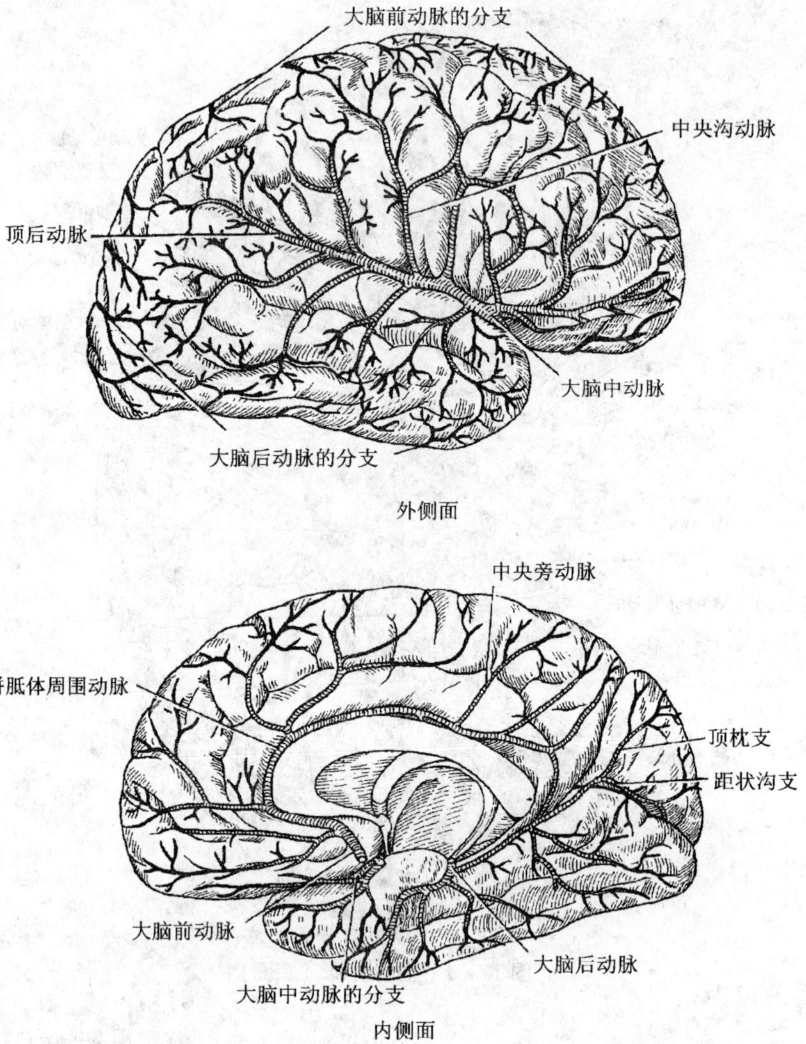

图 17－5　大脑前、中、后动脉在大脑半球表面的分布区域

2. 椎动脉　起自锁骨下动脉，穿经第 6～1 颈椎横突孔，再经枕骨大孔进入颅后窝，至脑桥腹侧下缘，两侧椎动脉汇合成一条**基底动脉** basilar artery，于脑桥腹面的基底沟内行向前上，在脑桥上缘处分为左、右两条大脑后动脉。

大脑后动脉 posterior cerebral artery 是基底动脉的终支，绕大脑脚后行，其终支达顶枕沟，起始部与后交通动脉相连。皮质支主要分布于枕叶的全部和颞叶的底面及内侧面；中央支亦起自其根部，穿入脑实质，供应间脑大部分结构（背侧丘脑、内外侧膝状体、下丘脑和底丘脑等）；并有分支参与形成第三脑室脉络丛。

此外，椎动脉在合成基底动脉之前，还分出**脊髓前、后动脉**和**小脑下后动脉**，分别分布于脊髓和小脑下面的后部及延髓。基底动脉主干沿途发出**小脑下前动脉、迷路动脉、多支脑桥动脉**和**小脑上动脉**，分别分布于小脑下面的前部、内耳迷路、脑桥基底部和小脑的上面。

3. **大脑动脉环** cerebral arterial circle（图 17－4）　又称 Willis 环，是由前交通动脉、大脑前动脉、颈内动脉末端、后交通动脉和大脑后动脉彼此吻合组成的一个动脉环路。此环位于

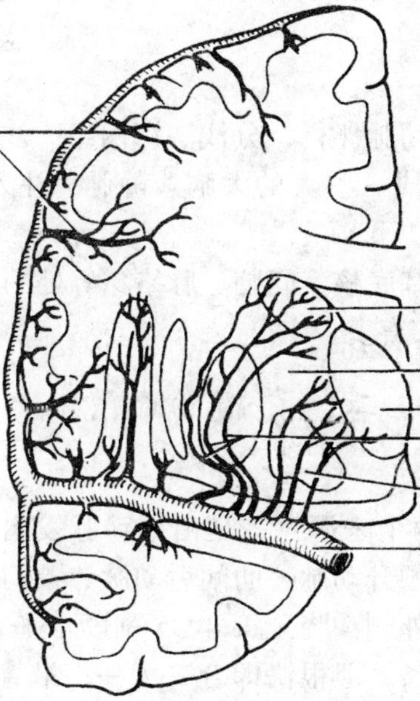

图 17－6　**大脑中动脉的皮质支和中央支**

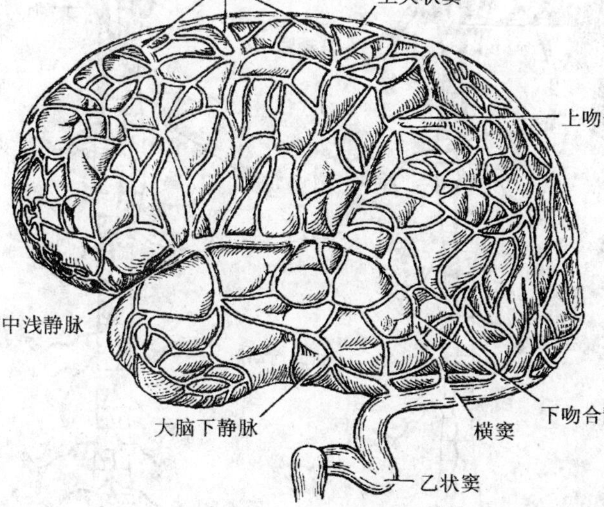

图 17－7　**大脑浅静脉**

脑底正中，环绕视交叉、灰结节和乳头体，故也称**脑底动脉环**。在正常情况下，来自两侧颈内动脉和椎动脉的血液各有其供血区，互不相混，但当某一动脉发生慢性阻塞或阻断时，若动脉环发育良好，血液则可通过此环重新分配，藉侧支循环补偿缺血部位的血供，因此大脑动脉环主要对脑血液供应起调节和代偿作用。不正常的动脉环易出现动脉瘤，前交通动脉和大脑前动脉的连接处是动脉瘤的好发部位。

脑动脉的皮质支之间有广泛的吻合。中央支起自大脑动脉环和大脑前、中、后动脉的起始部，多以直角从主干发出，且口径较小，行程较长，在动脉硬化或高血压病人，中央支脆弱而易破裂出血。

（二）脑的静脉

脑的静脉壁薄无瓣膜，不与动脉伴行，分浅、深两组。浅静脉（图 19－7）收集皮质及浅层白质的静脉血，在脑表面汇成一些大的大脑浅静脉，注入邻近的硬脑膜窦（如上矢状窦、海绵窦和横窦等）。

深静脉收集大脑深部白质、基底核、间脑、脉络丛等处的血液，在胼胝体下方合成一条**大脑大静脉**（图 17－2）向后注入直窦。

二、脊髓的血管

（一）脊髓的动脉

脊髓的动脉（图 17－8）有两个来源：一是由椎动脉发出的**脊髓前动脉**和**脊髓后动脉**；另一是来自一些节段性动脉，如颈升动脉、肋间后动脉、腰动脉等发出的脊髓支。

左、右脊髓后动脉循脊髓后外侧沟降至第 4、5 颈髓水平合为一干继续下行，直至脊髓末端；脊髓前动脉，始段也是两条，但很快即合二为一，沿脊髓前正中裂下行至脊髓末端。

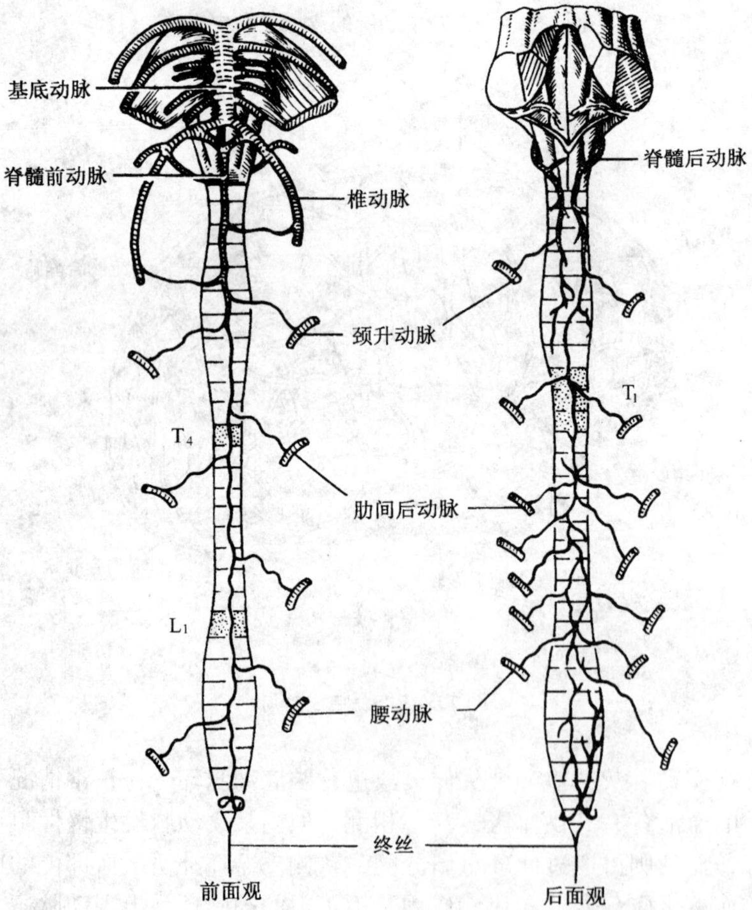

图 17－8　脊髓的动脉

脊髓前、后动脉之间借环绕脊髓表面的吻合支互相交通。节段性动脉的脊髓支，逐节经椎间孔入椎管，分支与脊髓前、后动脉吻合，共同营养脊髓。有些脊髓节段，由于两个来源的血液供应不够充分或吻合衔接得不好，临床上常表现出容易受到损害（缺血、坏死），称为危险区，如第 1~4 节胸节（特别是第 4 胸节）和第 1 腰节的腹侧面。

（二）脊髓的静脉

配布情况大致与动脉相同。它们在脊髓表面形成静脉丛，经脊髓前、后静脉导入硬膜外隙内的静脉丛，再经椎骨外面的静脉丛入节段静脉。

第三节　脑脊液及其循环

脑脊液 cerebrospinal fluid 主要由各脑室的脉络丛产生，为无色透明的液体，成年人总量平均约 150ml。脑脊液充满于脑室系统、脊髓中央管和蛛网膜下隙中，在脑和脊髓周围形成一个完整的液体“垫”。脑脊液对中枢神经系统起缓冲、保护、营养、运输代谢产物以及维持正常颅内压的作用。

脑脊液不断由脉络丛产生，又不断回流到血液中，不停地循环。其循环途径（图 17-9）如

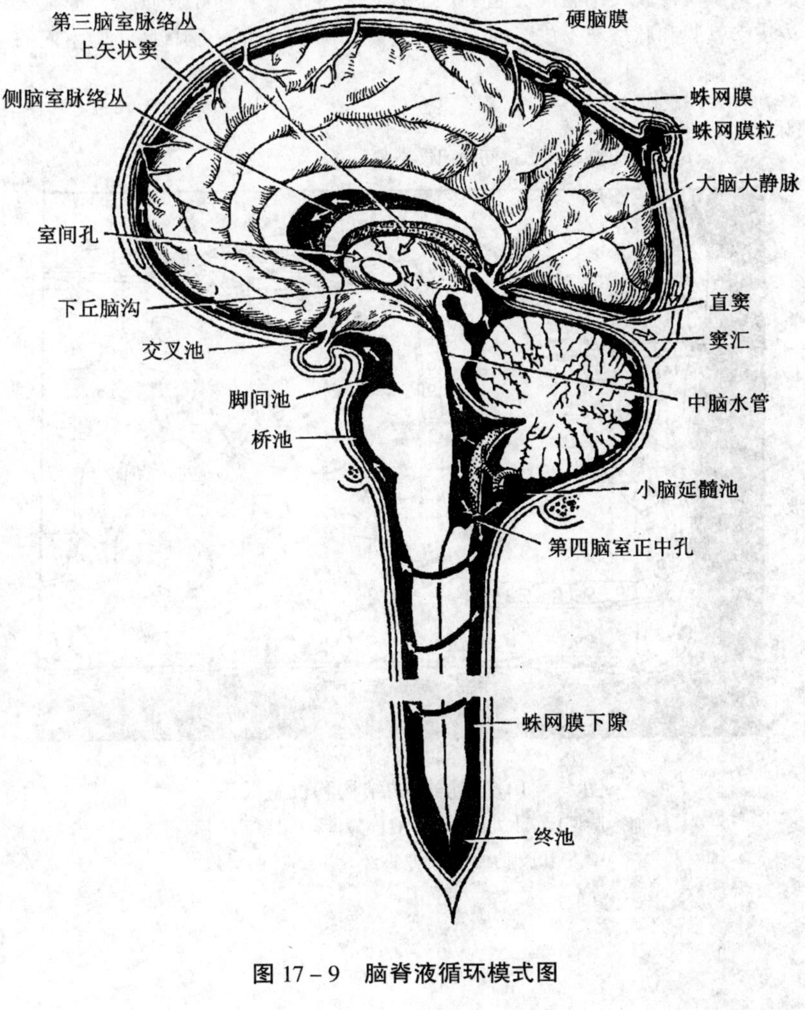

图 17-9　脑脊液循环模式图

下：自左、右侧脑室脉络丛产生的脑脊液，经两侧室间孔入第三脑室；汇合第三脑室脉络丛产生的脑脊液，经中脑水管入第四脑室；再汇合第四脑室脉络丛产生的脑脊液，经第四脑室正中孔和两个外侧孔流入脑和脊髓周围的蛛网膜下隙，最后主要经蛛网膜粒渗入上矢状窦，归入静脉。脑脊液的循环对维持脑组织的渗透压和调整颅内压都具有重要作用。上述循环途径中，任何部位发生阻塞（如中脑水管的先天闭锁、炎症粘连或附近肿瘤压迫等致堵），可引起脑积水。

第四节 脑屏障

脑屏障 brain barrier 指血液与脑组织之间的一些结构，有选择地限制某些物质进入脑组织的作用。本世纪初，有人将活体染料台盼蓝注入动物静脉中，结果除脑和脊髓外，全身其他组织均被染成了蓝色，说明血液和脑组织之间有一种屏障阻止了染料进入脑组织。后来研究表明，脑屏障只阻挡染料、蛋白质及某些药物等大分子物质，而水、电解质、葡萄糖等则可自由通过，说明脑屏障是有选择性的。脑屏障在维持中枢神经内环境的稳定和平衡方面有重要作用；也可防止一些有害物质进入脑组织，保护脑和脊髓。

根据近年的研究，脑屏障可区分为血—脑屏障、血—脑脊液屏障和脑脊液—脑屏障（图 17－10），起屏障作用的结构基础分别为：①血—脑屏障：脑和脊髓中毛细血管的无窗孔内皮、内皮细胞之间的紧密连接、完整而连续的基膜，以及神经胶质细胞的突起附着于基膜之外形成的神经胶质膜。②血—脑脊液屏障：脉络丛处毛细血管内皮、基膜和脉络丛上皮（即室管膜上皮）。③脑脊液—脑屏障：脑室内的室管膜上皮、软膜和神经胶质膜。

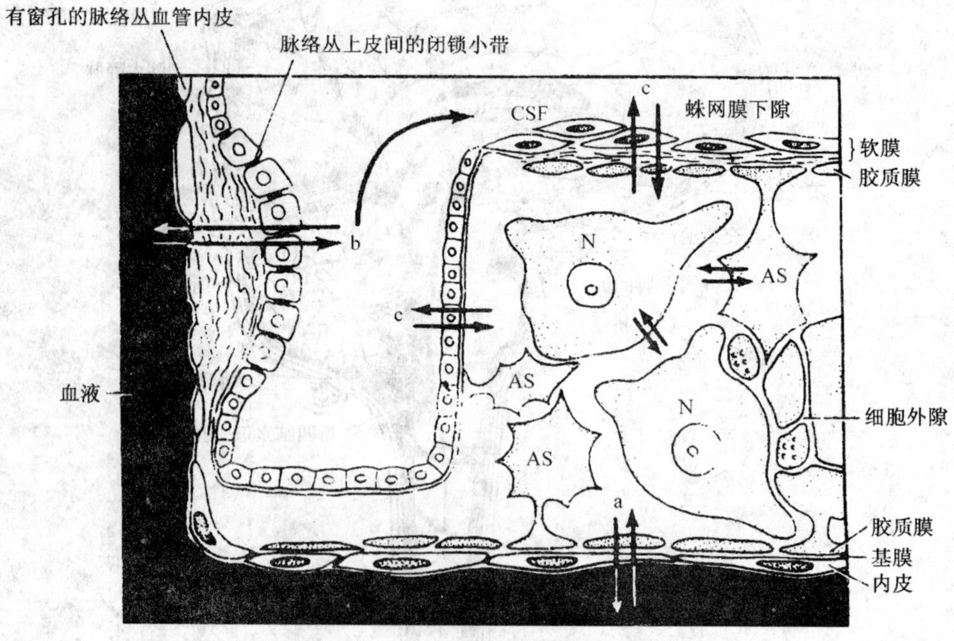

图 17－10 脑屏障的结构和位置关系

a. 血－脑屏障 b. 血－脑脊液屏障 c. 脑脊液－脑屏障

AS. 星状胶质细胞 N. 神经元 CSF. 脑脊液

（胡梦娟）

内分泌系统

内分泌系统 endocrine system 是神经系统以外另一重要的功能调节系统，包括弥散神经内分泌系统和固有内分泌系统。其功能是将体液性信息物质传递到全身各细胞，发挥其对靶细胞的生物作用，参与调节机体各器官的新陈代谢、生长发育和生殖等活动，保持机体内环境的平衡和稳定。

弥散神经内分泌系统可分为中枢部和周围部。中枢部包括下丘脑－垂体和松果体细胞。周围部包括分散在胃肠道、肺、脑、肝、心肌、泌尿生殖道、血管、血液等处散在的内分泌细胞。例如胰内的胰岛，卵巢内的卵泡和黄体，胃肠道壁内的内分泌细胞等。它们可分泌多种物质。

固有内分泌系统是由无导管腺组成的固有内分泌器官（见下图）构成，主要包括垂体、甲状腺、甲状旁腺、肾上腺、松果体、胸腺等。其分泌物为**激素** hormone，激素透过毛细血管壁或毛细淋巴管壁经血液循环运送至全身特定的靶器官。激素在血液内的含量甚微，但作用很大，对人体新陈代谢、生长、发育、生殖等发挥重要的调节作用。

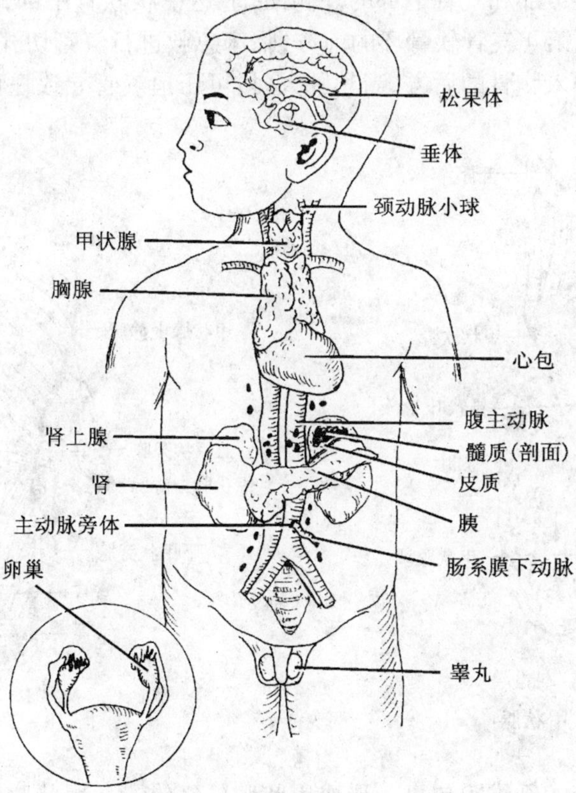

内分泌器官概况

神经系统(内脏神经系统)、弥散神经内分泌系统和固有内分泌系统三者之间在结构和功能上有联系又有重叠。内脏神经系统以传导兴奋和释放神经递质来传导信息，其传导速度快，并局限于诱发的反应；弥散神经内分泌系统通过分泌的激素以扩散方式作用于邻近的细胞或细胞群，或通过血液循环作用于远处的细胞或细胞群，作用较缓慢并且弥散；固有内分泌系统通过分泌的激素进入血液循环作用于远处的靶器官，它们发挥作用较缓慢而维持的时间较长久。机体在神经和体液（激素）的双重作用下调节和维持全身器官各种机能活动的协调和统一。

第十八章　内分泌器官

本章主要介绍一些重要的内分泌腺（内分泌器官）的形态和位置，其余的将在组织学、生理学等课程中叙述。

一、甲状腺

甲状腺 thyroid gland（图 18－1）位于颈前部，舌骨下肌群的深面，重约 25g，形似“H”，棕红色，分左、右叶（两个侧叶）和中间的甲状腺峡。有时自甲状腺峡向上伸出一个锥状叶，可达舌骨高度。侧叶贴附于喉下部和气管上部的外侧面，上达甲状软骨中部，下抵第 6 气管软骨环。甲状腺峡多位于第 2 至第 4 气管软骨环的前方，临床急救进行气管切开时，要尽量避开甲状腺峡。少数甲状腺向下伸入胸骨的后方，当其肿大时，可压迫气管导致呼吸困难。

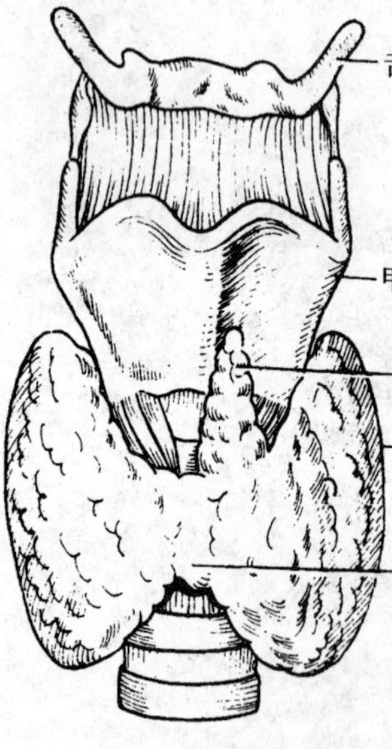

图 18－1　甲状腺

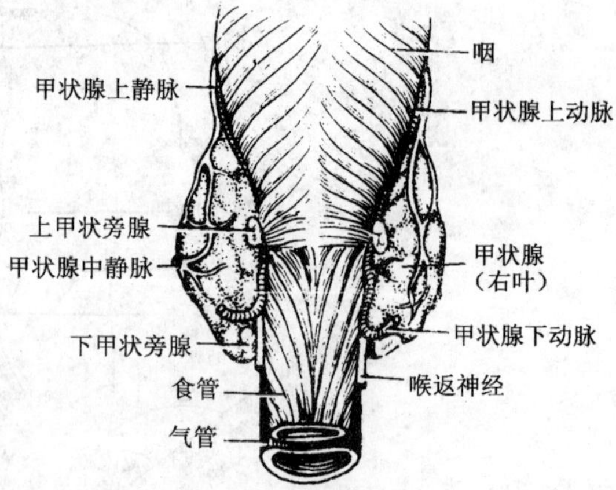

图 18－2　甲状旁腺

甲状腺表面有致密的纤维膜包裹，形成甲状腺的纤维囊。甲状腺借结缔组织附着于喉软骨上，故吞咽时可随喉上、下移动，这对检查确定颈部肿块是否与甲状腺有关很有帮助。

甲状腺血液供应十分丰富，动脉来源于一对甲状腺上动脉和一对甲状腺下动脉。静脉汇入甲状腺上、中、下静脉。

甲状腺分泌甲状腺素，调节机体基础代谢并影响生长和发育等，尤其对骨骼和神经系统的发育影响更大。甲状腺激素分泌异常，会出现很多疾病，如甲状腺激素分泌过多，可引起突眼性甲状腺肿；又如婴儿甲状腺激素分泌不足时，患者身体异常矮小、智力低下，称呆小症。另外，碘对甲状腺分泌功能有调节作用，缺碘可致甲状腺肿大。

二、甲状旁腺

甲状旁腺 parathyroid glands（图 18－2）一般有上、下两对，为棕黄色扁圆形小体，大小似黄豆，总重量为 0.12～0.14g。两对甲状旁腺均贴于甲状腺侧叶后缘，位于甲状腺的纤维囊之外，有时也可埋于甲状腺组织中，上一对位于甲状腺侧叶后缘中部附近处，下一对则在甲状腺下动脉的附近。

甲状旁腺主要分泌甲状旁腺素，可调节钙磷代谢，维持血钙平衡。如分泌不足则引起血钙降低，神经和肌的应激性增高，导致手足搐搦症；分泌机能亢进时，则可引起骨质过度吸收，容易发生骨折。

三、肾上腺

肾上腺 suprarenal gland 左、右各一，位于肾上端的内上方，呈灰黄色，每个重约 5g。左肾上腺近似半月形，右肾上腺为三角形。肾上腺与肾共同包被于肾筋膜中。肾上腺实质可分为皮质和髓质两部分。

肾上腺是体内重要的内分泌腺，可分泌多种激素。皮质分泌的肾上腺皮质激素，其功能主要是维持体内水盐代谢平衡和调节糖及蛋白质的代谢等。髓质分泌肾上腺素和去甲肾上腺素，其作用可使心跳加快，心收缩力加强，小血管收缩，血压上升，故肾上腺是机体的应激器官。

四、垂体

垂体 hypophysis（图18－3）是不成对的器官，呈椭圆形，位于蝶骨体背面的垂体窝内，

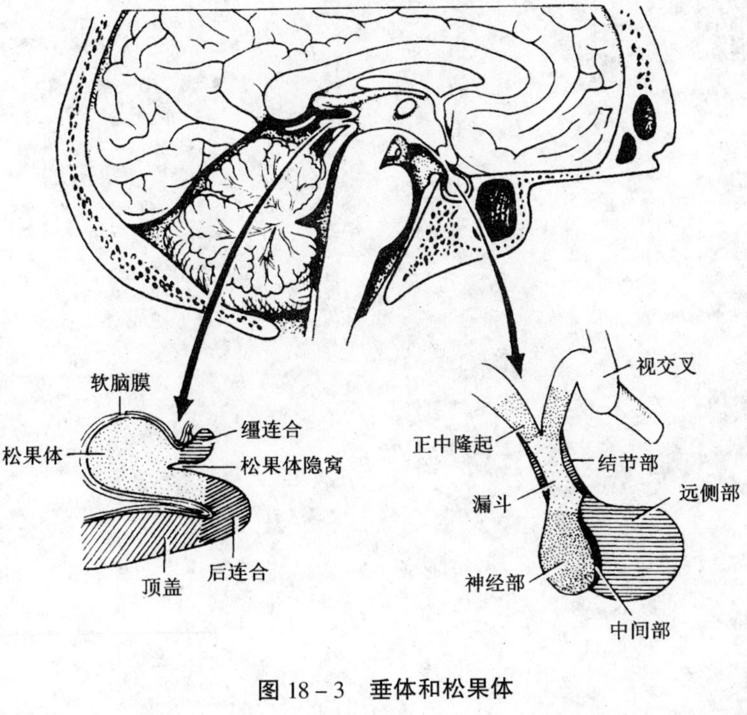

图 18－3 垂体和松果体

借漏斗连于下丘脑。垂体可分为腺垂体和神经垂体两部分。腺垂体又分为远侧部、结节部和中间部；神经垂体分神经部和漏斗。远侧部和结节部称垂体前叶，中间部和神经部称垂体后叶。

垂体是体内最重要、最复杂的内分泌腺。前叶分泌的生长激素可促进骨和软骨的生长发育，若分泌不足，可导致侏儒症；若在幼儿时期分泌过多则形成巨人症。前叶还分泌多种能促进其他内分泌腺分泌的激素，如促甲状腺素、促肾上腺皮质激素、促性腺激素等。神经垂体本身并无分泌功能，只是一个贮存和释放激素的场所。下丘脑的视上核、室旁核等神经内分泌细胞分泌的激素（加压素和催产素），沿其轴突运送至后叶，在轴突末端暂时贮存，当机体需要时再释放入血液，作用为使血压升高，尿量减少和子宫收缩。

五、松 果 体

松果体 pineal body（图 18－3）为椭圆形小体，位于背侧丘脑的后上方，以柄附于第三脑室的后部，在儿童时期较发达，一般在 7 岁后逐渐萎缩，成年后不断有钙盐沉着，形成颗粒，称脑砂，常可在 X 线上见到脑砂影像，可作为颅部 X 线片定位的一个标志。

松果体分泌的激素的主要功能是抑制促性腺激素的释放，有防止儿童性早熟的作用。光照可抑制其激素的分泌。

（皇甫平　杨桂姣）

局部解剖学

局部解剖学是在系统解剖学的基础上，着重研究人体各局部结构的层次，各器官在该局部的位置、毗邻和联属等关系。分头部、颈部、胸部、腹部、盆部及会阴、上肢、下肢七部分。

第一章　头　部

第一节　概　述

头部由颅与面两部分构成。颅容纳脑及其被膜；面部有眼、耳、鼻、舌等感觉器，鼻和口腔是呼吸和消化系统的门户。

一、境界与分区

头部以下颌骨下缘、下颌角、乳突尖端、上项线和枕外隆凸的连线与颈部为界。

头部又以眶上缘、颧弓上缘、外耳门上缘和乳突的连线为界，分为后上方的颅部和前下方的面部。

二、表面解剖

（一）主要体表标志

1. **枕外隆凸**　是枕骨外面中部向后的隆起，与枕骨内面的窦汇相对应。

2. **上项线**　位于枕外隆凸的两侧，其内平横窦。

3. **乳突**　位于耳垂后方，为一圆锥形隆起。其根部的前内方有茎乳孔，面神经由此孔出颅。在乳突后部的颅底内面有乙状窦沟，容纳乙状窦。乳突根治术时，应注意勿伤及面神经及乙状窦。

4. **颧弓**　是自外耳门向前的骨性突起，全长均可触及。

5. **眶上切迹（孔）、眶下孔、颏孔**　眶上切迹位于眶上缘内、中 1/3 交界处，距正中线约 2.5cm；眶下孔位于眶下缘中点下方约 0. 5 ~ 1cm 处；颏孔位于下颌第 2 前磨牙牙根的下方，下颌体上、下缘连线的中点处，距正中线约 2.5cm。三孔均有同名血管及神经浅出。以上各点为颌面部手术时局部阻滞麻醉部位，三叉神经痛患者也常在此处产生压痛。

6. **下颌角**　位于下颌体下缘与下颌支后缘相交处。

7. **翼点**　位于颧弓中点上方约二横指处。额、顶、颞、蝶四骨在此相接，多呈“H”形。翼点是颅骨的薄弱部分，其内面有脑膜中动脉前支通过。此处受暴力打击易发生骨折，并常伴有上述动脉的断裂出血，形成硬膜外血肿。

（二）体表投影

头部主要结构的体表投影，常以六条标志线（图 1 – 1）为依据：①下横线：通过眶下缘与外耳门上缘的连线。②上横线：经过眶上缘与下横线平行的线。③矢状线：自鼻根向上后沿颅顶至枕外隆凸的弧线。④前垂直线：通过颧弓中点的垂线。⑤中垂直线：经下颌骨髁突中点的垂线。⑥后垂直线：经过乳突根部后缘的垂线。

1. **中央沟的投影**　在前垂直线与上横线交点和后垂直线与矢状线交点的连线上，介于后垂直线与中垂直线间的一段。此线前后各 1.5cm 范围内的区域，分别为中央前回和中央后回的体表投影。

2. **外侧沟的投影** 相当于平分上横线与中央沟投影线所成交角的斜线，该线的中份相当于颞横回的投影部位。

3. **脑膜中动脉的投影** 主干经过前垂直线与下横线的交点，前支通过前垂直线与上横线的交点，后支则经过后垂直线与上横线的交点。

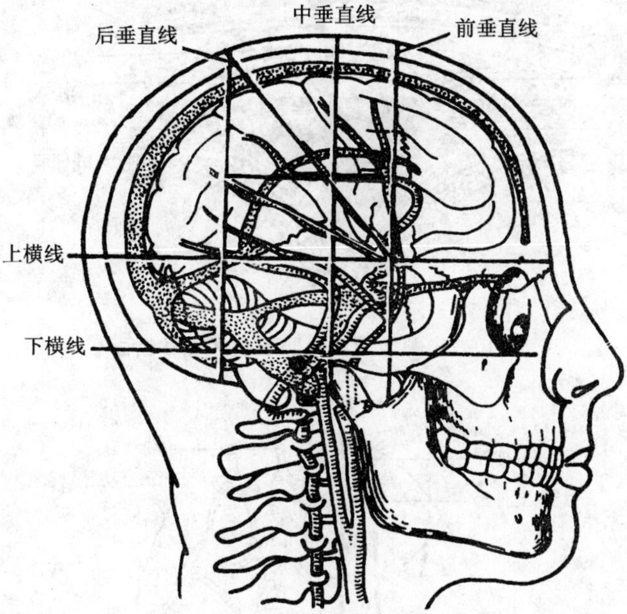

图 1－1 头部的体表投影

第二节 颅 部

颅部由颅顶、颅底与颅腔及其内容物等组成。颅顶分为额顶枕区和颞区。颅底分内面和外面，有许多重要的孔裂，是神经、血管出入颅的部位。本节仅叙述颅顶和颅底的鞍区。

一、颅 顶

（一）额顶枕区

覆盖于**额顶枕区** frontoparietooccipital region 的软组织，由浅入深分 5 层（图 1－2），依次为：皮肤、浅筋膜、帽状腱膜与枕额肌、腱膜下疏松结缔组织和颅骨外膜。其中浅部 3 层紧密结合不易分离，常将此 3 层合称为“头皮”。

1. **皮肤** 厚而致密，含有大量的毛囊、汗腺、皮脂腺，是疖肿和皮脂腺囊肿的好发部位。此层含有丰富的血管和淋巴管，外伤时易出血，但创口愈合较快。

2. **浅筋膜** 由致密的结缔组织和脂肪组织构成，内有许多纵行结缔组织小梁，使皮肤和帽状腱膜紧密相连，将脂肪分隔成无数小格，内有神经和血管穿行。感染时渗出物不易扩散，早期即可压迫神经末梢引起剧痛。小格内的血管，多被周围结缔组织固定，创伤时血管断端不易回缩闭合，故出血较多，常需压迫或缝合止血。

头皮的血管和神经（图 1－3）主要位于浅筋膜，可分前、后两组。前组有滑车上动、

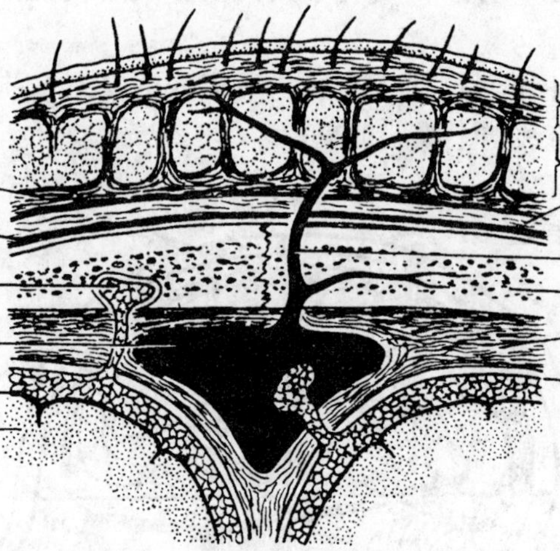

图 1－2　颅顶层次（额顶枕区额状断面）

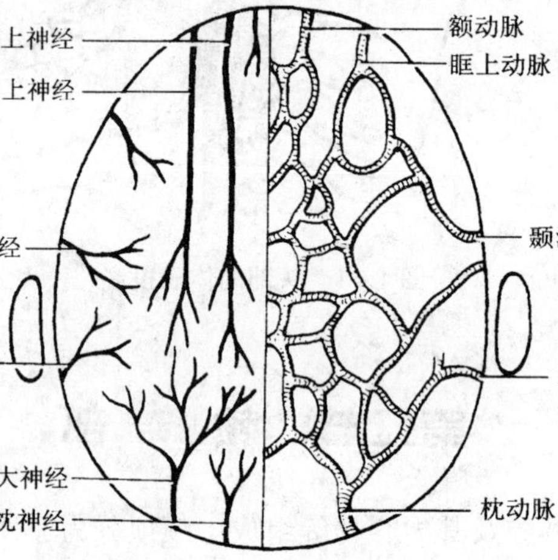

图 1－3　颅顶的血管和神经

静脉和滑车上神经及眶上动、静脉和眶上神经，分布于额、顶区软组织。后组有枕动、静脉和枕大神经等，分布于枕区。

3. **帽状腱膜与枕额肌**　帽状腱膜位于此区中部，坚韧致密。其前连枕额肌的额腹，后连枕腹，两侧逐渐变薄，续于颞筋膜。

4. **腱膜下疏松结缔组织**　是位于帽状腱膜与颅骨外膜（骨膜）之间的薄层疏松结缔组织，又称**腱膜下间隙** subaponeurotic space 。头皮借此层与颅骨外膜疏松连接，移动性大，开颅时可经此间隙将皮瓣游离后翻起，头皮撕脱伤也多沿此层分离。此间隙的静脉，经导静脉 emissary veins 与颅骨的板障静脉和颅内的硬脑膜静脉窦相通，若发生感染，可经上述途径继发颅骨骨髓炎或颅内感染，故临床上称此层为颅顶部的“危险区”。

5. **颅骨外膜**　由致密结缔组织构成，借少量疏松结缔组织与颅骨表面疏松连接，但在骨缝处结合紧密。因此，骨膜下血肿或感染常局限于一块颅骨的范围。

（二）颞区

颞区 temporal region 位于颅顶的两侧，其层次由浅入深依次为：

1. **皮肤** 较薄，移动性较大。

2. **浅筋膜** 含脂肪组织较少，其内的血管神经分两组（图 1－3）：耳前组有颞浅动、静脉和耳颞神经，三者伴行出腮腺上缘至颞区，分布于颞区和额顶区；耳后组有耳后动、静脉和枕小神经，主要分布于耳后和枕外侧部。

3. **颞筋膜** 较致密，其上方附着于上颞线（见系统解剖学图 1－19），下部分深、浅两层，分别附着于颧弓上缘的内面和外面。

4. **颞肌** 呈扇形，起自颞窝和颞筋膜深面，肌束经颧弓深面，止于下颌骨的冠突。经颞区开颅后，虽部分颞骨缺损，但颞肌和颞筋膜足以保护颅内结构，故颞区是开颅术常采用的入颅部位。

5. **骨膜** 较薄，紧贴于颞骨表面，故此区很少发生骨膜下血肿。

（三）颅顶骨

颅顶骨均为扁骨，相互间以骨缝结合。当颅内压增高时，小儿骨缝（尚未骨化）可稍有分离。

颅顶骨分为**外板、板障**和**内板**三层。外板较厚，对张力的耐受性较大，且弧度较内板小。内板较薄，质地较脆弱，外伤时内板易发生骨折，同时，骨折碎片可刺伤颅内的结构。

板障是内、外板之间的骨松质，含有骨髓和位于板障管的**板障静脉** diploic veins（图 1－4）。板障管在 X 线片上呈裂纹状，易误认成骨折线。由于板障静脉位于骨内，手术时不能结扎，常用骨蜡止血。

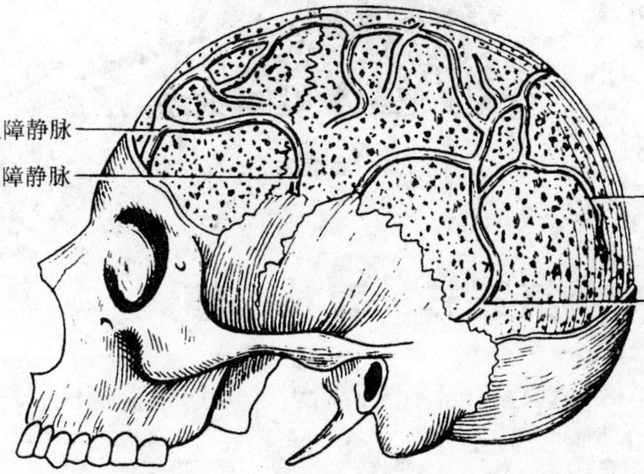

图 1－4 板障静脉

二、颅底鞍区

颅底内面可分颅前、中、后窝三部分。大部分结构的位置和毗邻在系统解剖学中已叙述，以下重点介绍颅底的鞍区。

鞍区指颅中窝中央部的蝶鞍及其周围的区域。该区主要有垂体、垂体窝及其两侧的海绵窦。

1. **垂体** hypophysis 和**垂体窝** hypophysial fossa 垂体位于蝶骨体上面的垂体窝内。垂体窝的前方有视交叉沟，其后方的隆起称**鞍背**，垂体窝和鞍背等统称为**蝶鞍**。窝的两侧为海绵窦，窝底隔一薄层骨壁与蝶窦相邻。故垂体瘤向前可压迫视交叉出现视觉障碍；向下可侵及蝶窦；向两侧可压迫海绵窦，发生海绵窦淤血及脑神经受损症状。

2. **海绵窦** cavernous sinus　位于蝶鞍和垂体的两侧，是由硬脑膜两层间的间隙构成（图1-5）。窦内有许多结缔组织小梁，将窦腔分隔成许多相互交通的小腔隙。两侧海绵窦可借垂体前、后方的**海绵间窦**相交通，故一侧海绵窦感染可蔓延至对侧。海绵窦中血流缓慢，感染时易形成栓塞。

海绵窦的前端与眼静脉、翼静脉丛、面静脉等相交通，面部感染可经上述途径蔓延至海绵窦。窦的后端靠近位于颞骨岩部尖处的三叉神经节，与岩部上、下缘处的岩上、下窦相连。在三叉神经节手术中，注意勿伤及海绵窦。

海绵窦外侧壁内自上而下有动眼神经、滑车神经、眼神经和上颌神经通过，窦内有颈内动脉及展神经通过。当海绵窦炎症或受压时可出现相应的血供障碍和神经症状。

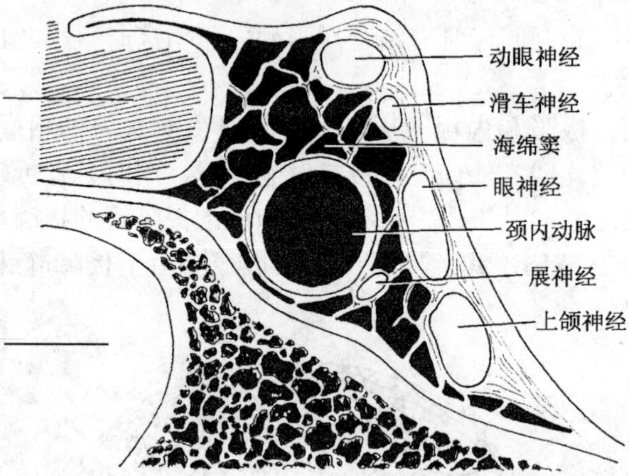

图1-5　海绵窦

第三节　面　　部

面部可划分为眶区、鼻区、口区和面侧区，后者又可划分为颊区、腮腺咬肌区和面侧深区。本节仅叙述面部浅层和腮腺咬肌区结构。

一、面部浅层

（一）皮肤与浅筋膜

面部皮肤薄而柔软，富于弹性，含有较多的皮脂腺、汗腺和毛囊，是皮脂腺囊肿和皮肤疖肿好发的部位。浅筋膜由疏松结缔组织构成，其中颊部脂肪聚成的团块，称**颊脂体** adipose body of cheek。睑部皮下组织少而疏松，水肿在此部显现最早。浅筋膜内有神经、血管和腮腺管穿行。面部血供丰富，创伤时出血多，但创口愈合快，抗感染能力亦较强。面静脉与颅内海绵窦借多途径相交通，故面部感染有向颅内扩散的可能。

（二）面肌

面肌属于皮肌，薄而纤细，起于面颅骨或筋膜，止于皮肤。主要围绕在睑裂、口裂、鼻和耳周围。收缩时可牵动皮肤，使面部呈现各种表情，又称表情肌。

（三）血管、淋巴管和神经

1. **血管** 分布于面部浅层的主要为面动脉及其分支，有同名静脉伴行（图1-6）。

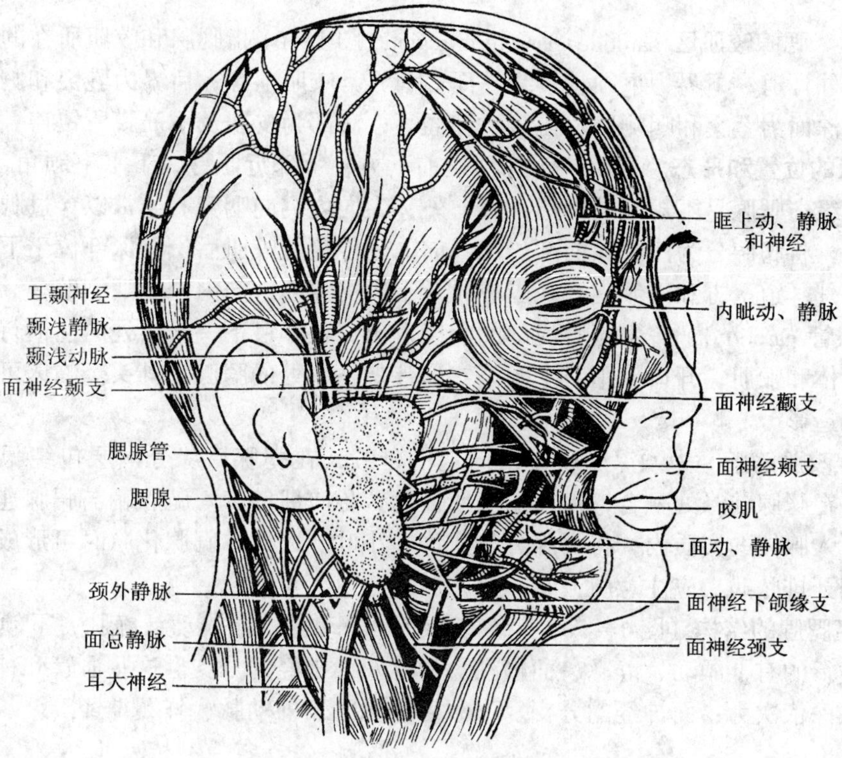

图1-6 面部浅层结构

（1）**面动脉**：起自颈外动脉，行向前内上方，在咬肌止点前缘处绕下颌骨体下缘至面部，迂曲行向内上，经口角和鼻翼外侧至内眦，改称内眦动脉。面浅部出血，可在下颌骨下缘与咬肌前缘相交处压迫止血。面动脉的主要分支有**颏下动脉**、**下唇动脉**、**上唇动脉**和**鼻外侧动脉**等。

（2）**面静脉**：始于内眦静脉，与面动脉及其分支伴行，向外下与下颌后静脉的前支汇合，穿深筋膜，注入颈内静脉。面静脉可经眼静脉与海绵窦交通，也可经面深静脉和翼静脉丛等与海绵窦交通。

2. **淋巴管** 面部浅层的淋巴管丰富，吻合成网，通常注入下颌下淋巴结和颏下淋巴结。

3. **神经** 面部的感觉神经来自三叉神经，支配面肌运动的是面神经的分支（图1-6）。

（1）**三叉神经**：为混合性神经，其感觉支除分布于面深部外，终末支穿面颅的孔裂，分布于相应区域的皮肤。其较大的皮支有：①**眶上神经**，为眼神经的分支，与同名血管伴行，从眶上切迹（孔）穿出，分布于额部皮肤。②**眶下神经**，为上颌神经的分支，与同名血管伴行，从眶下孔穿出，分布于下睑、鼻背外侧及上唇的皮肤。③**颏神经**，为下牙槽神经的终支，与同名血管伴行，穿颏孔分布于下唇及颏部皮肤。

（2）**面神经**：主干从茎乳孔出颅，向前穿入腮腺，先分为上、下两干，然后再分支并互相交织成丛，最后以五支或五组小支从腮腺前缘穿出，由上而下为**颞支**、**颧支**、**颊支**、**下颌**

缘支和颈支，呈放射状分布于面部表情肌。面部手术时，应特别注意勿伤及面神经的任何分支，以免造成表情肌功能障碍。

二、腮腺咬肌区

1. **境界　腮腺咬肌区** parotideomasseteric region（图 1－6）指腮腺和咬肌所在的区域。其上界为颧弓和外耳道；下界为下颌骨下缘平面；前界为咬肌前缘；后界为乳突和胸锁乳突肌上部的前缘；深面为茎突和咽侧壁及血管、神经等；浅部为皮肤及浅筋膜所覆盖。

2. **腮腺的位置和形态**　腮腺位于外耳道前下方，上邻近颧弓，下平下颌角，前邻咬肌，后邻乳突前缘。腮腺呈不规则的楔形，底向外，尖向内突向咽旁。通常以穿过腮腺的面神经丛平面为界，将腮腺分为浅、深两部。浅部向前延伸覆盖咬肌后份，深部位于下颌后窝（由乳突前缘、外耳道下方和下颌支后缘围成）及下颌支深面，向内伸至咽侧壁。

3. **腮腺管** parotid duct　由腮腺浅部的前缘发出，在颧弓下一横指处向前横行越过咬肌表面，穿颊脂体和颊肌，开口于平对上颌第二磨牙颊粘膜处的**腮腺管乳头**。临床可经此乳头插管，行腮腺造影。

4. **腮腺咬肌筋膜**　为颈深筋膜浅层向上的延续，在腮腺后缘分两层包绕腮腺，形成**腮腺鞘**。两层在腮腺前缘处融合，覆盖于咬肌表面，称**咬肌筋膜**。腮腺鞘与腮腺连接紧密，并发出间隔深入腺体的实质内，将腮腺分隔成许多小叶。因此，腮腺化脓时可形成多个散在的小脓灶，切开排脓时，应注意引流每一个脓腔。

5. **穿经腮腺的结构**（图 1－7）　纵行的有颈外动脉，颞浅动、静脉，下颌后静脉及耳颞神经；横行的有上颌动、静脉，面横动、静脉及面神经的分支。这些血管和神经的位置关系，由浅入深依次为：面神经的分支、下颌后静脉、颈外动脉、耳颞神经。

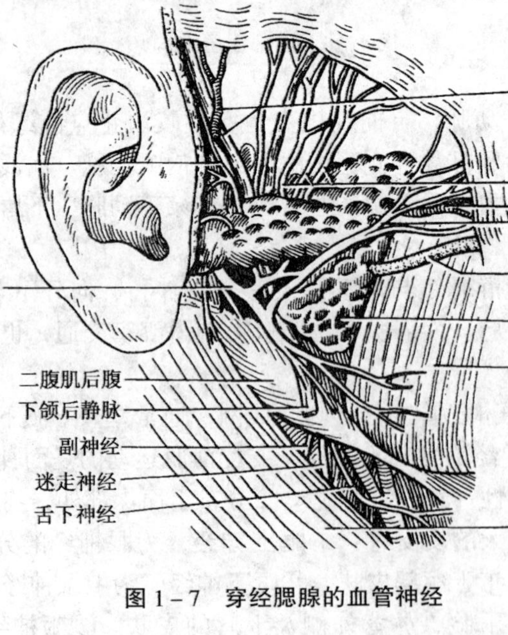

图 1－7　穿经腮腺的血管神经

第二章　颈　　部

第一节　概　　述

颈部位于头部、胸部和上肢之间。前方正中有呼吸道、消化道的颈部；两侧有纵向走行的大血管和神经；后部正中为脊柱颈部；颈根部有胸膜顶、肺尖和连接上肢的血管神经束。颈部诸结构之间填充有疏松结缔组织，并形成筋膜鞘和筋膜间隙。颈部淋巴结较多，主要沿浅静脉和深部血管、神经排列，癌肿转移时，常易受累。手术清除淋巴结时，应避免损伤血管和神经。颈部肌肉可使头、颈灵活运动，并参与呼吸、吞咽和发音等。

一、境界与分区

上界以下颌骨下缘、下颌角、乳突尖、上项线和枕外隆凸的连线与头部分界；下界以胸骨颈静脉切迹、胸锁关节、锁骨上缘、肩峰至第 7 颈椎棘突的连线，分别与胸部和上肢分界。

颈部以斜方肌前缘为界，分为前方狭义的**颈部**和后方的**项部**。前者又以胸锁乳突肌前、后缘为界，自前向后分为**颈前区**、**胸锁乳突肌区**和**颈外侧区**。颈前区又以舌骨为界分为**舌骨上区**和**舌骨下区**。舌骨上区以二腹肌为界，分为前方的**颏下三角**和后方的**下颌下三角**。舌骨下区以肩胛舌骨肌上腹为界，分为上方的**颈动脉三角**和下方的**肌三角**。颈外侧区以肩胛舌骨肌下腹为界，分为上方的**枕三角**和下方的**锁骨上大窝**（图 2 - 1）。

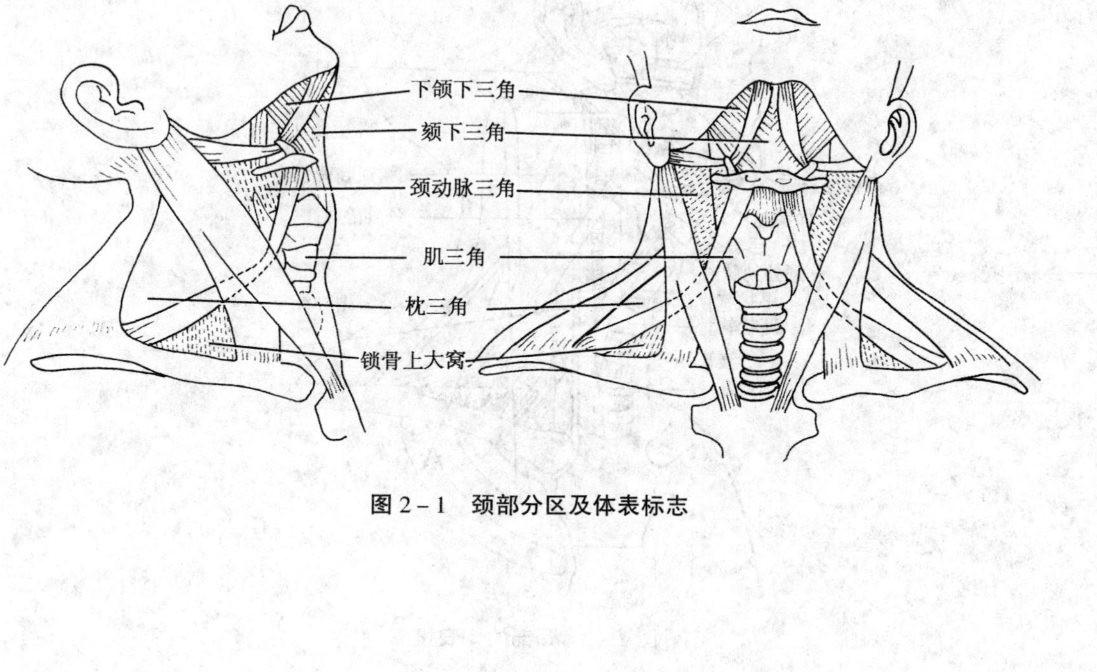

图 2 - 1　颈部分区及体表标志

二、表面解剖

(一)主要体表标志

1. **舌骨**　位于颈前区上部，适对第3、4颈椎间的椎间盘平面，可随吞咽动作上、下移动。

2. **甲状软骨**　位于舌骨下方，上缘平第4颈椎上缘高度，颈总动脉在此高度分为颈内、外动脉。成年男子甲状软骨在前正中线上端构成明显突出的**喉结**。

3. **环状软骨**　位于甲状软骨下方。环状软骨弓两侧平对第6颈椎横突，是喉与气管、咽与食管的分界标志，也可作为计数气管环的标志。

4. **胸锁乳突肌**　是颈部分区的重要标志。其起端两头之间为**锁骨上小窝**，位于胸锁关节上方。胸锁乳突肌后缘中点有颈丛皮支穿出，为颈部皮肤浸润麻醉的阻滞点。

5. **锁骨上大窝**　位于锁骨中1/3上方。在窝底可触及锁骨下动脉、臂丛和第1肋，是臂丛阻滞麻醉的注射部位。

6. **胸骨上窝**　位于胸骨颈静脉切迹上方的凹陷处，在此处可触及气管颈段。

(二)体表投影

1. **臂丛**　自胸锁乳突肌后缘中、下1/3交点至锁骨中、外1/3交点稍内侧的连线（图2-2）。

2. **副神经**　自乳突尖与下颌角连线的中点，经胸锁乳突肌后缘上、中1/3交点，至斜方肌前缘中、下1/3交点的连线。

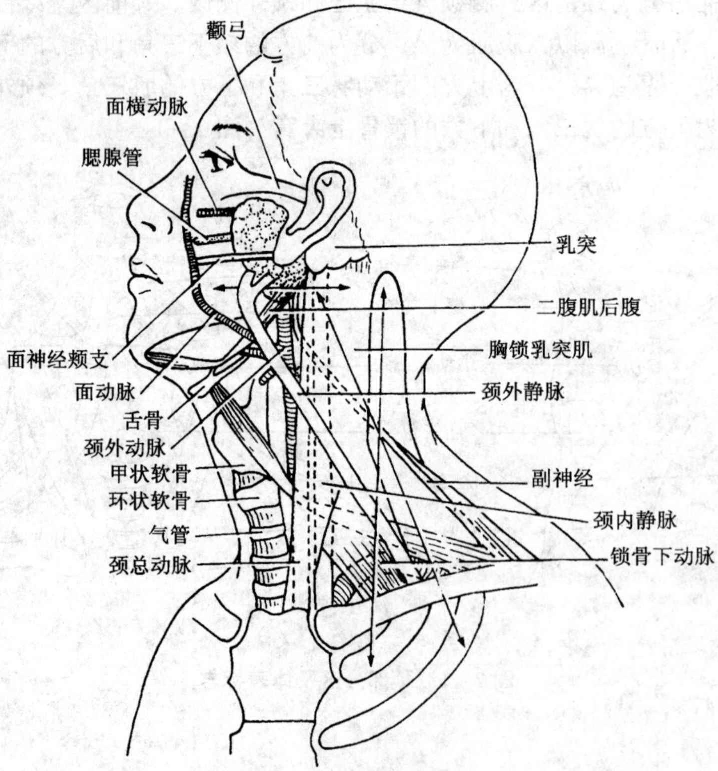

图2-2　颈部的体表投影

3. **颈总动脉及颈外动脉**　自下颌角与乳突尖连线的中点，右侧至胸锁关节；左侧至锁骨上小窝的连线。甲状软骨上缘以下部分为颈总动脉的体表投影，以上部分为颈外动脉的体表投影。

4. **锁骨下动脉**　为锁骨内侧半向上的弧形线，其最高点距锁骨上缘约1cm。

5. **颈外静脉**　自下颌角至锁骨中点的连线，是小儿静脉穿刺的常用部位。

6. **胸膜顶及肺尖**　位于锁骨内侧1/3上方，最高点距锁骨上缘2~3cm。

第二节　颈部筋膜及筋膜间隙

一、颈 部 筋 膜

颈部筋膜由浅入深分为下列诸层（图2-3）。

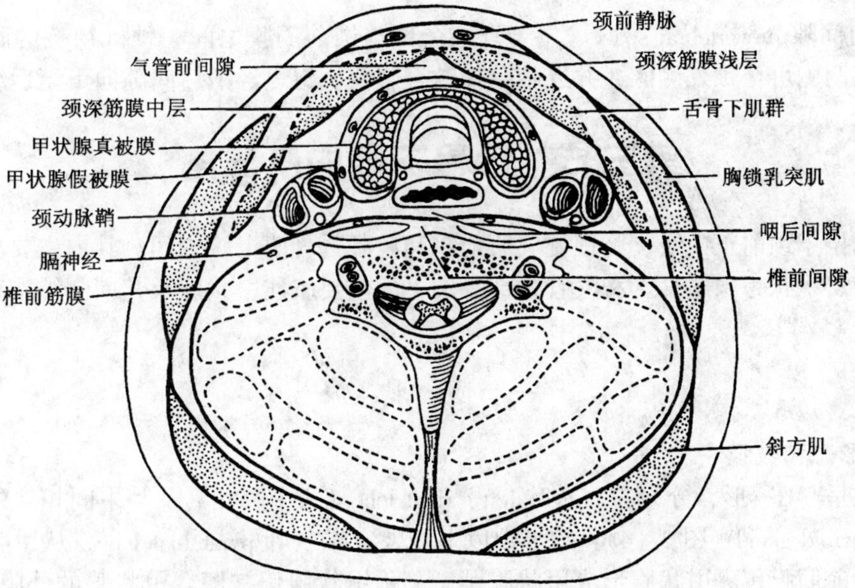

图2-3　颈部筋膜与筋膜间隙

（一）浅筋膜

较薄，内含颈阔肌。颈部外伤或手术切口缝合时，应将切断的颈阔肌和浅筋膜一起缝合，以免愈后形成明显的瘢痕。浅筋膜内还有浅静脉、颈浅淋巴结、颈丛的皮支及面神经的颈支等。

（二）颈深筋膜

颈深筋膜 deep cervical fascia 位于浅筋膜和颈阔肌深面，包绕颈、项部的肌和器官，可分为浅、中、深三层。各层之间构成筋膜间隙。

1. **浅层**　即**封套筋膜**。较致密，环绕整个颈、项部。它包裹胸锁乳突肌和斜方肌，形成两肌的鞘。此层筋膜向上附着于颈部上界各结构，并构成包裹下颌下腺和腮腺的筋膜鞘。向下附着于颈部下界各结构。

2. **中层**　又称**气管前筋膜** pretracheal fascia。较薄弱，位于舌骨下肌群深面，包裹着咽、食管颈部、喉、气管颈部、甲状腺和甲状旁腺等器官，并形成**甲状腺鞘**。此筋膜向两侧包绕颈总动脉、颈内动脉、颈内静脉和迷走神经，形成**颈动脉鞘** carotid sheath；向上附于甲状软骨和环状软骨；向下延至胸部上纵隔。

3. **深层** 又称**椎前筋膜** prevertebral fascia。位于颈深肌群浅面，向上附于颅底，向下续于胸内筋膜。两侧覆盖颈交感干、膈神经、锁骨下动静脉和臂丛。该筋膜向外下方包绕腋血管及臂丛，向腋腔走行，形成**腋鞘**。

二、颈部筋膜间隙

颈部重要的筋膜间隙（图 2-3）有：

1. **气管前间隙** pretracheal space 位于气管前筋膜与气管颈部之间。此间隙感染或出血时可蔓延至上纵隔。

2. **咽后间隙** retropharyngeal space 位于椎前筋膜与咽后壁之间，其延伸至咽侧壁外侧的部分，称**咽旁间隙**。

3. **椎前间隙** prevertebral space 位于脊柱颈部与椎前筋膜之间。颈椎结核的脓液多积于此间隙，向两侧可至颈外侧区，并经腋鞘扩散至腋窝。也可经咽后间隙向下至后纵隔。

第三节 舌骨下区的肌三角

肌三角位于颈前正中线、胸锁乳突肌前缘和肩胛舌骨肌上腹之间。其内主要有舌骨下肌群、甲状腺、甲状旁腺、食管和气管颈部等。下面主要叙述甲状腺及其周围结构和颈部的气管及食管。

一、甲状腺

（一）形态和被膜

甲状腺呈“H”形，分为**左、右叶** left、right lobe（两个侧叶）及其中间相连的**甲状腺峡** isthmus of thyroid gland（图 2-4）。约半数以上的人有**锥状叶** pyramidal lobe，从甲状腺峡向上伸出。气管前筋膜包裹甲状腺形成甲状腺鞘，又称甲状腺**假被膜**。甲状腺的外膜称**真被膜，即纤维囊**。真、假被膜之间有疏松结缔组织、血管、神经及甲状旁腺。假被膜在侧叶内侧和甲状腺峡的后方增厚形成**甲状腺悬韧带**，将甲状腺固定于喉及气管壁上。因此，在吞咽时，甲状腺可随喉的活动而上、下移动。

（二）位置和毗邻

甲状腺的侧叶位于喉下部和气管上部的前外侧，上达甲状软骨中部，下至第 6 气管软骨。甲状腺峡位于第 2～4 气管软骨环的前方。

甲状腺的前方，由浅入深为皮肤、浅筋膜、颈筋膜浅层、舌骨下肌群及气管前筋膜；两侧叶的后内侧邻近喉与气管、咽与食管及喉返神经；后外侧与颈动脉鞘及颈交感干相邻。甲状腺肿大时，向后内压迫，出现呼吸、吞咽困难和声音嘶哑；向后外可压迫颈交感干，出现 Horner 综合征，表现为瞳孔缩小、眼裂变窄、上睑下垂及眼球内陷等。

（三）甲状腺的动脉和喉的神经

甲状腺上动脉起自颈外动脉，与喉上神经外支伴行向前下方，至甲状腺上极分数支进入腺体（图 2-4）。甲状腺上动脉发出喉上动脉，穿甲状舌骨膜入喉。

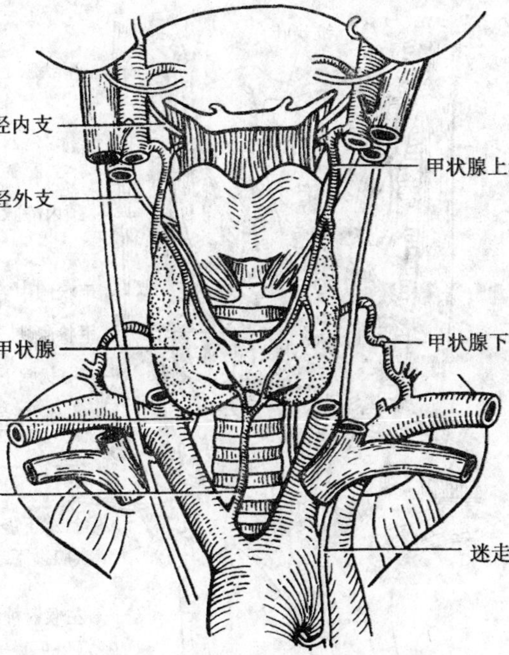

图 2-4　甲状腺的动脉与喉的神经

喉上神经是迷走神经的分支，在舌骨大角处分两支，内支伴同名动脉穿甲状舌骨膜入喉，分布于声门裂以上的喉粘膜；外支伴甲状腺上动脉行向前下方，在距甲状腺上极约 1cm 处，离开动脉弯向内侧，发支支配环甲肌。故在甲状腺手术时，应紧贴甲状腺上极结扎该动脉，以避免损伤外支而出现声音低钝或呛咳等。

甲状腺下动脉是锁骨下动脉甲状颈干的分支，沿前斜角肌内侧缘上行，经颈动脉鞘后方弯向内侧，至甲状腺侧叶下端后面，分支进入甲状腺。此外，约有 10%的人，可见**甲状腺最下动脉**，起自头臂干或主动脉弓，沿气管颈部前方上行，至甲状腺峡。行低位气管切开时应加注意。

喉返神经是迷走神经的分支。左、右喉返神经由前向后分别勾绕主动脉弓和右锁骨下动脉，继而上行于气管与食管之间的沟内，至环甲关节后方入喉，称**喉下神经**。肌支支配除环甲肌以外的喉肌；感觉支分布于声门裂以下的喉粘膜。喉返神经与甲状腺下动脉有复杂的交叉关系，一般左喉返神经位置深，多在动脉后方与其交叉；右喉返神经位置浅，多在动脉前方与其交叉。在甲状腺手术时，应远离腺体结扎甲状腺下动脉，以避免损伤喉返神经，引起声音嘶哑。

(四) 甲状腺的静脉

甲状腺上静脉与同名动脉伴行，注入颈内静脉（图 2-5）。

甲状腺中静脉起自甲状腺侧缘中部，经颈总动脉的前方，注入颈内静脉。

甲状腺下静脉起自甲状腺下端及甲状腺峡，后者有时向下还可有**甲状腺最下静脉**，它们均经气管前面下行，汇入头臂静脉。这些静脉在气管颈部前方常吻合成**甲状腺奇静脉丛**。作低位气管切开时，应注意止血。

(五) 甲状腺与甲状旁腺的位置关系

甲状旁腺为两对扁圆形小体，直径 0.6～0.8cm，呈棕黄色或淡红色，上、下各一对，

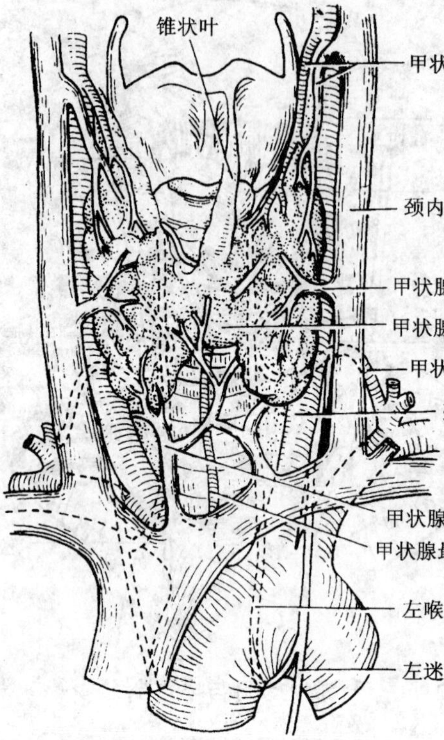

图 2－5　甲状腺的静脉

位于甲状腺侧叶后面真、假被膜之间，有时可位于甲状腺实质内或被膜外气管周围的结缔组织中。上甲状旁腺一般位于甲状腺侧叶上、中 1/3 交界处的后方；下甲状旁腺多位于侧叶下 1/3 的后方。甲状旁腺与钙、磷代谢密切相关。甲状腺次全切除术时，要注意保留甲状旁腺，以免引起手足搐搦征。

二、气管颈部

位于颈部正中，上接环状软骨，下方在胸骨颈静脉切迹处移行为气管胸部。气管颈部前方由浅入深依次为皮肤、浅筋膜、颈深筋膜浅层、舌骨下肌群和气管前筋膜。平对第 2～4 气管软骨环的前方有甲状腺峡，其下方有甲状腺下静脉，有时出现甲状腺最下动、静脉。两侧为甲状腺侧叶，后方为食管，后外侧为颈动脉鞘和颈交感干等。在气管食管旁沟内有喉返神经。

气管颈部上段位置较浅，下段位置较深。其周围有疏松结缔组织包绕，活动性较大。故行气管切开术时，头应严格保持正中位置，并尽量后仰，使气管接近体表，以利手术进行。

三、食管颈部

食管颈部上平环状软骨下缘与咽相接，下端在胸骨颈静脉切迹处移行为食管胸部。食管前方与气管相邻，稍偏向左侧，故食管颈部手术时，多选左侧入路；两侧为甲状腺侧叶、颈动脉鞘；后外侧为颈交感干；后方与椎前肌和脊柱相邻。

第四节 颈根部

一、境 界

颈根部 root of neck 是指颈部与胸部之间的过渡区域，由进出胸廓上口的诸结构和胸膜顶及肺尖占据（图 2-6）。前界为胸骨柄，后界为第 1 胸椎体，两侧为第 1 肋。其中心标志为**前斜角肌**，在该肌前内侧主要是往来于颈、胸之间的纵行结构，如颈总动脉、颈内静脉、迷走神经、膈神经、颈交感干、胸导管，以及胸膜顶和肺尖等。前、后及外侧主要是往来于胸、颈与上肢间的横行结构，如锁骨下动脉、锁骨下静脉和臂丛等。

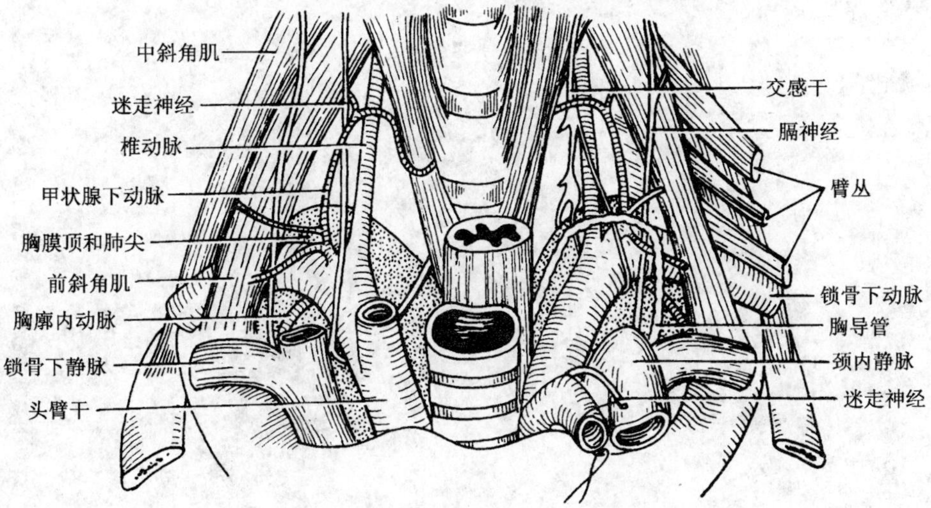

图 2-6　颈根部的结构（前面）

二、内 容

1. **胸膜顶和肺尖**　胸膜顶覆盖肺尖，高出锁骨内侧 1/3 上方 2~3cm。前、中、后斜角肌覆盖其前、外侧及后方。前方有锁骨下动、静脉，膈神经，迷走神经等；后方靠近第 1、2 肋和颈交感干；外侧邻臂丛；内侧邻气管、食管等。

2. **锁骨下动脉**　左侧起自主动脉弓，右侧在胸锁关节后方起自头臂干，于第 1 肋外缘续于腋动脉。前斜角肌将其分成三段：第一段在前斜角肌内侧、胸膜顶前上方，其主要分支有椎动脉、胸廓内动脉、甲状颈干等；第二段在前斜角肌后方，上邻臂丛，下跨胸膜顶，此段发出肋颈干；第三段在前斜角肌外侧、第 1 肋上方，前下方邻锁骨下静脉，外上方为臂丛。

3. **锁骨下静脉**　自第 1 肋外缘续于腋静脉，沿第 1 肋上面，经锁骨与前斜角肌之间，向内与颈内静脉汇合成头臂静脉。

4. **臂丛**　由第 5~8 颈神经前支和第 1 胸神经前支的大部分组成 5 个根，穿斜角肌间隙时，在锁骨下动脉后上方合成上、中、下 3 干，各干再分为前、后二股。根、干、股组成臂丛的锁骨上部，在锁骨中点上方，为锁骨上臂丛神经阻滞麻醉处。

5. 胸导管与右淋巴导管 胸导管沿食管颈部左缘上升，平第 7 颈椎高度形成凸向上的弓形，越过胸膜顶和锁骨下动脉前方，注入左静脉角。右淋巴导管较短，长 1～1.5cm，由右颈干、右锁骨下干、右支气管纵隔干合成后，注入右静脉角。

6. 迷走神经 右迷走神经下行于右颈总动脉与右颈内静脉间，经锁骨下动脉前面时，发出右喉返神经，绕经动脉的下面和后方返回颈部。左迷走神经在左颈总动脉与左颈内静脉间下行入胸腔。

7. 膈神经 是颈丛的主要分支，在前斜角肌前面下行，经胸膜顶的前内侧和迷走神经的外侧，穿锁骨下动、静脉之间进入胸腔。

8. 颈交感干 由颈上、中、下交感神经节及其节间支组成，位于脊柱两侧、椎前筋膜的后方。在颈根部，颈下神经节常与第 1 胸神经节融合为**颈胸神经节**，又称**星状神经节**。颈交感干损伤时，可出现 Horner 综合征。

（支　晔）

第三章　胸　　部

第一节　概　　述

胸部位于颈部与腹部之间，其上部两侧与上肢相连。由胸壁、胸腔和胸腔器官组成。

一、境界和分区

（一）境界

胸部上界以颈静脉切迹、胸锁关节、锁骨上缘、肩峰和第7颈椎棘突的连线与颈部分界；下界以剑突、肋弓、第11肋前端、第12肋下缘和第12胸椎棘突的连线与腹部分界；上部两侧以三角肌前后缘与上肢分界。由于膈向上隆凸，胸部表面的界限并不能代表胸腔的真正范围。胸壁下部遮盖了部分位于膈下的腹腔脏器，故胸壁外伤可累及这些器官。

（二）分区

1. **胸壁**　胸壁可分为胸前壁、胸外侧壁和胸后壁。胸前壁介于前正中线与腋前线之间；胸外侧壁介于腋前线与腋后线之间；胸后壁介于腋后线与后正中线之间。

2. **胸腔**　由胸壁和膈围成，分为三部，中部被纵隔占据，左、右部容纳肺和胸膜囊。

二、表面解剖

主要体表标志

1. **颈静脉切迹**　为胸骨柄上缘的切迹，平对第2胸椎体下缘。

2. **胸骨角**　为胸骨柄与体连接处，微向前突，其两侧连接第2肋软骨，是记数肋和肋间隙的标志。胸骨角平主动脉弓起止端、气管杈、左主支气管与食管交叉处和第4胸椎下缘。

3. **剑突**　细长，上接胸骨体处称**剑胸结合**，平第9胸椎。

4. **锁骨和锁骨下窝**　锁骨的全长可触及。锁骨下窝位于锁骨外侧1/3的下方，其深方有腋血管和臂丛通过。

5. **肋和肋间隙**　在锁骨下方首先摸认第2肋，依次向下可触及下部的肋和肋间隙。二者可作为胸部和腹上部器官的定位标志。

6. **胸骨下角**　由两侧肋弓和剑胸结合共同围成，角内有剑突。剑突与肋弓的交角称**剑肋角**，左剑肋角是心包穿刺常用的进针部位。

7. **乳头**　男性乳头位于锁骨中线与第4肋间隙相交处，女性者略低，并偏外下方。

第二节　胸　　壁

一、胸壁的结构层次

胸壁是以胸廓为支架，覆以肌、筋膜和皮肤，内衬胸内筋膜和壁胸膜而成。胸壁由浅入深可分为以下数层（图 3-1）：

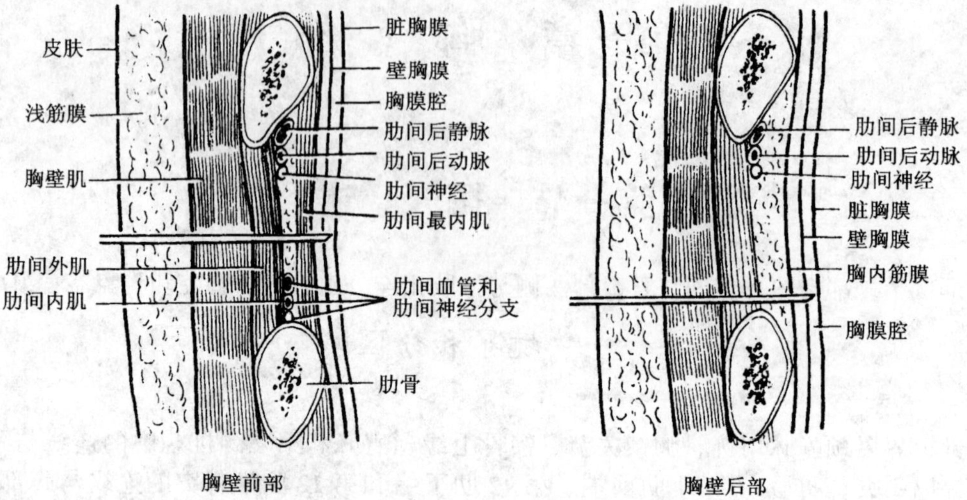

图 3-1　胸壁层次及胸膜腔穿刺入路

（一）皮肤

胸前、外侧壁的皮肤较薄，背部较厚。除胸骨前面外，其余部位的皮肤有较大的活动性。

（二）浅筋膜

胸部的浅筋膜与颈部、腹部和上肢的浅筋膜相延续，内含浅血管、淋巴管、皮神经和乳腺。

1. 皮神经　胸前、外侧壁的皮神经来自颈丛和肋间神经。由颈丛发出的锁骨上神经，分数支，分布于胸前壁上部的皮肤，其余均由肋间神经的外侧皮支和前皮支分布，并呈明显的节段性。第 2 肋间神经分布于胸骨角平面皮肤；第 4 肋间神经至乳头平面；第 6 肋间神经至剑突平面；第 8 肋间神经至肋弓平面。肋间神经皮支的分布特点有助于测定麻醉平面和诊断脊髓损伤节段。

2. 浅血管　浅动脉主要来自胸廓内动脉和肋间后动脉的分支；浅静脉汇入胸腹壁静脉以及上述动脉的伴行静脉。胸腹壁静脉起自脐周静脉网，向上经胸外侧静脉汇入腋静脉。此静脉是沟通上、下腔静脉的重要通道之一，当肝门静脉血回流受阻时，借此静脉建立门、腔静脉的侧支循环，血流量加大而致静脉曲张。

（三）深筋膜和肌

深筋膜位于浅筋膜的深面，覆盖于肌的表面及相邻的肌之间。胸前、外侧壁的肌由胸肌和部分腹肌构成，浅层有胸大肌、腹外斜肌一部分、腹直肌上部；深层有胸小肌和前锯肌。背部主要有斜方肌和背阔肌等。

（四）肋间隙

12 对肋参与围成胸廓，肋与肋之间的间隙为**肋间隙** intercostal space。间隙内有肋间肌、血管、神经和结缔组织等。肋间隙的宽窄不一，上部和前部较宽，下部和后部较窄，但可随体位变化而改变。

1. 肋间肌　**肋间外肌**位于肋间隙浅层，肌纤维自后上方斜向前下方。**肋间内肌**位于肋间外肌深面，肌纤维斜向前上方。**肋间最内肌** intercostales intimi 位于肋间内肌深面，此肌仅见于肋间隙中 1/3 部，肌纤维的方向与肋间内肌相同，两肌间有肋间血管神经通过。

2. **肋间血管和神经**　**肋间后动脉**起自胸主动脉，有**肋间后静脉**和**肋间神经**伴行，三者并行于肋间隙内。肋间后动脉和肋间神经的主干与其在肋角处发出的小支分别沿肋沟和下位肋的上缘前行。在肋沟处，血管神经的排列关系自上而下为静脉、动脉和神经。根据肋间血管和神经的行程，胸膜腔穿刺宜在肋角外侧进针，稍靠肋骨上缘。在肋间隙前部进针，应在肋间隙中部穿入，以免损伤肋间血管和神经（图 3 - 1）。肋间后动脉于肋间隙前部与胸廓内动脉的分支吻合。肋间神经分支分布于胸部的皮肤和肋间肌，下 6 对肋间血管神经继续行向前下，进入腹前外侧壁。

（五）胸内筋膜

胸内筋膜 endothoracic fascia 衬覆于胸廓内面，向上覆盖于胸膜顶上面，向下覆盖于膈上面。此筋膜在胸骨和肋的内面部分较厚，脊柱两侧较薄。

（六）壁胸膜

胸壁的最内层为衬于胸内筋膜内面的一层浆膜，为壁胸膜的一部分。

二、乳　　房

（一）乳房的位置

乳房在儿童和男性不发达，青春期未授乳女性的乳房呈半球形，位于第 2 ~ 6 肋高度，胸大肌前面的浅筋膜中，自胸骨旁线向外可达腋中线。

（二）乳房的血液供应

乳房主要由胸廓内动脉、胸外侧动脉、第 3 ~ 7 肋间动脉、胸肩峰动脉的分支供应。静脉分深、浅两组，浅静脉在乳头周围形成静脉丛。深静脉与同名动脉伴行，分别汇入胸廓内静脉、腋静脉、奇静脉或半奇静脉。

（三）乳房的淋巴回流

女性乳房淋巴管丰富。乳房的淋巴主要注入腋淋巴结，引流方向有 3 个（图 3 - 2）：

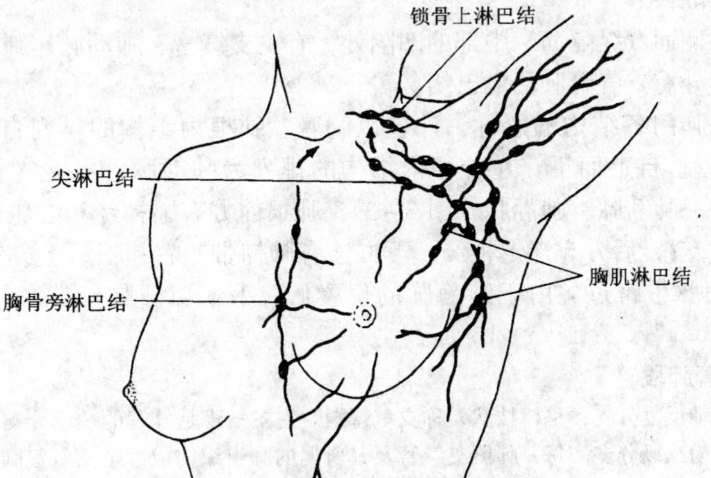

图 3 - 2　乳房的淋巴引流

1. 乳房外侧部和中央部的淋巴管　注入胸肌淋巴结，是乳房淋巴回流的主要途径。

2. 乳房上部的淋巴管　注入尖淋巴结和锁骨上淋巴结。

3. 乳房内侧部的淋巴管　注入胸骨旁淋巴结。

两侧乳房内侧部的浅淋巴管相互交通，内下部的淋巴管通过腹壁和膈下的淋巴管与肝的淋巴管交通。乳腺癌发生淋巴转移时，可侵犯腋淋巴结和胸骨旁淋巴结。如果淋巴回流受阻，肿瘤细胞可转移至对侧乳房或肝。

第三节　胸　　腔

胸腔由胸壁和膈围成，向上经胸廓上口通颈部；向下借膈与腹腔分隔。胸腔分为三部，即位于正中偏左的纵隔和容纳肺和胸膜囊的左、右部。

一、胸膜腔和胸膜隐窝

胸膜分为**脏胸膜**和**壁胸膜**。脏胸膜被覆于肺的表面；壁胸膜贴附于胸内筋膜内面、膈上面和纵隔侧面。壁胸膜按其部位不同分为**肋胸膜**、**膈胸膜**、**纵隔胸膜**和**胸膜顶**四部分。脏胸膜与壁胸膜在肺根处相互移行，形成潜在性的间隙，称**胸膜腔**。胸膜腔左右各一，内为负压，含少量浆液。壁胸膜各部移行处的有些部位存有较大的空隙，即使深吸气时肺缘也不能伸入其内，这些部位的胸膜腔称**胸膜隐窝**。肋胸膜与膈胸膜转折处形成半环形的**肋膈隐窝** costodiaphragmatic recess，该隐窝是胸膜腔的最低部位，胸膜腔积液首先积存于该处。肋胸膜与纵隔胸膜转折处形成**肋纵隔隐窝** costomediastinal recess。由于左肺心切迹的存在，左侧肋纵隔隐窝较大。

二、肺

肺位于胸腔内，纵隔两侧，左、右各一，借肺根和肺韧带与纵隔相连。左、右肺的形状不完全对称，右肺较左肺短宽。

（一）肺门和肺根

肺门为肺内侧面（纵隔面）中部的凹陷处，有主支气管、肺动脉、肺静脉、淋巴管和神经等出入。肺门处有支气管肺门淋巴结。

肺根为出入肺门各结构的总称，外包以胸膜。肺根内结构的排列自前而后为肺静脉、肺动脉、主支气管；自上而下，左肺根内结构的排列为肺动脉、主支气管、肺静脉，右肺根为上叶支气管、肺动脉、肺静脉（图 3－3）。肺根前方有膈神经和心包膈血管（为胸廓内血管的分支或属支），后方有迷走神经，下方连有肺韧带。右肺根后上方有奇静脉勾绕，左肺根上方有主动脉弓跨过。由于肺静脉的位置低，手术切开肺韧带时，应注意保护肺静脉。

（二）支气管肺段

主支气管进入肺反复分支，呈树枝状，称**支气管树**。**主支气管**是气管的一级分支，**肺叶支气管**为二级分支，**肺段支气管**为三级分支。每一肺段支气管及其所属的肺组织构成一个**支气管肺段**，简称**肺段**。肺段呈锥形，尖朝肺门，底向肺表面。内有肺段支气管、肺段动脉和支气管血管伴行。肺段间有少量的结缔组织和段间静脉，是肺段切除的标志。右肺有 10 个肺段，左肺有 8～10 个肺段（图 3－4）。

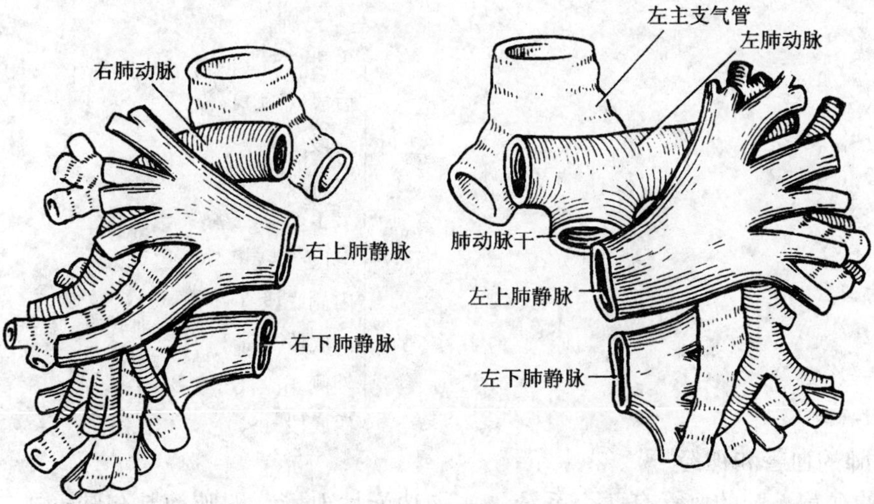

图 3－3　肺根结构的排列关系（前面观）

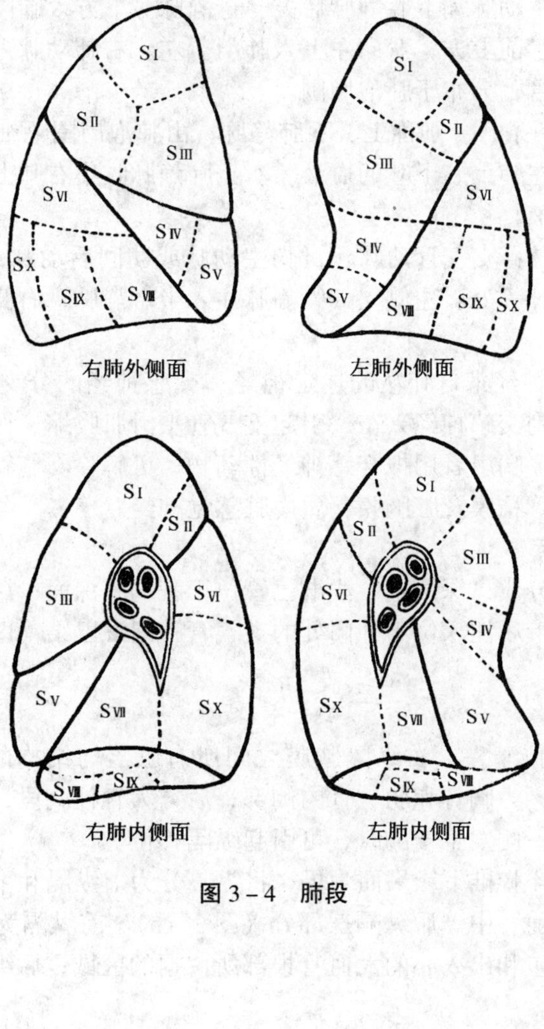

图 3－4　肺段

左、右两肺肺段的名称和通用的编号列表如下：

右　　肺

- 上叶
  - 尖段（S_{I}）
  - 后段（S_{II}）
  - 前段（S_{III}）
- 中叶
  - 外侧段（S_{IV}）
  - 内侧段（S_{V}）
- 下叶
  - 上段（S_{VI}）
  - 内侧底段（S_{VII}）
  - 前底段（S_{VIII}）
  - 外侧底段（S_{IX}）
  - 后底段（S_{X}）

左　　肺

- 上叶
  - 尖段（S_{I}）、后段（S_{II}）：尖后段（$S_{I}+S_{II}$）
  - 前段（S_{III}）
  - 上舌段（S_{IV}）
  - 下舌段（S_{V}）
- 下叶
  - 上段（S_{VI}）
  - 内侧底段（S_{VII}）、前底段（S_{VIII}）：内前底段（$S_{VII}+S_{VIII}$）
  - 外侧底段（S_{IX}）
  - 后底段（S_{X}）

（三）肺的血管和神经

1. 肺的血管　肺的血管有两个系统，一是功能性血管，即肺动脉和肺静脉，司气体交换功能；一是营养性血管，即支气管动、静脉，供给氧气和营养物质。

（1）肺动脉：肺动脉干起自右心室，上行至主动脉弓下方分为左、右肺动脉。右肺动脉较长，斜向右下，经升主动脉和上腔静脉后方、奇静脉弓下方入肺门。左肺动脉较短，经胸主动脉前方、左主支气管前上方，弯向左上入肺门。左、右肺动脉入肺后，伴随支气管反复分支，最后形成毛细血管，分布于肺泡周围。

（2）肺静脉：每侧两条，分别称**上、下肺静脉，**由肺泡周围毛细血管逐级汇集而成。左上、下肺静脉分别收集左肺上、下叶的血液。右上肺静脉收集右肺上、中叶的血液，右下肺静脉收集右肺下叶的血液。

（3）支气管动、静脉：支气管动脉起自胸主动脉或肋间后动脉，与支气管的分支伴行，分布于各级支气管壁和肺等处。左侧支气管静脉注入半奇静脉，右侧支气管静脉注入奇静脉或上腔静脉。

2. 肺的神经　肺的神经来自肺丛的迷走神经和交感神经的分支。运动纤维支配支气管和血管平滑肌及腺体，副交感神经兴奋，引起支气管平滑肌收缩、血管舒张和腺体分泌；交感神经兴奋则相反。故哮喘患者用拟交感神经性药物，可解除支气管平滑肌痉挛。感觉纤维分布于肺泡、各级支气管粘膜及脏胸膜，属内脏感觉神经。

（四）肺的淋巴回流

肺的淋巴管丰富，分浅、深两组。浅淋巴管位于脏胸膜深面；深淋巴管位于肺内各级支气管周围。两组淋巴管最后注入位于肺门处的支气管肺门淋巴结（即肺门淋巴结）。

三、纵　　隔

纵隔 mediastinum 是位于左、右纵隔胸膜之间所有脏器与结构的总称。纵隔呈矢状位，居胸腔正中偏左。其前界为胸骨和肋软骨内侧部，后方为脊柱胸段，两侧为纵隔胸膜，上为胸廓上口，下为膈。当一侧发生气胸时，可引起纵隔移位。

通常以胸骨角与第 4 胸椎下缘平面为界，将纵隔分为上纵隔和下纵隔。下纵隔又以心包的前、后壁为界，分为前、中、后纵隔三部分（图 3－5）。前纵隔为胸骨与心包前壁之间的部分；中纵隔为心、心包和出入心的大血管根部所占据的区域；后纵隔为心包后壁与脊柱之间的部分。

（一）上纵隔

上纵隔的器官由前向后大致分为三层。前层主要有胸腺，左、右头臂静脉和上腔静脉；中层有主动脉弓及其分支、膈神经和迷走神经；后层有气管、食管、左喉返神经、胸导管和淋巴结等（图 3-6，7）。

1. **胸腺**　胸腺位于上纵隔前层、胸骨柄后方，由左、右两叶构成。其大小随年龄而变化，新生儿的胸腺甚为发达，其上端可伸入颈部达气管前方，下端可扩展到心包前面。青春期后胸腺逐渐退化，由脂肪组织所替代。胸腺肿大可压迫气管、大血管，出现呼吸困难和紫绀。

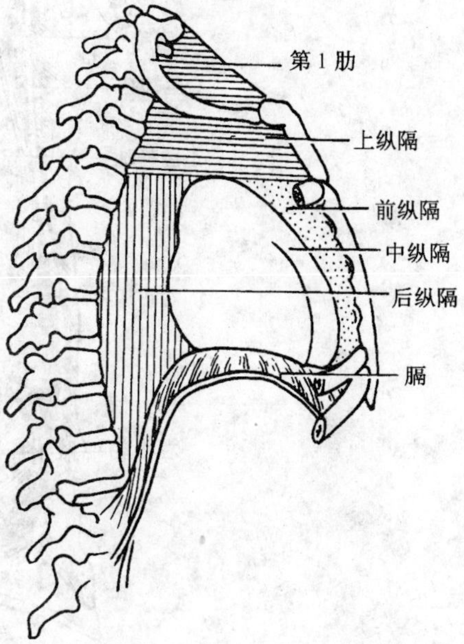

图 3-5　纵隔的分部

2. **左、右头臂静脉和上腔静脉**　头臂静脉由锁骨下静脉和颈内静脉在胸锁关节后方汇合而成。左头臂静脉较长，向右下斜越过主动脉弓三大分支前面，与右头臂静脉汇合形成上腔静脉。上腔静脉由左、右头臂静脉在右侧第 1 胸肋结合处汇合而成，下行至第 3 胸肋关节下缘注入右心房。其前方有胸膜和肺；后方有气管和迷走神经；左侧有升主动脉和主动脉弓；右侧有膈神经和心包膈血管。上腔静脉进入心包前有奇静脉注入。

3. **主动脉弓及其分支**　主动脉弓平右侧第 2 胸肋关节后方接升主动脉，呈弓形向左后行，至脊柱左侧第 4 胸椎下缘续为胸主动脉。主动脉弓上缘自右向

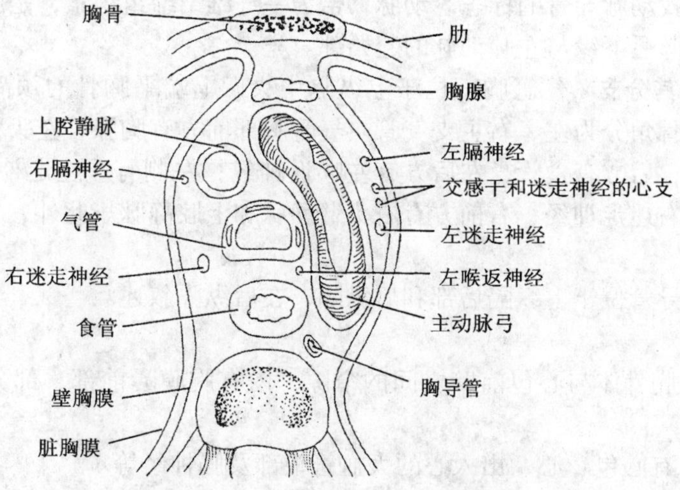

图 3-6　上纵隔（平第 4 胸椎水平面）

左发出头臂干、左颈总动脉、左锁骨下动脉；左前方有胸膜、肺、膈神经、心包膈血管和迷走神经；右后方有气管、食管、左喉返神经、胸导管和心深丛；下方有肺动脉、动脉韧带、左喉返神经、左主支气管和心浅丛。

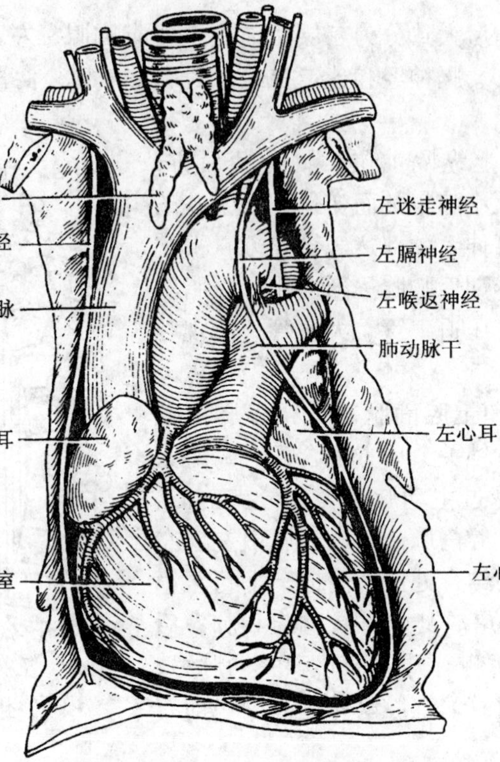

图 3－7　心的前面观

左膈神经、左迷走神经和左肺动脉围成**动脉导管三角**，内有动脉韧带、左喉返神经和心浅丛，是手术中寻找动脉导管的标志。**动脉韧带**为一纤维结缔组织索，是胚胎时期动脉导管的遗迹，连于主动脉弓下缘与左肺动脉的起始部。

4. **气管胸部及其分支**　气管胸部位于上纵隔中央，上端平胸骨的颈静脉切迹与气管颈部相续，下端平胸骨角分为左、右主支气管。气管胸部前方有胸腺、左头臂静脉、主动脉弓及其分支和心丛等；后方有食管，左后方有左喉返神经；左侧有左迷走神经和锁骨下动脉；右侧有奇静脉弓和右迷走神经，右前方有右头臂静脉和上腔静脉。此外，气管周围还有气管旁淋巴结。

食管胸部和胸导管位于上纵隔后部和后纵隔，在后纵隔叙述。

（二）下纵隔

1. **前纵隔**　为胸骨体与心包前壁之间的窄隙，内有胸膜囊前部、部分纵隔前淋巴结和疏松结缔组织。

2. **中纵隔**　内有心包、心、出入心的大血管根部及膈神经等。

（1）**心包**：包裹心及出入心的大血管根部。分为外层的**纤维心包** fibrous pericardium 和内层的**浆膜心包** serous pericardium。心包占据中纵隔，其前面大部分被肺和胸膜覆盖，仅在左侧第 4～6 肋软骨和胸骨体下半左侧直接与胸壁相贴，此处称**心包裸区**。临床上常在此处行心包穿刺，可避免损伤胸膜和肺。心包后方有主支气管、食管、胸主动脉、奇静脉和半奇静脉等。两侧为纵隔胸膜，其间有膈神经和心包膈血管下行。上方有上腔静脉、升主动脉和肺动脉。心包下壁与膈中心腱愈着。

浆膜心包分脏、壁两层，壁层衬贴于纤维心包的内面，脏层即心外膜。脏、壁两层在大血管根部稍上方相互移行，围成**心包腔** pericardial cavity，内含少量浆液。心包腔在升主动脉、肺动脉与上腔静脉、左心房前壁之间的间隙为**心包横窦** transverse sinus of pericardium，其大小可容一指，是心血管手术时阻断血流的部位；位于两侧肺静脉、下腔静脉、左心房后壁与心包后壁之间的间隙为**心包斜窦** oblique sinus of pericardium；位于心包前壁与下壁返折处的间隙为**心包前下窦**，是心包腔的最低部位，心包积液常先积聚于此（图 3－8）。

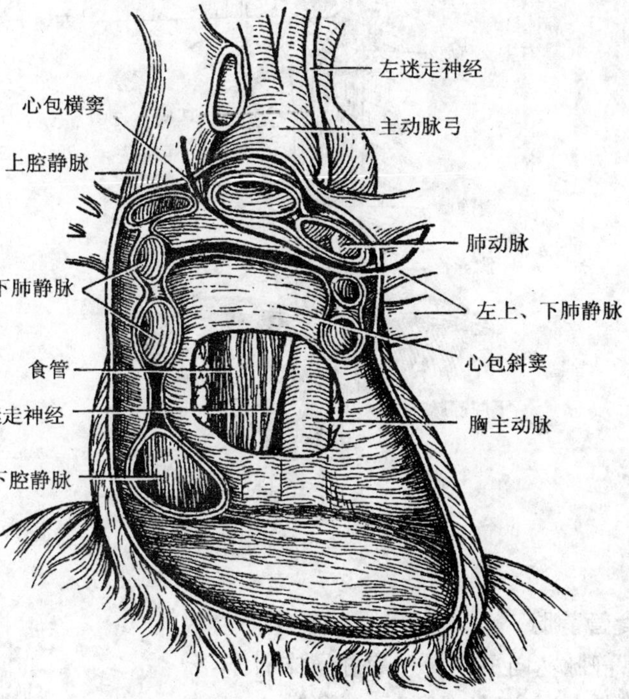

图 3－8　心包、心包窦及心后结构

（2）**心**：呈圆锥形，周围裹以心包。心前方对胸骨体下部和第 2～6 肋软骨，后方平第 5～8 胸椎，约 2/3 在前正中线左侧，1/3 在右侧。心的毗邻关系大致与心包相同。

3. 后纵隔　位于心包后壁与下部胸椎之间，上平胸骨角，下达膈。内有食管、胸主动脉、胸导管、迷走神经、交感干、奇静脉、半奇静脉和纵隔后淋巴结等（图 3－9，10）。其中食管、胸导管、迷走神经、交感干等行经上纵隔和后纵隔。

（1）**食管胸部**：位于上纵隔后部和后纵隔，向上经胸廓上口接食管颈部，向下穿膈食管裂孔续为食管腹部。食管与胸主动脉交叉，上部位于胸主动脉右侧，下部位于胸主动脉的前方（图 3－9）。

食管胸部的前方有气管、气管杈、左主支气管、心包、左心房和膈；后方有胸主动脉、胸导管、奇静脉、半奇静脉、副半奇静脉和右肋间后动脉；左侧有左颈总动脉、左锁骨下动脉、主动脉弓、胸主动脉和胸导管上段；右侧有奇静脉弓。左主支气管跨越食管前方，该处食管较狭窄，是异物滞留和食管癌的好发部位。

食管胸上段的动脉来自肋间后动脉和支气管动脉的分支，下段的动脉来自食管动脉（胸主动脉的食管支）。食管壁内静脉丰富，在粘膜下层和食管周围吻合成丛，称**食管静脉丛**，

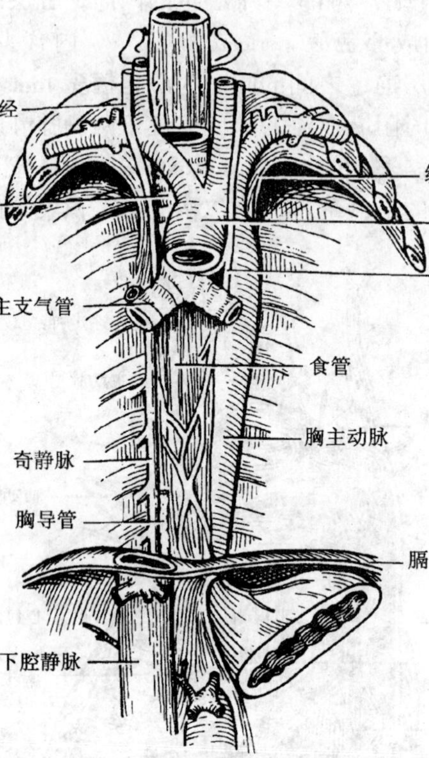

图 3-9　后纵隔的器官

由丛汇合成数条**食管静脉**，注入奇静脉、半奇静脉、副半奇静脉。食管静脉丛向下与胃左静脉属支有丰富的吻合，当肝门静脉高压症时，可经此途径建立门腔静脉的侧支循环，使食管静脉丛的血流量加大，可导致食管静脉曲张，甚至破裂出血。

食管胸上段的淋巴管注入气管支气管淋巴结和气管旁淋巴结，胸下段的淋巴管注入纵隔后淋巴结和胃左淋巴结。食管的神经来自胸交感干和迷走神经，迷走神经促进食管蠕动，交感神经的作用则相反。

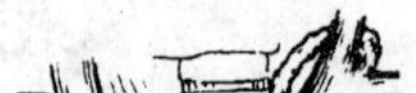

图 3-10　胸导管及奇静脉

（2）**胸导管**：起自乳糜池，经膈主动脉裂孔入后纵隔，在胸主动脉与奇静脉之间上行，至第 5 胸椎高度斜行向左，沿食管左缘和左纵隔胸膜之间上行至颈根部，平第 7 颈椎弯向前上，注入左静脉角（图 3-10）。胸导管的上、下段分别与左、右侧纵隔胸膜相贴，故胸导管损伤伴有纵隔胸膜破损时，常合并左侧或右侧乳糜胸。

（3）**胸主动脉**：为主动脉弓的延续，自第 4 胸椎下缘沿脊柱和食管左侧下行，逐渐转至脊柱前方和食管后方，平第 12 胸椎下缘，穿膈主动脉裂孔续为腹主动脉（图 3-11）。胸主动脉的前方有左肺根、心包后壁、食管和膈；后方有脊柱、半奇静脉和副半奇静脉；右侧有奇静脉、胸导管和右纵隔胸膜；左侧与左纵隔胸膜相贴。

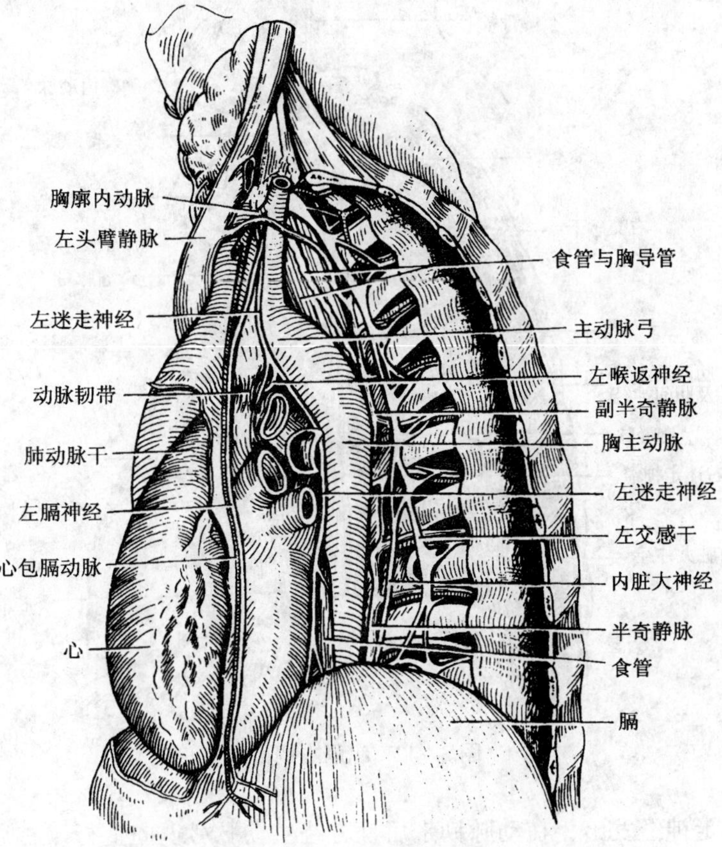

图 3－11　纵隔左侧面观

(4) **奇静脉、半奇静脉和副半奇静脉：**奇静脉和半奇静脉分别起自腹部右侧和左侧的腰升静脉，分别在脊柱的右前方和左前方上行。奇静脉在第 7～8 胸椎高度，接纳半奇静脉和副半奇静脉，在第 4 胸椎高度，呈弓状绕右肺根后上方，汇入上腔静脉。上述静脉沿途收集本侧相应部位的肋间后静脉和食管静脉的静脉血（图 3－10）。

(5) **胸交感干：**左、右胸交感干位于胸部脊柱两侧，奇静脉和半奇静脉的后外方。每侧有 10～12 个交感干神经节。由第 6～9 交感干神经节穿出的节前纤维组成**内脏大神经**；第 10～12 交感干神经节穿出的节前纤维组成**内脏小神经**。此两神经穿膈脚分别终于腹腔神经节和主动脉肾节（图 3－11，12）。

(6) **纵隔后淋巴结：**位于心包后方、食管胸部和胸主动脉前方，其输出管多注入胸导管。

综观纵隔两侧面的结构排列（图 3－11，12），可见一定的规律性。如在两侧肺根前方均有膈神经及心包膈血管下行；肺根的后方有迷走神经下行；肺根的上方均有血管弓跨过，即右侧的奇静脉弓和左侧的主动脉弓。由于发生上的原因，纵隔大血管排列有其特点。左侧面以动脉为主，可见主动脉弓及其分支和胸主动脉。右侧面以静脉为主，可见右头臂静脉、奇静脉弓、上腔静脉和下腔静脉。两侧喉返神经的发出部位有所不同，左喉返神经在主动脉

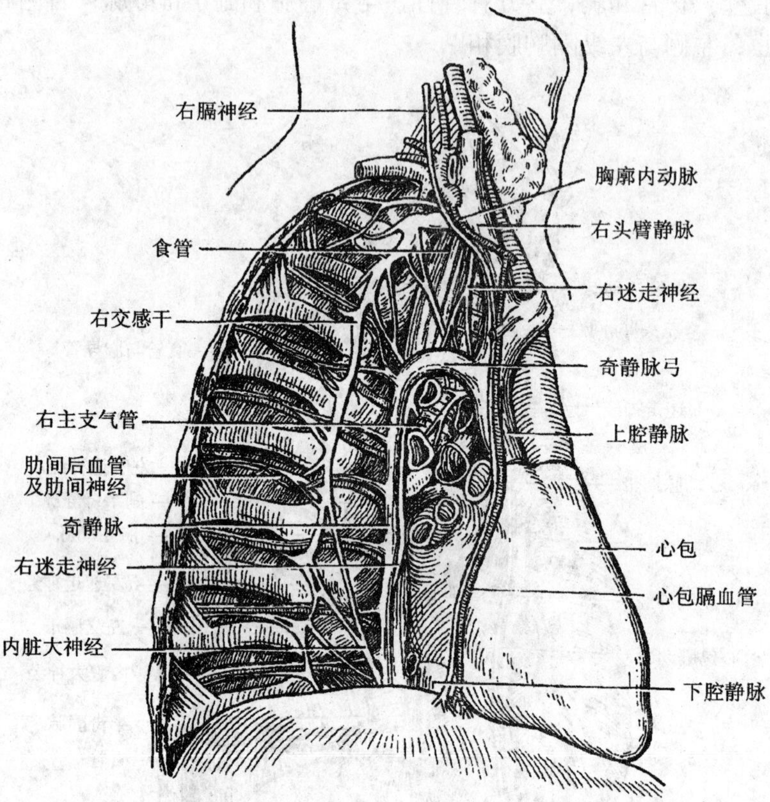

图 3－12　纵隔右侧面观

弓下缘处自左迷走神经发出，在动脉韧带后外方绕主动脉弓返向上行。右喉返神经在右锁骨下动脉高度发自右迷走神经。

（支　晔）

第四章 腹　　部

第一节 概　　述

腹部位于胸部与盆部之间，包括腹壁、腹腔和腹腔脏器等。

一、境界和分区

腹壁上界为胸部的下界（见胸部）；下界为耻骨联合上缘、耻骨嵴、耻骨结节、腹股沟韧带、髂嵴至第5腰椎棘突的连线。腹壁两侧以腋后线为界，分为腹前外侧壁（也称腹前壁）和腹后壁。腹腔的实际范围较腹部体表的界限为大，上界是向上膨隆的膈穹窿，下方则通过骨盆上口与盆腔相通。

为了描述和确定腹腔脏器的位置，临床常用两个水平面（分别通过两侧肋弓的最低点和两侧髂结节）及两矢状面（通过两侧腹股沟韧带中点）将腹部划分为三部九区，即腹上部的腹上区和左、右季肋区；腹中部的脐区和左、右外侧区（腰区）；腹下部的腹下区和左、右腹股沟区（髂区）（图4-1）。此外，尚有“四分法”，即用通过脐的矢状面和水平面将腹部分为左、右腹上部及左、右腹下部四个区域。

二、表 面 解 剖

（一）主要体表标志

1. 骨性标志　在腹前外侧壁可触到剑突、肋弓、耻骨联合上缘、耻骨结节、髂前上棘、髂嵴等。两侧髂嵴最高点的连线经第3、4腰椎棘突之间，是进行腰椎麻醉和穿刺的标志。髂嵴是骨髓穿刺的常用部位。

2. 软组织标志　腹前正中线的深面是白线，其两侧为腹直肌，肌的外侧缘为半月线。脐位于腹前正中线上，其后方一般平对第3、4腰椎间隙。髂前上棘与耻骨结节之间为腹股沟，是腹部和股部的体表分界，其深面有腹股沟韧带。

（二）体表投影

1. 幽门平面　为经过脐至剑胸结合连线中点的平面。位于此平面上的结构有第9肋软骨前端、胆囊底、幽门、胰体大致的行程和肾门。

2. 肝下缘　正常成人的肝下缘大部分与右肋弓平行，在中线上低于剑突约3cm。因此，在肝上界位置正常的情况下，右肋弓下一般不应触及肝下缘。幼儿的肝下缘位置较低，易于触及。

3. 胆囊底　位于右锁骨中线与右肋弓相交处。胆囊炎时此点有明显压痛。

4. 阑尾根部　位于脐与右髂前上棘连线的中、外1/3交界处，称麦氏（McBurney）点。阑尾炎时麦氏点常有压痛。

腹腔大部分脏器在体表投影的大致位置参看图4-1。

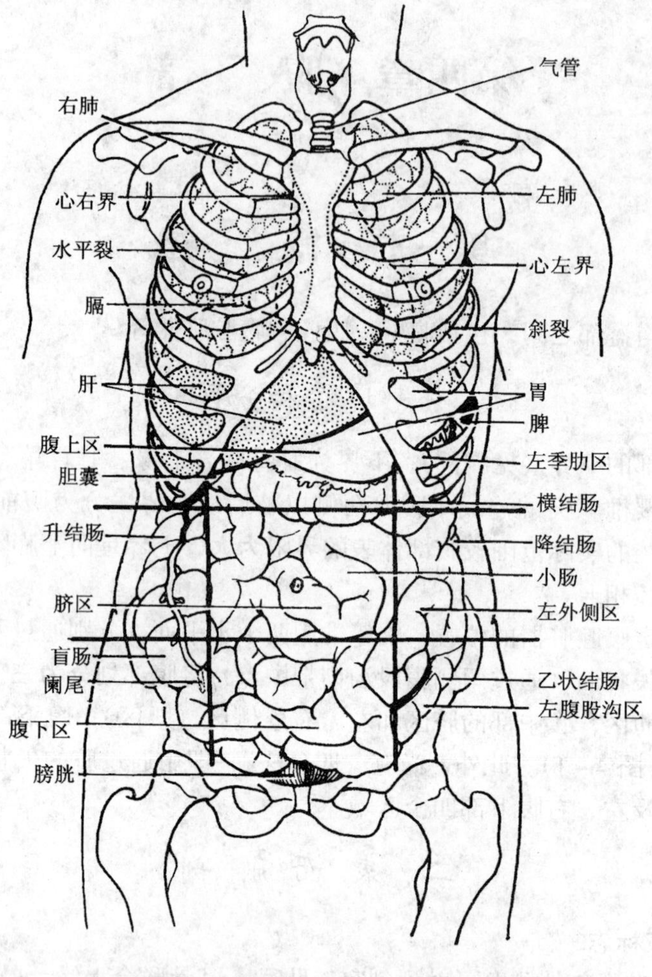

图 4-1　腹部分区和腹腔脏器的位置

第二节　腹前外侧壁

一、腹前外侧壁的结构层次

在腹前外侧壁的不同部位，层次和结构有所不同，外科手术时，在不同部位做切口，必须熟悉其不同的层次结构。

（一）皮肤

腹前外侧壁的皮肤较薄，弹性大，除前正中线及腹股沟处与深层结构连接紧密外，其他各处疏松地附着于皮下组织，移动性较大。因此临床常选择为游离皮瓣的供皮区。

（二）浅筋膜

浅筋膜较厚，由脂肪及疏松结缔组织构成。在脐平面以下分为浅、深两层，浅层为脂肪层，称 Camper 筋膜；深层为膜样层，称 Scarpa 筋膜，较致密，在正中线附于白线，两侧向下在腹股沟韧带下方约一横指处，紧附于股部的深筋膜（阔筋膜），在耻骨结节之间该筋膜并不附着，越过耻骨联合向下至阴囊，与尿生殖区浅筋膜的深层——浅会阴筋膜（Colles 筋膜）相延续。

浅筋膜内有浅血管（图 4-2）、浅淋巴管和皮神经走行：①浅动脉，主要有发自股动脉的腹壁浅动脉和旋髂浅动脉，均位于腹下部，较细小。②浅静脉，多相互吻合成网，尤其在脐周更为丰富。脐以上浅静脉经胸腹壁静脉汇入腋静脉；脐以下者经腹壁浅静脉汇入大隐静脉，从而形成了上、下腔静脉系之间的联系。当上腔或下腔静脉阻塞时，可藉此建立侧支循环。脐周静脉网还和深部的腹壁上、下静脉及附脐静脉（注入肝门静脉）相吻合。故当肝门静脉高压时，血流可经附脐静脉逆流到脐周静脉网入上、下腔静脉系，可致脐周静脉曲张，由脐向四周辐射，称"海蛇头"。③浅淋巴管，脐以上浅淋巴管注入腋淋巴结；脐以下者注入腹股沟浅淋巴结。④皮神经，由胸 7~12 和腰 1 神经前支的皮支分布，有明显的节段性：第 6 肋间神经分布于剑突平面；第 8 肋间神经分布于肋弓平面；第 10 肋间神经分布于脐平面；第 12 肋间神经分布于脐与耻骨联合连线中点的平面；第 1 腰神经分布于腹股沟韧带和耻骨的上方。

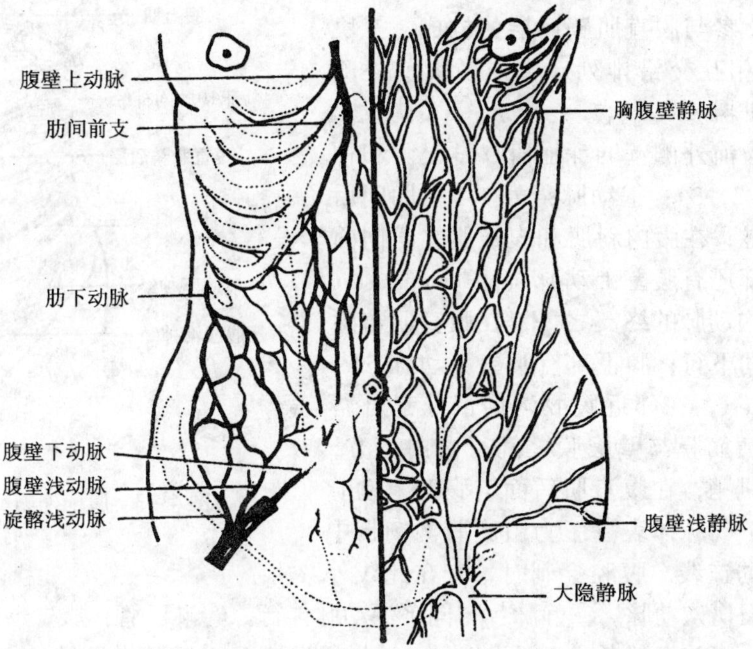

图 4-2　腹前外侧壁的血管

（三）深筋膜和肌层

腹前外侧壁的深筋膜很薄弱，包被于各肌表面。肌层有位于正中线两侧的腹直肌及其外侧的三块扁肌。

1. **腹直肌**　位于白线两侧，其前、后面被由腱膜形成的腹直肌鞘所包裹，肌上有 3~4 条腱划，与腹直肌鞘前层紧密愈着，剥离困难。腱划内常有血管，经腹直肌切口分开腹直肌纤维时，腱划处应注意止血。

腹直肌鞘由三块扁肌的腱膜构成，分前、后两层。两层在腹直肌外侧缘融合，形成一半月形凸向外侧的弧线，称**半月线** linea semilunaris。鞘的前层由腹外斜肌腱膜和腹内斜肌腱膜的前层组成；鞘的后层由腹内斜肌腱膜的后层和腹横肌腱膜组成。在脐下 4～5cm 处，鞘的后层转移至腹直肌前面，参与构成鞘的前层，故在此之下鞘的后层缺如，其下缘形成一凹向下的弓状游离缘，称**弓状线** arcuate line（半环线）。弓状线以下腹直肌后面直接与腹横筋膜相贴。

白线位于腹前正中线上，由两侧扁肌的腱膜交织而成，坚韧而少血管，经白线行正中切口进入腹腔时，手术出血少，进入腹腔快，但因供血不足可能影响切口愈合。脐以上白线宽约 1cm，脐以下较窄。

2. **扁肌**　由浅入深为**腹外斜肌、腹内斜肌**和**腹横肌**。腹外斜肌的肌纤维由外上斜向内下，在腹下部及腹直肌前面成为腹外斜肌腱膜，参与构成腹直肌鞘的前层。腹内斜肌位于腹外斜肌深面，肌纤维由外下斜向内上，在腹直肌前、后面移行为腱膜，分别参与腹直肌鞘前、后层的构成。腹横肌最深，肌纤维多半横行，至腹直肌后面亦成为腱膜，参与腹直肌鞘后层的构成。三块扁肌的肌纤维相互交错排列，增强了腹前外侧壁，保护腹腔脏器。

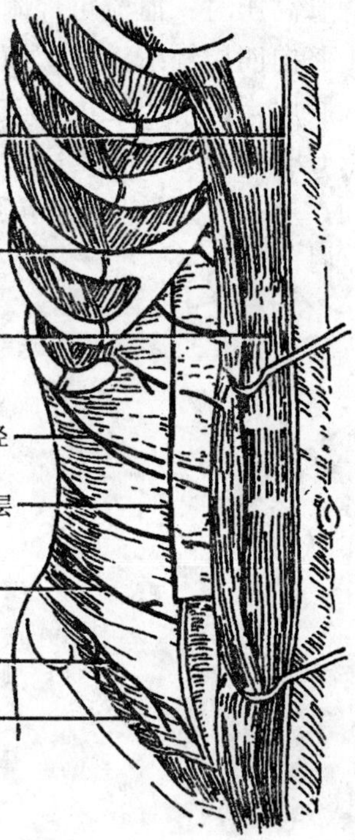

图 4－3　腹前外侧壁的神经

肌层内有腹前外侧壁的深血管、淋巴管和神经走行（图 4－2，3）：①动脉：第 7～11 肋间后动脉和肋下动脉，在腹内斜肌和腹横肌之间向前下斜行。腹上部还有**腹壁上动脉** superior epigastric artery，系胸廓内动脉的终支之一，在腹直肌与腹直肌鞘后层之间下行；腹下部有**腹壁下动脉** inferior epigastric artery，在邻近腹股沟韧带处起自髂外动脉，于腹横筋膜与壁腹膜之间行向内上方，然后进入腹直肌鞘，在腹直肌后面与腹壁上动脉相吻合。腹壁下动脉体表投影为由腹股沟韧带中点稍偏内与脐的连线。腹腔穿刺时，宜在此线外侧进行，以免损伤该动脉。②静脉：与同名深动脉伴行。③淋巴管：腹壁上部的深淋巴管注入肋间淋巴结；腹壁中部者注入腰淋巴结；腹壁下部者注入髂外淋巴结。④神经：第 7～11 肋间神经和肋下神经由后上向前下，行于腹内斜肌与腹横肌之间，至腹直肌外缘处进入腹直肌鞘，沿途发肌支支配腹前外侧壁诸肌；皮支分布于皮肤。在腹股沟上方还有髂腹下神经和髂腹股沟神经，两者均为腰丛的分支。髂腹下神经于髂前上棘内侧，向内下方斜行于腹外斜肌腱膜与腹内斜肌之间，在腹股沟管浅环上方穿出腹外斜肌腱膜，分布于耻骨上方的皮肤。髂腹股沟神经居髂腹下神经的下方相距约一横指，并与之平行，在腹股沟管内沿精索前外侧走行，出浅环后分布于阴囊皮肤。作疝修补术时，应熟悉此二神经的走行。

（四）腹横筋膜

腹横筋膜 transverse fascia 衬贴于腹横肌和腹直肌鞘的深面，为腹内筋膜（腹壁内面的深筋膜总称）的一部分。向上连膈下筋膜，向下续髂筋膜及盆筋膜。该筋膜与腹横肌结合疏松；与腹直肌鞘后层紧密愈着。

（五）腹膜下筋膜

腹膜下筋膜（也称腹膜外脂肪）为腹横筋膜与壁腹膜之间的疏松结缔组织，向后与腹膜后间隙的疏松结缔组织相连续。由于有腹膜外脂肪组织存在，壁腹膜与腹横筋膜容易剥离，故膀胱、肾等手术，一般不需进入腹膜腔，经腹膜外入路即可施行。

（六）壁腹膜

为腹前外侧壁的最内层，向上移行于膈下的腹膜，向下移行于盆腔的腹膜。脐以下的壁腹膜在腹前壁内面，覆盖于韧带和血管的内表面，形成五条皱襞（图 4－4）：中间为**脐正中**

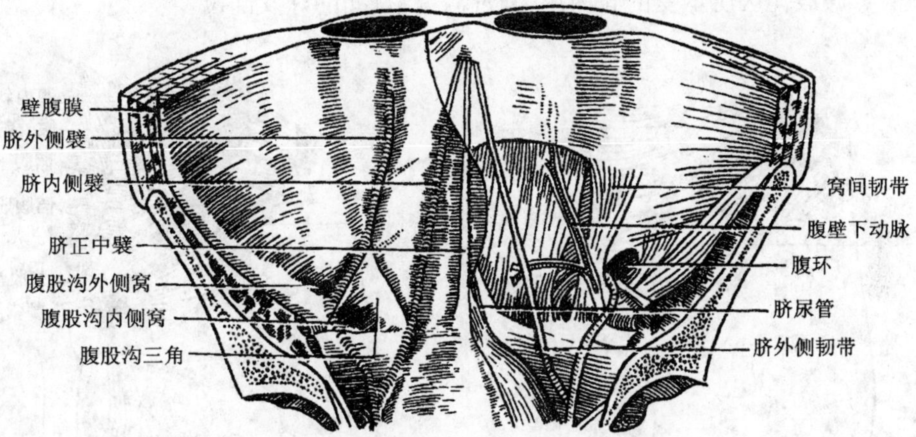

图 4－4　腹前壁下部内面的皱襞和凹窝

襞；稍外侧的为**脐内侧襞**；最外侧的为**脐外侧襞** lateral umbilical fold，内含腹壁下动脉和静脉，也称腹壁下动脉襞。在腹股沟韧带的上方、脐外侧襞的内侧和外侧，分别是**腹股沟内侧窝** medial inguinal fossa 和**腹股沟外侧窝** lateral inguinal fossa，它们的位置分别正对腹股沟管浅、深环，是腹前外侧壁的薄弱部位，腹腔内容物可由此突出形成腹股沟疝。

腹腔内器官的疾病进行手术治疗时，多数必须切开腹前壁。临床上常用的手术切口种类很多（图 4－5），要注意在不同的部位，切口的层次结构有所不同。学生应根据已学的解剖知识自行思考和总结。

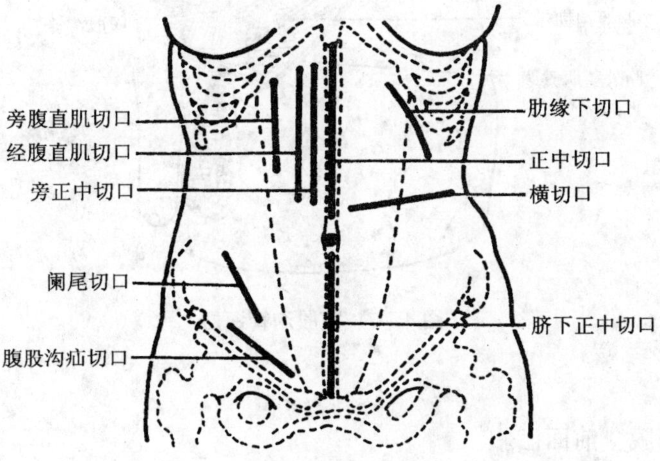

图 4－5　腹前壁各种常用切口

二、腹股沟区

腹股沟区 inguinal region（图 4－6，7）为下腹部两侧的三角形区域，其内侧界为腹直肌外缘；上界为髂前上棘至腹直肌外侧缘的水平线；下界为腹股沟韧带。此区是腹壁的薄弱区，其原因是：①腹外斜肌在此处移行为较薄的腹外斜肌腱膜，并在其内下方形成一裂口(浅环)；②腹内斜肌与腹横肌的下缘均未达到腹股沟韧带的内侧部，该区域没有肌遮盖；③男性有精索、女性有子宫圆韧带通过腹股沟管，形成了腹壁解剖上的潜在性裂隙。此外，当人体站立时，腹股沟区所承受的腹内压力较高，故是疝的好发部位。

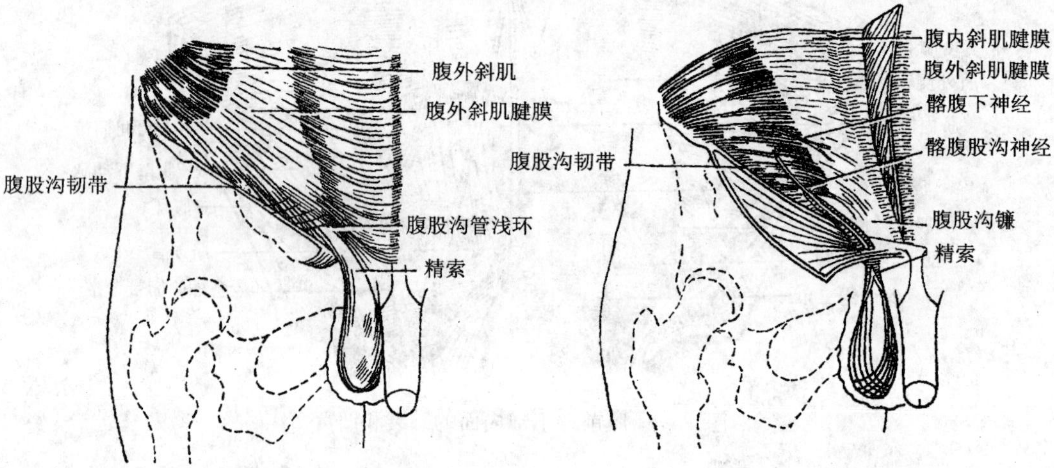

图 4－6　腹股沟管浅层

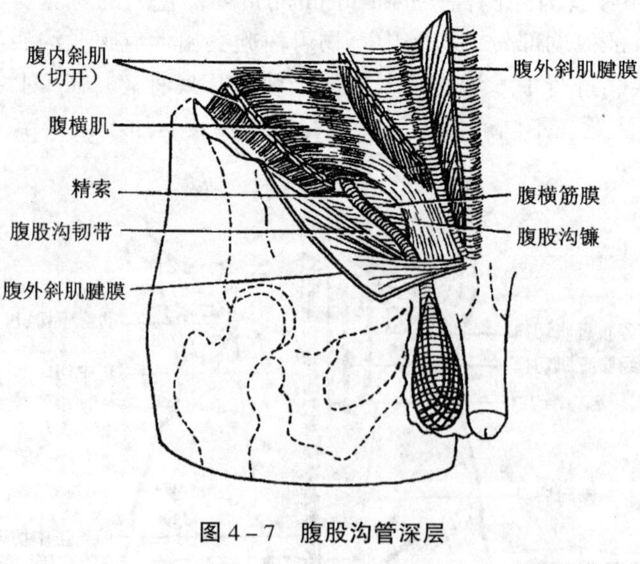

图 4－7　腹股沟管深层

（一）层次

1. **皮肤及浅筋膜**　前面已叙。

2. **腹外斜肌腱膜**　其下缘增厚形成腹股沟韧带，附着于髂前上棘和耻骨结节之间。此韧带内侧端部分纤维行向下后外方，并向外侧转折，称**腔隙韧带** lacunar ligament（陷窝韧带）。腔隙韧带向外侧延续附着于耻骨梳，称**耻骨梳韧带** pectineal ligament。这些韧带在腹股沟疝和股疝的修补术中都有重要意义。在耻骨结节外上方，腹外斜肌腱膜有一三角形裂隙，即**腹股沟管浅环**（皮下环），内有精索或子宫圆韧带通过。腹外斜肌腱膜在浅环处延续为薄膜，被覆于精索外面，形成精索外筋膜。在腹外斜肌腱膜的深面有上、下平行走行的髂腹下神经和髂腹股沟神经，前者从腹股沟管浅环的上方穿出，后者位置较低，行经精索的前外侧出浅环。疝修补术时常在髂前上棘内侧约两横指处阻滞麻醉上述神经。术中切开腹外斜肌腱膜时应注意保护此二神经。

3. **腹内斜肌和腹横肌**　两肌下缘呈弓形越过精索上方行向内侧，至腹直肌外侧缘处形成腱性融合，称**腹股沟镰**（联合腱），腹股沟镰绕至腹股沟管内侧部精索的后方，止于耻骨梳韧带。腹内斜肌和腹横肌下缘的部分肌纤维包绕精索，并向下进入阴囊，形成菲薄的提睾肌。

4. **腹横筋膜**　衬贴于腹横肌和腹直肌鞘深面，该筋膜在腹上部较薄弱，在腹下部渐增厚，接近腹股沟韧带处较致密，参与构成腹股沟管后壁。腹横筋膜在腹股沟韧带中点上方、腹壁下动脉外侧有一漏斗状突口，即为**腹股沟管腹环**（深环），精索或子宫圆韧带由此通过。腹横筋膜包绕在精索外面降入阴囊，构成精索内筋膜。

5. **腹膜下筋膜**　位于腹横筋膜与壁腹膜之间，在此区脂肪组织较多，并与腹膜后间隙的脂肪组织相延续，其内有腹壁下动脉经过。

6. **壁腹膜**　前面已述。

（二）腹股沟管

腹股沟管位于腹股沟韧带内侧半的上方，是由外上斜向内下的肌筋膜裂隙，长约4～5cm。管内有精索（或子宫圆韧带）、髂腹股沟神经和生殖股神经的生殖支通过。腹股沟管有两口和四壁。内口即腹股沟管深环，位于腹股沟韧带中点上方约一横指处；外口即腹股沟管浅环，是腹外斜肌腱膜在耻骨结节外上方的三角形裂隙。四壁：前壁主要是腹外斜肌腱膜（其深方在管的外侧1/3处还有腹内斜肌的起始部）；后壁为腹横筋膜，其内侧1/3处有腹股沟镰加强；上壁为腹内斜肌和腹横肌的弓状下缘；下壁为腹股沟韧带。

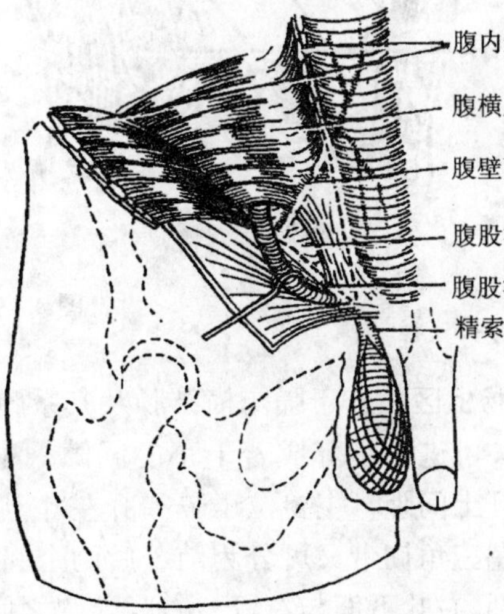

图4－8　腹股沟三角

（三）腹股沟三角

腹股沟三角 inguinal triangle（图4－8）又称海氏（Hesselbach）三角，是由腹壁下动脉、腹直肌外侧缘和腹股沟韧带内侧半围成的三角形区域。其后面对腹股沟内侧窝；前面对腹股沟管浅环，是腹前壁的一个薄弱区，腹股沟直疝即由此三角区突出，经浅环直达皮下。腹股沟斜疝则从腹壁下动脉外侧的深环进入腹股沟管，出浅环而入阴囊。因此，腹壁下动脉可作为手术时鉴别腹股沟斜疝与直疝的标志。

第三节　腹　　腔

一、腹膜腔及其分区

腹膜是一层浆膜，被覆于腹、盆壁内面及腹、盆腔脏器的表面，前者称**壁腹膜**，后者称脏腹膜，脏、壁两层腹膜间所围成的腔隙称**腹膜腔**。腹膜腔有大、小腹膜腔之分，小腹膜腔即位于小网膜和胃后方与腹后壁之间的**网膜囊**，**大腹膜腔**则为网膜囊以外的腹膜腔。大、小腹膜腔借位于肝十二指肠韧带后方的网膜孔相通。男性腹膜腔是完全密闭的，与外界不相通；女性腹膜腔借输卵管腹腔口与外界形成潜在性的通道，故女性腹膜腔受感染的机会比男性多。

腹膜腔以横结肠及其系膜为界，分为结肠上、下两区（图 4－9，10）。

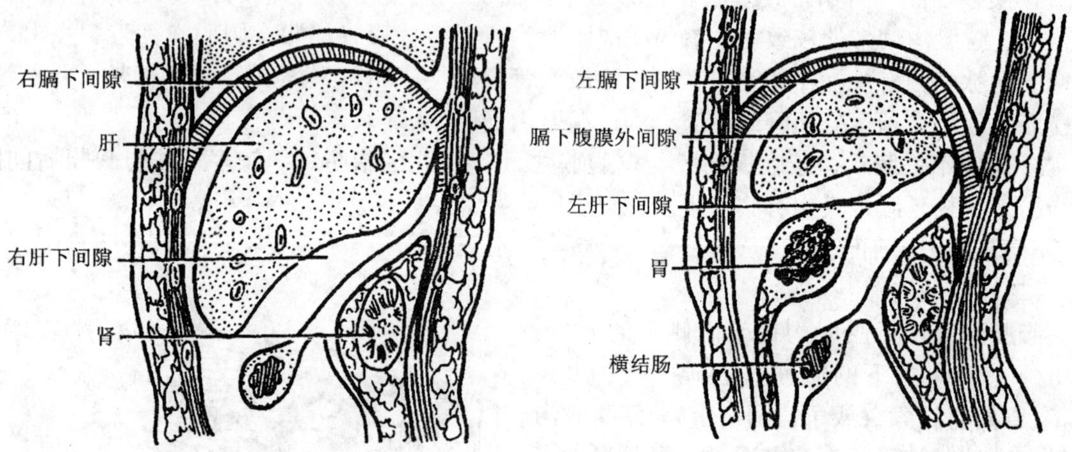

图 4－9　膈下间隙

1. **结肠上区**　介于膈与横结肠及其系膜之间，又称**膈下间隙** subphrenic space。此间隙借肝和韧带又可进一步分成若干小的间隙，主要有：①**右肝上间隙**，位于膈与肝右叶上面之间。②**左肝上间隙**，主要位于膈和肝左叶上面之间，以肝镰状韧带与右肝上间隙分界。左肝上间隙借左三角韧带又可分为前、后两个间隙。③**右肝下间隙**，又称**肝肾隐窝** hepatorenal recess，位于肝右叶下面与右肾、右肾上腺之间，平卧时是盆腔以上腹膜腔的最低点，脓液易积存于此。④**左肝下间隙**，位于肝左叶以下，被小网膜和胃分为前、后两个间隙，左肝下后间隙即是网膜囊。此外，在肝裸区与膈之间还有**膈下腹膜外间隙**，肝脓肿可经此间隙破溃流入胸腔。

2. **结肠下区**　位于横结肠及其系膜以下，以升、降结肠、小肠系膜根和乙状结肠系膜根为界分成四个间隙：①**右结肠外侧沟**。②**左结肠外侧沟**（也称右、左结肠旁沟），分别位于升、降结肠的外侧。右结肠外侧沟向上通肝上、下间隙，向下通髂窝和盆腔。当化脓性阑尾炎穿孔时，脓液可沿此沟向上，引起膈下脓肿，膈下间隙的脓液也可循此沟向下至盆腔。左结肠外侧沟的上端，有左膈结肠韧带横列，此沟中若有脓液只可向下流入盆腔，膈下间隙

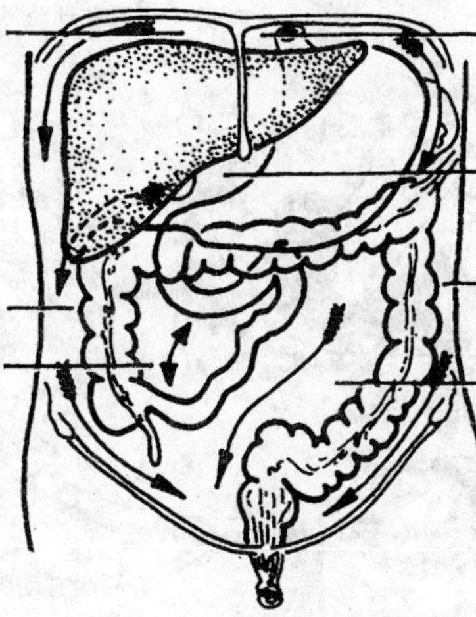

图 4－10　腹膜腔间隙的交通

的脓液一般不易越过膈结肠韧带向下沿左结肠外侧沟蔓延。③**左肠系膜窦**，位于小肠系膜根与降结肠和乙状结肠系膜根之间，向下直通盆腔，故此窦内的脓液很容易流入盆腔。④**右肠系膜窦**，位于小肠系膜根与升结肠之间。此窦几乎封闭，仅借十二指肠空肠曲与横结肠系膜根之间的空隙通至左肠系膜窦。右肠系膜窦内的脓液一般多局限于窦内，当脓液过多时，才向它处扩散。

二、结肠上区的脏器

结肠上区介于膈与横结肠及其系膜之间，主要有食管腹部、胃、肝、肝外胆道和脾等脏器，并有它们的血管、淋巴管和神经等。十二指肠和胰虽大部分位于腹膜后隙，但为了叙述方便，并入结肠上区介绍。

（一）胃

1. 胃的位置和毗邻　胃中度充盈时，大部分位于左季肋区，小部分位于腹上区。贲门位于第 11 胸椎左侧，幽门位于第 1 腰椎右侧。胃的位置可因体位、呼吸及其本身的充盈程度而变化。

胃前壁右侧邻肝左叶，左侧为膈所覆盖，中部直接与腹前壁相贴；胃后壁隔网膜囊与膈、胰、左肾、左肾上腺、脾、横结肠及其系膜相毗邻。

2. 胃的韧带　胃周围的韧带主要有：①**肝胃韧带**，即小网膜的左侧部，由胃小弯连至肝门。②**胃结肠韧带**，由胃大弯连至横结肠，其后方与横结肠系膜紧密相贴，故手术中切开此韧带时，应注意勿损伤横结肠系膜中的中结肠动脉。③**胃脾韧带**，由胃底连至脾门，内有胃短血管。

3. 胃的血管： 胃的动脉（图 4－11）来自腹腔干的分支，沿胃大、小弯形成两个动脉弓。小弯侧的动脉弓由胃左、右动脉组成，行于小网膜两层间；大弯侧的动脉弓由胃网膜左、右动脉组成，走在大网膜的两层之间。由动脉弓再发出前、后支，分布于胃的前、后壁，并形成广泛吻合。胃短动脉有 3～4 支，行于胃脾韧带中，分布于胃底。

胃的静脉（图 4－12）多数与同名动脉伴行，最后汇入肝门静脉系。胃网膜右静脉入肠系膜上静脉；胃网膜左静脉、胃短静脉入脾静脉；胃左静脉、胃右静脉入肝门静脉。肝门静

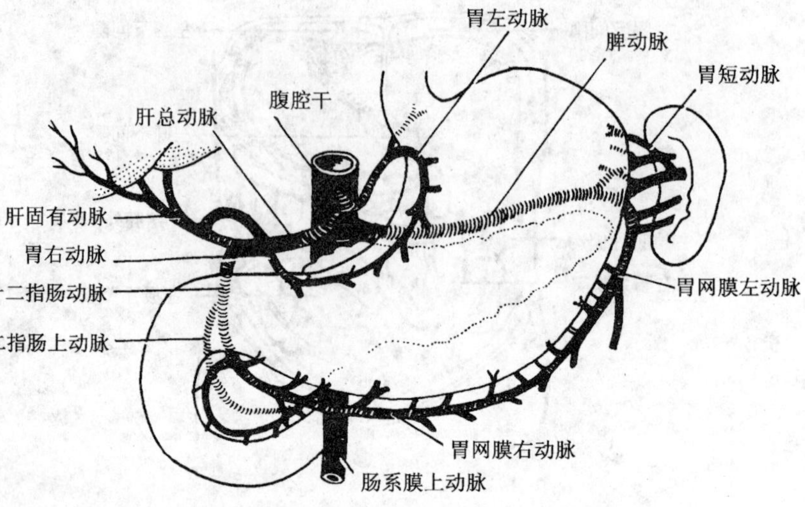

图 4－11　胃的动脉

脉高压时，血液可经胃左静脉、食管静脉、半奇静脉和奇静脉回流入上腔静脉。

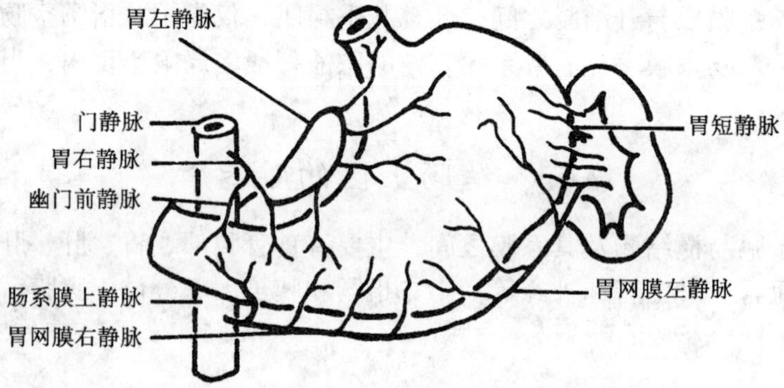

图 4－12　胃的静脉

4. **胃的淋巴回流**（图 4－13）　胃的淋巴结可分为四组：①胃左、右淋巴结，位于同名动脉周围，接受胃小弯附近胃前、后壁的淋巴。②胃网膜左、右淋巴结，沿同名动脉排列，接受胃大弯附近胃前、后壁的淋巴。③幽门上、下淋巴结，位于幽门上、下方，接受幽门部的淋巴以及胃网膜右淋巴结的输出管。④脾淋巴结，沿脾动脉排列，接受胃网膜左淋巴结的输出管及胃底的淋巴。上述淋巴结的输出管最后均归入位于腹腔干周围的腹腔淋巴结。胃的淋巴管与邻近器官亦有广泛联系，故胃癌细胞可向邻近器官转移。另外，还可通过食管的淋巴管和胸导管末段逆流至左锁骨上淋巴结。

5. **胃的神经**（图 4－14）　胃的神经来自交感神经和副交感神经。交感神经来自腹腔丛。副交感神经来自左、右迷走神经，它们在食管周围吻合成丛，至食管下端又重新分别组成迷走神经前、后干。迷走神经前干至胃小弯近侧，分出肝支和胃前支。胃前支伴随胃左动脉分若干小支至胃前壁，其末支呈“鸦爪”状分布于幽门窦。迷走神经后干分为腹腔支和胃后支，胃后支分布于胃后壁，其末支也呈“鸦爪”状分布于幽门窦。迷走神经可增加胃液分泌和促进胃蠕动，交感神经功能与之相反。

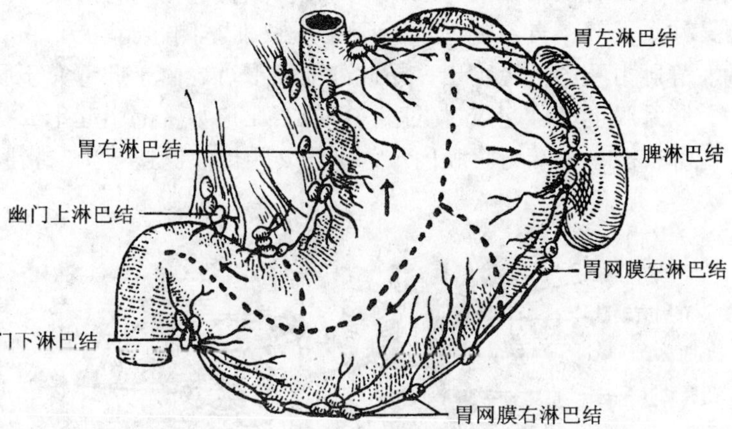

图 4－13　胃的淋巴引流

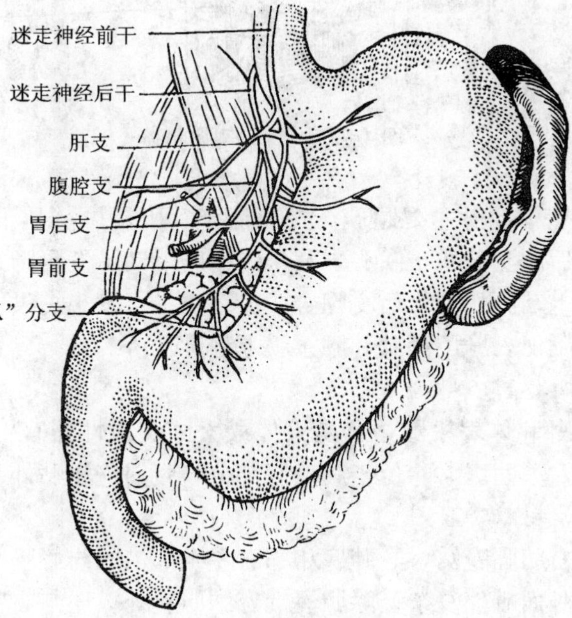

图 4－14　胃的迷走神经分布

（二）十二指肠

1. **十二指肠的位置和毗邻**（图 4－15）　十二指肠介于胃与空肠之间，长约 20～25cm，呈“C”形弯曲，包绕胰头。十二指肠除始、末两端外，均位于腹膜外位，紧贴腹后壁第 1～3 腰椎体的右前方。十二指肠按其走向分为上部、降部、水平部和升部。

（1）**上部**：平第 1 腰椎水平，起始部由腹膜包绕，有一定活动性。上部的上方邻肝和肝十二指肠韧带；下方为胰头；前为胆囊；后有胆总管、胃十二指肠动脉和肝门静脉经过。十二指肠上部近侧段粘膜面平坦无皱襞，是溃疡的好发部位。

（2）**降部**：位于第 1～3 腰椎右侧，为腹膜外位，无活动性。其内侧紧贴胰头，两者之间的后方有胆总管下行。胆总管与胰管斜穿该部的后内侧壁，开口于十二指肠大乳头。降部外侧与升结肠相邻，前面有横结肠及其系膜，后方邻右肾及输尿管的起始部。

（3）**下部**：又称水平部，自右向左横行至第3腰椎左侧移行为升部。此部也为腹膜外位。肠系膜上动、静脉由胰的下缘穿出，贴此部前面下行。由于此部介于肠系膜上动脉与腹主动脉的夹角中，肠系膜上动脉起点过低时，可能会压迫水平部引起十二指肠梗阻。

（4）**升部**：此部较短，末端为腹膜内位，平第2腰椎左侧连于十二指肠空肠曲。

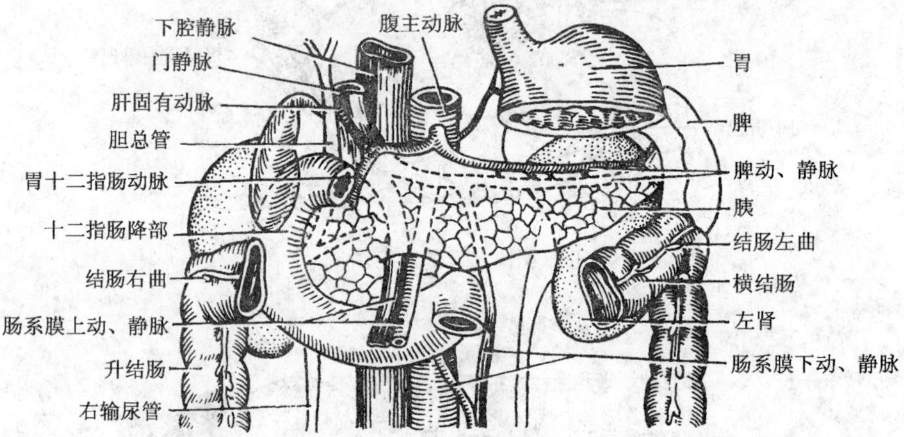

图4－15　十二指肠的毗邻

2. **十二指肠的血管**　动脉主要是胰十二指肠上、下动脉。胰十二指肠上动脉发自胃十二指肠动脉，分前、后两支分布于胰头。胰十二指肠下动脉发自肠系膜上动脉，也分前、后两支并与胰十二指肠上动脉的前、后支吻合成弓，由弓再发小支供应胰头和十二指肠。胰的静脉与动脉伴行，分别汇入肝门静脉和肠系膜上静脉。

（三）肝

1. **肝的位置、毗邻和体表投影**　肝是人体最大的实质性器官，大部分位于右季肋区和腹上区，小部分位于左季肋区。除位于腹上区部分与腹前壁相贴外，其余大部分被肋弓所遮盖。

肝右半部借膈与右肋膈隐窝、右肺底相邻，左半部借膈与心膈面为邻，后缘近左纵沟处与食管相接触。肝的脏面毗邻复杂，除胆囊窝容纳胆囊外，还与右肾上腺、右肾、十二指肠上部、幽门、胃前面小弯侧及结肠右曲紧邻。

肝的体表投影：上界通常在右锁骨中线平第5肋；下界与肋弓一致，在腹上区剑突下2～3cm的范围内与腹前壁接触，故此处可以扪及肝下缘。小儿肝下缘低于肋弓1～2cm。肝的位置可随呼吸运动有一定的改变。

2. **肝门和肝蒂**　肝脏面较凹陷，有左、右两条纵沟和介于两者之间的横沟，三条沟呈“H”形。横沟亦称**肝门**或**第一肝门**，有肝左、右管、肝门静脉左、右支、肝固有动脉左、右支、淋巴管和神经等出入。这些出入肝门的结构总称肝蒂 hepatic pedicle，走行于肝十二指肠韧带内。在腔静脉沟的上部，肝左、中、右静脉出肝处称**第二肝门**。

3. **肝的血管**　肝的血液供应来自肝固有动脉和肝门静脉，其中肝门静脉供血量占70%～80%。肝固有动脉供给肝本身所需的氧和营养物质；肝门静脉主要输送来自胃肠道吸收的含有营养物质的静脉血入肝进行加工和解毒。肝门静脉、肝固有动脉入肝后与肝管伴行，三者在肝内的分支分布基本一致，被结缔组织包绕在一起，组成 Glisson 系统。它们在肝内按半肝、肝叶和肝段而分支，故此系统可作为肝内分叶和分段的基础。

肝静脉有肝左、中、右静脉三条，在腔静脉沟处出第二肝门，直接注入下腔静脉。

（四）肝外胆道

1. **胆囊**

（1）**胆囊的位置与毗邻**：胆囊位于肝下面的胆囊窝内，其上面借疏松结缔组织与肝相连；下面及两侧有腹膜被覆。胆囊分底、体、颈和胆囊管四部。胆囊管一般在肝总管右侧下行一段距离（有时变异，见图 4－16）后，与肝总管汇合成胆总管。胆囊管腔内粘膜形成螺旋襞，可控制胆汁的进入或排出。

胆囊的上方为肝，胆囊底稍露出肝下缘的胆囊切迹处，其前方贴近腹前壁。胆囊底在腹前壁的体表投影位置恰在右肋弓与右锁骨中线的交点处。胆囊的下后方为十二指肠上部及横结肠；左为幽门；右为结肠右曲。

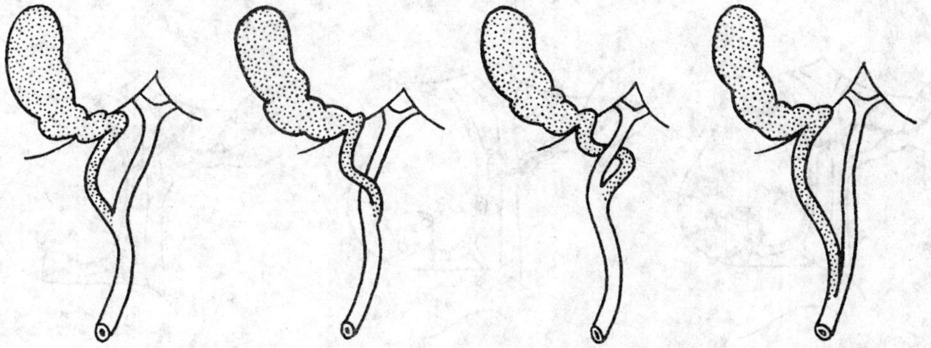

图 4－16　胆囊管变异类型

（2）**胆囊三角与胆囊动脉**（图 4－17）：胆囊三角（Calot 三角）由胆囊管、肝总管和肝的脏面围成，是手术中寻找胆囊动脉的标志。胆囊动脉常于胆囊三角内起自肝固有动脉的右支。胆囊动脉常有变异（图 4－18），手术时应予以注意。

2. **输胆管道**

（1）**肝管**：肝左、右管在肝门处汇合成肝总管。肝右管较为粗短，肝左管细长。前者与肝总管之间的角度大，后者角度较小，近乎直角。

（2）**肝总管**：长约 3cm，其上端由肝左、右管合成，下端与胆囊管汇合成胆总管。肝总管前方有时有肝固有动脉右支或胆囊动脉越过，在肝和胆道手术中应予以注意。

（3）**胆总管**：长约 7～8cm，按其行程和毗邻可分为四段（图 4－19）：①十二指肠上段，即十二指肠上缘以上的部分，位于肝十二指肠韧带右缘内，其左侧为肝固有动脉，两者之间的后方为肝门静脉。胆总管手术一般在此段进行。②十二指肠后段，位于十二指肠上部后方，向下内行于下腔静脉的前方和肝门静脉的右方。③胰段，位于十二指肠降部与胰头之间的后方，胰头癌可压迫此段出现梗阻性黄疸。④十二指肠壁内段，指胆总管斜穿十二指肠壁内的一段。胆总管末端与胰管汇合后膨大，形成肝胰壶腹（Vater 壶腹），开口于十二指肠大乳头。壶腹周围有肝胰壶腹括约肌（Oddi 括约肌），在胆总管末端和胰管末端的周围也常有括约肌。上述括约肌的舒缩可控制和调节胆汁、胰液排入肠腔。

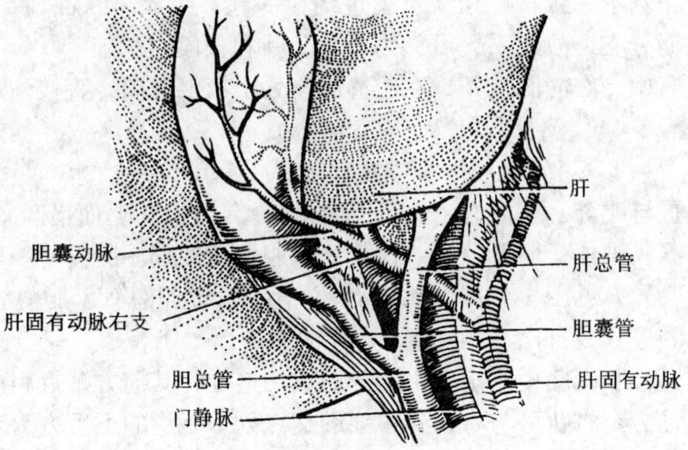

图 4－17　胆囊三角

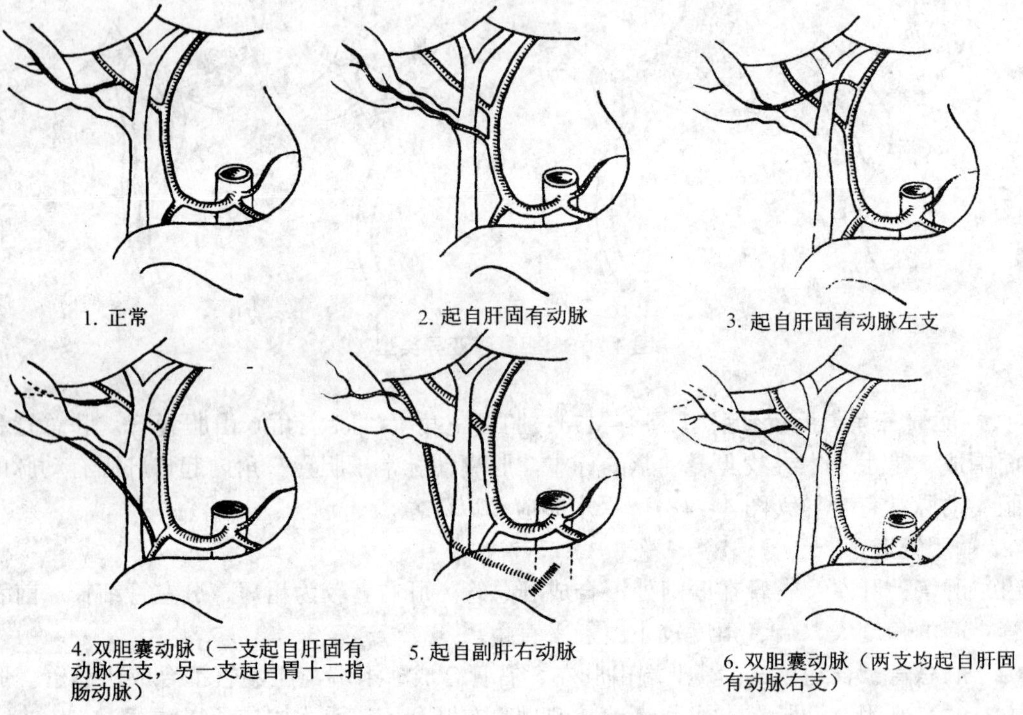

图 4－18　胆囊动脉常见类型

（五）胰

1. 胰的位置和毗邻　位于腹上区和左季肋区，横过第 1～2 腰椎前方，属腹膜外位器官。胰可分为头、体、尾三部。

（1）**胰头**：位于第 2 腰椎右侧，是胰最宽大的部分，被十二指肠从上方、右侧和下方包绕。胆总管在胰头后面与十二指肠降部之间的沟内下行。在胰头、胰体交界处后方，肠系膜上静脉与脾静脉汇合成肝门静脉，它向右上行于胰头后方。胰头癌可使胆总管受压，引起梗

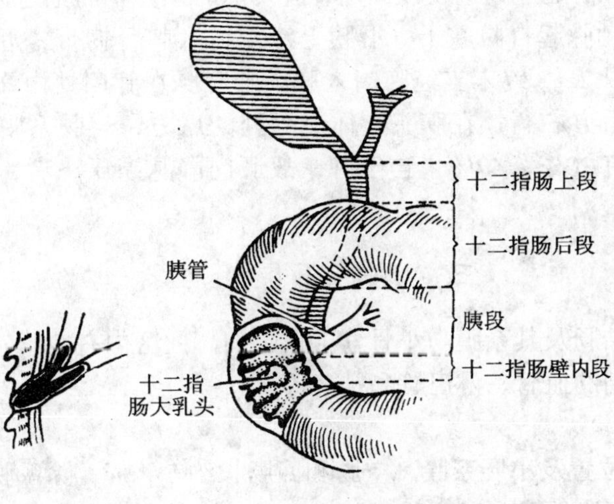

图 4－19　胆总管的分段

阻性黄疸，也可压迫肝门静脉而引起腹水。

(2) **胰体**：较长，位于第 1 腰椎前方。胰体的前面隔网膜囊与胃相邻，故胃穿孔或胃癌常与胰相粘连。胰体后方有腹主动脉、脾静脉、肠系膜下静脉和腹腔丛等重要结构。当胰腺癌压迫腹腔丛时，常引起持续性腹痛和背痛。

(3) **胰尾**：为接触脾门的部位。脾动脉、脾静脉与该部并行至脾门。脾切除术结扎脾血管时，应注意勿伤胰尾。

2. 胰管　位于胰的实质内，有胰管、副胰管两条。胰管走行与胰的长轴一致，沿途接受许多小导管。胰管达胰头右缘时通常与胆总管汇合形成肝胰壶腹，经十二指肠大乳头开口于十二指肠。副胰管较短，位于胰头上部，开口于十二指肠小乳头。

3. 胰的血管　脾动脉的分支分布于胰体和胰尾。胰头的动脉来自胰十二指肠上、下动脉。胰的静脉与同名动脉伴行，先回流入脾静脉和肠系膜上静脉，最后汇入肝门静脉。

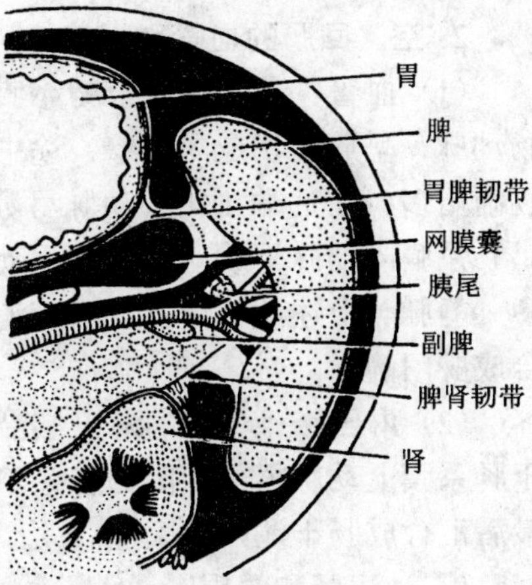

图 4－20　脾的韧带

（六）脾

1. 脾的位置和毗邻　脾位于左季肋区，胃底与膈之间，在腋中线第 9～11 肋的深面，其长轴与第 10 肋相一致，下缘不超过肋弓，故不易触及。脾肿大时，左肋弓下可触及，巨脾可达脐下。

脾外侧面与膈相贴，称膈面。内面凹陷为脏面，中间有脾门。脾门处接触胰尾，并有脾血管、神经和淋巴管出入。脾的脏面前上份与胃底相贴，后下份与左肾、左肾上腺相邻，下方与结肠左曲相邻。

2. 脾的韧带（图 4－20）　脾为腹膜内位器官，其周围有四条由腹膜皱襞形成的韧带：①胃脾韧带，位于脾门与胃底之间。②脾肾韧带，连于脾门与左肾前面。③脾膈韧带，是膈与脾后端之间的双层腹膜皱襞，有时不甚明显。④脾结肠韧带，为脾前端与结肠左曲之间的腹膜皱襞，较短小。脾借上述韧带得以固定，脾切除时须先切断上述韧带，方可游离脾。

3. **脾的血管** 脾动脉起自腹腔干，沿胰上缘左行入脾肾韧带，近脾门处分出胃网膜左动脉和胃短动脉后，以2~3终末支经脾门入脾。脾静脉在脾门处由2~6条属支汇合而成，在脾动脉下方，沿胰后方右行，在胰头、体交界处的后方，与肠系膜上静脉汇合成肝门静脉。肝门静脉的血液有20%~40%来自于脾，故肝门静脉高压患者，切除脾可缓解肝门静脉系的压力。

三、结肠下区的脏器

结肠下区介于横结肠及其系膜与小骨盆上口之间。此区内有空肠、回肠、盲肠、阑尾及结肠等脏器，并有它们的血管、淋巴管和神经等。

（一）空肠和回肠

1. **空肠和回肠的位置及小肠系膜** 空肠和回肠长约5~6m，除系膜缘外，全部被腹膜包裹，借小肠系膜根连于腹后壁，称系膜小肠。空肠与回肠之间无明显分解，一般近侧2/5为空肠，盘曲于结肠下区的左上部；远侧3/5为回肠，位于结肠下区的右下部，并垂入盆腔。手术中可借助连于十二指肠空肠曲于腹后壁之间的Treitz韧带来确定空肠的起端。

小肠系膜由双层腹膜构成，其中含有血管、淋巴管、淋巴结和神经。系膜根起自第2腰椎左侧，向右下斜行，止于右骶髂关节前方。系膜根长约15cm，其长度远远短于小肠，故而小肠系膜呈扇形连于空、回肠的系膜缘。空、回肠迂回蟠绕，折叠呈袢，使小肠活动范围变大。

2. **空、回肠的血管和淋巴**

（1）**血管**：动脉来源于肠系膜上动脉，此动脉在小肠系膜内向左发出12~18条空、回肠动脉，呈放射状走向肠壁，途中分支吻合形成动脉弓。自小肠近端至远端，动脉弓的数目逐渐增多，在远端1/4段动脉弓数目可达4~5级。末级血管弓发出直动脉分布于肠壁。因小肠系膜内动脉呈放射状配布，动脉损伤越接近根部，累及肠管的范围越大。

静脉与上述动脉伴行，最后汇合成肠系膜上静脉，在胰头、体交界处的后方与脾静脉汇合成肝门静脉。

（2）**淋巴结**：小肠的淋巴结沿空、回肠动脉排列，统称肠系膜淋巴结，其输出管注入位于肠系膜上动脉根部周围的肠系膜上淋巴结。后者的输出管注入腹腔干周围的腹腔淋巴结，最后汇合成肠干注入乳糜池。

（二）盲肠和阑尾

1. **盲肠** 是大肠的起始部，位于右髂窝，为腹膜内位器官，有一定的活动性。盲肠左侧接回肠末端，后内侧壁有阑尾附着。回肠末端连通盲肠，开口处粘膜有上、下两襞，称为回盲瓣。临床上常将回肠末端、盲肠及阑尾统称为回盲部，是肠结核、肿瘤和肠套叠的好发部位。

2. **阑尾**

（1）**阑尾的位置**（图4-21）：一般位于右髂窝内。阑尾根部附于盲肠后内侧壁。其体表投影在脐与右髂前上棘连线的中、外1/3交界处（McBurney点），阑尾炎时此点常有明显压痛。阑尾属腹膜内位器官，以三角形的阑尾系膜悬附于肠系膜下端，因此，阑尾活动多变，尖端位置不恒定，如可位于盲肠后、盲肠下、回肠前、回肠后以及向下伸入盆腔。据统计，国人阑尾位置以回肠后位和盲肠后位最为多见。虽然阑尾位置个体变化大，但三条结肠带均集中到阑尾根部，故在手术中可沿结肠带向下追踪，寻找阑尾。

（2）**阑尾的血管**：阑尾动脉起于回结肠动脉，多为一条，该动脉行于阑尾系膜游离缘中（图 4-21），分支分布于阑尾。阑尾动脉与周围的动脉无吻合，血运较差。阑尾静脉与动脉伴行，经回结肠静脉、肠系膜上静脉注入肝门静脉。

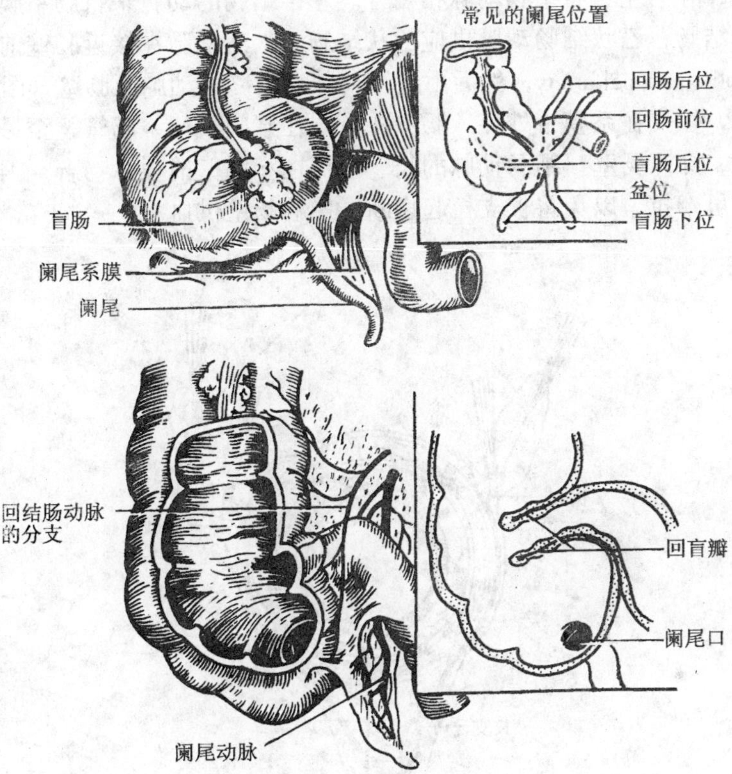

图 4-21 回盲部

（三）结肠

1. **结肠各部的位置和毗邻** 结肠分为升结肠、横结肠、降结肠和乙状结肠四部分。

（1）**升结肠**：是盲肠的延续，沿腹腔右外侧区上行，至肝右叶下方转向左移行于横结肠，移行处的弯曲为结肠右曲。升结肠属腹膜间位器官，后面贴靠腹后壁；内侧为系膜小肠；外侧有右结肠外侧沟，膈下脓肿破溃可沿此沟流入右髂窝和盆腔，阑尾化脓时也可向上蔓延至肝下。

（2）**横结肠**：起自结肠右曲，横行向左至左季肋区脾脏面前端处转折下行续于降结肠，弯曲处称结肠左曲。横结肠属腹膜内位器官，借横结肠系膜附着于右肾、十二指肠降部和胰的前面，其两端固定，中部下垂，活动度大，胃充盈或直立时，横结肠中部大多降至脐下，甚至垂入盆腔。横结肠上方借胃结肠韧带与胃大弯相连，下方与大网膜相连。

（3）**降结肠**：始于结肠左曲，沿腹腔左外侧区贴腹后壁下降，至左髂嵴水平续于乙状结肠。降结肠属腹膜间位器官，内侧为系膜小肠；外侧有左结肠外侧沟。

（4）**乙状结肠**：于左髂嵴处接降结肠，沿左髂窝呈“乙”字形弯曲，跨过左侧髂外血管、睾丸（卵巢）血管及输尿管后，入盆腔，至第 3 骶椎高度续接直肠。乙状结肠属腹膜内位器官，有较长的系膜，活动度大，当系膜过长时易发生乙状结肠扭转。

2. 结肠的血管和淋巴结

（1）**动脉**：右半结肠的动脉来自肠系膜上动脉，其中回结肠动脉供应升结肠的下 1/3；右结肠动脉分布于升结肠上 2/3 及结肠右曲；中结肠动脉行于横结肠系膜中，分左、右两支，供应横结肠，并与左、右结肠动脉相吻合。左半结肠的动脉来自肠系膜下动脉，其中左结肠动脉供应降结肠；乙状结肠动脉供应乙状结肠。上述动脉在接近肠壁前均相互吻合成弓状的**边缘动脉** colic marginal artery，然后由边缘动脉发出终末动脉至肠壁（图 4-22）。终末动脉分长支和短支，短支在系膜带处穿入肠壁，长支在浆膜下环绕肠管，至另两条结肠带附近分支入肠脂垂后，穿入肠壁。结肠动脉的长、短支在穿肠壁前很少吻合，因此，结肠手术分离肠脂垂时，不可牵拉，以免将长支拉起切断，影响肠壁供血。

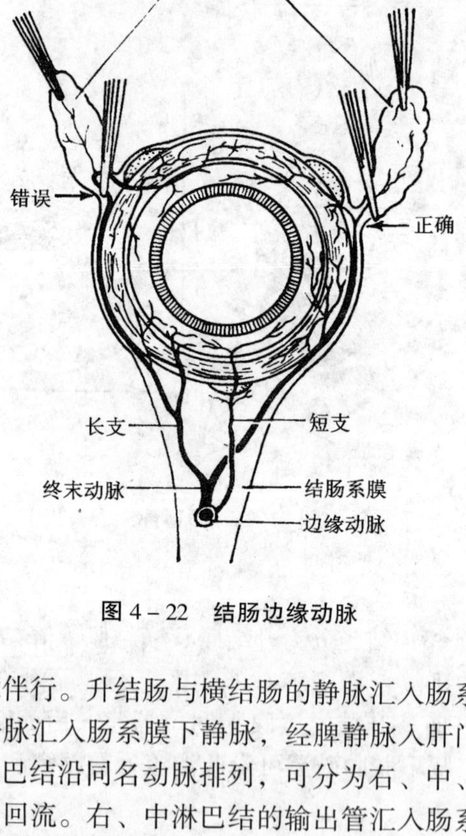

图 4-22　结肠边缘动脉

（2）**静脉**：与同名动脉伴行。升结肠与横结肠的静脉汇入肠系膜上静脉，然后入肝门静脉。降结肠和乙状结肠的静脉汇入肠系膜下静脉，经脾静脉入肝门静脉。

（3）**淋巴结**：结肠的淋巴结沿同名动脉排列，可分为右、中、左和乙状结肠淋巴结，收纳同名动脉供应范围的淋巴回流。右、中淋巴结的输出管汇入肠系膜上淋巴结；左和乙状结肠淋巴结的输出管汇入肠系膜下淋巴结。

四、腹膜后隙的脏器

腹膜后隙 retroperitoneal space 位于腹后壁的壁腹膜与腹内筋膜之间，上起膈，下至骶骨岬，两侧向外连于腹膜下筋膜，此间隙内含大量疏松结缔组织和一些重要器官，间隙内感染易上下扩散。腹膜后间隙有胰、十二指肠大部、肾、肾上腺、输尿管腹段等脏器，此外，还有腹主动脉、下腔静脉、腰交感干、腹腔丛和淋巴结等重要结构（图 4-23）。胰和十二指肠已在结肠上区内叙述，下面主要叙述肾和输尿管。

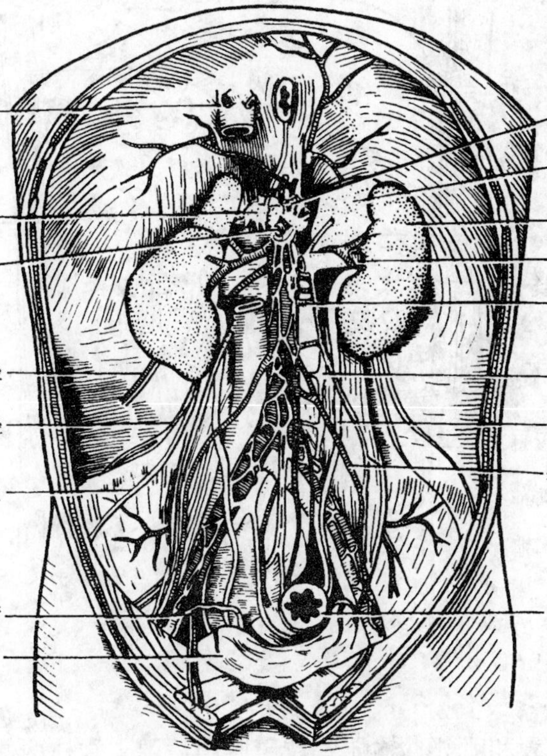

图 4－23　腹膜后隙的结构

（一）肾

1. **肾的位置**　肾位于脊柱腰段两侧，左肾上端平第 11 胸椎体下缘，下端平第 2 腰椎体下缘；右肾上端平第 12 胸椎体上缘，下端平第 3 腰椎体上缘。右肾因肝的影响，低于左肾 1～2cm，因此，第 12 肋斜越右肾后面的上部和左肾后面的中部。肾的位置除受呼吸的影响外，可因体型、性别、年龄的不同而有所差别。两肾自然位置为肾门相对，上极相距稍近，下极分开，呈“八”字形排列。

2. **肾的毗邻**（图 4－24）　两肾上端覆有肾上腺，内下方为肾盂和输尿管。左肾内侧有腹主动脉，右肾内侧有下腔静脉。左、右肾前方的毗邻不同，左肾上部前面为胃后壁，中部为胰横过，下部为空肠和结肠左曲，外侧缘上半邻脾；右肾上部前面为肝右叶，下部为结肠右曲，内侧为十二指肠降部。肾后面的毗邻左、右相同：下 2/3 从内侧向外侧贴邻腰大肌、腰方肌和腹横肌，上 1/3 借膈与肋膈隐窝相邻，肾手术时，应注意勿伤胸膜。

3. **肾蒂和肾的血管**　出入肾门的结构总称为肾蒂 renal pedicle，其中包括肾盂、肾动脉、肾静脉、神经和淋巴管。肾动脉来自腹主动脉，至肾门处分为前、后两干进入肾窦，再分支分布于肾实质。由于腹主动脉偏左，所以右肾动脉比左肾动脉长，并经下腔静脉后方行向右肾。有时可见不经肾门而入肾实质的副肾动脉，手术时应注意切莫误伤而引起大出血。肾的静脉在肾窦内汇合成 2 或 3 支，出肾门后合成一干，走行于肾动脉的前方，以直角汇入下腔静脉，由于下腔静脉偏右，故左肾静脉比右肾静脉长，并越过腹主动脉前方入下腔静脉。左睾丸（卵巢）静脉注入左肾静脉。

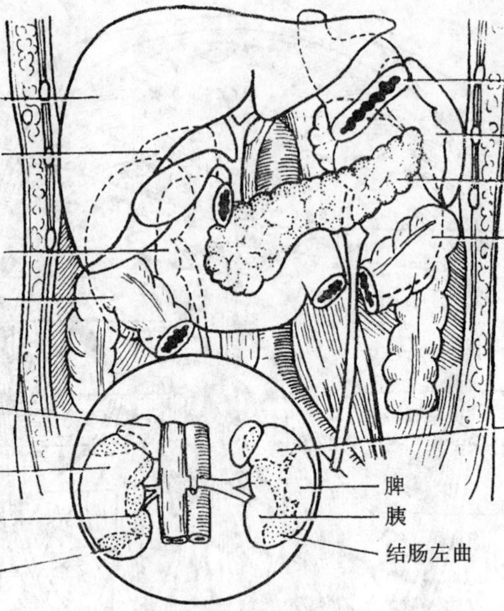

图 4－24 肾的毗邻

（二）输尿管

1. **输尿管腹段的位置和毗邻** 输尿管位于腹膜后隙，脊柱两侧，上端起自肾盂，下端终于膀胱。根据走行输尿管全长可分为三段：肾盂与输尿管交界处至跨髂血管处为腹段；自跨髂血管处至膀胱处为盆段；斜穿膀胱壁内的部分为壁内段。每段起始处均较狭窄，输尿管结石易停留于这些狭窄处。输尿管腹段紧贴腹后壁，沿腰大肌前面下行。

输尿管腹段毗邻左右不同，左侧：前方有十二指肠空肠曲、左结肠动脉、左睾丸动脉和乙状结肠系膜越过。右侧：上部前方为十二指肠降部、右结肠动脉、回结肠动脉、右睾丸（卵巢）动脉和小肠系膜根；下部前方与回盲部和阑尾相邻。

2. **输尿管的血液供应** 输尿管的血供呈多源性，腹段主要来自肾动脉、睾丸动脉（卵巢）动脉、腹主动脉和髂总动脉等分支供应。输尿管动脉多在内侧进入输尿管，故手术显露输尿管以外侧为宜。

（吴建中）

第五章　盆部及会阴

第一节　盆　　部

一、概　　述

（一）境界

盆部以骨性骨盆为基础，上承腹部和腰部，下连臀部和股部。前面以耻骨联合上缘、耻骨结节、腹股沟韧带和髂嵴前份的连线与腹部分界；后面以髂嵴后份和髂后上棘至尾骨尖的连线与脊柱区的腰部、骶尾部分界。

（二）构成

盆部由盆壁、盆腔和盆腔脏器组成。盆壁由骨盆、盆壁肌、盆底肌及其筋膜共同构成。盆壁围成盆腔。盆腔脏器主要包括泌尿系统器官、生殖器、消化管的盆内部分。

（三）表面解剖

在盆部上界的外侧，可触到髂嵴；沿髂嵴向前可触到髂前上棘；再沿腹股沟向前下可扪及耻骨结节；自此向内可触到耻骨嵴和耻骨联合上缘；沿髂嵴向后，可触到髂后上棘。

二、盆 筋 膜

盆筋膜 pelvic fascia（图 5－1）是腹内筋膜的直接延续。按其部位不同可分为盆壁筋膜、盆膈上筋膜和盆脏筋膜。

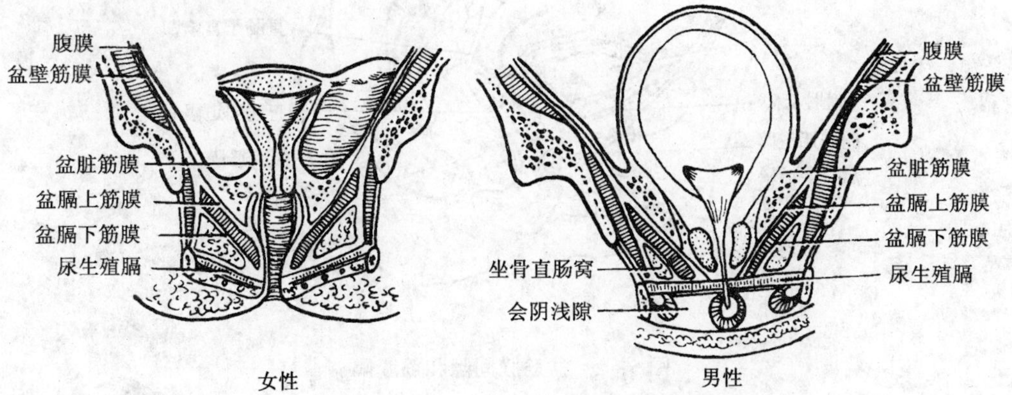

图 5－1　盆筋膜

（一）盆壁筋膜

盆壁筋膜 parietal pelvic fascia 覆盖于盆壁的内面，向下至盆底与盆膈上筋膜延续。其中位于骶骨前面的部分，称骶前筋膜，与骶骨之间含有丰富的静脉丛。直肠切除时，切勿剥离此筋膜，以免损伤静脉丛，造成难以控制的出血。位于闭孔内肌和梨状肌内面的部分，分别称闭孔内肌筋膜和梨状肌筋膜。盆壁筋膜在闭孔内肌筋膜的上部明显增厚，形成**盆筋膜腱弓** tendinous arch of pelvic fascia（或称肛提肌腱弓），张于耻骨联合后面至坐骨棘的连线上，为肛提肌起端及盆膈上筋膜的附着处。

（二）盆膈上筋膜

盆膈上筋膜 superior fascia of pelvic diaphragm 为盆壁筋膜向下的延续，覆盖于肛提肌和尾骨肌的上面，并向盆腔脏器周围移行为盆脏筋膜。

覆盖于肛提肌和尾骨肌下面的筋膜，称**盆膈下筋膜**，盆膈上、下筋膜及其间的肛提肌和尾骨肌共同组成盆膈，封闭骨盆下口 ，有肛管通过。

（三）盆脏筋膜

盆脏筋膜 visceral pelvic fascia 是包绕盆腔各脏器表面的结缔组织，是盆膈上筋膜向盆腔脏器周围的延续，其中有通向脏器的血管、神经。在有些脏器周围盆脏筋膜比较发达，形成筋膜鞘、筋膜隔或韧带等，具有支持、保护和固定脏器的作用。例如包绕前列腺形成的前列腺鞘；包绕直肠下血管及其周围组织形成的直肠侧韧带，以及参与固定子宫位置的子宫主韧带和子宫骶韧带等。盆脏筋膜伸入器官之间可形成筋膜隔，如直肠膀胱隔、直肠阴道隔、膀胱阴道隔等。

三、盆筋膜间隙

在盆壁筋膜与盆脏筋膜之间，或相邻的盆脏筋膜之间形成多个潜在的筋膜间隙（图 5 - 2)，较为重要的有：

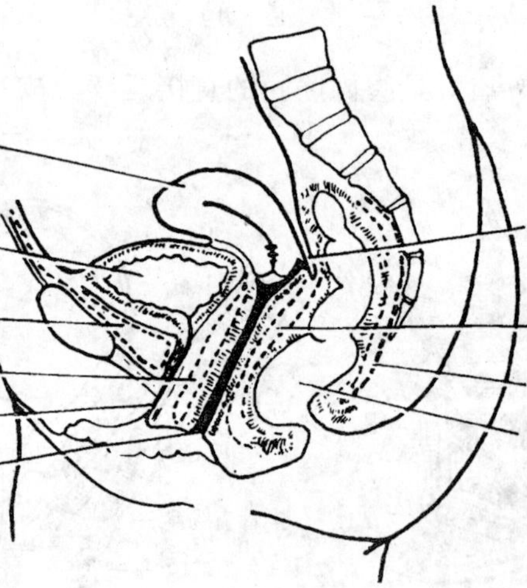

图 5 - 2　盆筋膜间隙和筋膜隔

（一）耻骨后隙

耻骨后隙 retropubic space 位于耻骨联合与膀胱之间，又称膀胱前隙。此间隙上界为腹膜从腹前壁到膀胱上面的返折处，向下至尿生殖膈，间隙内含有疏松结缔组织和静脉丛等。耻骨骨折引起的血肿和膀胱前壁损伤引起的尿外渗等均潴留在此间隙内。临床上可在耻骨联合上方作正中切口，经腹膜外到达此间隙进行手术处理。经此间隙也可完成腹膜外剖腹产手术。

（二）骨盆直肠隙

骨盆直肠隙 pelvirectal space 位于盆底腹膜与盆膈之间，后方为直肠及直肠侧韧带，前方在男性为膀胱及前列腺；在女性为子宫及阴道上部，直肠膀胱隔或直肠阴道隔将此间隙分成前、后两部分。整个间隙容积较大且充满大量结缔组织。

（三）直肠后隙

直肠后隙 retrorectal space 位于直肠筋膜与骶前筋膜之间，又名骶前间隙。向下至盆膈，向上与腹膜后隙相通，两侧借直肠侧韧带与骨盆直肠间隙相隔。此间隙内有骶丛、两侧交感干末端连接处的奇神经节、直肠上动静脉、骶淋巴结及疏松结缔组织等。若间隙内发生感染向上可蔓延至腹膜后隙。临床上作腹膜后隙注气造影术，即经尾骨旁进针至骶骨前方，气体可沿直肠后隙上升，到达肾周围的脂肪囊内。

四、盆腔脏器

盆腔脏器包括泌尿系统器官、生殖器以及消化管的盆内部分，它们的排列关系如下：前方有膀胱和尿道及前列腺（男性），后方有直肠，中间为内生殖器：在男性有输精管和精囊；在女性有卵巢、输卵管、子宫和阴道。输尿管盆段沿盆腔侧壁从后向前穿行。

（一）膀胱

膀胱位于盆腔前部，耻骨联合的后方。在膀胱与其后方的直肠之间，在男性有输精管壶腹和精囊；在女性有子宫和阴道上部。男性膀胱下邻前列腺；女性膀胱下邻尿生殖膈。膀胱为腹膜间位器官，衬于腹前壁内面的壁腹膜向下至耻骨联合上缘处移行至膀胱的上面、两侧及后面的上部，然后向后移行至直肠的前面和两侧，在膀胱和直肠之间腹膜移行返折处，形成直肠膀胱陷凹；在女性，膀胱与子宫之间腹膜移行返折处，则为膀胱子宫陷凹。膀胱的位置随年龄及盈虚状态而有变化（图 5－3）。空虚时呈锥体形，完全位于盆腔内，不高出耻骨联合上缘。充盈时呈卵圆形，可升至耻骨联合上缘以上，盖于其上面的腹膜被推向上，腹膜返折处也随着上移，使膀胱前壁直接邻贴腹前壁。临床上常在使膀胱充盈的状态下，在耻骨联合上缘上方进针作膀胱穿刺术，或做切口于腹膜外行膀胱手术，这样可以不损伤腹膜，减少腹膜腔感染的机会。儿童的膀胱位置较高，在排空时仍超出耻骨联合之上，随年龄增长膀

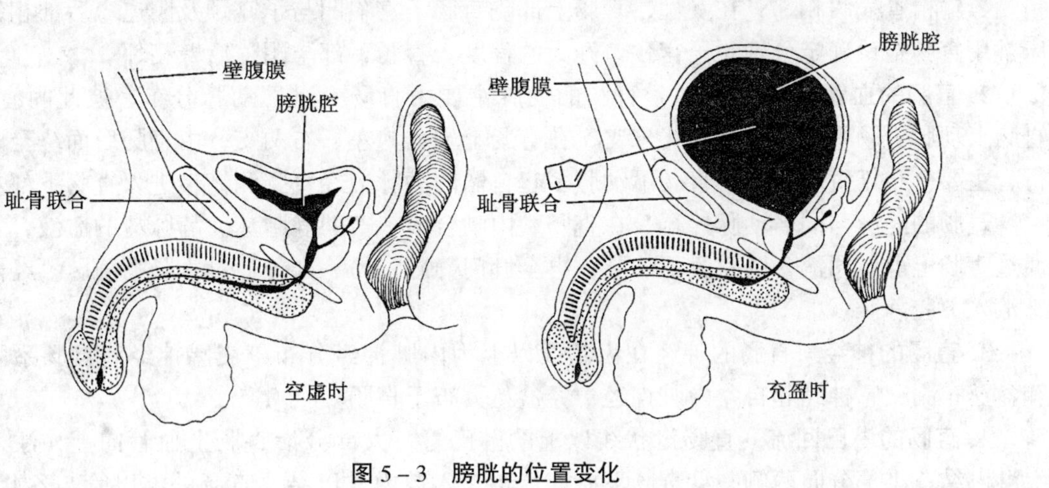

图 5－3　膀胱的位置变化

胱位置逐渐下降。

（二）输尿管盆段

输尿管盆段在小骨盆上口处续接输尿管的腹段。左输尿管越过左髂总动脉下段的前方入盆腔；右输尿管越过右髂外动脉起始部的前方入盆腔。在盆腔内，输尿管盆段位于腹膜外，沿盆腔侧壁下行，经髂内、外血管，腰骶干及骶髂关节的前方，行向前内达膀胱底止。

输尿管盆段的毗邻男女有所不同。在男性，其末端经输精管与精囊之间至膀胱底；在女性，其末端自后向内行至子宫颈外侧约 2cm 处，有子宫动脉从前方跨过（图 5 - 6），两者距离很近，呈前后交叉关系。在子宫切除术结扎子宫动脉时，切勿损伤输尿管。

（三）前列腺

1. 前列腺的位置和毗邻　前列腺位于耻骨联合后方，在膀胱下方包绕男性尿道的起始部，下端固定在尿生殖膈上。其前面与耻骨联合之间有前列腺静脉丛和疏松结缔组织；两侧为肛提肌；后面与直肠壶腹相邻。直肠指诊可触知前列腺的大小、硬度和形状。

2. 前列腺的被膜　前列腺的表面包被两层被膜。内层称**前列腺囊**，为一坚韧的纤维膜，紧包前列腺表面，并伸入前列腺实质内，将前列腺分为五个叶：即前、中、后及两个侧叶，其中中叶位于尿道与射精管之间，其他各叶分别位于尿道的前、后、侧方。当前列腺肥大（如老年性结缔组织增生），特别是中叶、侧叶肥大时，可压迫尿道而引起排尿困难和尿潴留。外层被膜称**前列腺鞘**，包于前列腺囊表面，是盆脏筋膜的一部分。前列腺表面的两层被膜相当坚韧，当腺体发生肿瘤时常向上扩散进入与其相贴邻的膀胱下壁。鞘、囊两层之间有丰富的静脉丛，行前列腺切除术时，应在囊内操作，不可在鞘、囊之间操作，以免损伤静脉丛造成大出血。

（四）直肠

1. 直肠的位置和毗邻　直肠位于盆腔后部、骶骨前方，为腹膜间位器官。上平第 3 骶椎高度续接乙状结肠，向下穿盆膈后部延续为肛管。

直肠后面与骶骨之间为直肠后隙，内充填疏松结缔组织。前面，在男性，直肠上部隔直肠膀胱陷凹与膀胱底的上部和精囊相邻，直肠膀胱陷凹内若有炎性积液时，常用直肠指诊协助诊断，有时可切开直肠前壁进行引流。直肠下部（腹膜返折线以下）与膀胱底、前列腺、精囊、输精管壶腹相邻；在女性，直肠上部隔直肠子宫陷凹与子宫颈及阴道穹后部相邻，临床常用直肠指诊确定分娩时子宫颈口开大的程度。直肠下部与阴道后壁相邻。

2. 直肠的血管（图 5 - 4）　直肠的动脉主要由直肠上、下动脉分布，彼此间有吻合。直肠上动脉为肠系膜下动脉的终末支，在直肠上端分为左、右两支，由直肠后面绕至两侧下行，主要分布于直肠上部。直肠下动脉多起自髂内动脉，经直肠侧韧带进入直肠下部。

直肠的静脉与同名动脉伴行，在直肠壁内吻合成丰富的静脉丛。静脉丛的血液，一部分通过直肠上静脉回流入肠系膜下静脉，再至肝门静脉；另一部分通过直肠下静脉，经髂内静脉汇入下腔静脉。

3. 直肠的神经　直肠的神经在齿状线以上为内脏神经分布，交感神经起自肠系膜下丛和盆丛；副交感神经起自盆内脏神经，经盆丛分布于直肠。

4. 直肠的淋巴回流　直肠齿状线以上的淋巴管，大部分沿直肠上血管向上，注入直肠上淋巴结；小部分向两侧，沿直肠下血管行走，入髂内淋巴结。直肠的淋巴管与乙状结肠、肛管以及邻近器官的淋巴管之间有广泛吻合，故直肠癌可沿这些路径转移。

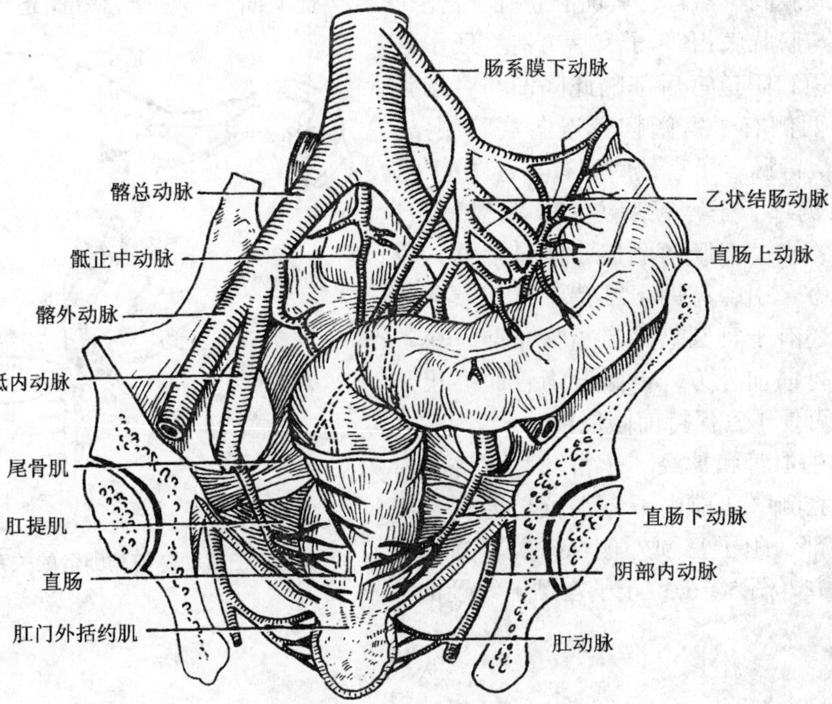

图 5-4　直肠与肛管的动脉

(五）子宫

1. **子宫的位置和毗邻**（图 5-5）　子宫位于盆腔中部，膀胱与直肠之间。子宫的正常位置在成年女性呈轻度的前倾、前屈位，直立时，子宫体几乎与地面平行，子宫底伏于膀胱的后上方，子宫颈保持在坐骨棘平面上。子宫的正常位置，主要由盆膈及子宫周围的韧带所固定、承托。如果这些结构发育不良或分娩时受伤，可引起子宫脱垂。

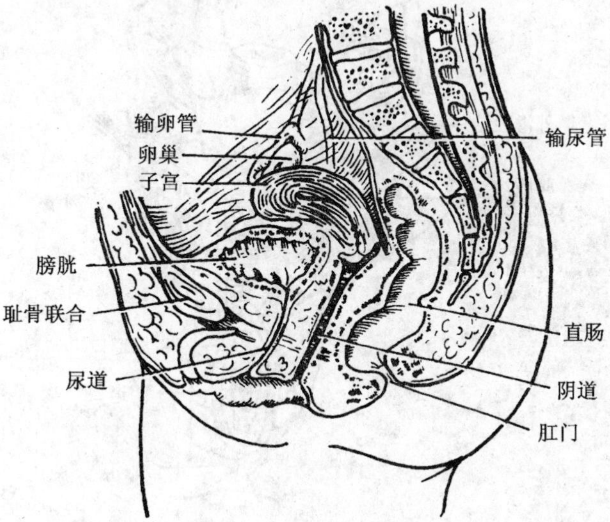

图 5-5　女性盆腔矢状切面

子宫为腹膜间位器官，其前隔膀胱子宫陷凹与膀胱上面相邻。子宫颈阴道上部前方隔疏松结缔组织与膀胱底相邻。子宫后方有直肠子宫陷凹，子宫颈和阴道穹后部隔此陷凹与直肠相邻。子宫体两侧有子宫阔韧带连向盆腔侧壁，内有子宫动、静脉。子宫颈两侧有子宫主韧带，也连于盆腔侧壁。子宫颈后方有子宫骶韧带，呈弓形向后，绕过直肠两侧连于骶骨前面，将子宫向后上方牵引，有助于维持子宫前倾前屈位。此外，还有子宫圆韧带自子宫角起，在子宫阔韧带内行向前外方，经腹股沟管而终止于大阴唇，它可使子宫保持前倾位置。

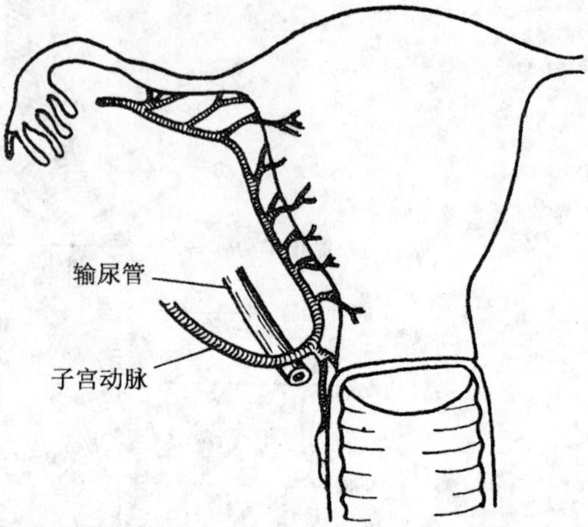

图 5-6　子宫动脉与输卵管的关系（模式图）

2. **子宫的血管和神经**　子宫动脉起自髂内动脉，沿盆腔侧壁向前内下方走行，进入子宫阔韧带基底部，距子宫颈外侧 2cm 处，横越输尿管盆段前方（图 5-6），于子宫颈侧缘迂曲上

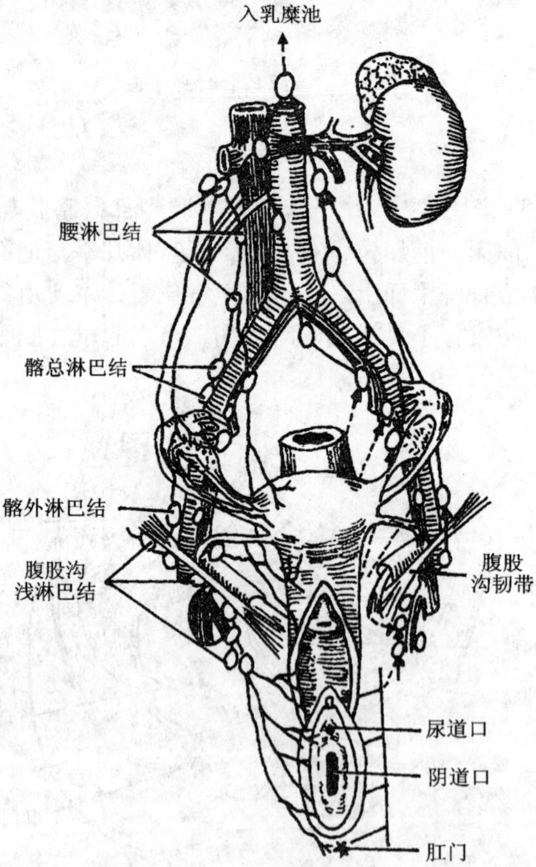

图 5-7　子宫的淋巴回流

行，沿途分支入子宫壁。主干至子宫角处分为输卵管支和卵巢支，分布于同名器官。其中卵巢支在阔韧带内与卵巢动脉的分支相吻合。子宫动脉在与输尿管盆段交叉后还发出一阴道支，向下分布于阴道壁。子宫静脉丛汇集于子宫两侧，下行至子宫颈附近与上行的阴道静脉丛汇合成子宫静脉，最后汇入髂内静脉。子宫的神经来自盆丛发出的子宫阴道丛，随子宫的血管分布于子宫和阴道上部。

3. **子宫的淋巴回流**（图 5-7）　子宫底和子宫体的上部，大部分淋巴管沿卵巢血管上行，注入腰淋巴结；部分淋巴管沿子宫圆韧带至腹股沟浅淋巴结。子宫体下部及子宫颈的淋巴管，沿子宫血管上行，注入髂内或髂外淋巴结，一部分向后注入骶淋巴结或髂总淋巴结。盆腔脏器的淋巴管之间有广泛吻合，若患有子宫癌时，可有广泛转移。

第二节　会　　阴

一、会阴的境界和分区

会阴是指封闭骨盆下口的全部软组织的总称，即广义会阴。狭义的会阴，是指外生殖器与肛门之间的部分。分娩时应加以保护，以防撕裂。

会阴的境界与骨盆下口一致，略呈菱形。前界为耻骨联合下缘；两侧为耻骨下支、坐骨支、坐骨结节及骶结节韧带；后为尾骨尖。

通过两侧坐骨结节作一连线，可将会阴分为前、后两个三角区：位于前方的为尿生殖区，也称尿生殖三角；位于后方的为肛区，也称肛门三角。

二、尿 生 殖 区

此区男性有尿道通过，女性有尿道和阴道通过。

（一）皮肤

皮肤较薄，有丰富的汗腺和皮脂腺，成人生有阴毛以及有色素沉着。

（二）浅筋膜

浅筋膜分浅、深两层。浅层为脂肪层，但脂肪含量较少；深层为膜样层，称**浅会阴筋膜** superficial perineal fascia 或称 Colles 筋膜，覆盖于会阴诸肌浅层和各海绵体的下面。前上方与阴囊肉膜、浅阴茎筋膜和腹前外侧壁的浅筋膜深层即 Scarpa 筋膜相延续；两侧附着于耻骨弓和坐骨结节下缘；后方在会阴浅横肌后缘与深筋膜相愈合。

（三）深筋膜

深筋膜分为浅、深两层。分别称为**尿生殖膈下筋膜**和**尿生殖膈上筋膜** inferior and superior fascia of urogenital diaphragm，两侧缘均附于耻骨弓，后缘在坐骨结节之间相互愈合。上、下两层筋膜间封包着会阴深横肌和尿道膜部括约肌，共同构成尿生殖膈。封闭尿生殖三角。

（四）筋膜间隙

1. **会阴浅隙** superficial perineal space　位于浅会阴筋膜与尿生殖膈下筋膜之间，又称会阴浅袋。此间隙向前上方开放，与腹前外侧壁浅筋膜深层的深面间隙相通。间隙内有会阴肌浅层、阴部神经和阴部内血管的分支，男性尚有阴茎脚、尿道球及尿道；女性尚有尿道、阴道下部、阴蒂脚、前庭球及前庭大腺。

2. **会阴深隙** deep perineal space　位于尿生殖膈上、下筋膜之间，又称会阴深袋。此间隙为一完全封闭的筋膜间隙。此间隙内有会阴深横肌和尿道膜部括约肌、阴部神经和阴部内血管的分支，男性尚有尿道膜部和尿道球腺；女性尚有尿道及阴道下部。

男性尿道的膜部通过会阴深隙；海绵体部通过会阴浅隙。临床上男性尿道损伤部位不同，尿液外渗的范围亦不同（图5-8）。①尿道海绵体部断裂，由于深阴茎筋膜包裹三块海绵体，尿液渗出仅局限于阴茎范围内。②尿道球破裂，由于浅会阴筋膜与阴囊肉膜、浅阴茎筋膜、腹前外侧壁浅筋膜深层等相延续，尿液可渗入会阴浅隙、阴囊和阴茎，并可向前上方渗入腹前外侧壁。③尿道膜部断裂，由于会阴深隙为一封闭的间隙，尿液不易扩散，仅局限于会阴深隙内。④尿道前列腺部断裂，尿液可渗入盆腔内前列腺和膀胱周围的蜂窝组织内，如耻骨后隙等，进一步前面可沿腹膜外组织向上，后面可沿腹膜后隙向后、向上蔓延。

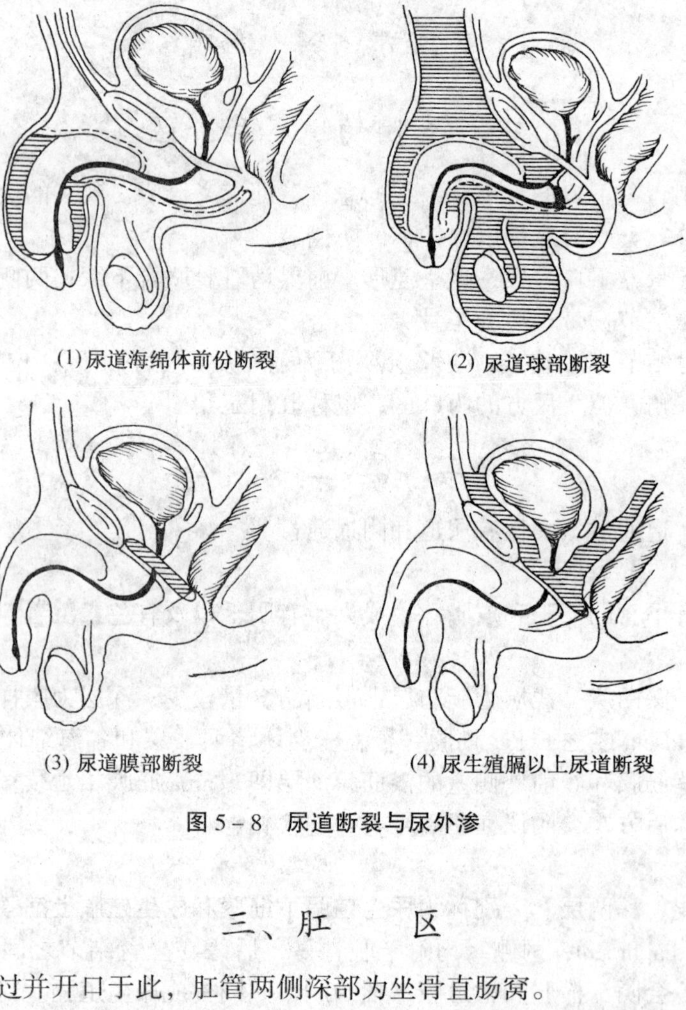

(1) 尿道海绵体前份断裂　(2) 尿道球部断裂

(3) 尿道膜部断裂　(4) 尿生殖膈以上尿道断裂

图5-8　尿道断裂与尿外渗

三、肛　　区

肛区有肛管通过并开口于此，肛管两侧深部为坐骨直肠窝。

（一）皮肤

肛门周围的皮肤为暗褐色，形成辐射状的皱襞，富有汗腺和皮脂腺。

（二）浅筋膜

肛区的浅筋膜较厚，含有大量脂肪组织，主要位于坐骨直肠窝内，其中有许多纤维隔。

（三）肛门括约肌

肛门括约肌环绕肛管周围，分为肛门内括约肌和肛门外括约肌。

1. 肛门内括约肌　为直肠壁环行平滑肌层在直肠下端增厚形成，围绕肛管上部，为不随意肌，无随意括约肛门的功能，仅能协助排便。

2. **肛门外括约肌**（图 5－9，10） 为围绕肛门内括约肌周围的骨骼肌。按其纤维所在部位又可分为皮下、浅、深三部。

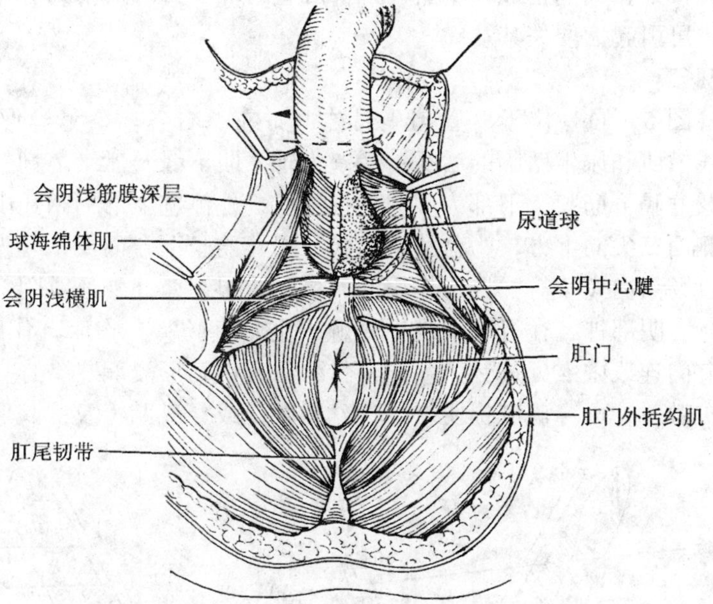

图 5－9 肛门外括约肌

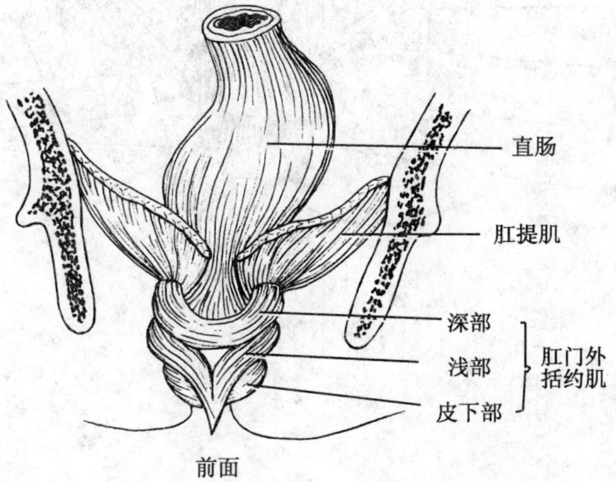

图 5－10 肛门外括约肌（模式图）

（1）**皮下部**：位于肛门周围皮下，为一环行肌束，肌纤维较薄弱，不附于骨，手术中损伤或切断不致引起大便失禁。

（2）**浅部**：位于皮下部外上方，呈前后走行的椭圆形肌束，前方附于会阴中心腱。会阴中心腱位于肛门与阴茎根（或女性阴道前庭后端）之间，为会阴诸肌的附着处；浅部后方附于尾骨尖附近。

（3）**深部**：位于浅部的外上方，为较厚的环行肌束，环绕肛门内括约肌与直肠壁纵行肌层下部的外面。深、浅两部是括约肌中控制肛门排便的主要部分。手术时如需切断，只能切断一处，否则可造成大便失禁。

肛门外括约肌的浅、深部，耻骨直肠肌，肛门内括约肌，直肠壁纵行肌层的下部等，环绕在肛管与直肠交接处，共同构成一个肌环，称**肛直肠环**，此环对括约肛门有重要作用。若手术中破坏此环，可引起大便失禁。

（四）坐骨直肠窝

坐骨直肠窝（图 5－11）位于肛管与坐骨之间，左、右各一，呈楔形，有四壁一尖一底。前壁为会阴浅横肌和尿生殖膈的后缘；后壁为臀大肌下缘及骶结节韧带；内侧壁上部为肛提肌、尾骨肌及盆膈下筋膜，下部为肛门外括约肌；外侧壁上部为闭孔内肌及其筋膜，下部为坐骨结节内侧面；尖向上方，为盆膈下筋膜与闭孔筋膜汇合而成；底为肛门两侧的浅筋膜及皮肤。坐骨直肠窝内充填有弹性垫作用的大量脂肪组织，此外还有阴部神经、阴部内血管、淋巴管等通行。阴部神经在行程中绕坐骨棘入坐骨直肠窝。临床上作阴部神经阻滞时，可在坐骨结节与肛门连线中点处进针，朝向坐骨棘下方做扇形浸润。坐骨直肠窝是脓肿好发部位之一，脓肿扩散时，可穿破肛提肌形成骨盆脓肿，或穿过肛管及皮肤形成肛瘘。

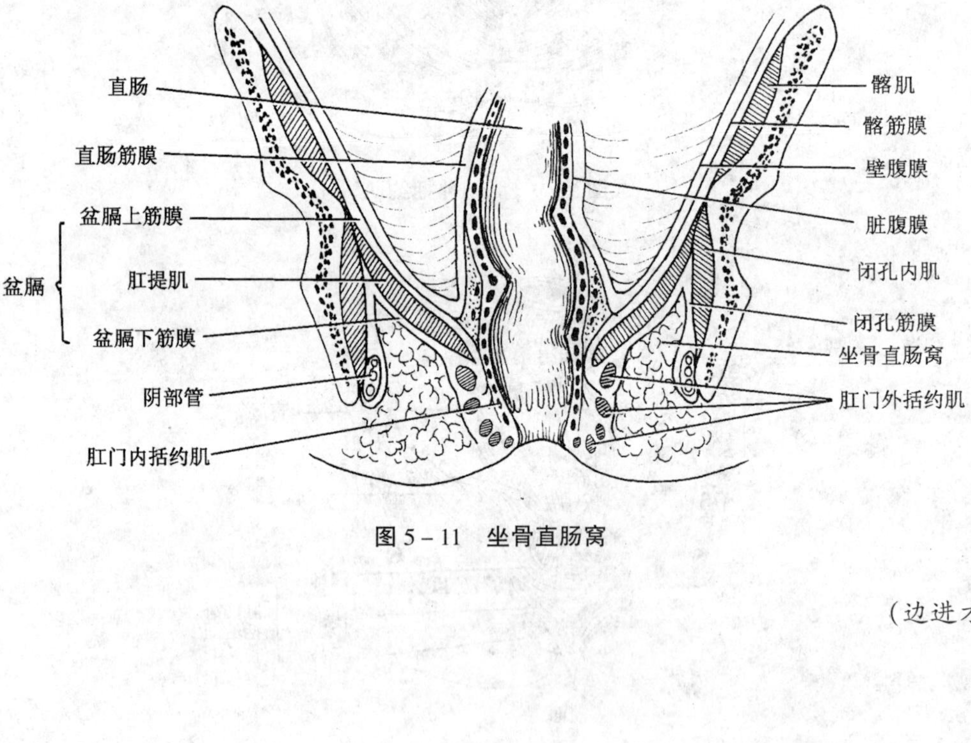

图 5－11　坐骨直肠窝

（边进才）

第六章　上　肢

第一节　概　述

一、境界和分部

上肢与颈部、胸部相连。上肢与颈部的分界为锁骨上缘外侧 1/3 和肩峰。上肢与胸部的分界：前为三角肌胸大肌间沟；后为三角肌后缘上份；下为通过腋前、后襞在胸壁上的连线。

通常将上肢分为肩、臂、肘、前臂和手诸部。各部又分为若干区。

二、表面解剖

（一）体表标志

上肢重要的肌性和骨性标志（图 6－1）有：

1. 肩部　前上方可摸到锁骨全长，其外侧端连接肩峰；沿肩峰向后内可触及肩胛冈。肩峰的下外方可摸到肱骨大结节。在肩部外侧可见三角肌和肱骨近侧端形成的圆形隆起，当肩关节脱位或三角肌萎缩时，此隆起消失，呈"方肩"。当臂外展时，三角肌前、后缘尤为明显。腋窝的前、后界有腋前、后襞。

2. 臂部　前面可见纵行的肱二头肌隆起，其两侧的浅沟，分别称为肱二头肌内、外侧沟。在肱二头肌内侧沟内可摸到肱动脉的搏动，此处是肱动脉的压迫止血部位。肱二头肌外侧沟有头静脉通过。

3. 肘部　两侧有肱骨内、外上髁，后方有鹰嘴。伸肘时，三者位于一条直线上；屈肘时，三者连线组成一个等腰三角形（图 6－2）。当鹰嘴骨折或肘关节后脱位时，上述正常位置关系发生改变，而肱骨髁上骨折时，则无此变化。肘前部可触及肱二头肌腱，腱的内侧可摸到肱动脉的搏动，是测血压的听诊部位。在肘后部，肱骨内上髁与尺骨鹰嘴之间有尺神经沟，尺神经在此经过，此处是尺神经容易受损伤的部位；肘伸直时，在肱骨外上髁远侧皮肤凹陷处，可触及桡骨头，前臂作旋前或旋后动作时，可触及桡骨头也随之转动。

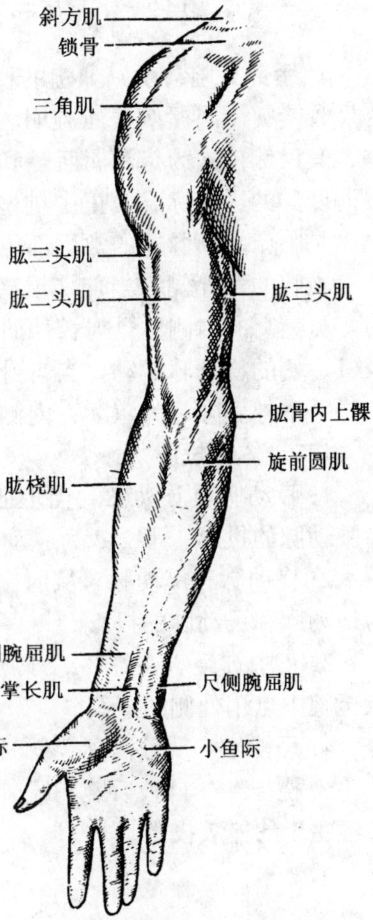

图 6－1　上肢前面肌性标志和骨性标志

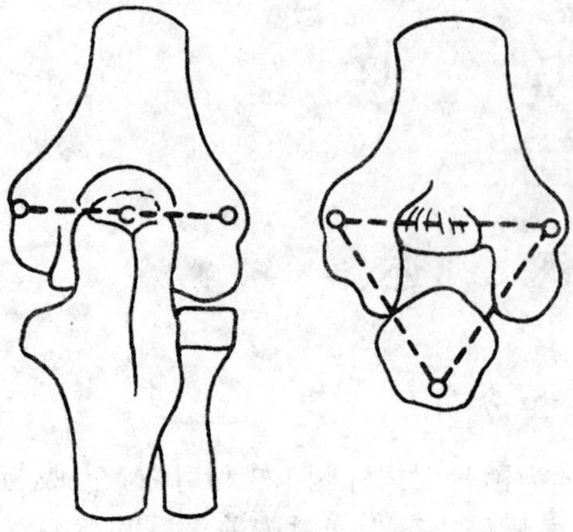

图 6-2 肘后三点关系

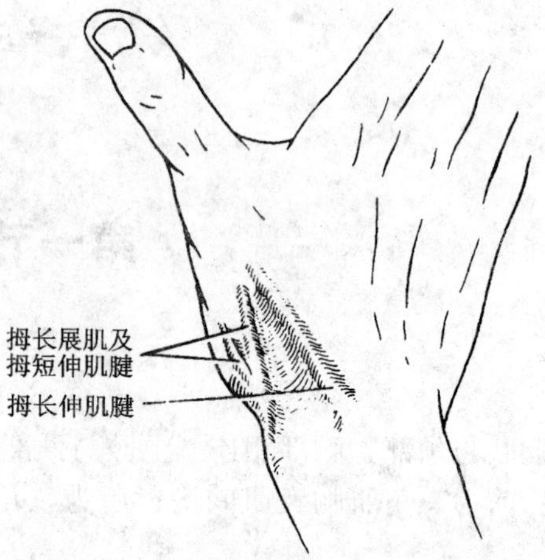

图 6-3 鼻烟窝表面位置（示意图）

4. 手部（腕与手） 腕的桡侧可摸到桡骨茎突，尺骨偏后方为尺骨头，其远侧的突起为尺骨茎突。当握拳并屈腕时，腕掌侧可见数条明显的腱性隆起，中央最明显者为掌长肌腱，其尺侧依次为指浅屈肌腱和尺侧腕屈肌腱；桡侧为桡侧腕屈肌腱。掌长肌腱是正中神经浸润麻醉的进针标志，正中神经位于其桡侧。桡侧腕屈肌腱隆起的桡侧可触及桡动脉的搏动，是临床上摸脉搏的常用部位。

在腕的背外侧，当伸、展拇指时，可见一尖向远侧的三角形凹陷，称鼻烟窝（图 6-3）。鼻烟窝的内侧界是拇长伸肌腱；外侧是拇长展肌腱和拇短伸肌腱。窝内可触及桡骨茎突及其远侧的桡动脉搏动。当舟骨骨折时，该窝因肿胀而消失，并有压痛。

手掌外侧隆起为鱼际；内侧隆起为小鱼际；中部呈尖端向近侧的三角形凹陷区为掌心。

（二）体表投影

1. 腋动脉及肱动脉 当上肢外展 90°且手掌向上时，锁骨中点至肘窝中点连线的上 1/3 为腋动脉的投影；下 2/3 为肱动脉的投影。

2. 桡动脉和尺动脉 从肘窝中点远侧约 2cm 处，分别至桡骨茎突和豌豆骨桡侧的连线，为桡动脉和尺动脉的投影。

3. 正中神经 在臂部，与肱动脉一致；在前臂，为从肱骨内上髁与肱二头肌腱连线中点至腕中点稍外侧的连线。

4. 尺神经 从腋窝顶经肱骨内上髁与尺骨鹰嘴之间，至豌豆骨桡侧缘的连线。

5. 桡神经 自腋后襞下缘外侧端，向外下斜过臂部的后面，至肱骨外上髁的连线是桡神经主干的体表投影。

第二节 腋 窝

肩部是连接上肢与躯干的部分，主要包括腋窝、三角肌区和肩胛区等。**腋窝** axillary fossa 位于臂上部与胸侧壁之间，是由肌和筋膜等围成的一尖向上、底向下的锥形腔隙。腋窝有顶和底以及前、后、内侧、外侧四壁。从颈部和胸部走向上肢的大血管和神经由上口进入腋窝，沿外侧壁向下到达臂部。此外，腋窝内还有脂肪、血管和神经的分支、淋巴结和淋巴管等。

一、腋窝的构成

1. **顶** 即上口，由锁骨、第1肋和肩胛骨上缘围成，与颈部相交通。

2. **底** 由浅入深为皮肤、浅筋膜和腋筋膜构成。腋窝皮肤较薄，在成人生有腋毛，并有大量的皮脂腺及大汗腺，其分泌物经细菌分解后带臭味，称为腋臭。浅筋膜形成纤维隔连于皮肤与腋筋膜之间。**腋筋膜** axillary fascia 即腋窝底部的深筋膜，与腋窝四壁的深筋膜相延续。

3. **四壁**（图6－4）

（1）**前壁**：由胸大、小肌构成。胸大肌下缘以及覆盖它的筋膜和皮肤一起构成腋前襞。

（2）**内侧壁**：由上4或5个肋及肋间肌和前锯肌构成。

（3）**外侧壁**：由肱骨上部的内侧面及喙肱肌和肱二头肌短头构成。

（4）**后壁**：由肩胛下肌、大圆肌及背阔肌构成。由于肱三头肌长头穿过大圆肌和小圆肌之间，此长头的内侧与大、小圆肌之间共同围成一三角形间隙，称**三边孔**，其内有旋肩胛血管通过。在肱三头肌长头的外侧与大、小圆肌及肱骨外科颈之间有一四角形间隙，称**四边孔**，其内有腋神经及旋肱后血管通过（图6－5）。背阔肌和大圆肌下缘及覆盖它们的筋膜和皮肤一起形成腋后襞。

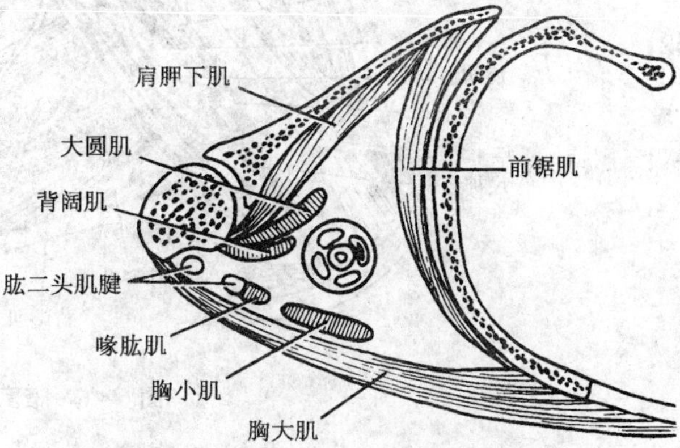

图6－4 腋窝的四壁（横断面示意图）

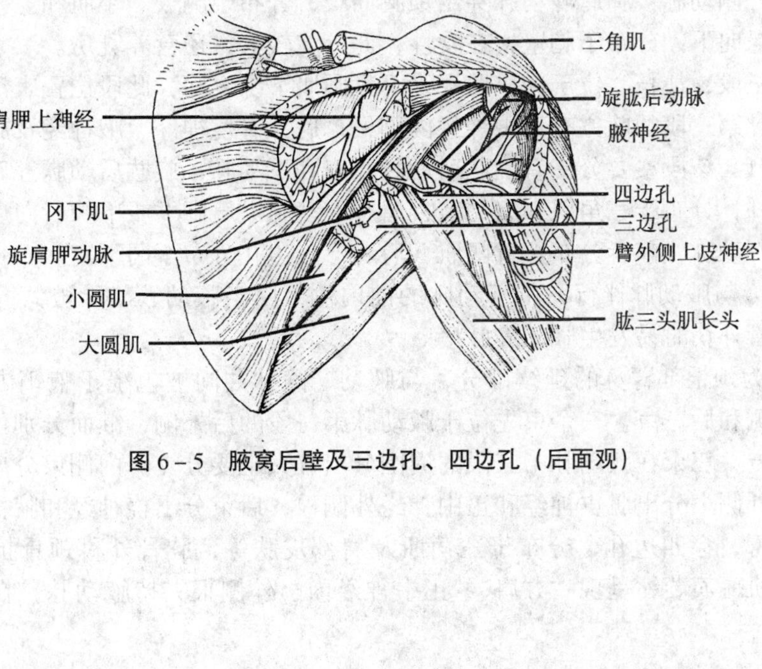

图6－5 腋窝后壁及三边孔、四边孔（后面观）

二、腋窝的内容

腋窝的内容（图6-6）有腋动脉及其分支、腋静脉及其属支、臂丛及其分支和腋淋巴结群等。

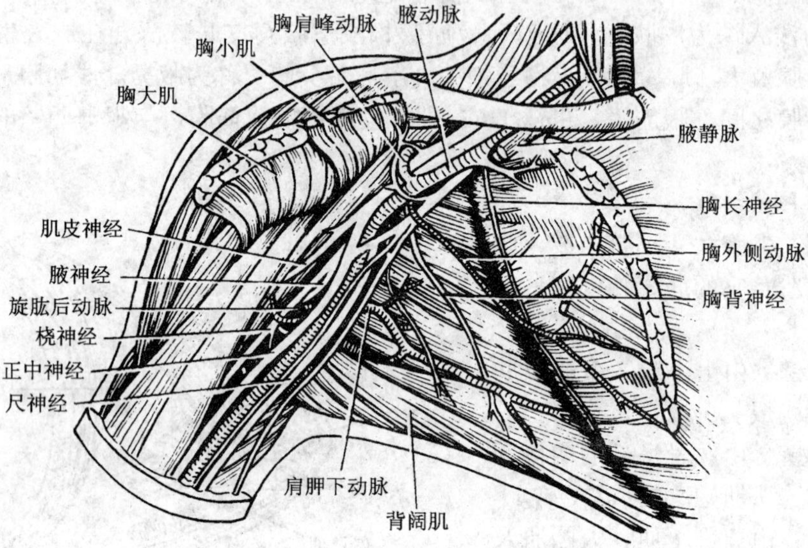

图6-6 腋窝内容

1. **腋动脉** 以胸小肌为标志，可分为三段。

腋动脉第一段，位置最深，从第1肋外缘至胸小肌上缘。其前方有胸大肌和锁胸筋膜覆盖；其内侧有腋静脉伴行；外侧与臂丛相邻。

腋动脉第二段，最短，位于胸小肌的后方。其前方有胸大、小肌及其筋膜；后方有臂丛后束；内侧有臂丛的内侧束及腋静脉；外侧有臂丛的外侧束。腋动脉在该段的主要分支有胸肩峰动脉和胸外侧动脉：胸肩峰动脉穿出锁胸筋膜，分布于胸大、小肌和三角肌；胸外侧动脉沿胸小肌下缘向下，分布于胸壁，在女性，此分支较大，还营养乳房。

腋动脉第三段，最长，位于胸小肌下缘至大圆肌下缘之间，此段位置表浅，仅被以皮肤及筋膜。腋动脉第三段的前方有正中神经内侧根；后方有桡神经、腋神经及旋肱后血管；内侧有腋静脉伴行。该段主要分支有旋肱后动脉和肩胛下动脉：旋肱后动脉穿四边孔，绕肱骨外科颈向后向外，分布于三角肌和肩关节；肩胛下动脉沿肩胛下肌下缘行向后下，又分为胸背动脉和旋肩胛动脉，前者分布至背阔肌，后者穿三边孔分布至冈下窝。

2. **腋静脉** 与腋动脉伴行，位于动脉的前内侧，由于腋动、静脉被共同包绕在一个腋鞘内，此处血管外伤时易发生腋动静脉瘘。

3. **臂丛** 为颈根部臂丛的延续部分，与腋动、静脉共同被包绕于腋鞘内。在腋窝臂丛形成内侧、外侧和后三束。三个束先位于腋动脉第一段的后外侧，继而分别位于第二段的内侧、外侧和后方，三束在腋动脉第三段的周围分出五大主要分支。内侧束分出尺神经和正中神经内侧根；外侧束分出肌皮神经和正中神经外侧根；后束分出桡神经和腋神经，腋神经与旋肱后动脉伴行，穿四边孔，分布于三角肌及肩部皮肤等，肱骨外科颈骨折，易损伤腋神经，致使三角肌瘫痪萎缩呈现“方肩”。正中神经内、外侧根夹持腋动脉，在动脉的前外方合成正中神经。此外，臂丛还发出胸长神经和胸背神经等。胸长神经与胸外侧血管伴行，分布至前锯肌；胸背神经与同名血管伴行，分布至背阔肌等。在乳癌根治术清扫腋淋巴结时，应注意勿伤此二神经。若胸长神经损伤，前锯肌瘫痪，呈现“翼状肩”。

4. **腋鞘** axillary sheath（图 6－7） 由椎前筋膜向外侧延续包绕腋血管及臂丛而成。临床上锁骨下臂丛麻醉，需将麻药注入此鞘内。

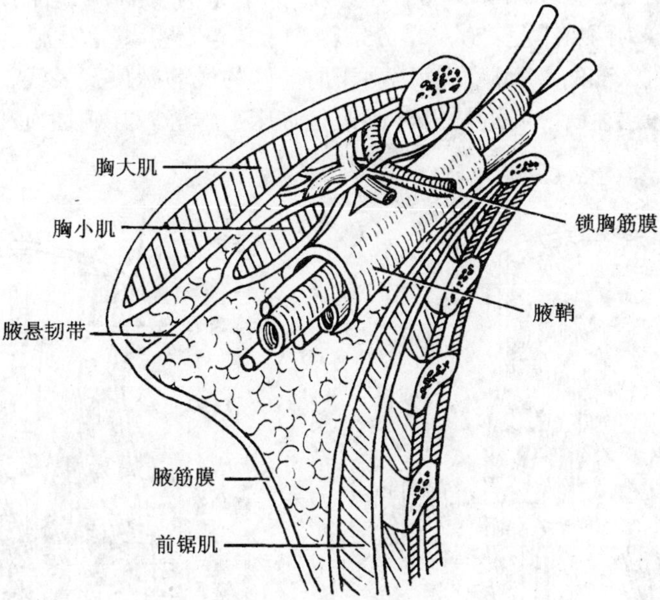

图 6－7 腋鞘示意图

5. **腋淋巴结群** 数目较多，可分为五群。

（1）胸肌淋巴结：沿胸小肌下缘、胸外侧血管及胸长神经排列，收纳胸外侧壁、乳房及上腹壁的淋巴。

（2）肩胛下淋巴结：沿肩胛下及胸背血管和胸背神经排列，收纳肩胛区和背部的淋巴。

（3）外侧淋巴结：沿静脉远侧段排列，收纳上肢的淋巴。

（4）中央淋巴结：位于腋腔中央，各血管神经之间的疏松结缔组织中，收纳上述三群淋巴结的淋巴。

（5）尖淋巴结：沿腋静脉近侧段排列，接受上述四群淋巴结和乳房上部的淋巴，其输出管合成锁骨下干。

乳腺癌一般先转移至胸肌淋巴结，而上肢感染则先侵犯外侧淋巴结。

第三节 肘 前 区

一、肘前区的界限

肘前区位于肘关节的前方。其上界和下界分别为通过肱骨内、外上髁连线上、下各两横指的水平线。其内、外侧界分别为通过肱骨内、外上髁的垂线。

二、肘前区的浅层结构

肘前区的皮肤薄而柔软，浅筋膜疏松，其内有皮神经和浅静脉（图6-8）等。肱二头肌腱内侧的浅筋膜内走行的是贵要静脉和前臂内侧皮神经；肌腱外侧有头静脉和前臂外侧皮神经。在肱二头肌腱前面有头静脉和贵要静脉之间的吻合静脉。此吻合静脉的连接形式有：①自头静脉向内上吻合于贵要静脉，吻合呈“N”形，此种吻合静脉称为肘正中静脉。②以前臂正中静脉向上分为两支，呈“Y”形分别吻合于头静脉和贵要静脉。吻合静脉向深方有一恒定的交通支与肘深部的肱静脉相连。由于肘前区的浅静脉位置表浅，比较固定，其深面有肱二头肌腱膜与深层血管、神经隔开，因此是临床上作静脉穿刺抽血和输液的常用部位。

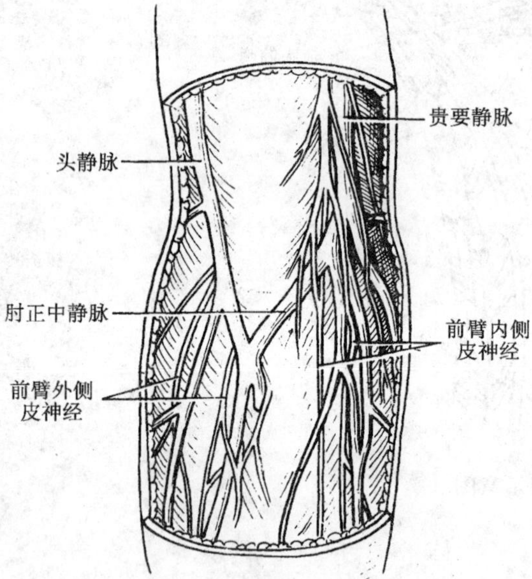

图6-8　肘前区浅静脉和皮神经

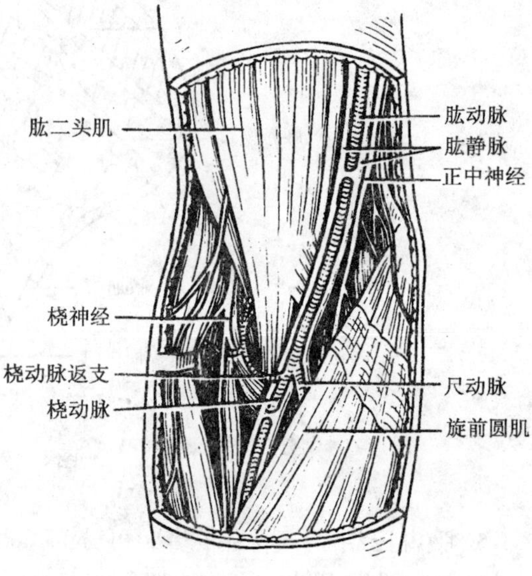

图6-9　肘窝内容

三、肘前区的深层结构

（一）深筋膜

肘前区的深筋膜，上续臂筋膜；下连前臂筋膜，由于肱二头肌腱膜的参与而增厚。**肱二头肌腱膜** bicipital aponeurosis 是从肱二头肌腱内侧，腱纤维向下散开止于前臂深筋膜的部分。它将其浅面的浅静脉、皮神经与深方的血管、神经分隔开。腱膜的游离上缘是肘前区的重要标志，它与肱二头肌腱的交角处的深面，是触摸肱动脉搏动和测量血压的听诊部位；腱膜下缘与肱二头肌腱交角处的深面，标志肱动脉的末端。肱二头肌腱膜挛缩时，压迫其深面的肱血管及正中神经，可导致缺血性挛缩。

（二）肘窝

1. 肘窝的界限　肘窝 cubital fossa（图6-9）是位于肘前区深筋膜和肱二头肌腱膜深方的、呈尖端朝向远侧的三角形凹陷。其上界为肱骨内、外上髁的连线，下内侧界为旋前圆肌，下外侧界为肱桡肌，窝底主要是肱肌。

2. 肘窝的内容　肱二头肌腱是肘窝的中心标志，血管和神经列于其两侧（图6-9）。

(1) 肱动脉及正中神经：均位于肱二头肌腱的内侧。最内侧为正中神经，肱动脉及其两侧伴行的两条肱静脉位于正中神经和肱二头肌腱之间。肱动脉于肘窝中点远侧约2cm处，分为桡动脉和尺动脉。桡动脉较细，从肘窝尖进入前臂桡侧。尺动脉较粗，经旋前圆肌深方进入前臂尺侧。正中神经则越过尺动脉的前方，然后穿旋前圆肌两头之间进入前臂。正中神经在肘窝以上无分支。肱骨髁上骨折时，骨折断端移位，可压迫或损伤肱动脉及正中神经，造成前臂缺血性挛缩或感觉障碍和瘫痪。

(2) 桡神经及前臂外侧皮神经：均位于肱二头肌腱的外侧。前臂外侧皮神经在肌腱外侧穿出深筋膜后和头静脉伴行。桡神经在肱桡肌与肱肌之间下行，在肘窝平桡骨颈高度分为浅支和深支。浅支为皮支，经肱桡肌深面达前臂桡侧：深支则穿旋后肌分布至前臂伸肌群。

第四节 手 部

手是劳动的重要器官，在神经系统的支配下，能完成各种精细而复杂的运动。同时手也是易受外伤和感染的部位。手部包括腕和手，手又可分为手掌、手背和手指。

一、手 掌

(一) 浅层结构

1. 皮肤 手掌的皮肤厚而致密，角化层较厚，汗腺丰富，但没有毛发及皮脂腺。皮肤与深层的掌腱膜连接较紧密，不易滑动而有利于手的抓、握、持物的功能。由于手掌皮肤的结构特点，手掌感染时肿胀不明显，肿胀不易向表面溃破，却反而向深部扩散；有伤口时，因皮肤缺乏伸缩性而缝合困难，且易形成瘢痕而影响手的功能。

2. 浅筋膜 手掌的浅筋膜可分为三部分：鱼际处和小鱼际处的浅筋膜较薄。掌心处的浅筋膜较致密，并有很多垂直的纤维隔将皮肤与掌腱膜紧密相连，分隔皮下组织成无数小叶，浅血管、淋巴管及皮神经穿行其间。

(二) 深层结构

1. 深筋膜 手掌的深筋膜可分为三部分，内侧部和外侧部较薄弱，分别覆盖鱼际肌群和小鱼际肌群；中间部深筋膜分浅、深两层，浅层厚而坚韧称掌腱膜，深层位于骨间肌前面称为骨间掌侧筋膜。手掌的深筋膜还参与构成手掌的骨筋膜鞘及腕管等。

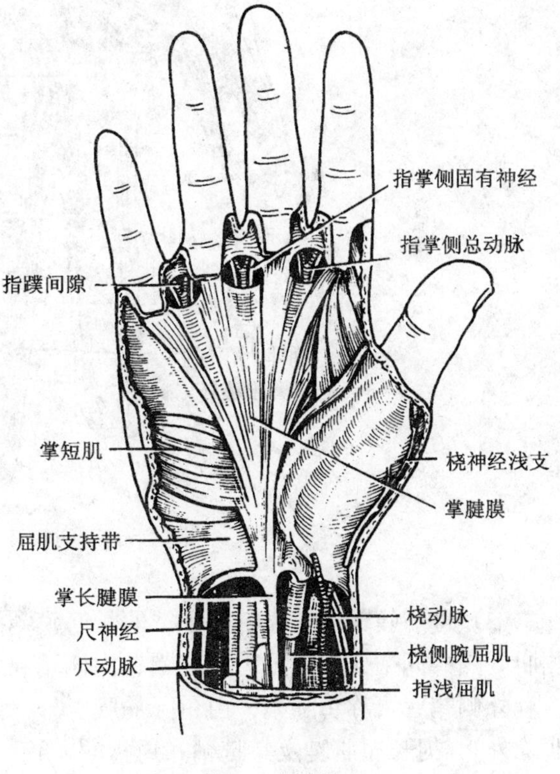

图 6-10 掌腱膜

(1) **掌腱膜** palmar aponeurosis（图 6-10）：位于屈指肌腱的前方，由手掌深筋膜中间部的浅层构成，呈三角形，厚而坚韧，为纵横纤维交织成的腱性结构。其近端有掌长肌腱加入，远端展开分为四束止于第2~5指近节指骨底两侧。掌腱膜可协助屈腕及屈指。外伤和炎症时，可引起掌腱膜挛缩而影响手的功能。

（2）**屈肌支持带与腕管**：**屈肌支持带** flexor retinaculum 由手掌深筋膜在腕前部增厚形成，又叫腕横韧带，其桡侧端附着于手舟骨及大多角骨，尺侧端附着于豌豆骨及钩骨。

腕管 carpal canal 由屈肌支持带和腕骨沟共同围成。它是前臂与手掌之间的重要通道，内有图6指浅、指深屈肌腱，拇长屈肌腱和正中神经通过（图6-11），在管内正中神经位于浅层偏桡侧。因腕管由腕骨与坚韧的韧带围成，管腔无扩展性，如果腕管腔内压力增高或腕骨骨折时，均可压迫正中神经等，临床上称为腕管综合征。

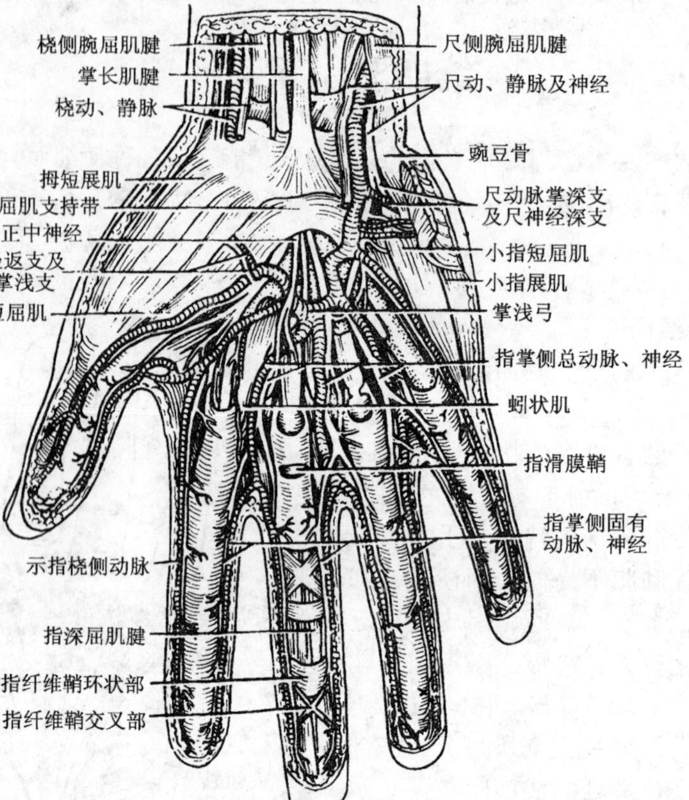

图6-11 腕管及手掌结构（中层）

（3）**骨筋膜鞘及其内容**：手掌的骨筋膜鞘由深筋膜浅、深层及连于其两层之间的内、外侧肌间隔共同围成。可分为外侧鞘、内侧鞘和中间鞘（图6-12，13）。

外侧鞘，又称鱼际鞘，由鱼际筋膜、外侧肌间隔和第1掌骨围成，内有鱼际肌群（拇收肌除外）、拇长屈肌腱及其腱鞘和拇指的血管、神经等。

内侧鞘，又称小鱼际鞘，由小鱼际筋膜、内侧肌间隔和第5掌骨围成，内有小鱼际肌群（掌短肌除外）、小指屈肌腱及其腱鞘和小指的血管、神经等。

中间鞘，位于掌腱膜、内侧肌间隔、骨间掌侧筋膜、外侧肌间隔与拇收肌筋膜之间，其内有指浅、深屈肌的八条肌腱，四块蚓状肌和屈肌总腱鞘，以及掌浅弓、指血管和神经等。

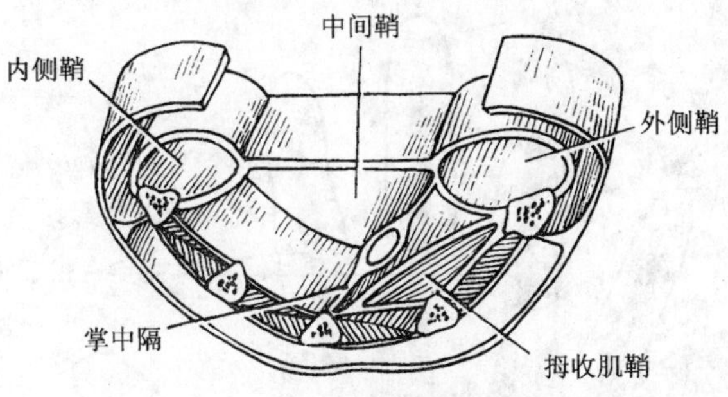

图 6-12　手掌骨筋膜鞘示意图

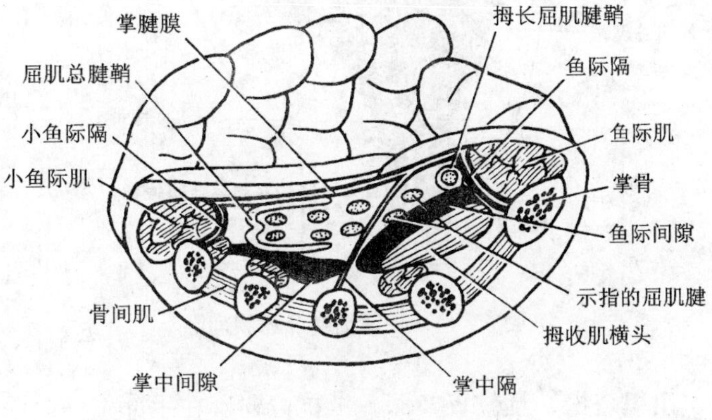

图 6-13　手掌筋膜间隙示意图

2. 掌浅弓、正中神经及尺神经的浅支　掌浅弓由尺动脉终支和桡动脉掌浅支吻合而成。它位于掌腱膜与屈指肌腱之间，弓背凸向远侧，自弓上除发出一支小指尺掌侧动脉直接至小指尺侧缘外，另发三支指掌侧总动脉，行至掌指关节附近，各又分为两支指掌侧固有动脉，沿第 2~5 指的相对缘分布。

正中神经入手掌后位于掌浅弓的深面，常先发出返支，与桡动脉掌浅支伴行，返回鱼际肌群，支配除拇收肌以外的鱼际肌群。返支位置表浅，手术时应注意保护，如受损伤则影响拇指的对掌等功能，正中神经的肌支还支配第 1、2 蚓状肌。正中神经皮支分布于手掌桡侧 2/3、桡侧三个半指掌侧及其中、远指节背侧的皮肤。

尺神经浅支伴行于尺动脉尺侧，它在手掌的分支分布于手掌尺侧 1/3、尺侧一个半手指掌侧的皮肤。

3. 手掌筋膜间隙（图 6-13，14）　位于手掌屈指肌腱及蚓状肌的深面与骨间肌及其筋膜之间，为一充满疏松结缔组织的潜在间隙。由于掌腱膜发出掌中隔至第 3 掌骨，因此又将手掌筋膜间隙分为尺侧的掌中间隙和桡侧的鱼际间隙。

（1）**掌中间隙**：位于第 3、4、5 指屈肌腱及屈肌总腱鞘与骨间肌及其筋膜之间。其内侧界为内侧肌间隔，外侧界为掌中隔。此间隙近侧端经腕管可通向前臂屈肌后间隙，远侧端沿第 2~4 蚓状肌可通向第 3~5 指背侧。

（2）**鱼际间隙**：位于示指屈肌腱与拇收肌及其筋膜之间。其内侧界为掌中隔，外侧界为外侧肌间隔。此间隙近侧端为盲端，远侧端沿第 1 蚓状肌通向示指背侧。

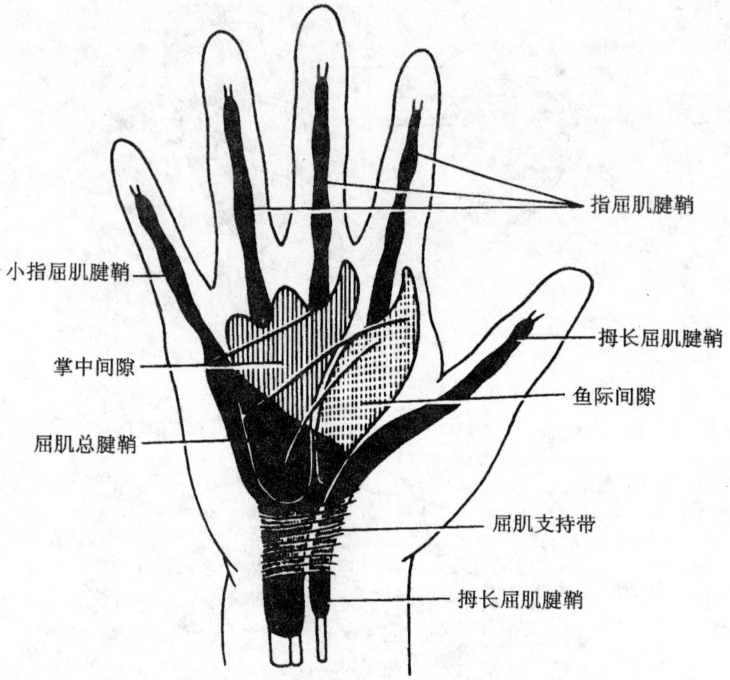

图 6-14　手掌腱鞘及筋膜间隙

上述两间隙内，组织疏松，且位置较深，抵抗力弱。在手部感染向深层蔓延或腱鞘炎溃破时，可引起此二间隙化脓性炎症，并可沿上述途径扩散，所以应及时切开引流，以免炎症扩散或肌腱坏死。掌中间隙引流时，手术切口应在第 3、4 掌骨小头间。鱼际间隙引流切口应沿鱼际皱纹。

4. 手掌腱鞘

(1) **拇长屈肌腱鞘**：在桡侧包绕拇长屈肌腱。此腱鞘近侧自腕横韧带的近侧处起始包绕拇长屈肌腱，远侧与拇指腱鞘相续。

(2) **屈肌总腱鞘**：在尺侧包绕指浅、深屈肌的 8 条肌腱。其近侧也在腕横韧带的近侧处起始包绕上述肌腱，在远侧仅和小指腱鞘相续，而第 2~4 指的屈肌腱远侧端分别被单独的指腱鞘包绕，故与屈肌总腱鞘不相通。

如果拇指或小指腱鞘炎时，可分别波及拇长屈肌腱鞘和屈肌总腱鞘。当拇长屈肌腱鞘或屈肌总腱鞘患腱鞘囊肿，握拳时囊肿内容物均可经腕管突向腕横韧带的近侧部。

5. 掌深弓及尺神经深支

(1) **掌深弓**（图 6-15）：位于骨间掌侧筋膜与骨间肌之间，适对第 2~4 掌骨底稍远侧，它由桡动脉末端与尺动脉的掌深支吻合而成。由弓的凸侧缘发出三条掌心动脉在指蹼处汇入相应的指掌侧总动脉。

(2) **尺神经深支**（图 6-15）：与尺动脉掌深支伴行，穿小鱼际肌群至骨间肌表面，支配小鱼际肌群、拇收肌、骨间肌及第 3、4 蚓状肌。

二、手　　背

手背的皮肤薄而柔软，富有弹性，移动度较大。浅筋膜疏松，炎症时易肿胀。浅筋膜内

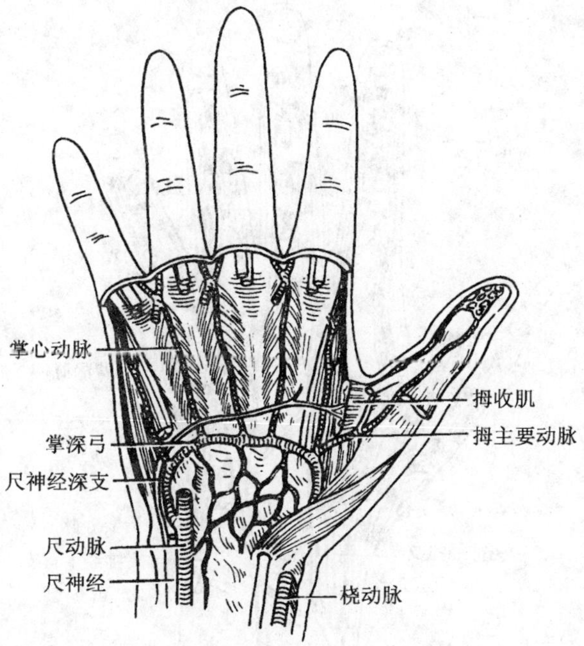

图 6－15　手掌结构（深层）

有丰富的浅静脉及皮神经（图 6－16）。手背的浅静脉互相吻合成**手背静脉网**，是临床上输液的常用部位。手背的皮神经有桡神经浅支及尺神经手背支，它们走行于浅静脉深面，分别分布于手背的桡侧 1/2 和尺侧的 1/2，以及桡、尺侧各两个半指背的皮肤（示、中指及环指桡侧半中、远节指背皮肤由正中神经皮支分布）。

手背的肌腱位置表浅，表面可见其隆起，易受外伤。这些肌腱在伸肌支持带深方都有腱鞘包绕，其中桡骨茎突附近的腱鞘是囊肿和炎症的好发部位。

三、手　　指

1. 手指的血管和神经　每一手指均有四条动脉和神经，两条指掌侧固有动脉和两条指背动脉，它们都有同名神经伴行，走行于手掌面和手背面两侧的皮下。因此手指手术常在指根部作环行阻滞麻醉，手术切口应在手指侧面中线进行，可避免损伤其血管和神经，又可避免损伤指横纹后形成瘢痕，而影响手指功能。

2. 手指的肌腱和腱鞘

（1）**手指的肌腱**：①手指掌侧的肌腱（图 6－17）：除拇指外，每个手指的掌侧都有一条指深屈肌腱和一条指浅屈肌腱。指浅屈肌腱向远侧分为两脚，止于中节指骨的两侧，两脚之间形成腱裂孔，指深屈肌腱在其深面向远侧穿过腱裂孔，止于远节指骨。②手指背侧的肌腱（图 6－18）：背侧有指伸肌腱、蚓状肌腱、骨间肌腱及支持韧带所构成的指背腱膜。

（2）**手指腱鞘**（图 6－19）：包绕指浅、深屈肌腱，位于手指的掌侧面，由腱纤维鞘和腱滑膜鞘两部分构成：①**腱纤维鞘**，由手指深筋膜增厚形成，连于指骨两侧，对肌腱起约束、支持和滑车作用。②**腱滑膜鞘**，在纤维鞘的深面与肌腱表面之间形成的双层管状结构，包绕肌腱。此鞘分脏、壁两层。在肌腱与指骨之间，脏层和壁层互相移行处称为**腱系膜**，内

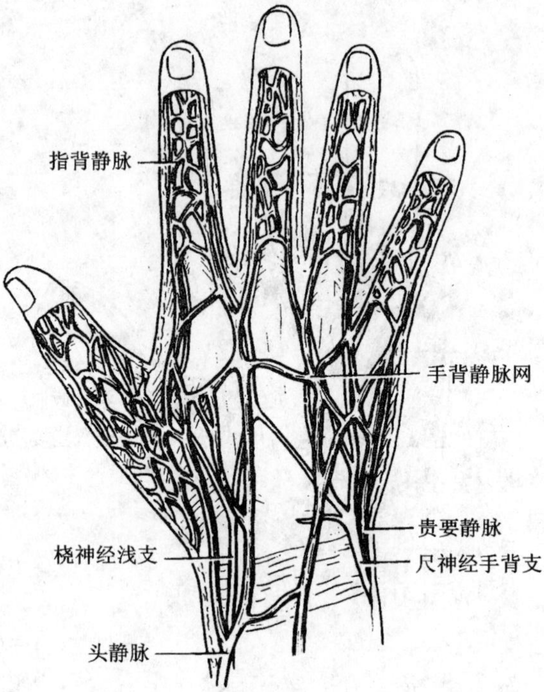

图 6-16　手背浅静脉和皮神经

有出入肌腱的血管和神经通过，称为**腱纽**。第 2～4 指腱鞘滑膜两端封闭，拇指和小指的腱滑膜鞘向近侧分别与拇长屈肌腱鞘、屈肌总腱鞘相连续。

手指化脓性腱鞘炎时，由于腱纤维鞘不易伸展，鞘内积液可压迫肌腱和腱纽，可导致肌腱坏死，应及时切开引流。

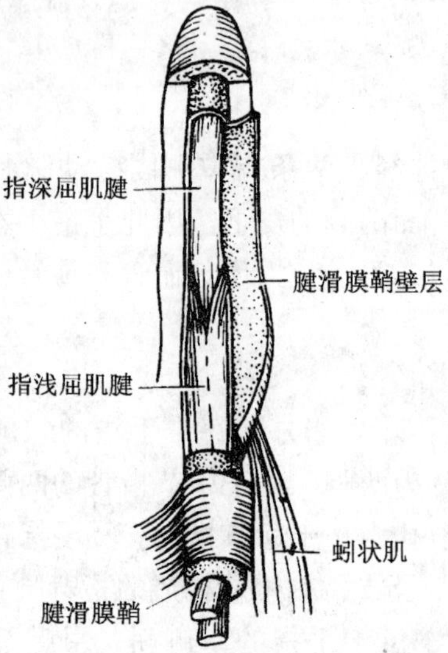

图 6-17　屈指肌腱（中指）

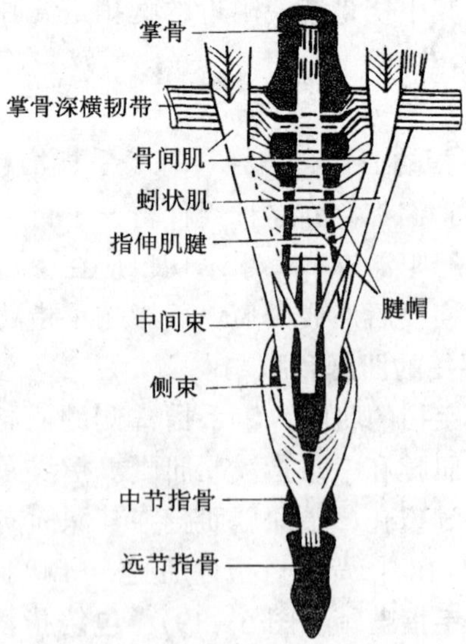

图 6-18　伸指肌腱（中指）

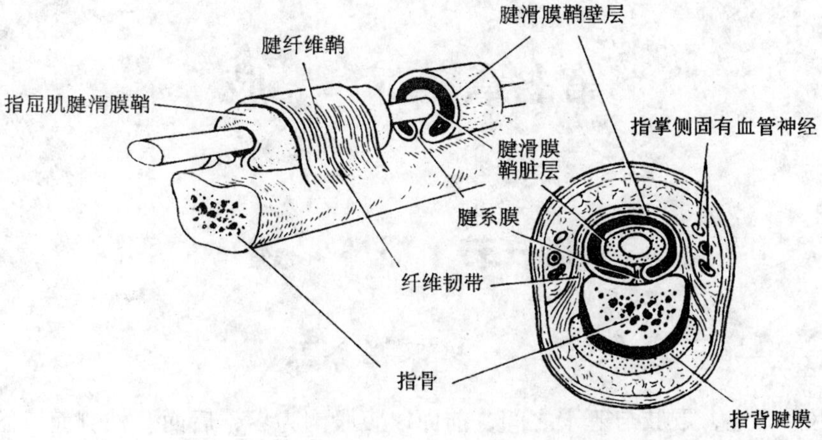

图 6－19　手指腱鞘

3. 指端结构

（1）**指腹**（图 6－20）：远侧指节的掌侧称为**指腹**。指腹皮下组织有许多纤维束连于皮肤与指骨骨膜之间，将浅筋膜分为若干小腔。当炎症时，小腔内压力升高，压迫血管、神经而引起剧痛，甚至末节指骨坏死，因此要及时切开引流，手术时从侧面切开，横行切断纤维束才能达到减压引流之目的。

（2）**指甲** nail（图 6－20）：位于远节指骨背侧，是皮肤的衍生结构，对指端有保护作用。指甲深面的真皮为**甲床**。指甲近侧缘嵌入皮内的部分叫**甲根**。甲根基部的生发层叫**甲基**，是指甲的生长点，手术时要注意保护。指甲的两侧与皮肤之间的沟叫**甲沟**，甲沟处易外伤而感染，称甲沟炎。

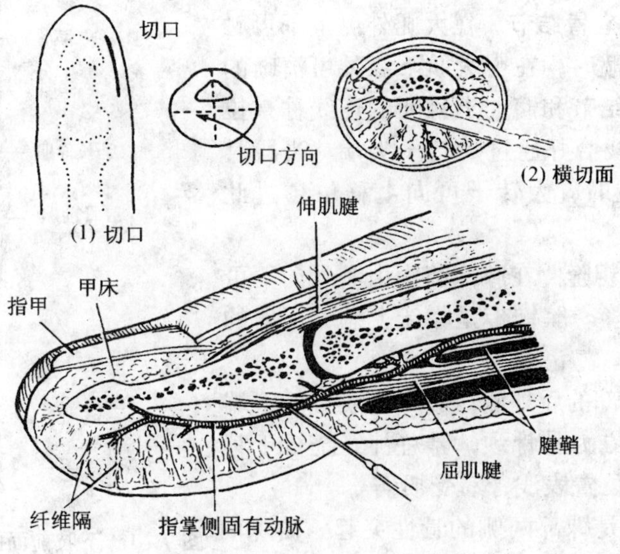

图 6－20　指端解剖

（边进才）

第七章　下　　肢

第一节　概　　述

一、境界和分部

下肢与躯干相连，下肢与躯干之间，前面以腹股沟为界，后面及外侧面以髂嵴为界；内侧以阴股沟与会阴分隔。

下肢可分为臀、股、膝、小腿、踝和足诸部，各部又分为若干区。

二、表面解剖

（一）体表标志

下肢重要的体表标志（图 7-1）有：

1. **髂前上棘和髂结节**　下肢上界的后、外侧部，在皮下可摸到髂嵴的全长，其前端的突起即髂前上棘，是手术时重要的定位标志。由髂前上棘沿髂嵴向后 5~7cm 处，可摸到一突向外的隆起为髂结节，是临床上骨髓穿刺的常用部位。

2. **股骨大转子和坐骨结节**　在大腿外侧上部可触及股骨大转子。当屈髋时，在臀大肌下缘处可清晰的摸到坐骨结节。坐骨结节和髂前上棘间的连线称奈拉通（Nelaton）线，此线恰好通过大转子尖端。当股骨颈骨折或髋关节脱位时，大转子可向上移位越过此线。

3. **髌韧带和胫骨粗隆**　在膝部前面由髌骨向下可触及髌韧带和胫骨粗隆。髌韧带是临床上髌腱反射的叩击部位。

4. **腓骨头**　在膝部的后外侧，股二头肌腱的下端可触及腓骨头，其下方为腓骨颈，腓总神经绕行于其外侧，此处腓总神经位置表浅，易受损伤。

5. **内踝和外踝**　是踝部两侧的骨性突起。内踝前方有大隐静脉越过，在做静脉注射或静脉切开时，内踝可作为寻找大隐静脉的标志。

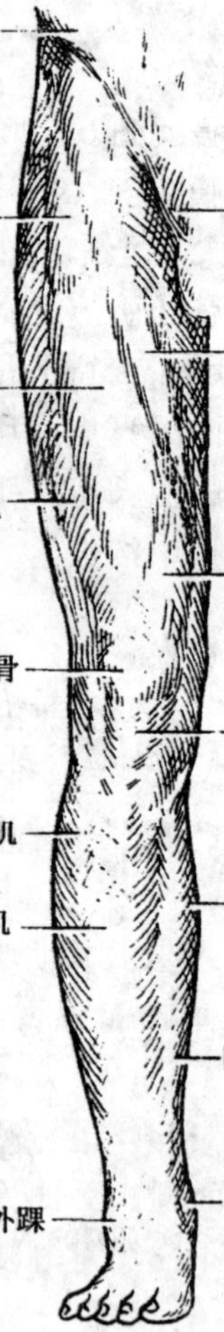

图 7-1　下肢前面的肌性标志和骨性标志

6. **跟腱**　在踝部的后面可触及跟腱，它向下止于跟结节。跟腱是临床上跟腱反射的叩击部位。

（二）体表投影

1. **臀上血管及神经**　自髂后上棘至股骨大转子顶端连线的上、中1/3交点，即臀上动、静脉及神经出入盆处的投影。

2. **股动脉**　屈髋关节并轻微外旋、外展位时，由腹股沟中点至股骨内上髁连线的上2/3即为股动脉的体表投影。

3. **足背动脉**　内踝与外踝向前连线的中点至第1、2跖骨底之间的连线，是足背动脉的体表投影。

4. **坐骨神经主干**　髂后上棘至坐骨结节连线的中、上1/3交界处，股骨大转子与坐骨结节连线的中点，股骨内、外侧髁之间的中点，此三点的连线为坐骨神经主干的体表投影。坐骨神经痛时，常在此投影线上有压痛。

第二节　臀　　部

一、臀部的界限

臀部为髋骨外面的区域。其上界为髂嵴；下界为臀沟；内侧界为髂后上棘至尾骨尖的连线；外侧界为髂前上棘至大转子尖的连线。

二、臀部的层次结构

1. **皮肤与浅筋膜**　臀部的皮肤较厚，浅筋膜形成许多纤维束将皮肤与深筋膜连接起来，其间充满丰富的脂肪组织。

2. **深筋膜**　又称**臀筋膜** gluteal fascia。臀筋膜上附髂嵴；下续于股后区的深筋膜。臀筋膜分浅、深两层包绕臀大肌。其浅层较坚韧，发出纤维隔伸入肌束，故不易和臀大肌剥离。臀筋膜浅层是手术时识别肌层的标志。

3. **肌层**　臀肌可分为浅、中、深三层。浅层主要是臀大肌；中层由上向下依次为臀中肌、梨状肌和股方肌等；深层为臀小肌。由于梨状肌从坐骨大孔穿出（图7-2），故坐骨大孔被该肌分为梨状肌上孔和梨状肌下孔。

4. **梨状肌上、下孔及其穿经结构（图7-2）**

（1）**梨状肌上孔：**经梨状肌上孔出入盆腔的结构，由外侧向内侧依次为臀上神经、臀上动脉和臀上静脉。臀部臀上动脉断裂时，其近心断端可缩回盆腔内，引起盆腔内严重出血。

（2）**梨状肌下孔：**经梨状肌下孔出入盆腔的结构，由外侧向内侧依次为坐骨神经、股后皮神经、臀下神经、臀下动静脉、阴部内动静脉和阴部神经。

坐骨神经与梨状肌的关系有各种类型（图7-3），其中以总干穿梨状肌下孔者最为多见；其次为坐骨神经在盆腔内分为胫神经和腓总神经，胫神经穿梨状肌下孔，而腓总神经则穿梨状肌出盆腔；其他类型则较少见。由于梨状肌与坐骨神经的关系密切，当梨状肌痉挛或肿胀可压迫坐骨神经引起疼痛，临床上称为梨状肌综合征。

由于梨状肌上、下孔及出入此二孔的血管、神经在臀部的位置关系，所以当臀部肌肉注射时，应在臀部外上1/4处进针较为安全。

梨状肌上、下孔是盆腔内筋膜间隙和臀大肌深面的臀大肌下间隙的通道，故臀大肌下间隙感染时可蔓延至盆内。

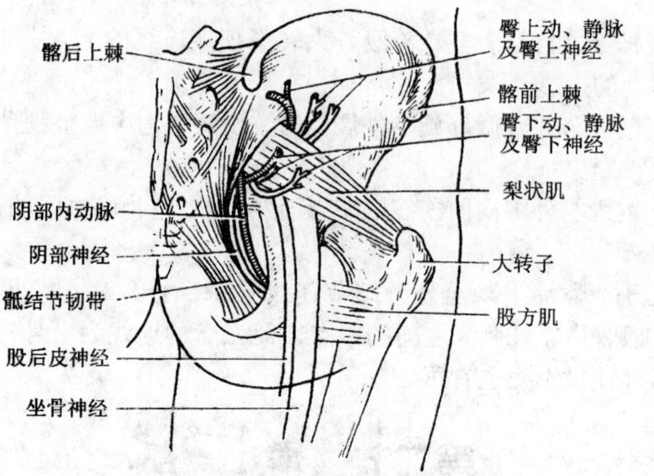

图 7－2　臀部的血管和神经

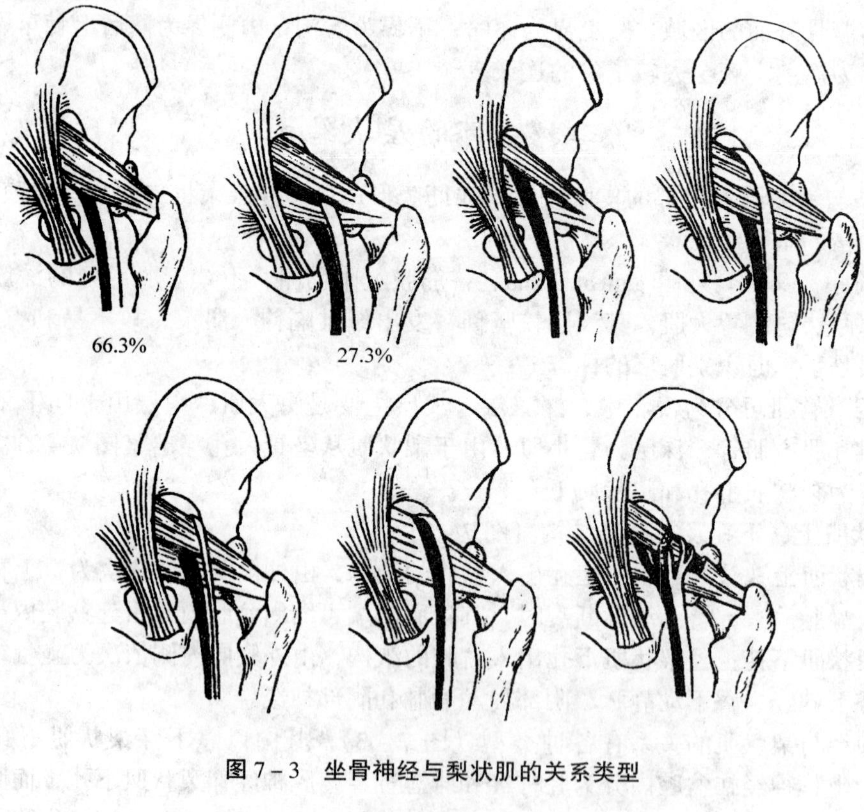

图 7－3　坐骨神经与梨状肌的关系类型

第三节　股 前 区

一、股前区的界限

股前区是股部前方的区域。其上界为腹股沟；下界为经髌骨底上方两横指处的环行线；内、外侧界分别为股骨内外上髁的纵行线。

二、股前区的层次

（一）浅层结构

股前区皮肤较薄，移动性大。临床上植皮时，可在此处切取皮片。股前区浅筋膜含脂肪较多，内有大隐静脉及其属支、皮神经和腹股沟浅淋巴结等。

1. **大隐静脉**　在大腿内侧浅筋膜内上行，最后经隐静脉裂孔注入股静脉。大隐静脉根部在注入股静脉以前接受五个属支（详见系统解剖学）：①腹壁浅静脉；②阴部浅静脉；③股内侧浅静脉；④旋髂浅静脉；⑤股外侧浅静脉。当大隐静脉曲张而进行高位结扎手术时，要同时结扎上述五个属支，以防静脉曲张复发。

2. **腹股沟浅淋巴结**　可分为两群：上群沿腹股沟韧带下方排列，收集脐以下腹前壁、臀区、外生殖器及会阴的淋巴；下群沿大隐静脉上端排列，收集下肢沿大隐静脉而来的淋巴。上述收集区域的感染，可引起该淋巴结肿大。

（二）深层结构

1. **深筋膜**　又称**阔筋膜**。股前区深筋膜系阔筋膜的前份。在耻骨结节的外下方 3～4cm 处，阔筋膜形成一个卵圆形的薄弱区，称为**隐静脉裂孔** saphenous hiatus，大隐静脉经此裂孔注入股静脉。

2. **肌腔隙和血管腔隙**　腹股沟韧带与髋骨之间是腹、盆腔通股前区的重要通道。它又被连于腹股沟韧带和髂耻隆起之间的髂耻弓分隔为内、外侧两部分：外侧为肌腔隙；内侧为血管腔隙（图 7－4）。

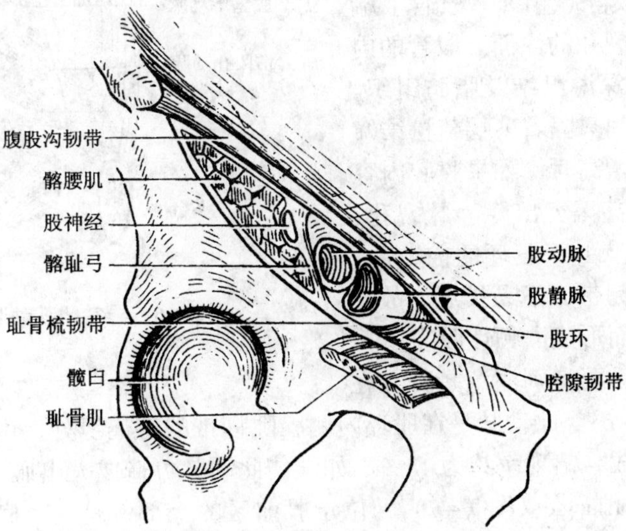

图 7－4　肌腔隙和血管腔隙

（1）**肌腔隙** lacuna musculorum：其前界为腹股沟韧带外侧份；后界为髂骨；内侧界为髂耻弓。肌腔隙内有股神经和髂腰肌通过。当腰椎结核形成脓肿时，脓液可沿腰大肌及其筋膜经此腔隙蔓延至大腿根部，并可刺激股神经。

（2）**血管腔隙** lacuna vasorum：其前界为腹股沟韧带的内侧份；后界为耻骨梳韧带；内侧界为腔隙韧带；外侧界为髂耻弓。血管腔隙内有股动、静脉通过，股静脉内侧为股环。

股鞘 femoral sheath（图 7-5）为腹横筋膜及髂筋膜经血管腔隙向下延伸并包绕股动、静脉周围的筋膜鞘，呈漏斗形，长 3~4cm。股鞘内有两个纵向的纤维隔将其分为三部分：外侧份容纳股动脉，中份容纳股静脉，内侧份为股管。

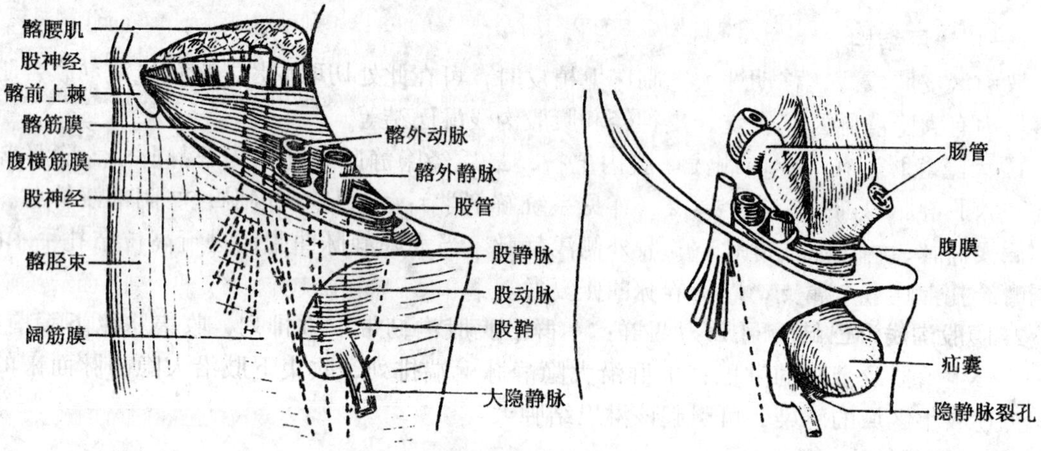

股鞘和股管　　股疝

图 7-5　股鞘、股管与股疝

股管 femoral canal（图 7-5）为股鞘内侧份的一个潜在性腔隙，长 1~2cm。股管的上口为**股环** femoral ring。股环的前界为腹股沟韧带；后界为耻骨梳韧带；内侧界为腔隙韧带；外侧借纤维隔与股静脉相邻。股管下端为盲端，位于隐静脉裂孔的深面。股管的内容物常有一个腹股沟深淋巴结及脂肪组织。由于股环与腹膜腔之间只隔着薄层疏松结缔组织和腹膜，当腹压增高时，如果腹腔内容物经股环穿入股管，甚至突出隐静脉裂孔，称为股疝（图 7-5）。由于股环的前、后、内侧三面均为坚强的韧带，不易扩展，故疝内容物不易还纳，从而形成嵌顿性股疝。

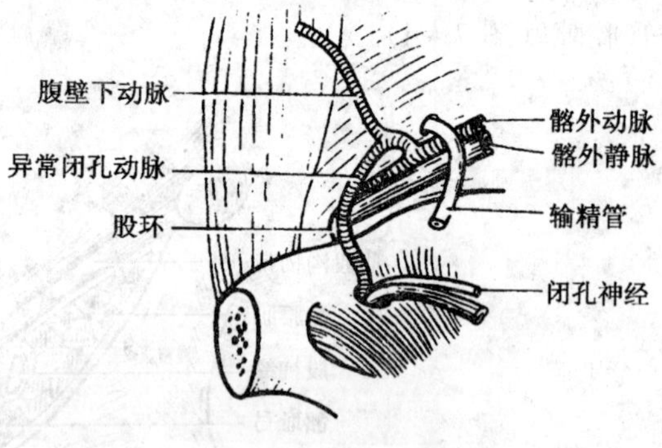

图 7-6　异常闭孔动脉（内面观）

股疝修补手术时，要特别注意是否存在异常闭孔动脉（图 7-6）。此动脉是在股环内侧腔隙韧带的游离缘处，由腹壁下动脉与闭孔动脉的吻合支增粗形成，出现率约为 18%。如误伤此动脉可造成大出血。

3. **股三角** femoral triangle（图 7-7）　位于股前区的上部，是一个底朝上，尖朝下的三角区。股三角的上界为腹股沟韧带，外下界为缝匠肌内侧缘，内侧界为长收肌内侧缘；其前壁为阔筋膜；后壁自外侧向内侧为髂腰肌、耻骨肌及长收肌。

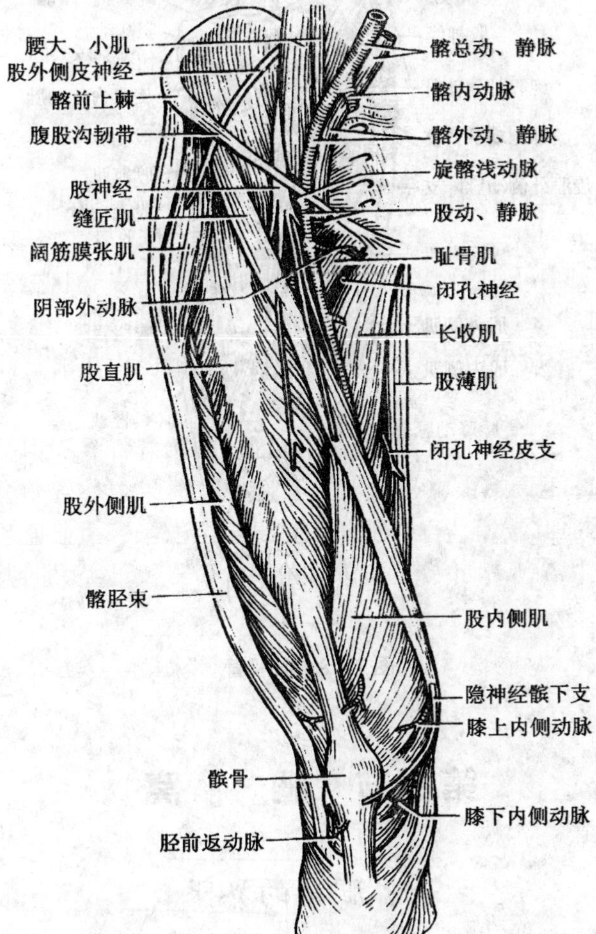

图 7－7　股三角

股三角的内容，自外侧向内侧依次有股神经、股动脉及其分支、股静脉及其属支和股静脉周围的腹股沟深淋巴结及脂肪组织等。根据上述位置关系，可进行股动脉压迫止血、插管造影，股静脉穿刺或股神经阻滞麻醉等。

4. **收肌管** adductor canal（图 7－8）　是股三角向后下通向腘窝的重要通道，位于股前区中 1/3 段内侧面，是一个三棱形的肌筋膜管。其前内侧壁为缝匠肌和大收肌腱板，前外侧壁为股内侧肌，后壁为长收肌和大收肌。此管上口经股三角的下角通股三角；下口经**收肌腱裂孔** adductor tendinous opening 通腘窝。收肌管内的结构由浅入深依次为隐神经、股动脉和股静脉。

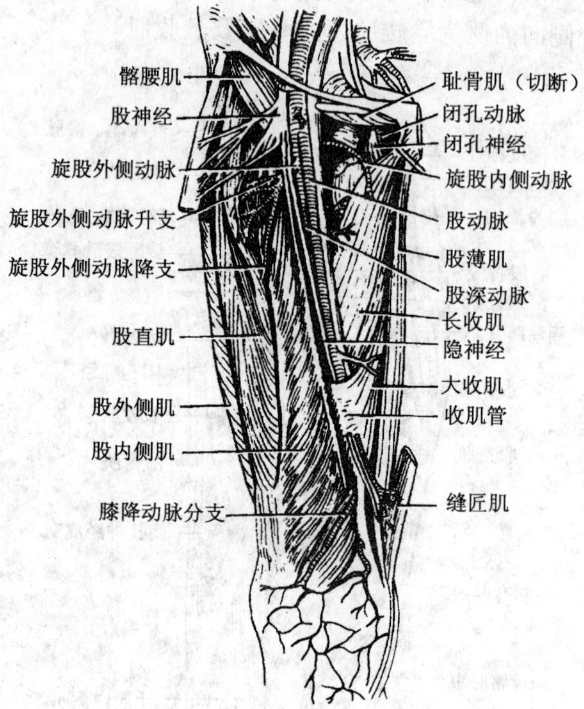

图 7－8　收肌管

第四节　腘　　窝

一、腘窝的界限

腘窝 popliteal fossal（图 7－9）是膝后区的主要结构，为一菱形凹陷。窝有一顶、一底和四个壁。其上外侧壁为股二头肌；上内侧壁为半腱肌和半膜肌；下内侧壁和下外侧壁分别为腓肠肌内、外侧头。腘窝的顶由膝后区的皮肤及浅、深筋膜构成。其深筋膜又称为腘筋膜 popliteal fascia，厚而坚韧，故腘窝患囊肿和动脉瘤时，因扩展受限，可致胀痛。腘窝的底主要为膝关节囊的后壁和腘肌。

二、腘窝的内容

在腘窝中线行走的血管、神经由浅入深依次为胫神经、腘静脉和腘动脉。腘动、静脉共同被包在一个血管鞘内，故腘血管损伤后，可能发生动静脉瘘。由于胫神经居腘静脉浅面，浅筋膜内的小隐静脉在腘窝下角处穿腘筋膜注入深方的腘静脉，故小腿静脉曲张须高位结扎小隐静脉末端时，应注意避免伤及其末端浅面的胫神经。腘动脉位置最深，邻贴股骨后面，故股骨下段骨折而向后移位时，可能伤及腘动脉。

腓总神经在腘窝沿股二头肌腱内侧缘向外下斜行，继而绕腓骨颈外侧面至小腿前面，此处腓总神经位置表浅，位于皮下，且贴近骨面。故腓骨颈骨折或石膏固定过紧时可累及腓总神经，而导致小腿前、外侧群肌瘫痪。

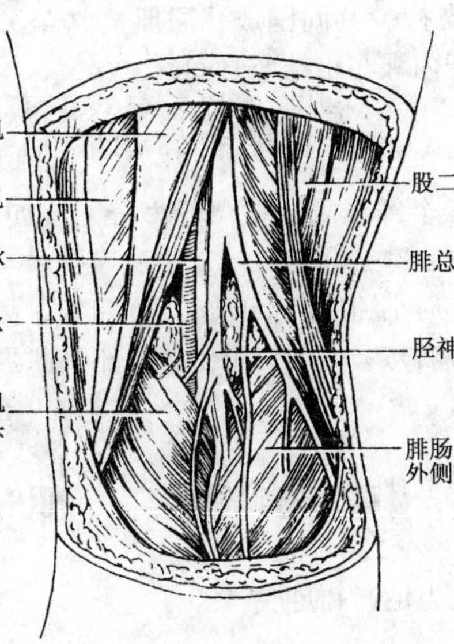

图 7-9　腘窝及其内容

腘窝内各结构之间充填脂肪组织，腘淋巴结位于其中。

第五节　踝　　管

一、踝管的位置和构成

踝管 malleolar canal（图 7-10）位于内踝后下方，是小腿后区通向足底的重要通道。它

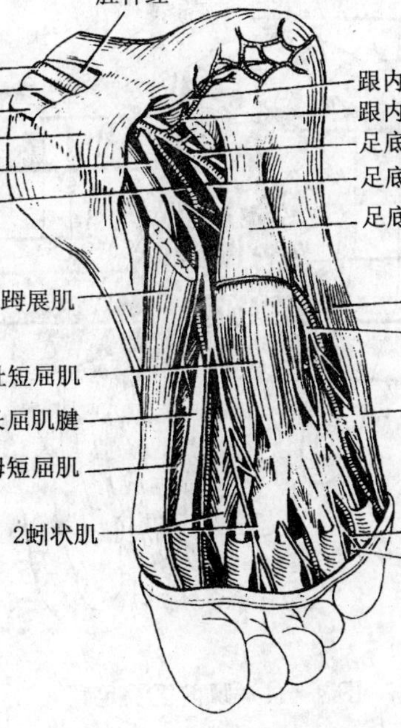

图 7-10　踝管及足底

由内踝、跟骨内侧面与屈肌支持带共同围成。**屈肌支持带** flexor retinaculum 又名分裂韧带，由局部深筋膜增厚形成，连于内踝与跟结节之间。

二、踝管的内容

屈肌支持带向深面发出三个纤维隔，在踝管内分隔成四个骨纤维管，由前向后依次通过：①胫骨后肌腱；②趾长屈肌腱；③胫后动、静脉及胫神经；④跗长屈肌腱。上述各肌腱均有腱鞘包绕。由于踝管向上通小腿后区，向前下通足底，故感染可经踝管相互蔓延。踝管部位外伤出血时，因此管由骨面与坚韧的韧带围成，不易扩展而压迫踝管内容物，可引起踝管综合征。

第六节　足　　部

足部借足的内、外侧缘分为足背和足底。

一、足　　背

足背（图 7 - 11）是足的内、外侧缘之间前上面的区域，此区在劳动和日常生活中易受

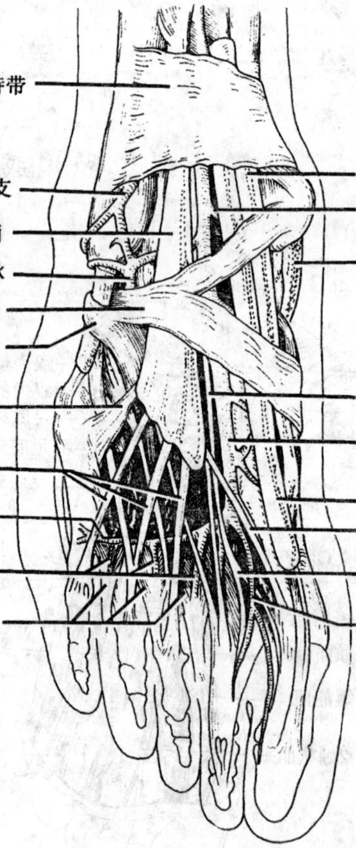

图 7 - 11　踝前区及足背

外伤。足背的皮肤较薄而有移动性。浅筋膜内有足背静脉弓及皮神经等。足背静脉弓横位于足背远侧，小隐静脉起于静脉弓的外侧端，经外踝后方上行于小腿后面；大隐静脉起于静脉弓的内侧端，经内踝前方上行。在内踝前方大隐静脉位置表浅，且较恒定，临床上常在此处进行静脉穿刺或切开插管输液等。

在足背的深筋膜下有胫骨前肌腱、踇长伸肌腱和趾长伸肌腱。在踇长伸肌腱和趾长伸肌腱之间可触及足背动脉搏动。

二、足　底

足底（图 7－10）的层次结构如下：

1. 皮肤和浅筋膜　足底皮肤坚厚，汗腺多，移动性差，在足跟、踇趾基底及足底外侧缘因负重和摩擦而特别增厚，有时角化过度形成胼胝。浅筋膜内有致密的纤维束将皮肤和深筋膜紧密相连。

2. 深筋膜　足底深筋膜可分浅、深两层：深筋膜浅层分三部分：内侧部薄，覆盖于踇趾诸肌表面；外侧部稍厚，覆盖于小趾诸肌表面；中部最厚，称为足底腱膜。**足底腱膜** plantar aponeurosis 由足底深筋膜中部增厚形成，呈三角形，其后端附着于跟结节，前端分成五条纤维束分别附着于各趾骨的基底。足底腱膜具有保护足底的血管、神经，加强足弓的作用。足底深筋膜深层覆盖于骨间跖侧肌的下面，形成骨间跖侧筋膜。

3. 骨筋膜鞘及其内容　足底腱膜两侧缘向深部发出两个肌间隔，分别附着于第 1 和第 5 跖骨，将足底分隔成三个骨筋膜鞘：①**内侧骨筋膜鞘**，容纳足底肌内侧群、踇长屈肌腱及分布于各肌的血管、神经等。②**中间骨筋膜鞘**，容纳足底肌中间群，踇收肌、趾长屈肌腱、足底动脉弓及足底外侧神经的深支等。足底刺伤感染及蜂窝组织炎常发生于此鞘内。③**外侧骨筋膜鞘**，容纳足底肌外侧群及其血管和神经等。

（边进才）

附 1　系统解剖学思考题

1. 全身各部能摸到哪些重要的骨性标志，各有何临床意义？

2. 说明下列结构的位置和临床意义：翼点、外科颈、桡神经沟、肋沟、骶骨岬。

3. 列表总结肩关节、肘关节、桡腕关节、髋关节、膝关节、踝关节及颞下颌关节的组成、结构特点和运动，以及有什么肌参与完成这些关节的运动？

4. 以椎骨的连结为例，说明骨连结的各种形式。

5. 腰椎穿刺在什么部位最合适？为什么？腰穿时由浅入深必须穿过哪些韧带？

6. 肩、肘、髋和颞下颌关节各容易向什么方向脱位？为什么？若颞下颌关节向前方脱位，试考虑应如何复位？

7. 试用解剖学知识解释，当小腿屈曲时，过度或过猛外旋，易造成膝关节三联损伤（胫侧副韧带断裂、前交叉韧带断裂和内侧半月板损伤）的原因。

8. 叙述眶的构成和交通。

9. 某患者右上臂三角肌止点以上的肱骨干骨折，X 线检查发现：肱骨近侧断段向前向内错位；远侧断段向上向外错位，试运用所学的运动系统解剖学知识，解释造成这种骨折断段错位的原因。

10. 某患者因外伤致股骨干上 1/3 骨折，X 线检查发现：股骨近侧断段呈现屈曲、外展、外旋畸形；远侧断段向上、后、内移位，请应用运动系统解剖学知识，解释造成这种畸形的原因。

11. 内脏器官有哪些门？在何位置？各门有哪些结构通过？

12. 消化管有哪些瓣、弯曲和括约肌？在何位置？有何机能或意义？

13. 咽通过哪些结构与周围器官相通？

14. 叙述胆汁产生的位置和排泄途径。

15. 口服维生素 B_2 尿液变黄，试问药物经什么途径随尿液排出体外？

16. 呼吸系统有哪些隐窝、裂、口？在何位置？有何机能或意义？

17. 某医生一次为哮喘患者行针刺定喘穴（在第 7 颈椎棘突与第 1 胸椎棘突之间旁开 0.5 寸）后，病人出现严重的心慌气短，为什么？

18. 滴氯霉素眼药水时，咽部感到苦味，为什么？

19. 泌尿生殖器有哪些狭窄、弯曲？在何部位？有何临床意义？

20. 叙述精液产生的部位和排出的具体途径。

21. 总结子宫周围韧带的名称、组成、起止和功能。

22. 广义会阴的边界是怎样划分的？分哪两个三角？各三角有何结构封闭？又有何结构通过？

23. 叙述胃、肝、胰、肺、肾和子宫等脏器的形态（包括分部或分叶）、位置及毗邻。

24. 根据上颌窦及筛窦的位置及毗邻，试问当其发炎时，炎症易向何处扩散？

25. 患右侧胸膜腔积液，在腋后线第 8 ~ 9 肋间隙行穿刺时，试问针头经哪些层次进入胸膜腔？

26. 据腹膜与脏器的被覆关系，十二指肠和大肠应属什么器官？

27. 大、小网膜内都有哪些结构通行？

28. 胃前或后壁穿孔时，胃内容物流向有什么不同？若胃后壁穿孔，需进行手术缝合，在打开腹膜腔后，需切断什么结构才能到达胃后壁？

29. 某男病人阴囊肿大，医生做透光试验为阳性，表示阴囊内有液体积聚，请问液体积在何处？若需穿刺抽液，针尖由浅入深应经过哪些结构？

30. 试根据心血管系统解剖学知识，分析风湿性心瓣膜病引起二尖瓣狭窄的病人，为什么会出现左心房扩大、呼吸困难和紫绀、咳嗽、咯血甚至右心室增大等表现，进一步发展还可引起什么结果？

31. 某患者作心电图检查发现心尖部有供血不足表现。请根据心冠状动脉解剖知识，考虑是哪支血管有病变所致？

32. 腭扁桃体发炎常需服用抗生素治疗。请考虑口服抗生素经何消化和循环途径到达腭扁桃体？

33. 全身哪些部位可以摸到动脉搏动？有何临床意义？

34. 胃、胰、甲状腺、直肠、卵巢的血管有哪些？各来自何动脉？

35. 大隐静脉内血栓脱落，栓子随血流经哪些途径，最后梗塞于何部？

36. 肝硬化门静脉压力增高时会出现哪些症状和体征，为什么？

37. 体表可摸到哪些淋巴结，各有何临床意义？

38. 有一胃癌患者，检查发现左锁骨上淋巴结肿大，考虑癌细胞通过什么淋巴途径转移到此淋巴结的？

39. 试解释慢性肺源性心脏病患者常有下肢浮肿、肝肿大压痛等症状的原因。

40. 视远或近距离物体时，瞳孔及晶状体有什么改变？虹膜和睫状体是如何调节的？

41. 为什么小儿易患化脓性中耳炎？中耳化脓后易通过什么途径波及到哪些结构？

42. 如何理解内脏神经和脑、脊神经的相互关系？

43. 试总结分布到舌的神经有哪些？各是什么功能性质？

44. 试分析咽、喉的粘膜和肌由哪些脑神经的什么分支分布？说明这些分支的功能性质。

45. 脑桥小脑三角部位及其邻近区都有哪些脑神经？

46. 眶上裂、海绵窦、内耳道及颈静脉孔内都有哪些脑神经通过？

47. 试总结上、下肢皮肤的神经分布和上、下肢肌的神经支配。

48. 肉眼可见的副交感神经节有哪些？位于何处？各与哪对脑神经相联系？节后纤维各分布至何处？

49. 试说明分布到瞳孔开大肌、心、胃的交感节后纤维的胞体位于何处？节后纤维各经何具体路径到达效应器？

50. 内脏感觉纤维都怎样进入中枢？

51. 脊神经前根及后根与前支和后支的组成有何不同？

52. 一次进行甲状腺手术采取颈丛阻滞麻醉时，病人出现呼吸表浅、烦躁，为什么？

53. 视器有哪些肌？各受哪些神经支配？这些神经损伤后会出现什么症状？

54. 病人右侧上颌第一磨牙或下颌第二磨牙龋齿剧痛，考虑上述两牙的感觉是通过何具体路径传入中枢直至大脑皮质的？

55. 脊神经后支、前支、后根、前根；脊髓的后角、前角或中央管前方的白质前连合；脊髓白质的后索或外侧索损伤后，各有哪些感觉和（或）运动障碍？如果病人第5胸髓左侧半边损伤（脊髓半边横断），会出现什么样的感觉和运动障碍？

56. 营养内囊的动脉是哪些动脉的什么分支？如果一侧这些动脉的出血，病人会出现哪些感觉和运动障碍？试分析障碍的原因。

57. 临床上进行腰椎穿刺抽取脑脊液，考虑可在哪几个腰椎棘突间隙进行，针尖应达何处，穿过哪些解剖结构？

58. 反射是神经系统活动的基本方式，考虑角膜反射、髌反射及瞳孔对光反射的路径，各有何临床意义？

59. 人类的各种躯体感觉可归为四类：浅感觉、深感觉、位听觉和视觉，总结这四类感觉的详细传导路径。

60. 试述中枢神经系统内各脑室的名称和位置、脉络丛的组织结构和所在部位，以及脑脊液产生和循环途径。

61. 何谓小脑幕切迹疝和小脑扁桃体疝？会出现什么症状？

62. 左侧眼睑下垂，瞳孔散大，眼球固定至外下方，右侧上、下肢瘫，试分析损伤在脑的什么部位？为什么？

63. 左侧鼻唇沟变浅，口角歪向右侧，右侧上、下肢瘫，试分析损伤在脑的什么部位？为什么？

64. 一患者伸舌时舌尖歪向左侧，右侧上、下肢瘫，试分析损伤在脑的什么部位？为什么？

附2　局部解剖学思考题

1. 颅顶部软组织各层有何特点？如何鉴别颅顶皮下，腱膜下和骨膜下血肿？

2. 试述海绵窦的位置，穿经窦的结构的名称、位置及连属关系。

3. 穿经腮腺的重要结构有哪些？腮腺手术时容易损伤什么神经？损伤后病人会出现什么症状？

4. 气管切开需经过哪些层次？术中应注意哪些解剖学问题？

5. 根据甲状腺的毗邻关系，分析甲状腺肿大可能引起哪些症状？甲状腺大部切除术切口需经哪些层次？需结扎什么血管？根据所学的解剖学知识，术中应注意哪些问题？应保留哪部分甲状腺？该部甲状腺血供来自何处？

6. 试述乳房的淋巴回流。乳癌根治术清扫腋淋巴结时要防止损伤哪些神经？根据什么特点掌握这些神经的位置及行径？若损伤后，病人会出现什么症状？

7. 胸廓、胸壁、胸腔、胸膜腔有何区别？

8. 以肺根为中心，比较纵隔左、右侧面观有何异同？

9. 试述后纵隔内主要结构的位置关系。

10. 根据腹前外侧壁的结构层次，总结腹前外侧壁各种常用外科切口所经过的层次结构。

11. 腹前外侧壁浅、深血管、神经分布有何特点？其行程如何？

12. 化脓性阑尾炎穿孔后，脓液可能流向哪些地方？

13. 在腹股沟区为什么易发生疝？如何鉴别腹股沟斜疝、直疝和股疝？在疝修补术时应注意防止损伤哪些血管和神经？它们的局部位置如何？

14. 试述胰的位置和主要毗邻；解释胰头癌病人发生黄疸、腹水、下肢水肿及肠梗阻的原因；胰手术时切开腹壁进入腹膜腔后，必须处理什么结构才能到达胰？

15. 男女盆腔脏器的配布如何？直肠指检可触及哪些结构？

16. 试述子宫的位置、毗邻、血供和淋巴回流。子宫切除时，手术入路经过哪些层次结构？游离子宫需切断哪些结构？术中应注意防止损伤什么结构？

17. 何谓会阴浅隙及会阴深隙？男女会阴浅隙内各有何结构？尿道膜部或尿道海绵体部断裂时，尿液的渗漏途径和范围如何？

18. 某患者右侧前斜角肌肥大，引起右臂麻木酸痛，当头后仰并转向患侧时，疼痛往往加重，并可使患侧桡动脉的搏动减弱，试用所学解剖学知识解释上述现象。

19. 肘关节周围有哪些重要的骨性标志？它们的正常位置关系有什么特点？试考虑：①肱骨下端骨折；②桡骨头半脱位；③肘关节后脱位；④鹰嘴骨折时，这些骨性标志的位置关系有什么不同？

20. 以肱二头肌腱为标志，试述肘窝内神经血管的局部位置关系。

21. 臀部肌肉注射的部位应在何处？为什么？如因注射造成化脓感染时，脓液可通过哪些途径向何处蔓延？

22. 试述肌腔隙和血管腔隙的构成、界限及各自通过的结构？